U0919059

编委会名单

主　编：

方鹏骞　华中科技大学同济医学院医药卫生管理学院

副主编：

鲍　勇　上海交通大学公共卫生学院

李士雪　山东大学公共卫生学院

编　委：（按姓氏笔画排列）

乐　虹　华中科技大学同济医学院医药卫生管理学院

白　雪　华中科技大学同济医学院医药卫生管理学院

孙　杨　武汉大学政治与公共管理学院

李习平　湖北中医药大学管理学院

杨　芊　浙江大学公共卫生学院

闵　锐　华中科技大学同济医学院医药卫生管理学院

张凤帆　华中科技大学同济医学院医药卫生管理学院

张　强　华中科技大学同济医学院附属协和医院

张霄艳　华中科技大学同济医学院医药卫生管理学院

陈妍妍　华中科技大学同济医学院附属同济医院

陈　婷　华中科技大学同济医学院医药卫生管理学院

赵圣文　华中科技大学同济医学院医药卫生管理学院

董四平　国家卫生和计划生育委员会医院管理研究所

董登姣　华中科技大学同济医学院附属同济医院

韩　辉　山东大学齐鲁医院

曾铁英　华中科技大学同济医学院附属同济医院

编委会秘书：

白　雪　华中科技大学同济医学院医药卫生管理学院

卫生改革与发展绿皮书
教育部哲学社会科学发展报告项目

中国医疗卫生事业发展报告 2015

——中国公立医院改革与发展专题

Green Book of Health Reform and Development

主　编　方鹏骞
副主编　鲍　勇
　　　　李士雪

人民出版社

序　言

健康是促进人的全面发展的必然要求。提高人民健康水平，实现寿命延长及身心健康的理想，是人类社会的共同追求。在中国这个有着13亿多人口的发展中大国，医疗卫生服务关系全民健康，是一个重大民生问题。

中国共产党十八届三中全会发布了《关于全面深化改革若干重大问题的决定》，明确指出，要深化医药卫生体制改革，统筹推进医疗保障、医疗服务、公共卫生、药品供应等体系改革，向大众传递国家持续推进医改的决心和信心。

中国政府提出，到2020年建立健全覆盖城乡居民的基本医疗卫生制度，实现人人享有基本医疗卫生服务。为此，中国需要继续深入推进改革，全面科学地发展医疗卫生事业，更好地维护、保障和增进全体居民的健康。

经过多年努力，中国卫生事业取得了显著的发展成就，但公众健康需求与经济社会发展不相适应的矛盾还比较突出。特别是中国从计划经济体制向市场经济体制转型时期，原有卫生服务与医疗保障体系发生很大变化，随着中国工业化、城市化进程、人口老龄化趋势加快和国民生活方式的快速变迁，居民健康面临着传染病和慢性病的双重威胁，公众对医疗卫生服务的需求日益增多。与此同时，中国的卫生资源特别是优质资源短缺、分布不均衡的矛盾依然存在，医疗卫生事业改革与发展的任务仍然十分艰巨。如何使广大公众享有更好、更健全的医疗卫生服务，已成为中国政府面临的一个重大民生问题。

《中国医疗卫生事业发展报告》是在对中国与世界发展状况和热点问题进行年度监测的基础上，从专家和学术的视角，针对医疗卫生工作某一领域或区域现状与发展态势展开分析和预测，具备前沿性、原创性、实证性、时效性等特点的公开出版物。本报告涉及的范围很广，在广泛的文献研究和大量数据收集的基础上，从卫生政策的制定、医疗机构的设置规划、居民健康的保障、医疗保险的整合等方面出发，全面分析我国医疗卫生事业发展的历史沿革、规模结构、卫生费用、医疗服务的质量与效果。这一发展报告以总结经验、正视问题的态度回顾历史，实事求是的精神描述现状；从提高居民健康状况的目的出发，研判发展与改革中的重大问题；遵循可持续发展的原则，寻求符合我国基本国情的解决问题的路径；本着实现“中国健康梦”的伟大理想，预测未来中国医药卫生事业的发展趋势，为我国医疗卫生事业的可持续性改革与发展提供参考依据、理论思路与建议路径。

方鹏骞教授是长期奋斗在医药卫生事业管理领域从事科学研究工作的资深学者。方教授带领其团队多年从事医药卫生改革方面的理论研究，主持承担多项国际合作、国家级和省部级研究课题与项目，具有较高的学术造诣，研究成果的理论水平与应用价值在国内居领先水平。本书不仅体现了方教授及其团队深厚的学术功底，也展现了该团队对中国卫生事业发展中的诸多独到见解，很值得做卫生管理工作的各级领导、工作者和研究人员一读。

中国工程院院士

王陇德

2016 年 2 月 2 日

目录
CONTENTS

发 展 篇

改 革 篇

发展篇

第一章　中国公立医院发展历程回顾、运行现状与展望

第二章　中国公立医院管理体制发展与探索

第三章　中国公立医院补偿机制分析

第四章　中国公立医院监管机制的发展

第五章　中国公立医院医疗质量与安全评价

第六章　中国公立医院医患关系评价

第七章　中国中医医院发展与展望

第八章　中国护理事业发展

* 本篇系教育部哲学社会科学重大攻关项目《我国公立医院治理与监管问题研究》、国家自然科学基金面上项目《基于激励规制与多元治理的我国公立医院监管模式及其实现机制研究》、国家社会科学基金重大项目《基于全民健康覆盖的推进健康中国发展战略研究》（15ZDC037）的研究成果。

CHAPTER 1 第一章

中国公立医院发展历程回顾、运行现状与展望

健康是人类社会发展的核心和追求，是经济社会可持续发展的源泉与动力，也是促进人的全面发展的必然要求；健康是公民的基本权利，维护公民的基本健康是每个国家政府的基本责任和使命。

医院是为公民提供健康服务的主体，在我国公立医院又一直作为医院的主体，是守护人民群众基本健康的最后堡垒。公立医院的改革与发展关系到全民健康目标的顺利实现，关系到公民健康水平的提升与公平，关系到全面建成小康社会战略目标的顺利实现。没有全民健康就没有全面小康。

我国正在经历深刻的经济与社会管理体制变革，正在实现从传统的计划经济体制到全面的市场经济体制的伟大变革；公立医院的改革与发展时刻受同期经济、社会管理体制改革进程的影响，同时又因为医疗卫生服务系统公益属性与自身特殊性，公立医院改革有其特有的复杂性。另外，公立医院改革与发展不仅牵涉卫生服务系统内近千万卫生工作者的利益，也关系到每一位国民的健康利益，关系到服务型政府的转型与构建，已成为党和政府、人民群众普遍关注的重大民生问题，也是当前改革的难点。

本章意图在我国经济、社会管理体制改革的时代背景下，尝试对比同期国有企业改革的路径模式，结合我国卫生事业与公立医院改革的政策沿革与发展变化，梳理当前公立医院的运行现状和问题，并试图为推进公立医院改革提供政策参考。

一、公立医院基本内涵

医院是运用医学科学理论和技术，对病人或特定人群进行防病、治病，提供保健服务的场所，备有一定数量的病床、医务人员和必要的设备，通过医务人员

的集体协作，以达到对住院或门诊病人实施诊疗护理与防病工作的医疗事业机构。构成一所医院应至少具备以下几个基本条件：①医院应有正式的病房和一定数量的病床设施，应有能力对住院病人提供合格与合理的诊疗、护理和基本生活服务。以实施住院诊疗为主，一般设有相应的门诊部。②应有基本的医疗设备。③应有系统的人员编配。④应具备基本的医疗、休养环境及卫生学管理设施①。

根据不同的分类标准，可将医院分为不同的类型。按医疗技术水平及服务层次可分为一级医院、二级医院和三级医院。一级医院是直接为社区提供医疗、预防、康复、保健、健康教育综合服务的基层医院，是初级卫生保健机构，主要是指社区卫生服务中心（站）和乡镇卫生院，是公共卫生与医疗功能并重的机构。二级医院是跨几个社区提供医疗卫生服务的地区性医院，是地区性医疗预防的技术中心。城市二级医院主要接收三级医院转诊的急性病恢复期患者、术后恢复期患者及危重症稳定期患者。县级医院主要提供县域内常见病、多发病诊疗，以及急危重症患者抢救和疑难复杂疾病向上转诊服务。三级医院是跨地区、省、市以及向全国范围提供医疗卫生服务的医院，是具有全面医疗、教学、科研能力的医疗预防技术中心。城市三级医院主要提供急危重症和疑难复杂疾病的诊疗服务。城市三级中医医院充分利用中医药（含民族医药，下同）技术方法和现代科学技术，提供急危重症和疑难复杂疾病的中医诊疗服务和中医优势病种的中医门诊诊疗服务。三级医院的主要功能是提供专科（包括特殊专科）的医疗服务，接受二级转诊，对下级医院进行业务技术指导和培训人才；完成培养各种高级医疗专业人才的教学和承担省级以上科研项目的任务；参与和指导一二级医院的预防工作，主要为中央、省、市属的城市大医院、医学院校附属医院等。

按照收治范围可将医院划分为综合医院和专科医院。综合医院在各类医院中占有较大的比例，具有一定数量的病床，科室齐全（临床和医技），设有各种临床专科，还设有药剂、检验、影像等医技部门，同时配有相应数量的人员和设备。专科医院是为防治某些特定疾病而设立的医院，为诊治各类专科疾病而设置，如妇产科医院、传染病医院、精神卫生中心、结核病防治医院、肿瘤医院、口腔医院、职业病医院等。

按运行目标可将医院划分为非营利性医院和营利性医院。非营利性医疗机构是指为社会公众利益服务而设立和运营的医疗机构，它不以营利为目的，其收入用于弥补医疗服务成本，实际运营中的收支结余只能用于自身发展，如改善医疗条件、引进技术、开展新的医疗服务项目等。非营利性医院主要包括政府医院、

① 方鹏骞、贾红英：《中国公立医院内部治理机制研究》，华中科技大学出版社 2014 年版，第 3—5 页。

企业医院、社区医院、民办医院。营利性医院的主要区别在于医疗服务所得收益可用于分红，作为股东、投资者的投资收益，依法自主经营、照章纳税，出资人有权处理资产。营利性医院主要包括某些私立医院、股份制医院、中外合资医院等。

公立医院是指由各级政府或者国有企事业单位利用国有资产举办的非营利性质医院。我们将公立医院的范围界定为资本结构为国有独资或是国有控股的医院，其基本特征为体现国家资本意志，具有公益性质，提供最基本的医疗服务，承担维护健康公平的社会责任等①。根据举办主体类别的不同，公立医院分为政府办医院（根据功能定位主要划分为县办医院、市办医院、省办医院、部门办医院）和其他公立医院（主要包括军队医院、国有和集体企事业单位等举办的医院）。现阶段，公立医院主要是指除社区卫生服务中心（站）、乡镇卫生院以外的县级及以上医院，通常根据举办地的不同又分为县级公立医院与城市公立医院。为了区别于基层公立医疗机构，目前认为的公立医院实际上是指医院等级在二级及以上的公立医院（包括综合性医院和专科性医院）。

一、中国公立医院发展历程回顾

（一）1949 年前　民国时期公立医院萌芽阶段

1. 社会背景

清朝末年，中国处于半殖民地半封建社会，生产力低下，贫穷百姓疾患得不到及时救治，存在大量就医需求；民国初期，军阀割据，后又经历了抗日战争，中央政府没有足够权威与实力改善民生，百姓生活困苦，健康状况低下，解放前我国居民平均期望寿命仅为 35 岁。

但同时期，西方先进文化与科学技术也随着坚船利炮传入我国，西方传教士在传教的同时也将现代医学、现代教育传入中国，兴办教会医院、医学院、学校，中国有志之士也积极到海外学习西方文化、科学技术及现代医学，共同促进了现代西方医学、医院在我国的起源与发展。

2. 医院及医疗卫生事业发展

明清时期我国的州、府、县均已设有公立或私营的安济坊、养济院，但由于中医药对于危急重症、外伤手术等作用有限，规模普遍较小。明代中叶随着航海技术的发展及现代西医医学技术的传入，公元 1569 年（隆庆三年）澳门主教加奈罗（Carnero）开始在澳门建立 2 所教会医院。公元 1835 年（道光十五年），美

① 方鹏骞：《中国公立医院法人治理及其路径研究》，科学出版社 2010 年版，第 3 页。

国传教士彼得（Peter）在广州十三行开设了眼科医局，这被普遍认为是现代西医医院在我国大陆设立的起始。

民国初期，于内务部内设卫生司，1928 年 11 月始设卫生部，统管全国卫生事业。日本侵华战争给中国卫生事业及公立医院发展带来极大破坏，到解放前的 1947 年 6 月，中华民国政府设有南京、天津、兰州、重庆、广州五所中央医院；为提倡中医科学化，并设陪都中医院于重庆。抗战胜利后，南京、上海、北平、天津、青岛先后恢复市卫生局并设立同级市立医院，至 1947 年 6 月，地方省级政府共设有省市立综合医院 131 所，其他各类专科治疗、疾病预防机构 297 所，病床总计 13357 张。根据 1929 年中华民国县组织法，各地县卫生工作属公安局管辖，1932 年起各地开始设立县立医院，江苏、浙江、江西、湖南、陕西等省逐渐设立，1940 年 5 月县各级卫生组织大纲公布，确定县设立卫生院，掌理全县一切卫生行政及技术工作，县以下区设卫生分院，乡镇设卫生所，设保卫生员，分别办理各该区域内卫生保健事项，如简易疾病之诊疗、传染病处理、种痘、预防注射、改良水井、处理垃圾、助产、学校卫生、出生死亡报告等。至 1947 年 6 月底，共计已成立县卫生院 1397 所，县卫生所 18 所，区卫生分院 352 所，乡镇卫生院 783 所，保卫生员 1634 人（所），共计拥有各类卫生机构 4339 所，病床 15196 张。政府为提高医事人员素质并着手引导管理，于 1929 年开始办理医事人员登记，凡参加医事工作及自行开业之医师、牙医师、药剂师、护士、助产士、药剂生等均须经中央卫生主管机关审检合格发给证书，方准执行业务。至 1946 年底共登记 30343 人（不含军医人员），其中医师 13447 人，护士 6000 人，助产士 5268 人，药剂生 4305 人。医事人员多半在政府医疗机关工作。中医医师也由中央统一管理办理登记。1947 年，全国政府医疗机关病床数仅有 30311 张（见表 1-1、表 1-2、表 1-3），1946 年共完成初诊人数 6129647 人，复诊 10488118 人次，收治住院病人 247604 人，政府对于贫苦的无力就医患者会举办贫病免费施诊及对公教人员、抗战家属减费优待①。

表 1-1　中华民国中央直属卫生机关②

机关别	卫生实验院及分院	中央医院	中医医院	医疗防疫总队及大队	结核病防治院	精神病防治院	鼠疫防治处	黑热病防治处	卫生院所及附属医院	总计
单位数（所）	4	5	1	12	2	1	1	1	6	60

① 中华民国主计部统计局编：《中华民国统计年鉴》，1948 年版，第 343—346 页。

② 中华民国主计部统计局编：《中华民国统计年鉴》，1948 年版，第 339—340 页。

续表

机关别	卫生实验院及分院	中央医院	中医医院	医疗防疫总队及大队	结核病防治院	精神病防治院	鼠疫防治处	黑热病防治处	卫生院所及附属医院	总计
病床数（张）		1493			100	50			115	1758

资料来源：摘录自1948年6月出版的《中华民国年鉴》，由当时卫生部统计室根据各部属机关造报材料编制。本表中只注明主要类别卫生机关数，其他卫生机关数省略，总计为60所。

编制时间：1947年6月。

注：1. 卫生实验机关

设中央卫生实验院，从事卫生实验研究及卫生人员之训练，并于北平、沈阳、兰州分设北平、东北、西北三分院。

2. 特种病医疗机构

设黑热病防治处于南京，东南鼠疫防治处于福州。此外尚有南京精神病防治院暨南京、北平结核病防治院。

3. 边远医疗卫生机构

1936年设蒙古卫生院于绥远，办理蒙古卫生事业。抗战时该院西迁陕壩，至1943年春撤销，分设伊克昭盟及乌兰察布盟两卫生院。1936年以该省已设省卫生处，经将雅安、富林两卫生院交由该市接办。边远各卫生院所之设置，在协助边远卫生事业之发展及改进卫生环境。

表1-2　中华民国各省市级卫生机关①

类别	省市立医院	儿科医院	牙科医院	精神病院	麻风病院	结核病防治院	地方病防治所	传染病院	妇婴保健院	妇婴保健所	戒烟院	卫生所	共计
数量（所）	131	1	3	3	4	6	1	14	11	9	2	69	428

资料来源：摘录自1948年6月出版的《中华民国年鉴》，由当时的卫生部统计室根据保健司调查材料编制。本表仅摘录其中部分医疗机构，其他卫生行政、教育、预防类机构未列入。表中省市级医疗类卫生机关共计为254所，各类卫生机关共计为428所，其他类别详表此处省略。

表1-3　中国民国各县市级卫生机关②

类别	县卫生院（所）	县卫生所（所）	县立医院（所）	区卫生分院（所）	乡镇卫生所（所）	市立医院（所）	共计（所）	总病床数（张）
数量（所）	1397	18	7	352	783	31	4339	15196

资料来源：摘录自1948年6月出版的《中华民国年鉴》，由当时的卫生部统计室根据保健司调查材料编制。本表仅摘录部分卫生机关，其他预防类及基层卫生机关如保卫生员1634人（所）等未纳入。

编制时间：1947年6月。

说明：陕西省有四县卫生院、甘肃省有三十五卫生院及青海省有五县卫生院所系省立。

同时，当时的一个时代特色是教会医院的蓬勃发展。到解放前，各西方教会

① 中华民国主计部统计局编：《中华民国统计年鉴》，1948年版，第341页。

② 中华民国主计部统计局编：《中华民国统计年鉴》，1948年版，第342页。

在华南、华东、东北、华北、华中、西南地区普遍建立起数量、规模均可观的西医医院。《剑桥中国晚清史》记载的数据显示，1876 年全国 40 所教会医院共治疗 41281 人次；1906 年 250 所教会医院共治疗 200 万人次。1936 年仅基督教 34 个差会在华创办的医院就达 260 所。据测算，从 1835—1949 年的 100 多年间，西方教会在中国共设有病床 25000 多张，投入 5000 多万美元，平均每年有 400 名外国医护人员在华参与救治①。这些医院同时积极参加防疫，开办医学院校，传播西方医学知识与思想，为中国医疗事业的后续发展培养了宝贵的医学专业人才及管理人才，为解放后中国公立医院的继续发展壮大做出了一定的贡献，在当时大大缓解了各级政府财力窘迫的现状，成为政府办公立医院的有效补充，为当地百姓提供了弥足珍贵的医疗救助，应该予以积极评价。

3. 评述与反思

新中国的公立医院及整体结构是在接收中华民国政府所办各级医疗机关及西方教会医院的基础上发展壮大的，研究当时各级、各类型医疗机构的设置、规模、活动及其管理体制，对于研究我国公立医院的起源、发展连续性具有一定意义。我国在 20 世纪二三十年代初步建立起了中央属、省市属、县属公立医院及乡镇卫生所、保卫生员的卫生服务层级结构，但当时乡镇卫生所、保卫生员的数量分别仅有 783 所和 1634 人，根本难以有效保证 4. 61 亿人口的健康需求。医院及卫生事业的发展与社会的稳定与经济的发展程度高度相关，特别是日本侵华战争对中国正常的社会经济发展造成了严重的阻滞，公立医院与生俱来便具有救死扶伤的社会责任性与公益性，政府在医院特别是统筹卫生事业整体发展方面具有重要领导责任。

该时期教会及中国民族资本家捐赠设立的医院的发展主要依靠教会拨付与教友、社会人士捐赠及政府补贴，适量收取医疗费用，对贫困人口开展免费医疗救助，施医赠药，同时对有更好服务设施、更高标准医疗需求的富人采取了提高收费标准后的差别化服务，如提供单间等设施。教会医院普遍建立董事会、理事会管理制度，积极开展募捐救灾、施医赠药、社会救济、防灾疫情等活动，虽然受当时的条件所限，只能维持低水平的诊疗活动，但其运行机制、公益性维护、医患关系等方面对于当前及今后医改政策选择也颇有启示及借鉴意义。

（二）1949—1978 年　计划经济管理模式阶段

1. 社会背景

新中国成立以后，中华人民共和国中央及各级人民政府全面接收了中华民国政府“官僚资本”作为国有企业的主体，并对农业、手工业、资本主义工商业通

① ［美］费正清主编：《剑桥中国晚清史》（上），中国社会科学院历史研究所编译室译，中国社会科学出版社 1985 年版。

过“和平赎买、公私合营”等方式完成了社会主义改造，到1956年基本完成了从新民主主义社会到社会主义社会的过渡，实现了以生产资料全部归全民所有为特征的社会主义社会，实现了国民经济和各项社会事业的全面恢复与全面发展，中央政府按照苏联的模式对教育、卫生等社会事业进行了相应的调整。但在“文革”期间，政治、经济、社会秩序陷入混乱，政府功能处于部分瘫痪状态，社会事业受到了很大影响。

2. 公立医院的改革与发展

新中国成立后，中华民国政府所办的各级医院及西方教会医院、民间资本创办的医院均全部转为国有公立医院，并且构成新中国公立医院的主体。所有制及管理模式的转变同当时不同所有制经济体转制相同，完成了对不同所有制医院的改造，全部成为政府直接经营的公立医院或集体所有制的医院如企业医院等。以后的历次改革均未能动摇公立医院在我国医疗服务市场的绝对主体地位。根据服务对象和专业设置的不同，卫生部门组建了一批新的专科医院、教学医院、职工医院、中医医院。专科医院主要有传染病医院、结核病医院、儿童医院、妇产医院、口腔医院、职业病医院、肿瘤医院、眼科医院、精神病医院、麻风病医院、整形医院等。1958年，全国共有医院4719所，是1949年（2600所）的1.82倍，乡镇卫生院增加至43579所。

1950年8月，国务院召开第一次全国卫生工作会议，明确卫生事业是属于人民福利性事业的性质，政府对居民的生命健康承担责任。在卫生事业属性定位中强调福利性质，在管理体制中强调卫生事业及公立医院的“公益性”，实行基本医疗卫生服务价格管制和医保分摊。公立医院的各项消耗如材料、设备、药品等均有国家统一定价并拨付、配送，医疗服务价格也严格按照政府定价提供，医院无权变动，也无动力去变动。患者根据各自身份，如公务员、学生属于公费医疗，由各自所属单位全额报销。工人由各自所属企业所提前计提的劳动保险资金支付报销。农民由所在集体农村合作医疗资金报销。

政府财政投入方式经历过以下几个阶段：统收统支阶段（1949—1955年），即收入全部上缴政府财政，支出也全部由财政预算安排，实行收支两条线，国家实际上实行“供给制”。差额补助阶段（1955—1960年），公立医院实行“全额管理、差额补助、预算包干”，即医院的收支全部纳入国家预算，财政按医院实际收入差额拨款补助，年终结余全部上缴。定项补助阶段（1960—1979年），对医院工作人员的基本工资由财政按照编制人员数拨款，医院日常运转的其他费用由收费解决。

表 1-4　建国初期医疗卫生机构数量变化　（单位：所）

年份	医院				乡镇卫生院	妇幼保健院（所/站）	专科疾病防治院（所/站）	合计	病床（万张）
		综合医院	中医医院	专科医院					
1949	2600					9	11	3670	8.46
1965	5330	4747	131	339	36965	2910	822	224266	103.33
1978	9293	7539	447	643	55018	2571	887	169732	204.17

资料来源：摘录自原国家卫生部《中国卫生统计年鉴2003》。

3. 评价与反思

这一阶段公立医院的格局发生了从政府医疗机关、教会医院、民营医院多种所有制为主体到全部由政府主办管理公立医院的转变，医院由政府直接管理运营，药品、医疗器械的配备由政府统一调配，公立医院全体人员纳入政府事业单位编制管理，由政府负责公立医院人员的分配及全部工资福利，政府通过物价管理部门严格控制药品及医疗服务价格与项目准入，患者就诊仅需支付较低的费用，再根据各自身份与所属集体通过公费医疗、劳保医疗、合作医疗报销全部医疗费用。这种传统的计划经济体制保证了居民能以较低的成本得到较为公平的健康保障，但不可避免地因缺乏竞争导致整体效率低下，医务人员工作积极性不高、人浮于事、流动性差、管理体制僵化，长期来看不利于公立医院间的竞争与能力提升、不利于医学技术的进步，资源使用效率不高，整体缺乏活力，服务设施设备更新缓慢、条件落后，最终损害到群众健康水平的提升。

（三）1978—1993 年　医院市场化启动阶段

1. 社会背景

十一届三中全会后，“以经济建设为中心”成为党和国家各项事业发展的指导思想与各项资源优先配置方向，国家把主要的财力用在了经济建设上，用于扩大再生产。农村兴起联产承包责任制，迅速风靡全国，包干到户的思想对各个行业发展均有所触动，市场经济及市场意识迅速得到政府和群众的广泛认可和推崇，不仅是经济领域，社会各项事业也开始引入和利用市场机制。十二届三中全会通过的《中共中央关于经济体制改革的决定》标志着我国由传统计划经济体制向市场经济体制的全面转型开始，改革重点由农村转向城市，改革领域由经济领域全面拓展到教育、卫生、科技等领域。

改革开放后，国有企业率先进行了大刀阔斧的改革，将企业全面推向市场，实行管办分离，鼓励竞争性行业企业改制，放开市场准入，不同所有制企业自由竞争，实行全员聘任与绩效管理，积极搭建劳动力市场，促进劳动力自由流动，大力兴办“三资企业”，通过吸引外资进入促进企业生产技术的更新换代与管理体制的创新，绝大部分商品价格由市场自发形成，经济体制运行效率得到了根本性的提升，实现了体制的根本性转变。国有企业及经济体制改革的历程对于公立医院经营管理或许可以给予某种启迪，或者提供一种参照。

2. 公立医院的改革与发展

财政补助政策的调整。1985 年 4 月，国务院批转了卫生部《关于卫生工作改革若干政策问题的报告》（国发〔1985〕62 号），医疗卫生体系内开始全面引入市场机制，也被称为“给政策不给钱”，开展“定额补助、增收提成”责权利相结合的承包合同，在管理体制、人事制度、经济管理、行政管理等方面进行了全面改革①，实行院长负责制。同时涌现出了以后勤社会化为代表的“昆明经验”。1985 年 5 月，国务院、中央军委在批转军队三总部的一份报告中，要求各级部队医院在确保完成军内病人收治任务的前提下，收治地方病人。加强内部经济核算与效益提升。1982 年，卫生部颁布实施《全国医院工作条例》，要求运用经济手段促使医院合理地使用人力、物力和财力，提高医疗和服务质量，逐步实行医疗成本核算，讲究经济效果。之后，医院的内部经济核算工作日益细化，实现了精细化管理，促进了医疗服务效率的提升，加强了经营自主权。

1992 年卫生部在《关于深化卫生改革的几点意见》中指出要进一步扩大医疗卫生单位的自主权，使单位真正拥有劳动人事安排权、业务建设决策权、经营开发管理权和工资奖金分配权。继续坚持并完善各种形式的责、权、利相结合的目标管理责任制。实行干部聘任制、专业技术职务聘任制或全员劳动合同制，试行评聘分开，逐步建立起干部能上能下，职工能进能出，收入能升能降的劳动人事制度。鼓励公平竞争，实行双向选择、优化组合，促进卫生人才合理流动。医院实行分级管理。1989 年 11 月，卫生部正式颁发了在我国实行医院分级管理的通知和办法，《医院分级管理办法》《医院分级管理标准》把全国医院按其任务、功能不同划分为三级十等。通过评审促使医院形成政府控制下的有序的合作与竞争。放开市场准入，鼓励民营医院发展。1980 年，国务院批复卫生部《关于允许个体开业行医问题的请示报告》，开始了打破国有、集体医疗机构一统天下，向多种所有制形式并存的医疗服务市场格局转变的序幕。

3. 评述与反思

这一阶段首先改变了计划经济时期普遍存在的“独家办，大锅饭，一刀切，不核算”的粗放式管理模式，针对当时医院越办越穷，医院环境和秩序脏、乱、差，看病难、住院难、手术难的问题，开始了以经济管理为重点的整顿和改革。

---

① 赵玉英、崔晓波、乌日金：《医院改革十年实践回顾》，《中国医院管理》1989 年第 11 期。

通过健全医院收费制度，建立定额管理制度，提高了工作效率和设备使用率，无疑具有重大的时代进步。之后，医院改革由点到面、由浅到深、由单项到综合，实行了承包经营责任制、院长负责制、干部职工聘任合同制、人才流动制度、开设家庭病床、专家挂牌门诊、建立医疗协作联合体、医院后勤服务社会化等多项改革，积极落实医院的经营自主权，促进了医院管理绩效的提升。

让医院通过“以副补主”弥补医疗服务支出的亏损却引导了部分医院提供过度服务、医疗资源的浪费和医疗费用的上涨，这时已经出现了“大药方”“大检查”的倾向，虽然在政策制定时也已经意识到可能会出现这样的局面，但仍然未能有效阻止这种现象的蔓延与加深。

（四）1994—2008年　市场机制深化阶段

1. 社会背景

1993年11月召开的十四届三中全会通过了《中共中央关于建立社会主义市场经济体制若干问题的决定》。全会指出，建立社会主义市场经济体制，就是要使市场在国家宏观调控下对资源配置起基础性作用。要进一步转换国有企业经营机制，建立适应市场经济要求，产权清晰、权责明确、政企分开、管理科学的现代企业制度。推进股份制改革，促进不同所有制的融合，企业内部实行公司法人治理，建立现代企业制度，积极引进学习国外先进生产技术及管理体制。

2. 公立医院的改革与发展

（1）公立医院管理体制改革

1996年12月，党中央、国务院召开了建国以来的第一次全国卫生工作会议，会后发布了《关于卫生改革与发展的决定》，要求卫生机构要通过改革和严格管理，建立起有责任、有激励、有约束、有竞争、有活力的运行机制。卫生机构实行并完善院（所、站）长负责制。要进一步扩大卫生机构的经营管理自主权。继续深化人事制度与分配制度改革，运用正确的政策导向、思想教育和经济手段，打破平均主义，调动广大卫生人员的积极性。加快制定卫生机构设置、人员编制的标准，规范财政对卫生机构的投入，改革和完善卫生服务价格体系。调整医疗机构收入结构，降低药品收入在医疗机构收入中的比重，合理控制医药费用的增长幅度，医疗收支和药品收支实行分开核算、分别管理。在保证完成基本卫生服务任务的前提下，医疗机构可开展与业务相关的服务，预防保健机构可以适当开展有偿服务，以适应不同层次的社会需求，同时要加强监督管理。

1999年相继颁布《关于加强卫生机构经济管理的意见》《医院财务制度》《医院会计制度》，国家对医院实行“核定收支、定额或定项补助、超支不补、结余留用”的预算管理办法。针对运行中出现的问题，2004年卫生部颁布《关于加强医疗机构财务部门管理职能、规范经济核算与分配管理的规定》，强调医疗机构的一切财务收支、核算工作必须纳入财务部门统一管理，科室全成本核算，坚决取消科室承包、开单提成、医务人员奖金分配与所在科室收入直接挂钩的办法。

国家发改委 2006 年在《关于进一步整顿药品和医疗服务市场价格秩序的意见》中规定县及县以上医疗机构销售药品，以实际购进价为基础，顺加不超过 15%的加价率作价，在加价率基础上的加成收入为药品加成。这项政策在一定程度上为管得过死的公立医院"松绑"，但同时也迫使医院主动通过药品、检查等"副业"补偿医疗活动的"主业"，积极创收以弥补财政投入的不足与职工奖金福利的提升，以致在这条路上越走越远，积重难返，并形成了一系列连锁反应。

（2）公立医院在改革中的发展

这一时期，各级公立医院在自身的发展、服务量提供方面均取得了长足的进步。推进薪酬制度改革，多劳多得、优质优酬是提高医务人员工作积极性、提高个人诊疗水平、提高医疗机构运行效率的必要举措。同时鼓励引进先进诊疗技术和诊疗仪器设备，对于提高公立医院疾病诊治水平，推动医药科技进步无疑具有重要意义。1980—2005 年，全国各类综合医院诊疗人次数由每年 4. 97 亿人次增长到 8. 12 亿人次，年均增长 12. 88%。世界银行在《世界发展指标》中对全球 117 个国家 2011 年人均 GDP 和预期寿命进行对比后发现，按照人均 GDP 计算，中国人均预期寿命应仅为 70 岁，但其实际数据为 73. 6 岁，美国人均预期寿命应为 81 岁，但其实际数据为 79 岁，中国的预期寿命比就其经济发展水平预期的寿命高了 3 岁，美国的这一数据则低了 2 岁。由此可见，中国的其他因素（医疗服务、环境、教育等）可能有助于期望寿命的提高。

同期全国各类型医院床位数、万元以上设备台数、房屋建筑面积均有大幅提升，卫生技术人员数、职称学历结构也均有明显改善。

（3）公立医院改革中的负面效应

公立医院在取得巨大成绩时也出现了以下方面的问题：公立医院追求经济利益动机强于社会效益；医疗费用增长速度超过同期 GDP 增长速度；医疗服务中存在"大处方""大检查"现象；医患关系紧张，部分医务人员对公立医院政策不满，还存在职业形象、社会舆论不佳等问题。

1978—2005 年，我国卫生总费用筹资总额从 110. 21 亿元增长到 8659. 91 亿元，增长了 78. 57 倍，高于同期 GDP 增长幅度（50. 73 倍）。门诊次均费用从 1990 年的 10. 9 元/人次增长到 126. 9 元/人次，住院次均费用从 473. 3 元增长到 4661. 5 元，医疗费用快速上涨势头难以控制，群众对医疗费用的快速上涨普遍不满，"看病贵"成为社会各界反映最强烈的问题。

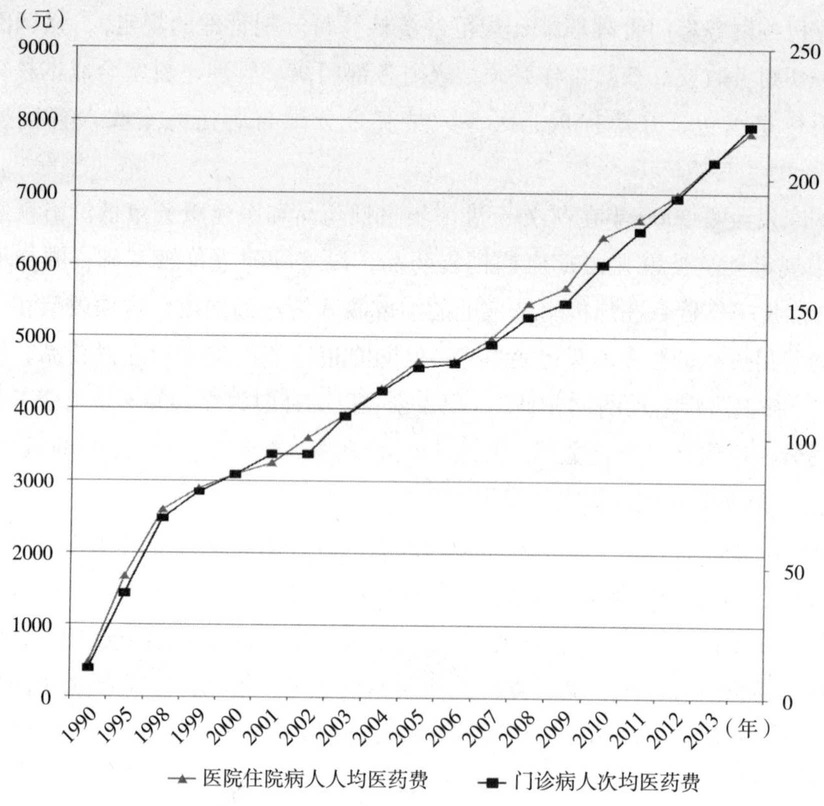

图 1-1　住院与门诊次均费用增长幅度

3. 评述与反思

政府通过引入、深化市场机制促进医疗服务提供方之间的竞争，促进公立医院内部运行效率的提升，从而增强公立医院的整体服务能力，该阶段公立医院改革发展的进步与成绩是应该被肯定。

医疗费用的过快上涨、畸形的补偿机制、过分追求经济效益，原因并不完全在公立医院自身，而在于公立医院所处的医药卫生体制运行机制及外部环境的变化。公立医院改革必须与其他管理体制改革同步推进。

（五）2009 年至今　新医改阶段

1. 社会背景

伴随着改革的不断深入，以民生为首的社会建设与其中的政府责任逐步得到党、政府和社会各界的高度重视，党的十八大强调要在改善民生和创新管理中加强社会建设，完善国民健康政策，深化公立医院改革，鼓励社会办医，提高医疗卫生队伍服务能力。党的十八届三中全会《中共中央关于全面深化改革若干重大问题的决定》中进一步明确要加快公立医院改革，落实政府责任，建立科学的医疗绩效评价机制和适应行业特点的人才培养、人事薪酬制度。取消以药补医，理顺医药价格，建立科学补偿机制。改革医保支付方式，健全全民医保体系。

2009年《中共中央、国务院关于深化医药卫生体制改革的意见》正式颁布，成为本轮医改的纲领性文件，强调要着眼于实现人人享有基本医疗卫生服务的目标，坚持公共医疗卫生的公益性质，坚持预防为主、以农村为重点、中西医并重的方针，实行政事分开、管办分开、医药分开、营利性和非营利性分开，强化政府责任和投入，完善国民健康政策，健全制度体系，加强监督管理，创新体制机制，鼓励社会参与，建设覆盖城乡居民的基本医疗卫生制度，不断提高全民健康水平，促进社会和谐，这也成为本轮医改的指导思想。

2. 公立医院的改革与发展

公立医院是我国医疗服务提供的主体，“推进公立医院改革”是新医改方案确定的五项重点改革内容之一，是本轮医改的重中之重。2010年2月卫生部等五部委联合发布《关于公立医院改革试点的指导意见》，确定17个城市作为公立医院改革试点地区，坚持公立医院的公益性质，推进医药分开，改革以药补医机制；合理调整医药价格，逐步取消药品加成政策；完善医疗保障支付制度改革。完善基本医疗保障费用支付方式，积极探索实行按病种付费、按人头付费、总额预付等方式，及时足额支付符合医疗保障政策和协议规定的费用。加快推进多元化办医格局。鼓励、支持和引导社会资本发展医疗卫生事业，加快形成投资主体多元化、投资方式多样化的办医体制。完善政策措施，鼓励社会力量举办非营利性医院。构建分级诊疗就医格局，有效缓解群众看病难、看病贵问题。期望通过公立医院改革使医药费用不合理增长趋势得到有效控制，这也成为本轮医改中公立医院改革的基本思路。

2012年，国家确定311个县开展县级公立医院综合改革试点，2014年又确定第二批试点县700个，覆盖全国50%以上的县，5亿人口。到2015年10月，全国1463个县（市）已启动改革，其中13个省份已经覆盖全部县（市）。公立医院改革，破除以药补医机制是难点。在第二轮公立医院改革中，3077家县级公立医院、446家城市公立医院均已取消了全部药品加成，江苏、浙江、福建、安徽、四川、陕西、宁夏7个省份已在全部县级公立医院取消药品加成。21个省份的224个地市按照“总量控制、结构调整、有升有降”的原则，对医疗服务价格进行了调整。各地根据《国务院办公厅关于完善公立医院药品集中采购工作的指导意见》要求，将公立医院全部药品、医用耗材纳入省级集中采购范围。2015年新增城市公立医院综合改革试点城市66个，中央财政下达公立医院改革补助资金111.24亿元，提前下达2016年公立医院改革补助资金98.04亿元。

3. 评述与反思

当前，医药卫生体制改革已经进入深水区、攻坚区，最大的难点就是“公立医院改革”，原因在于公立医院是我国医疗服务体系的主体，医疗卫生体制的矛盾集中体现在公立医院这一点，也是引起群众“看病难、看病贵”不满情绪的爆发点。公立医院改革牵涉到政府整体的管理体制配套改革，也是老百姓对医改成败评价的最直观感受出发点，同时关系到近千万的公立医院医务工作者的切身利益与服务积极性，关系到医疗技术的进步与提升，关系到公立医院能否可持续发展，关系到医保基金的平稳高效运行，关系到医药企业的运行与发展，也关系到亿万百姓最后的健康守护。同时，正因为公立医院改革牵涉到利益、管理方太多，牵一发而动全身，使公立医院改革的推进异常艰难，必须统筹协调，统一推进。

公立医院改革从 17 个城市试点起步，不断摸索完善，步步为营，扎实推进，现在已经取得阶段性成果。国家财政也积极筹集资金保障公立医院改革的持续推进，体现了政府积极履行公立医院改革的领导责任、保障责任、管理责任、监督责任。积极促进非公立医院发展和社会资本的进入，充分发挥市场机制作用，防止逐利性、维护公益性，调动广大医务人员的改革积极性，保障可持续性，构建公立医院运行新机制。

二、我国公立医院的运行现状及主要问题

（一）我国公立医院的运行现状

1. 公立医院规模庞大，是我国医疗服务体系的主体

（1）医院数量规模

从医院所有制来看，我国公立医院与非公立医院的数量规模基本相当，分别占比 51.48%和 48.52%，分别为 13314 所和 12546 所。从所有制实现形式来看，我国公立医院以国有公立医院为主，占到公立医院总数的 91.24%，集体所有制医院仅占 8.76%。所以，国有公立医院是我国公立医院的主体。

从办医主体来看，政府办医院占到总医院数量规模的 37.39%，为 9668 所，其中又以卫生计生部分主办为主，占其 89.57%。社会办包括企业、事业单位、社会团体及其他社会组织办的医院为 6331 所，占医院总数的 24.48%，个人办医院为 9861 所，占医院总数的 38.13%。

从公立医院的办医类别来看，全国所有的结核病医院、麻风病医院均全部为公立医院，由国有资本出资运营；传染病医院、职业病医院也绝大多数为公立医院；中医医院中 75.12%为公立医院，远高于医院总体 51.48%的平均水平，可能预示着中医医院对于社会资本缺乏吸引力，或许与当前中医医院经济效益较差有

关。公立医院占比较高的另一医院类别为脑科医院，或许与这一学科对医师技术水平要求较高、风险较大有关。公立医院占比最少的医院类别为美容医院，全国只有 1 所，非公立医院为 191 所（占比 99.48%），这与公立医院定位于为全民提供基本医疗的职能作用相适应，也与我国公立医院发展的历史有关。其次占比最少的医院类别分别为整形外科医院、妇产科医院、骨科医院、耳鼻喉科医院、眼科医院占比均在 15%以下，其他如护理院、皮肤病医院、血液病医院、心血管病医院等其他类型专科医院中公立医院占比平均只有 32.9%，这也说明民营资本在尚不能与公立医院全面抗衡的情况下采取了专科突击的策略与布局，填补了居民对健康和医疗的需求，迎合医疗市场机遇，与公立医院形成了互补的局面。

表 1-5　公立与非公立医院组成结构

	公立医院	非公立医院
医院（所）	13314	12546
占比（%）	51.48	48.52
综合医院（所）	8825	7699
占比（%）	53.41	46.59
中医医院（所）	2340	775
占比（%）	75.12	24.88
专科医院（所）	1802	3676
占比（%）	32.9	67.1
护理院（所）	22	104
占比（%）	17.46	82.54

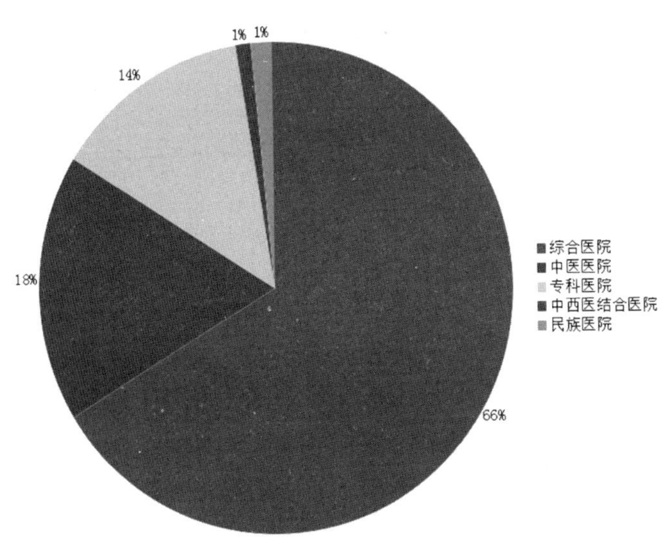

图 1-2　公立医院办医类别构成图

（2）医院床位规模

建国以来我国医院的床位规模经历过三个比较明显的扩张期，第一个时期是1949—1955年属于建国后各项社会事业恢复大举兴办时期，6年间床位扩张了1.69倍；第二个时期是1978—1992年，该期间年均增长5.69%；第三个时期是2001年至今，期间年均增长10.01%。相比而言，在1993--2000年医院总床位数增长率仅为0.98%。床位数过快增长可能与人口的快速增长、医疗保险覆盖面的逐步扩大、人民群众就医需求得到有效释放有关，应该也与全民医保后群众个人自付比降低，对医疗费用不敏感，同时医保控费作用未能充分有效发挥有关。虽然国家卫生计生委一再强调严格控制医院规模扩张，但从数据来看，目前该势头仍未得到遏制。

从所有制来看，公立医院床位数占主导地位，达到4125715张，占比达到83.16%；非公立医院床位数为835446张，占医院总床位数16.84%，其中以私营医院为主，占66.74%，联营医院占34.26%。

从办医主体来看，政府办医院占到总床位数75.34%，其中卫生计生部门直接主办的又占到其中的95.57%；社会办与个人办医院床位数分别占医院总床位数的12.83%和11.83%，再次说明公立医院仍然是我国目前医疗服务提供的主体。

表1-6　公立与非公立医院床位数构成

	公立医院	非公立医院
医院（张）	4125715	835446
占比（%）	83.16	16.84
综合医院（张）	2956876	543048
占比（%）	84.48	15.52
中医医院（张）	617750	47255
占比（%）	92.89	7.11
专科医院（张）	476533	209306
占比（%）	69.48	30.52
护理院（张）	4114	16234
占比（%）	20.22	79.78

（3）服务规模

2014年公立医院共完成诊疗人次数264742万次，占总诊疗人次数89.08%，相比而言，民营医院诊疗人次数占比仅为10.92%，仍无法撼动公立医院的医疗服务主体地位；健康检查人数比例基本相似，公立医院与民营医院分别占比87.91%和12.09%。2014年公立医院入院人数为13414.8万人，占总入院人数87.25%。2010—2014年全国公立医院医疗总收入从8700.58亿元上涨到16958.27亿元，年均增幅为23.73%。

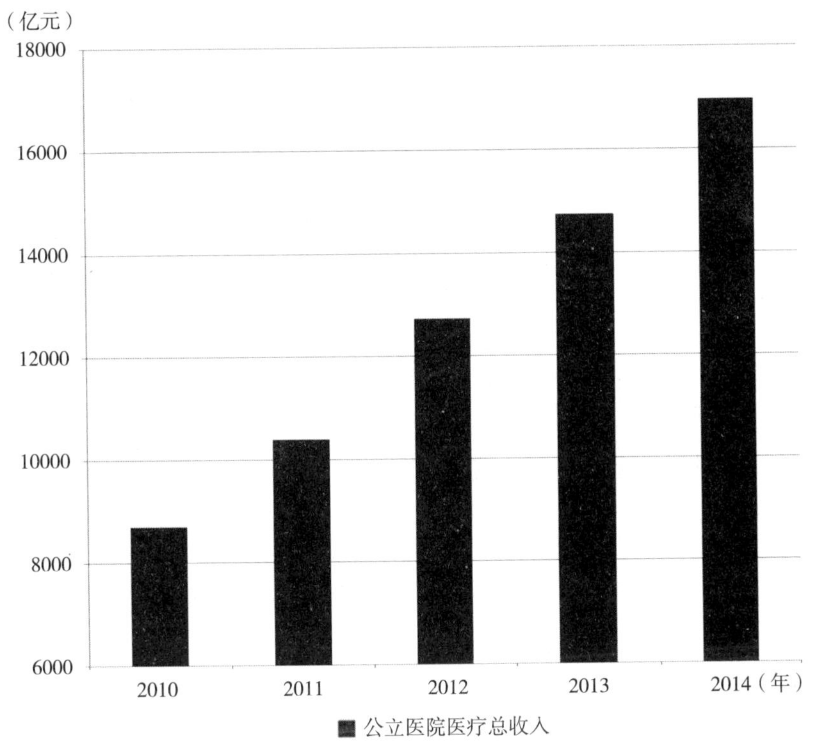

图1-3　2010—2014年公立医院医疗总收入增长趋势图

（4）医务人员与固定资产

医务人员是提供医疗服务过程中最宝贵的资源。同医院床位数相比，医疗技术人员增长幅度明显跟不上医院床位增长的速度。2001—2014年全国医院床位数平均每年增长10.01%，而同期执业医师年均增长仅3.47%，注册护士数年均增长10.26%，基本可以保持同步。2001年床位数和医师数之比为1.32，2014年则上升到2.08，床位数和护士数之比则基本持平，分别为1.67和1.65。执业医师数增长幅度赶不上床位增长速度，执业医师工作量普遍加大，职业倦怠明显，不利于保证医疗质量安全。

卫生技术人员在不同所有制医院间的分布反映了公立与非公立医院间的医疗技术力量的储备情况，2014年全国共有卫生技术人员7579790人，公立与非公立医院间分别占比为83.63%和16.37%。

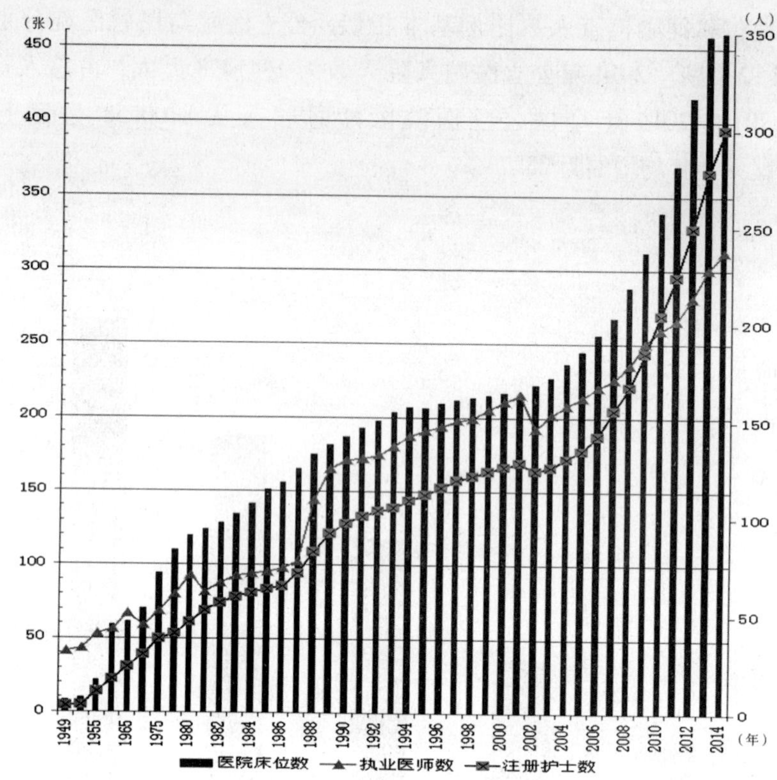

图 1-4　1949—2014 年医院床位数、执业医师数、注册护士数增长趋势

表 1-7　公立与非公立医院间卫生技术人员分布

	小计	执业（助理）医师	注册护士	药师（士）	技师（士）	其他
公立医院（万人）	633.93	232.72	255.13	34.98	35.53	75.51
占比（%）	83.63	80.46	84.93	85.41	87.35	87.17
非公立医院（万人）	124.05	56.53	45.28	5.98	5.15	11.11
占比（%）	16.37	19.54	15.07	14.59	12.65	12.83
合计	757.98	289.25	300.41	40.96	40.67	86.62

2014 年全国公立医院总资产达到 26758.28 亿元，占全国医院总资产的 92.10%，公立医院总资产是非公立医院总资产的 11.65 倍，是其净资产的 15.29 倍。公立医院负债率也较非公立医院低，分别为 40.80%和 54.88%。从总资产角度来看，公立医院也处于全国医院的主体地位。

（5）地区与城乡分布

我国公立医院资源的城乡分布存在一定的矛盾，虽然 2014 年城市与农村医院数分别为 13495 所和 12365 所，但每千人口医疗卫生机构床位数分别为 7.84 张和 3.54 张，差别显著。目前我国城镇化率达到 54.77%，随着户籍制度改革的加速及城镇化率的进一步提高，不均衡状态期望能得到一定改善。

从地域来看，东、中、西部政府办公立医院数分别为 3563、2947 和 3158 所，每千人口医疗卫生机构床位数分别为 4.62、6.88 和 5.16 张。

（6）公立医院运行绩效得到提升

公立医院运行绩效的提升部分可以通过床位使用率与平均住院日来观察。2005—2010 年二三级医院床位使用率上升明显，医疗卫生资源得到了有效充分利用，至 2014 年一直保持了较高使用率。而且，同期患者平均住院床日二级医院由平均 9.7 天下降到 8.8 天，三级医院由 13.1 天下降到 10.7 天，下降了 22.43%，成效显著。

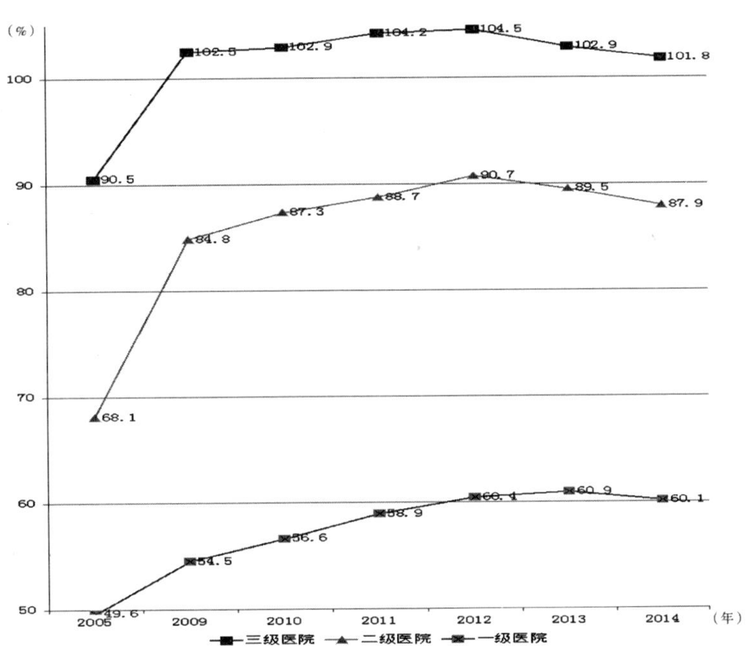

图 1-5　2005—2014 年各级医院床位使用率变化趋势

2. 公立医院的现行管理模式

（1）公立医院的补偿机制

由于目前政府财政对于公立医院运行的直接补偿比例过低，一般仅占到其业务总收入的 8%左右，不能维持其人员工资福利及诊疗活动成本支出，医疗服务价格调整机制过于僵化，不能跟随物价全面快速上涨而及时作出调整，迫使医院普遍通过药费、检查费等收费项目弥补正常的诊疗活动支出。2009—2014 年，医院药占比已经从 44.02%降至 38.44%，检查费从 7.06%略升至 8.24%，但与美国

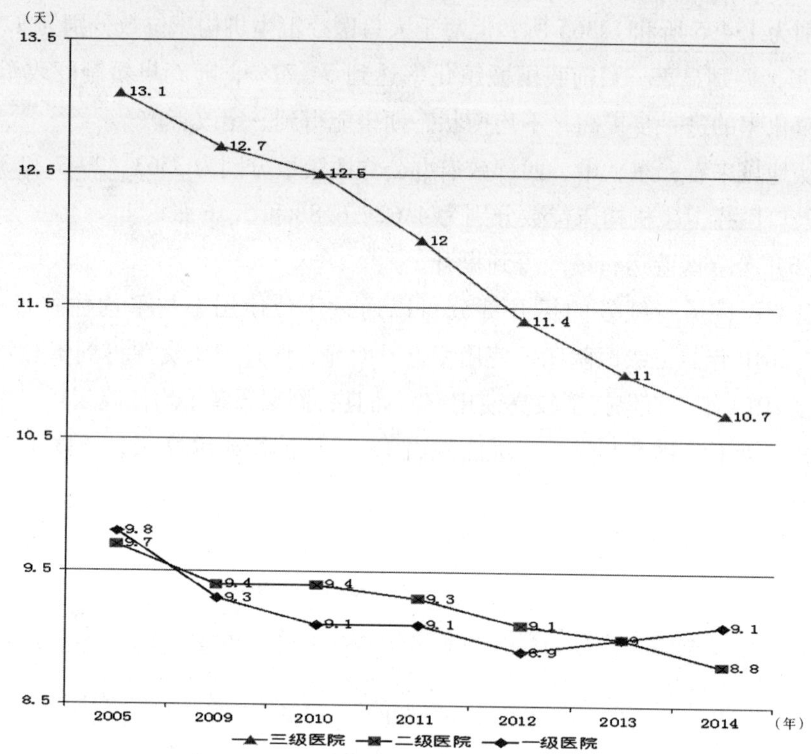

图 1-6　2005—2014 年各级医院平均住院日变化趋势

平均药占比 26%左右相比仍有进一步下降空间，但手术收入、护理收入、诊察收入分别仅占 6.39%、2.08%、0.82%，占比明显偏低，不能反映医疗行业人员培养周期长、职业风险高、技术难度大、责任担当重等特点，严重低估医务人员工作价值。

这也成为我国新一轮公立医院改革的重要政策目标，期望通过及时调整医疗服务价格与加大政府直接财政补贴扭转目前"以药补医"的局面，提高医疗资源使用效率。

表 1-8　2013 年公立医院收入结构分析

(单位:%)

	小计	城市医院	区级医院	县级医院
住院收入	100.00	100.00	100.00	100.00
床位收入	3.97	3.68	4.92	4.55
诊察收入	0.82	0.63	1.16	1.26
检查收入	8.14	8.19	8.21	7.96
化验收入	9.97	9.64	10.97	10.66
治疗收入	12.54	12.08	13.38	13.58
手术收入	6.39	6.06	7.73	6.97

续表

	小计	城市医院	区级医院	县级医院
护理收入	2.08	1.67	2.54	3.08
卫生材料收入	15.13	17.48	11.12	9.61
其中：高值耗材收入	39.44	42.50	30.90	26.52
药品收入	38.84	38.60	37.96	39.67
其中：西药收入	94.38	94.20	94.68	94.80
中草药收入	0.51	0.42	0.66	0.72
中成药收入	5.12	5.38	4.66	4.54
药事服务费收入	0.05	0.02	0.03	0.15
其他住院收入	2.15	1.99	2.10	2.60

数据来源：国家卫生计生委财务司《2013 年全国卫生计生财务年报资料》。

表 1-9　2009—2014 年人均医药费用变化及构成

年份	医院入院人数	住院病人人均医药费及结构				
		总额	药费	药费占比	检查费	检查费占比
单位	人	元	元	%	元	%
2009	8488	5952	2619.8	44.02	418.7	7.03
2010	9524	6416	2784.3	43.4	460.8	7.18
2011	10755	6910	2903.7	42.02	518.5	7.5
2012	12727	7325	3026.7	41.32	565.4	7.72
2013	14007	7859	3116.3	39.65	689.8	8.78
2014	15375	8291	3187.1	38.44	685.2	8.26

（2）公立医院的管理体制

目前，公立医院的管理体制大部分仍然参照事业单位管理模式，表现为医院院长及领导班子的配备由组织部考察任命，行政化特征明显，尚未建立现代医院管理制度；医院医务人员实行编制管理，医院没有充分的人事招聘、解聘权利；医疗技术人员的职称聘任过程中未能根据临床诊疗需要充分体现医疗技术水平的差异与考核，中级及副高级职称聘任中科研工作量考评过于突出。

（二）公立医院运行中存在的突出问题

1. 公立医院法人治理结构不清晰、机制不健全

（1）我国公立医院产权界定不清导致权力虚化

一是医院经营管理者任免难以摆脱“行政化”，所有权与经营权“两权分离”

藕断丝连；二是院长在内部与党委、工会、职工代表大会三者的职能权责也不明确，往往仍受制于传统体制的制衡，使医院管理者权力很难真正到位；三是医院内部并没有真正的分权制衡机制，很难实现各方利益的平衡，院长专权的情况从根本上难以改变，法人治理并没有真正落到实处。

（2）“理事会”结构流于形式

本课题组的研究显示，目前国内一部分公立医院已经建立了理事会法人治理模式，但是真正开始运作、发挥作用的较少。一是由于理事的兼职，没有时间过问理事的工作，容易出现既是理事而又“不理事”的问题，致使理事会难以履行应尽的责任；二是由卫生行政部门履行理事会日常工作职责，难以承担出资人代表的全部责任；三是只注重“冠名”，不注重内涵，成为形式化的理事会法人治理结构改革。医院缺少“医院法”，上位法缺位是完善公立医院法人治理结构与机制的最大障碍。

（3）缺乏对公立医院院长有效的激励与约束机制

缺乏对院长的激励，激励形式单一，激励力度不够，报酬激励和医院绩效与社会责任的承担脱钩。约束机制弱化，我国公立医院的高层经营管理人员仍然是由党的组织部门或政府的人事部门任免的，缺少院长竞争竞选机制及院长职业化建设，无法最大程度发挥院长的重要作用。

2. 政府与公立医院关系缺乏明确定位

（1）传统管理体制下的政府越位

政府微观管理职能错位、越位。公立医院运营涉及卫生行政部门、人事管理部门（以及党的组织部门）、财政部门、发展改革部门、物价部门等，政府部门与医院院长之间职责不清，相互越权，人员管理上采取行政化人事、干部管理制度。医院管理队伍职业化程度低、职业化意识淡薄，公立医院的医生终身制导致卫生人才不能合理流动。政府对医疗服务和药品价格采取僵化的价格管制。一方面医疗服务价格定价过低，不能体现医务人员的劳务技术价值；另一方面药品加成政策诱导多开药、开贵药，形成以药养医的局面。

（2）传统管理体制下的政府缺位

政府宏观调控监管职能缺位。一是财政投入责任不到位。每年国家的财政补贴仅占医院年收入的6%—7%，政府财政投入不足，没有安排预算经费或专项经费支持公益性服务的提供，缺乏完善的补偿机制。二是政策制定偏颇。管办不分下，政府在制定相关政策时自然会向公立医院倾斜，同时在执法过程中难以保证公平和公正。三是卫生全行业监管不力。政府在医疗服务市场上“掌舵”的职能缺乏，诊疗规范、质量控制、绩效评估等规范医疗行为的政策措施不到位，致使医院运行缺乏制约，偏离公益性的要求。

3. 我国薪酬制度存在的问题

（1）财政补助不足，总体薪酬水平低

财政支持不足，医务人员薪酬水平与业务收入挂钩，成为公立医院公益性弱化、逐利动机强的重要诱因。医疗服务价格低于服务成本造成的政策性亏损，公立医院不得不把经济利益放在突出位置，“创收”成为公立医院的主要经营目标，公益性则日益弱化。在发达国家，公立医院薪酬支出一般占其总支出的60%左右，超过药品、医用材料等采购费用，是最大的支出项目。而在我国，人员经费支出占总支出比重为29.48%，仅约为发达国家的一半。

（2）薪酬差距不合理

编制内外人员、离退休与在职人员薪酬水平差距不合理。编外人员即使与在编人员从事相同工作，也无法获得同等报酬，存在“同工不同酬”现象。除了经济方面的歧视外，编外员工还普遍面临缺少带薪休假与进修机会、无法正常升迁等问题，严重影响其工作积极性和稳定性。另外，退休与在职收入反差过大，由于只与基本工资挂钩，退休金大幅度低于在职工资。科室间薪酬差距不合理，由于公立医院薪酬分配通常与科室业务收入密切相关，科室间薪酬水平存在较大差异。

各地区间医院薪酬差距不合理。各地区间医师薪酬差别过大，中东部地区医院，特别是大医院的医生工资已经达到了当地社会平均工资的3至4倍，而欠发达地区医院，特别是小医院的医生工资仅略高于社会平均工资。城乡间医务人员薪酬差距较大。从医务人员收入差距来看，2010年，城市医院年平均工资为70 149.7元，而乡镇卫生院仅为31321.0元，城市医院是乡镇卫生院的2.24倍，城乡差距显著，农村地区医务人员难以稳定。

（3）缺乏有效的薪酬考核制度

岗位工资与绩效奖金倒挂。当前，公立医院医生的基本工资所占比重小，绩效奖金占大头，出现“倒挂”现象。专业技术资格并没有能够很好地反映出临床专业水平，却在很大程度上决定了目前医生的工资与绩效奖金水平。按结余提取绩效工资模式，趋利作用强烈。不符合卫生经济客观规律，处置治疗收入高的科室，收入就多，形成的“结余”就高，而急诊、儿科、中医等检查项目少的科室绩效工资长期处于“洼地”。成本核算不合理，“成本核算”将设备折旧、水电费、房屋折旧、管理费等间接成本摊入到科室成本中，让科室承担全院的成本，由于分摊的模糊性，一些科室收支结余出现“负数”，医务人员的劳动价值被严重扭曲。目前，全国儿科医生严重短缺就是这种制度产生的社会效应。趋利动机加剧看病贵。在按收支结余提取绩效工资的制度下，结余多少直接关系到个人工资的多少，医务人员产生了严重的“趋利”行为，如大处方、乱检查、过度治疗等，导致医疗费用不合理增长，加剧了看病贵现象。

4. 医疗服务市场处于无序竞争状态，推进分级诊疗势在必行

2005—2014 年，全国各级医院入院总人数由 5108.1 万人次增长到 15375.1 万人次，年平均增幅 22.33%，其中三级医院年均增幅达到 21.88%，增幅明显。2014 年一二三级医院入院人数占总入院人数比例分别为 5.19%、45.57%、40.92%（未定级医院占 8.33%），在中央属、省属、地级市属、县级市属、县属不同归属级别的医院医师日均担负诊疗人次（即诊疗人次数/平均医师人数/251）也相差较大，分别为 10.8 次、8.6 次、7.7 次、7.9 次和 6.7 次。三级医院入院患者所占比例仍显过大，根据《国务院办公厅关于推进分级诊疗制度建设的指导意见》的要求，城市三级医院主要提供急危重症和疑难复杂疾病的诊疗服务，但在三级医院收诊入院的疾病结构中仍然有相当比例为常见病、多发病，二级、三级医院分工还不明确。在现有体制下，相互竞争关系大于协调配合关系，这也是造成目前医疗费用浪费的重要原因。三级医院入院人数规模、比例仍有进一步下降的空间。

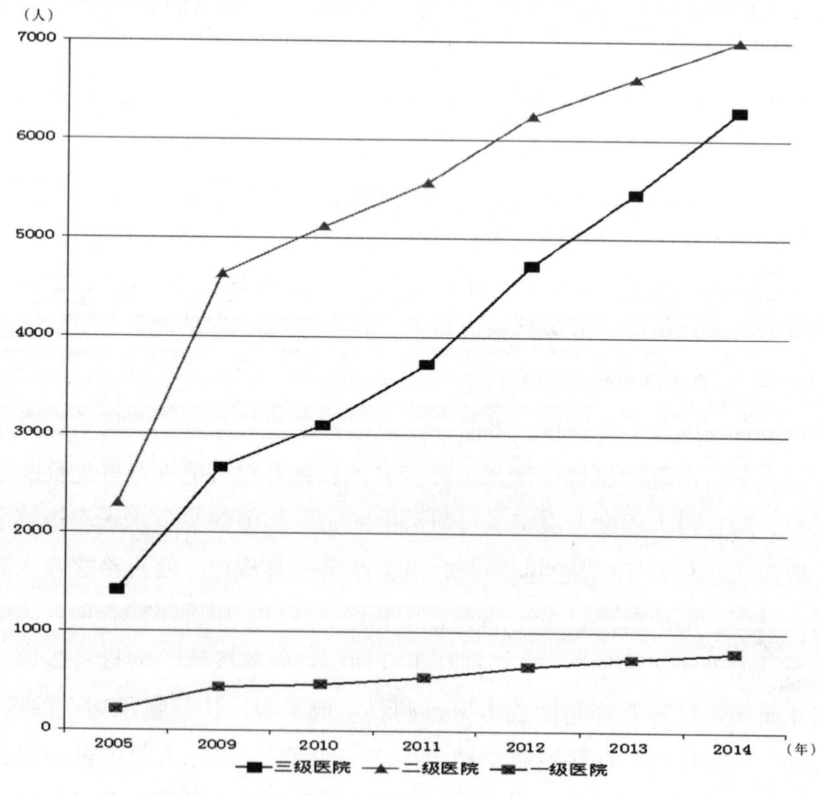

图 1-7　2005—2014 年各级医院入院人数增长趋势

公立医院间的竞争集中体现于医疗技术水平，依赖于药品、设备和材料。技

术水平越高越容易吸引患者前来就诊，药品越好、设备越先进、材料越高级，则价格越高，医院和医生的收益也就越大；更先进的设备和高级的材料反过来又促进医院技术水平和医疗质量的进一步提升，从而吸引更多的患者前来就医。这促进了医院内效率的提升，促进了同级医院间、不同级别医院间的竞争，但也使得强者更强，弱者愈弱，弱肉强食，患者为争取更好的医疗服务向大城市、大医院集中，而基层医疗机构在拼技术的竞赛中被抛弃，造成不同级别间医院医疗服务提供的失衡，未能形成上下级互相协同的局面。

三、我国公立医院改革发展的展望与建议

（一）建立适合中国国情的现代医院管理制度，逐步成为非营利性组织

建立所有权和经营权分离的现代产权制度，政府以所有者的身份管理公立医院的国有资产，按现代法人治理结构建立医院的领导体制和组织制度。建立规范的治理结构即建立理事会（决策监督机构）、监事会（监督机构）、执行层。

成立公立医院管理中心来代表政府履行办医职能，以此实现公立医院所有权与经营权分离，并清晰界定其所有者和经营者的权益。其职能应该包括审核医院重要行政人员任命；监督医院资产运营，明确政府财政补偿标准；审定医院的发展方向和规划；监督医疗服务的社会效果；保证公益性目标的实现等。

实行院长负责制，落实公立医院经营管理自主权。构建以战略规划、全面预算、绩效考核、质量管理、财务管理、资产管理、审计监督为核心的专业化、精细化管理制度。改革编制管理模式，由申请制改为备案制，编外人员与编内人员同工同酬，逐步取消编制管理，真正实现由人员管理转变为岗位管理，最终成为非营利性组织。

（二）加强以财务安全与经济运行为重点的运行监管

按照监管内容的不同，可将对医院的监管分为运行监管和行业监管，两者联系紧密，相互影响，构成了政府对医疗服务监管的两大支柱。

运行监管，指医院的国有资产管理，院长的选拔、任用、考核，经济运行与财务安全的监管，医院绩效考核与政府财政投入等，进而干预医疗服务提供者的行为，以提高医院的运行效率。运行监管的对象主要是公立医院。行业监管，指法律法规所规定的，由政府相关部门对医院整个行业的一种政府干预和控制。一般看来医院行业监管包括医院行业机构、从业人员的准入，医院行业服务提供的价格确定与监督，以及医院行业服务质量的监管。行业监管的对象是行业内的所

有医院。

公立医院的运行监管部门（主要指政府）作为出资人代表，是“办医院”的职能部门，应该履行其运行职责；而卫生行政主管部门作为“管医院”的职能部门，应该履行医疗质量、医务人员的准入和资质等行业监管。这样才是真正的“管办分开”，政府才能真正履行好行业监管与运行监管的职责。

目前，我国政府对公立医院的行业监管是比较到位的，但运行监管职责缺位。笔者认为，应加强对公立医院的日常审计，确保其按照公立医院的经营性质正常运营，从而促进国有资产的保值增效。

（三）公立医院产权制度改革带来内部治理结构的改善

随着公私合营（Public-Private-Partnership，PPP）模式在医疗市场的应用，公立医院产权制度改革也逐步推进，随之而来的是医院内部治理结构的进一步完善。未来，可进行公立医院产权变更的探索，做到“归属清晰、权责明确、保护严格、流转顺畅”。通过向社会融资，建立公私合营的股份制公立医院，做好医院发展与战略决策，建立健全的法人治理结构。

（四）公立医院数量将逐步下降

由于社会资本参与医疗市场的推进，公私合营模式在医疗卫生领域的逐步推开，今后，产权制度改革、公立医院改制、形成混合所有制医院等成为了公立医院发展的一个重要方向，医疗市场将出现不同类型的公立医院，包括国有控股的多种混合所有制医院，原有的国有独资公立医院的数量将下降。笔者认为，“十三五”期间，公立医院数量将首次低于民营医院。

（五）公立医院应建立符合行业特点的薪酬制度

公立医院医务人员薪酬水平应该高于当地事业单位和公务员的平均工资水平，应逐渐达到事业单位和公务员平均工资的2—3倍。在经济发展到一定阶段以后再进一步提高，直至达到国际公认的相对合理的工资水平。笔者认为，医务人员平均年薪应在“十三五”期间达到亚洲发达国家水平，到2030年达到欧美发达国家水平。

（六）公立医院医疗质量与安全达到国际化水平

未来，我国公立医院的发展应遵循现代医院管理制度，政府应鼓励公立医院通过提高医疗质量与安全水平达到JCI、KTQ国际医院认证标准，成为现代化与国际化医院。研究认为，代表医疗质量与安全的指标主要有两方面：医疗技术质量和医疗服务质量。尽管我国医院的医疗质量与安全水平在不断进步与提高中，然而目前公立医院的医疗服务质量远远落后于医疗技术质量的提高。笔者预测，我国公立医院的医疗技术质量将在“十三五”期间达到欧美国家水平，到 2030 年将居于世界前列；我国公立医院的医疗服务质量将在“十三五”期间达到中等发达国家水平，到 2030 年将达到欧美国家水平。

（七）注重顶层设计，加强三医联动，促进五方共赢

从加强三医联动的角度做好医改顶层，加强“医保、医疗、医药”有效衔接，互相制约。发挥好医保作为患者医疗费用支付方的主动权，加强对医疗服务行为的引导与监管，推进多种支付方式改革，发挥第三方透明监管作用，利用集体力量同医疗供方展开谈判，引导合理用药和适宜治疗，控制医疗费用过快上涨，提高基金使用效率，鼓励医药企业及流通渠道的市场化竞争，鼓励医保、医院同医药企业的谈判、合作，压缩流通成本，挤压多余“水分”用于补偿患者医疗费用；三医联动的效果最终需要通过积极推动公立医院改革来实现，赋予公立医院平等、自主的谈判地位，通过政府简政放权激发公立医院参与谈判、竞争的积极性，政府公平制定规则，搭建平台促进各方充分、全面、公平竞争，在竞争与合作中实现医保、医疗、医药三方有效联动，从而促进系统绩效提升，最终使患者受益，政府满意，促进“医保、医院、医药、政府、患者”五方共赢。

（方鹏骞、赵圣文）

CHAPTER 2 第二章

中国公立医院管理体制发展与探索

我国公立医院在医疗卫生服务体系中起着基础、骨干和先导作用，当前医院存在的社会角色功能失调、公益性淡化、治理机制缺陷和政府规制失效等问题，已严重妨碍其成为高效、法治、责任的公共服务体系。公立医院管理体制的缺陷主要表现在“行政化”管理特征凸显，缺乏“法人治理”结构和机制。如何破除公立医院“行政化”管理桎梏、建立“法人治理”结构和运行机制是当前公立医院改革面临的重大问题。随着新一轮医药卫生体制改革的推进，公立医院改革逐渐进入“深水区”，原有体制缺陷逐渐凸显，建设科学规范的现代医院管理体制已经成为我国公立医院管理体制改革的现实选择和必然趋势。由于医疗服务的复杂性和公立医院改革的艰巨性，新型公立医院管理体制的建设必将是一个漫长而渐进的过程。本章在回顾我国公立医院管理体制发展历程的基础上，通过梳理医院管理制度理论研究和实践探索，试图厘清今后我国公立医院管理体制改革和发展方向，为新医改背景下建设新型公立医院管理体制提供参考。

一、中国公立医院管理体制发展历程

医院是适应医学发展和临床诊疗疾病的需要而建立发展起来的。其主要功能是诊疗疾病，保障健康，归根到底是保护社会生产力。医院具有很强的社会属性，同时又具有一定的福利性、经营性和生产性。医院管理是按照医院工作的客观规律，运用现代管理理论和方法，对人、财、物、信息、时间等资源，进行计划、组织、协调和控制，充分发挥整体运行功能，以取得最佳综合效益的管理活动过程。现代医院管理需要在医院管理体制、医院经营方式和医疗服务技术三个方面开展创新，其中建立现代医院管理体制是医院管理创新的根本。

世界银行（World Bank）按照从计划到市场的推进程度情况，将公立医院管理体制改革的过程总结为四种模式：预算组织、自主组织、法人化组织、私人化组织，这是一个公立医院管理者自主权逐渐增强的改革过程。在预算组织中，公立医院作为政府科层制体系中的组成部分，受到上级行政部门的财政预算、人事管理、工资管理等多方面的约束和控制；在自主组织中，公立医院的管理权从政府管理部门转移到公立医院的管理者，后者接受前者的绩效目标考核；在法人化组织中，公立医院成了独立的行政化法人实体，政府部门通过公立医院的理事会这个决策机构参与到公立医院的运作进一步影响其战略决策；至于私人化组织乃是公立医院治理变革的一种极端模式，即政府通过采取产权改革的方式，将公立医院转交给民营机构进行运营。医院管理体制的发展与所处时代背景息息相关，不同阶段的政治、经济和社会环境决定了医院管理制度的变革，具有不同的时代特征。参考上述理论，结合我国公立医院管理体制的发展历史，可将其大致划分为五个阶段。

（一）完全“行政化”管理体制（1949—1978 年）

从 1949 年到 1979 年的 30 年是新中国成立后我国医院发展的初创时期，公立医院作为政府的一个职能部门，完全按照上级卫生管理部门指定的指标、经费进行操作，没有经济和市场意识。在医院的管理体制方面，医院管理与典型的行政式管理相匹配，医院制度建设围绕行政控制展开。此模式是完全的“行政化”管理，即公立医院与卫生行政部门形成上下级行政关系。这种体制造成的最大问题就是“管办不分”，即公立医院的主办者和监管者不分，于是出现了行政部门既当裁判员又是运动员的荒谬现象。

（二）“半企业化”管理体制（1979—1992 年）

改革开放以来，随着国家市场经济体制改革的实施，医院基本上仿效国企改革的办法，结合医疗卫生部门的实际加以适当改造。政府按责权利结合的原则，把相应的人事权、财政权下放给医院。医院为调动职工积极性，强化了经济手段，主要进行了两个方面的改革：一是以扩大医院自主权为特征的“放权让利”改革；二是以赋予医院剩余索取权为特征的“医院承包”改革。该阶段的公立医院管理体制仍然保持着原来的行政型管理模式，但医院出现调整医疗服务价格和适当增加医务人员收入的政策选择和制度改变，呈现出“半企业化”的现象。

（三）“伪市场化”管理体制（1992—2009 年）

1992 年 9 月，卫生部颁发的《关于深化卫生改革的几点意见》指出，改革卫生管理体制、拓宽卫生筹资渠道、转换运行机制、扩大自主权、实行企业化管理、允许试行“一院两制”或“一院多制”的经营模式和分配方式、允许试办股份制医疗卫生机构等意见，可以看作是建立现代医院管理体制的先声。随后学术理论界首次提出医院要进一步搞活，需要建立现代医院管理体制。此后陆续有许多学者发表相关文章，对建立现代医院管理体制进行探讨。有学者认为，公立医院管理体制的主要内容可归纳为六个方面：一是医院的产权制度；二是医院的法人制度；三是医院的责任制度；四是医院的组织领导制度；五是医院的内部管理制度；六是政府职能转变。蔡志明等对现代医院管理体制的六个内容有较为详细的论述。朱伟良认为公立医院要建立的现代医院管理体制的内容是：产权关系清晰，医院国有资产存量属于国家所有，医院拥有全部法人财产权，成为法人实体；医院以其全部法人财产，依法自主经营、自负盈亏，并承担国有资产保值增值的责任；出资人按投入资本额享有所有者的权益，即资本受益、重大决策和选择管理者等权利；医院按照市场需求开展医疗业务和组织管理经营，政府及其部门不直接干预医院的医疗业务活动，医院应建立科学的领导体制和组织管理制度，形成激励和约束监督相结合的内部运行机制。

进入新世纪以后，我国医院特别是公立医院开始积极探索以调整和完善内部运行机制为主的改革。2003 年 10 月党的十六届三中全会《中共中央关于完善社会主义市场经济体制若干问题的决定》明确提出“建立归属清晰，权责明确，保护严格，流转顺畅的现代产权制度”，吹响了深化管理体制改革为主的现代医院管理体制建设的新号角。该阶段主要围绕完善运行机制和深化管理体制展开，具体表现为：医院的权利、责任和义务逐步规范，经营自主权进一步扩大，产权制度改革开始试点，管理体制改革逐步深化。

在计划经济时代，行政机制主宰了社会经济生活的方方面面，而在市场经济时代，计划经济时代遗留下来的遗产依然左右着市场机制的运行，从而形成了“伪市场化”。市场机制常被称为“看不见的手”，世界上有很多学者对此进行了专门的研究，使得这只手的功力和招数已经没有多少秘密可言。可是，行政力量却宛如“看不见的脚”，常常踩住了“看不见的手”。

（四）“法人化”管理体制探索（2009 年至今）

1. 理论和政策分析

现代医院管理体制是近些年医院管理工作者在借鉴国有企业建立现代企业制度的成功实践和国外经验基础上提出的，是指公立医院在产权制度及所有权与经营权分离的基础上形成和发展起来的现代医院公司化管理制度。制度建设：医院管理向科学管理转型，制度建设围绕产权制度和治理结构展开，二者为构建现代医院管理体制的核心内容。参照现代企业制度“产权清晰、权责明确、政企分开、管理科学”的要求，现代医院管理体制的基本特征主要体现在四个方面：即产权清晰、权责明确、医政分开、管理科学。有学者提出了现代医院建设的内在要求和基本特征：产权清晰是前提，权责明确是核心，医政分开是关键，管理科学是基础。

2013年3月国务院发布《关于印发“十二五”期间深化医药卫生体制改革规划暨实施方案的通知》，明确提出要建立现代医院管理体制。探索建立理事会等多种形式的公立医院法人治理结构，明确理事会与院长职责，公立医院功能定位、发展规划、重大投资等权力由政府办医机构或理事会行使。建立院长负责制和任期目标责任考核制度，落实公立医院用人自主权，实行按需设岗、竞聘上岗、按岗聘用、合同管理，推进公立医院医务人员养老等社会保障服务社会化。建立以公益性质和运行效率为核心的公立医院绩效考核体系，健全以服务质量、服务数量和患者满意度为核心的内部分配机制，提高人员经费支出占业务支出的比例，提高医务人员待遇，院长及医院管理层薪酬由政府办医机构或授权理事会确定。严禁把医务人员个人收入与医院的药品和检查收入挂钩，完善公立医院财务核算制度，加强费用核算和控制。

国内诸多学者和医院管理者均对现代医院管理体制的理论内涵和基本要素做了深入的阐述，分析了在我国公立医院建立现代医院管理体制的必要性和可行性，探讨了建立现代医院管理体制需要解决的关键问题及其实现途径，特别对新医改背景下产权制度和治理模式的改革方面进行了深入的剖析，他们的研究为公立医院改革的深入提供了有益的理论支撑和路径指导。现代医院作为一个法人实体，应该实行所有权与经营权分离，在微观层面上建立产权清晰的法人治理结构，法人财产和法人治理结构是现代医院管理体制中最本质的内容。建立现代医院管理体制核心就是决策权与经营权分离，实际上是分权模式这种市场化政策工具在医院中的应用。

2. 主要模式与实践探索

公立医院产权制度和治理模式是现代医院管理体制的核心内容，对此国内一些城市医疗机构进行了不同形式的产权和治理模式改革的探索。20世纪90年代以来，我国一些城市如上海、北京、无锡、潍坊等地的公立医院率先进行了管办分开的改革。具体来说，主要可以总结为以下三种模式，这三种模式各有优缺点，对公立医院管理体制的改革借鉴意义各有不同。

(1)“卫生行政部门内设下属机构”管理模式

该模式以山东潍坊、北京为代表，如下图所示。

其共同点是在保持原有卫生行政体制不变的前提下，将管办职能在卫生行政部门内部分开，由卫生行政部门内设机构承担分开的管、办职能。潍坊是在市卫

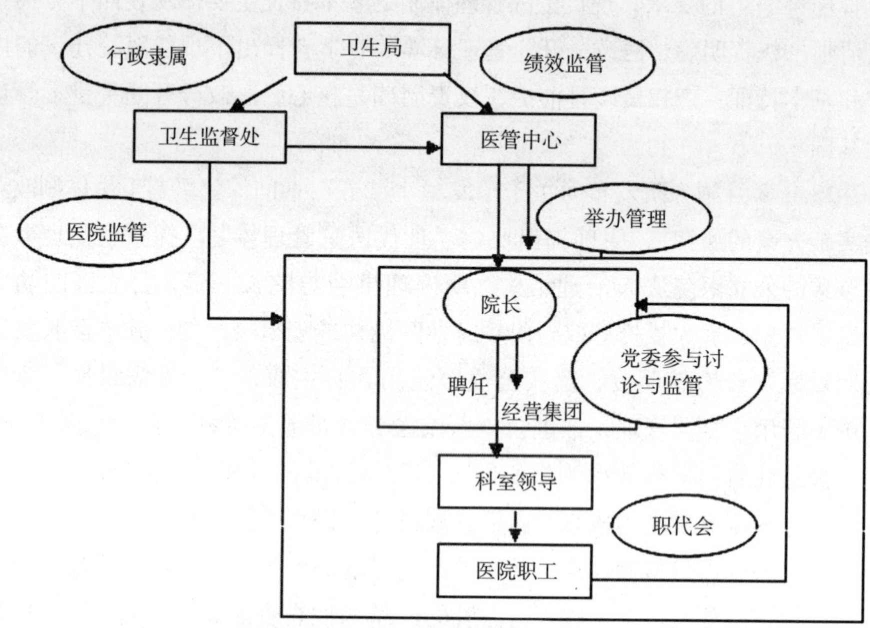

图 2-1 “卫生行政部门内设下属机构”管理模式示意图

生局分设卫生监督处和总会计师管理办公室（医院管理中心）作为公立医院的监管机构和举办机构。卫生局受财政部门委托，代表政府管理医院的国有资产，对总会计师管理办公室的绩效进行监管。北京则是成立“由市卫生局管理下的二级局”，即医院管理局来承担市属医院的举办职能，市卫生局不再具体管医院怎么办，重点管政策、规划、标准、准入及监管。这种模式下，医院院长及经营集团是经营管理层。医管中心、医院院长、医院党委、医院工会、医院职代会构成医院的内部治理结构。其优点是卫生行政部门将原来分散的权力集中到自己门下，集中了举办职能，同时强化了监管职能。但其实质是卫生行政部门内部权力的细分和整合，“管办分开”流于形式。

（2）“卫生行政部门外设平行机构”管理模式

该模式以无锡、上海、成都三地为代表，如下图所示。

其共同点是在卫生行政部门外部单独设立一个与其平行的专门事业单位，代表政府投资、管理和运营公立医院，履行出资人职责，成为政府办医的责任主体。同样，医院院长及经营集团是经营管理层。医管中心、医院院长、医院党委、医院工会、医院职代会构成医院的内部治理结构。改革后的卫生行政部门作为一个卫生主管部门对卫生事业进行全行业管理并对医院管理中心进行业务指导。这种路径实现了公立医院出资人到位，改变了卫生行政部门既办事业又管行业的局面。不足有两点：一是分离的政府部门之间容易导致管办职能交叉，权责不清，从而管理成本增加，效率降低；二是新成立的办医部门人员大部分来自于

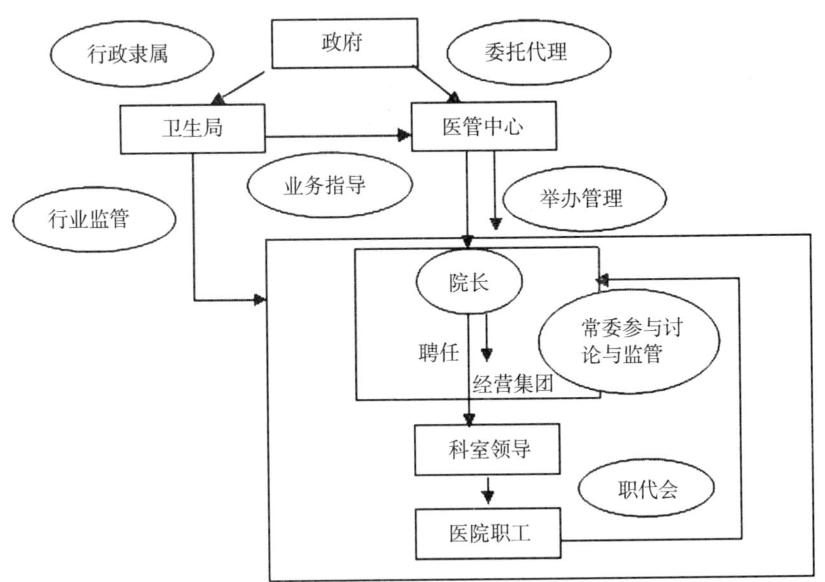

图 2-2 “卫生行政部门外设平行机构”管理模式示意图

卫生行政部门，缺乏专业能力，仍没摆脱行政化管理模式。

（3）“第三部门主管型”管理模式

该模式以香港为典型代表，如下图所示。

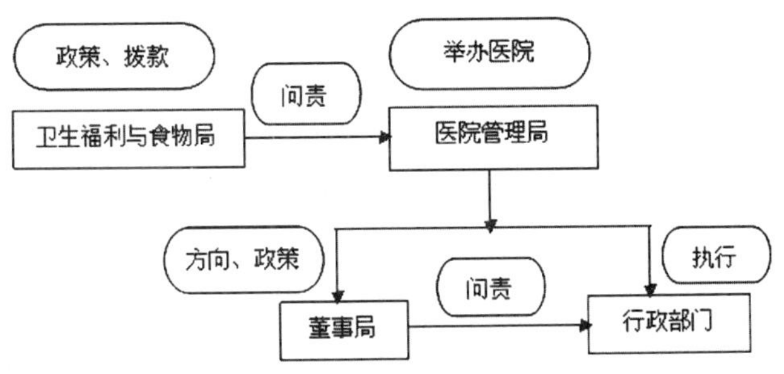

图 2-3 “第三部门主管型”管理模式示意图

香港政府于 1990 年 12 月建立的香港医院管理局是独立于政府机构的公营机构，负责在政府监管下独立自主经营医院。香港的“管办分开”是分为两个层面的“管”和“办”。一是政府和医管局实现了管办分开：香港卫生福利与食物局管政策、拨款，医院管理局负责管理医院，推行政策，执行服务；二是在医管局内部也实现了管办分开：董事局负责进行决策裁定，管方向、策略，具体行政部门负责推行服务，执行策略，管办分开后还有问责。该模式实现了公立医院真正意义上的管办分开。医院管理局相当于第三部门，地位相对独立，专业性强，有高度的自主灵活性，可以按医院自身运行规律进行科学管理和运营，利于整合区域医疗服务资源、提高卫生资源使用效率和统一规范化、专业化管理。其缺点在于第三部门具有较强的独立性和专业性，不隶属卫生行政部门，在监管上会产生两者之间的协调问题。

通过上述分析发现我国公立医院管理体制的改革出现多样化的局面。一方面，公立医院产权改革中出现的股份合作制、组建医院集团、托管制、公司制改造等形式，都是在建立两权分离的现代产权制度。这一形式适应性强，产权流转方式灵活多样，有利用于提高公立医院的运作效率和管理水平。另一方面，公立医院进行制度改革时所选择的模式，除受地理环境、经济发展、文化习俗等因素的影响外，也会受当地医疗机构的规模布局、原有的管理体制与运行机制以及整体绩效和品牌知名度等方面影响。例如在经济发达地区，如果综合性的公立医院布局过多，已影响到卫生资源的充分利用，可以选择退出性的保护战略；反之，如果在经济落后地区，公立医院还不能保证当地居民享有基本医疗服务，则应在建立两权分离的现代医院管理体制方面做出更多的努力。

二、公立医院传统管理体制主要问题

（一）传统管理体制致使公立医院弊疾丛生

我国公立医院的行政化运作机制阻碍了公立医院的发展，也给我国医疗体制改革带来了困难。公立医院隶属于一个庞大的行政型等级化体系，在资源配置、战略决策、人事管理、价格制定等方方面面，都受到所属各级政府行政部门的影响甚至支配。在计划经济时代，行政机制主宰了社会经济生活的各个方面；在社会主义市场经济时代，公立医院行政化管理模式并没有发生彻底变革。受制于外部行政管理体制的制约，公立医院的内部管理出现了泛行政化的特点。过度行政化导致医院社会角色和价值错位，人员与机构臃肿，社会功能缺失，效能低下，缺乏创新性，形成“以药补医”的格局，加剧了医患矛盾。具体而言：

1. 公立医院公益性淡化

目前公立医院普遍出现公益性淡化现象，突出表现在：基本医疗服务和部分公共卫生服务职能弱化，营利性行为不断凸显，诱导需求、过度医疗的现象大量存在，造成我国医疗费用的过快上涨，医患关系紧张，医药费用上涨幅度远高于人均 GDP 和居民收入上涨幅度，最终导致“看病难、看病贵”。如何平衡医院发展和公益性之间的矛盾？有学者认为公立医院社会公益性的实现关键在于管理体制的变革，即把政府职能设定为监管，而非行政管理，由此政府应该把全部的注意力放在涉及医疗卫生资源配置以及政府与医疗机构之关系的制度建设上。

传统管理体制从根源上导致公立医院公益性淡化。目前我国公立医院管理体制还没有完全从计划经济的框架下走出来，政府部门既当教练员，又当裁判员，同时还是运动员，不仅实施宏观监督管理职能还直接管理公立医院。公立医院的人力资源配置、资金配置（例如投资）、物资配置（包括房屋建设、设备购置、耗材等）、医药定价的权力涉及卫生行政部门、人事管理部门（以及党的组织部门）、财政部门、计划部门、物价部门等。而实际情况是长期以来政府直接财政投入不足，中央财政只投入基础建设，其他投入则由地方财政负责。而以 GDP 为各级政府政绩考核的前提下，地方政府缺乏将财政投入卫生事业的积极性，且财政困难地区也没有能力保证投入。投入不足的情况下，要保证医院正常经营，政府通过制定政策允许公立医院一定程度上自筹经费，同时对其各种趋利行为不加监管或者监管不力，致使公立医院偏离公益性轨道。

2. 公立医院内部治理弱化

我国医疗机构在治理结构改革方面已取得可喜的成绩，但也存在诸多现实问题。治理的行政化问题依然存在，许多医院仍然保持着行政化的运作机制，医政合一、权责失衡的问题并没有得到真正解决。事实上，我们在现实中建立起来的医院治理结构只是一个形式上的框架，其内部并没有形成真正体现现代医院管理体制内涵的运作机制，更多的还是表现为一种行政化的运作，导致外部治理虚化、内部治理弱化，强化了“内部人控制”。法人治理结构是建立现代医院管理体制必须解决的一个重点难点问题。诸多学者和医院管理者认为，当前亟须建立科学规范的法人治理结构。治理结构建立的前提一是要理顺产权关系，明确出资人所有权和企业法人财产权，确立国有资产经营主体，落实资产经营责任制；二是按照现代企业制度的要求，建立医院决策机构、经营机构、监督机构相互独立、相互制约的内部法人管理结构和经营管理机构，各司其职，行止有法，有效行使决策权、监督权和执行权。

3. 公立医院运营效率有待提高

我国的公立医院管理体制是在计划经济条件下形成的，与这一体制相匹配形成了一整套相应的管理治理结构，包括人事制度和分配制度。随着政治经济和社会环境的变化，公立医院原有体制缺陷逐步显现，特别是在运营效率方面有待进一步提升。当前医药卫生体制改革政策指出了医院产权改革和法人治理结构的方向，对建立现代医院管理体制奠定了政策基础。现代医院管理体制的建设也因此有着现实的意义：宏观上，将有利于建立政府、医院和职工之间的新型责、权、利关系，有利于加快政府职能转变，有利于医疗卫生资源规划和布局优化，有利于创新医院治理结构和运行机制；微观上，将使医院享有完整的法人产权，有利于国有资产保值增值，有利于调动医院和职工等各个层面的积极性。

4. 不能适应医疗市场竞争

在计划经济体制下，医院具有很强的行政色彩，可凭借其垄断地位主导医疗服务的需求和提供。在市场经济体制下，我国医疗保险制度从国家—单位保障模式向社会保障模式转变，医疗保险机构以需方代言人的身份，从多方面制约医院和医生行为，传统的、有利于增强医院或医生权力的按项目付费方式正在被按病种付费、总额付费代替，由治疗不确定性带来的成本增加逐渐由医院承担。此外，随着市场开放，社会资本不断进入医疗服务，公立医院、合资医院、民营医院百花齐放，营利性医院和非营利性医院共同竞争的市场格局逐渐形成。医院已由计划经济时期的卖方市场转变成买方市场。另外，随着全球经济一体化发展的趋势，中国的医疗市场必然更大地走向开放。医院特别是公立医院面临越来越多的竞争，在筹资渠道、运行机制、配置效率与管理效率问题以及增强机构反应性等方面，需要建立现代公立医院管理体制，使医院的外部宏观调控和内部微观管理能够适应市场竞争。

5. 患者就医体验较差，医患关系日趋紧张

医疗服务需求发生新的变化，伴随疾病谱变化而呈现多样化。在急性传染性疾病得到控制的同时，与生活方式有关的慢性病发病却大幅度上升，提高医疗服务质量的空间日趋变小，而病人对医疗服务质量期望却不断增加。近年来公立医院投诉率和上访率与20世纪90年代前后相比有较大上升，特别是“医闹”的出现，严重干扰了正常医疗秩序。如何提高患者满意度和忠诚度，改善患者就医体验，成为医院管理者必须面对的难题，也给医院管理体制建设提出了严峻挑战。

（二）居民“看病难、看病贵”未得到根本缓解

2009年4月我国开始了新一轮卫生体制改革，其中医疗服务体系及公立医院改革是此轮改革的重点。新医改已经实施6年，虽然取得了一些成效，但仍然没有有效缓解看病难、看病贵问题，医疗服务体系与公立医院改革面临理论困惑和实践误区。具体表现在以下两个方面。

1.“看病难”在一定范围内广泛存在

新医改实施以来，我国医疗供给资源迅速增长，公立医院规模越来越大，医务人员劳动强度持续增加，医生“过劳死”事件时有发生，但看病难问题仍然没有得到有效缓解。随着我国人民群众收入增加、生活水平提高、医疗保障水平提升、人口老龄化加剧，居民有效医疗卫生需求得到明显释放。在分级诊疗体系还没有建立之前，公立医院面临巨大的服务供给压力。医院作为具有一定生产性质的部门，其生产效率的提高对于提高服务效率具有举足轻重的作用。在医疗资源投入有限的约束条件下，提高医院运营效率便成为提高医疗服务数量的重要手段。为了优化资源配置，需要从管理体制上进行变革，提高公立医院运营效率，在一定程度上缓解看病难问题。

2.“看病贵”问题仍然没有得到有效缓解

随着我国全民医疗保障制度的建立和完善（城镇职工医保、居民医保、新农合以及医疗救助制度等），医疗保障筹资总额显著增长，但其增长幅度低于医疗费用的增长幅度。近三年卫生总费用平均增长速度达到13.2%，为同期GDP增长速度的1.62倍，平均医疗费用居高不下，个人卫生支出占卫生总费用比例也无显著下降。国际经验表明，加强外部市场竞争、实施混合支付制度、创新公立医院管理体制等方面的改革可以有效抑制医疗费用的过快增长。这些改革通过影响医院革新内部管理方式提高生产效率降低医疗成本。现阶段我国公立医院功能定位仍然十分模糊，既要保持公益性又面临创收压力。在这种情况下，需要通过变革公立医院管理体制，在提高运营效率的同时降低成本，防止医疗费用过快增长，有效缓解居民“看病贵”问题。

（三）传统管理体制致使政府管理错位、越位、缺位

1. 政府微观管理职能错位、越位

在公立医院传统管理体制下，政府大部分精力用于公立医院微观管理上。公立医院则缺乏明晰、独立的法人财产权和独立的人事权、分配权、经营管理自主权。突出表现在以下三个方面：第一，“九龙治水”的局面导致公立医院所有者缺位。国有资产管理人人有份、人人管理、人人有责但最终无人代表、无人管理、无人负责，具体表现在代表出资者的政府部门与医院院长之间职责不清，相互越权，不能很好协调。第二，人员管理上采取行政化人事、干部管理制度。医院管理队伍职业化程度低、职业化意识淡薄，公立医院的医生终身制导致卫生人才不能合理流动，公立医院缺乏高技术人才。这两点造成医院管理效能低下，运行成本较高，服务形象不佳，不能保证医院管理的效率和公益性。第三，对医疗服务和药品价格采取严格价格管制。一方面医疗服务价格定价过低，不能体现医务人员的劳务技术价值；另一方面药品加成政策诱导多开药，开贵药，形成以药养医的局面。

2. 政府宏观调控监管职能缺位

管办不分下，政府宏观调控监管职能不到位，造成公立医院公益性淡化。主要体现在三方面：一是财政投入责任不到位。绝大部分公立医院属于差额拨款单位，公立医院维持运转主要依靠医疗收入、药品收入和财政补贴，而每年国家的财政补贴仅占医院年收入的6%—7%，政府财政投入不足，没有安排预算经费或专项经费支持公益性服务的提供，缺乏完善的补偿机制，使得医院公益性日益淡化。二是政策制定偏颇。管办不分下，卫生行政部门既是政策制定者又是政策执行者，在制定相关政策时会向公立医院倾斜，同时在执法过程中难以保证公平和

公正。这不仅不利于外部竞争市场形成，使公立医院缺乏外部竞争约束，更使卫生行政部门偏袒公立医院，淡化公益性。三是卫生全行业监管不力。如卫生规划、行业准入、卫生政策法规等对整个医疗服务市场的发展规划不够，政府在医疗服务市场上“掌舵”的职能缺乏。诊疗规范、质量控制、绩效评估等规范医疗行为的政策措施不到位，致使医院运行缺乏制约，偏离公益性的要求。

（四）公立医院管理体制改革进展缓慢

2009 年 4 月出台的《关于深化医药卫生体制改革的意见》提出，要“推进公立医院管理体制改革，从有利于强化公立医院公益性和政府有效监管出发，积极探索政事分开、管办分开的多种实现形式，落实公立医院独立法人地位”。这些政策基本明确了公立医院法人化的改革方向。2010 年 4 月中共中央、国务院《国家中长期人才发展规划纲要（2010—2020 年）》（中发〔2010〕6 号）提出“克服人才管理中存在的行政化、‘官本位’倾向，取消科研院所、学校、医院等事业单位实际存在的行政级别和行政化管理模式”。2011 年 3 月中共中央、国务院发布的《关于分类推进事业单位改革的指导意见》（中发〔2011〕5 号）提出要“改革管理体制。实行政事分开，理顺政府与事业单位的关系。对面向社会提供公益服务的事业单位，积极探索管办分离的有效实现形式，逐步取消行政级别”。可见，事业单位过渡行政化问题已经引起国家的普遍关注，公立医院作为国民健康服务体系的重要组成部分，其去行政化工作的开展就显得尤为重要。近年来，我国多个国家医改试点城市在法人治理结构建立方面做了有益探索，但 2013 年 7 月中国人民大学卫生医疗体制改革与发展研究中心发布《公立医院改革试点评估报告》指出：总体而言，试点城市在完善医院内部决策执行机制、积极探索管办分开的有效形式方面进展缓慢。

2013 年 11 月十八届三中全会通过的《中共中央关于全面深化改革若干重大问题的决定》提出要“加快事业单位分类改革，加大政府购买公共服务力度，推动公办事业单位与主管部门理顺关系和去行政化，创造条件，逐步取消学校、科研院所、医院等单位的行政级别。建立事业单位法人治理结构，推进有条件的事业单位转为企业或社会组织。建立各类事业单位统一登记管理制度”。对于决定中提出的“创造条件，逐步取消”的提法，业内专家对推进医院去行政化的进程“谨慎乐观”。公立医院管理体制与国家的人事制度、干部选拔制度、行政体制密切相关，取消行政级别将是一个长期的缓慢的过程。公立医院管理体制的变革表面上是改变医院的组织和制度结构，但根本上是改变政府与公立医院的关系。有专家尖锐地指出：导致去行政化改革迟滞或受阻的根本原因在于政府部门对所有可能削弱其权力的改革举措采取消极甚至抵制的态度。

三、公立医院管理体制改革展望

新一轮医改方案明确提出，要鼓励各地积极探索政事分开、管办分开的有效形式，界定公立医院所有者和管理者的责权，完善医院法人治理结构，鼓励社会资本投入医药卫生事业，加快形成多元办医格局。该政策指出了医疗卫生体制改革的政策方向，也提出了公立医院改革的首要任务，即建设科学规范的现代医院管理体制已经成为我国公立医院管理体制改革的必然选择。公立医院不仅是政府的医院，更是包括城乡居民、政府、债权人和社区等利益相关者的利益共同体，因此公立医院的管办分开不能简单地理解为建立第三方分开政府的管办职能，而需要利益相关者共同参与以实施“共同治理”。

（一）公立医院管理体制改革的目标和原则

公立医院管理体制变革必须首先明确其价值判断标准，世界卫生组织（WHO）认为医疗卫生服务体制的改革与发展的价值取向包括以下六个方面：（1）有效性（Effectiveness），采用最优服务模式达到最大健康产出能力；（2）效率（Efficiency），即经济效益原则；（3）适宜性（Optimality），权衡医疗服务的成本与效果，以期实现最有利的平衡状态；（4）可及性（Acceptability），方便可及与符合病人及其家属与社会的愿望和期望；（5）正当性（Legitimacy），符合社会伦理、价值观及法律的规定；（6）公平性（Equity），确保每个居民都能公平合理地接受医疗服务及其所带来的效益。在确立了公立医院的价值取向之后，公立医院管理体制变革的目标和原则可以概括为以下几方面。

1. 公益性目标最大化

公立医院作为高效、法治、责任的公共服务体系应该以追求社会效益为最高准则。建立法人治理结构，旨在推进政事分开，规范和发展公立医院，使公立医院明确自身的功能定位，规范组织行为，维护举办者、出资者、行政负责人及其工作人员的合法权益，解决法人实体虚化和偏离公益目标的现状，确保公益目标实现，促进社会公益事业和事业单位自身的健康发展，不断满足广大人民群众日益增长的公益服务需求。公立医院不是企业，其设立的目的是从事公益性事业，因此公立医院治理结构改革中制度设计和安排应当充分考虑公立医院公益性的特征。

2. 治理结构规范化

一般而言，法人治理可以分为两个部分：一个是治理结构（Governance structure），另一个是治理机制（Governance mechanism）。在法人治理结构中，其权利制衡关系一般由所有权、控制权、监督权、管理权所构成。一是所有权，公立医院国有资产所有权属于国家，要建立出资人代表制度，防止各种形式的国有资产流失，维护好所有者的权益。二是控制权，关键在于决策层对管理层的有效制衡。三是监督权，重点对管理层实行有效监督。四是管理权，其内涵是管理层确定并实现单位目标的行为。现阶段公立医院法人治理结构规范化的主要任务包括两个方面，一方面要厘清“四权”边界和关系，明确各自的权利，才能把握治理要害，这是设计法人治理结构的关键问题；另一方面由于现阶段公立医院存在所有者缺位问题，因此要明确所有权、实现所有权与管理权的分离，这是设计法人治理结构需要解决的另一关键问题。

3. 内部运营机制有效化

内部运营机制包括用人机制、监督机制和激励机制等，与治理结构共同决定了运营效率。在保证社会效益和医疗服务质量的前提下，对医院实行符合医院经营特点的法人治理运作，可以更好地提高卫生资源的利用效率，缓解政府卫生投入有限的矛盾。同时，医院通过明晰产权关系，引入治理结构、经营理念和管理方式，强化竞争、激励、监督和制约机制，建立强有力的政府医院监管体系，将可以显著地提升医院的管理水平与运行效率，降低服务成本和价格，提高服务质量。有效的治理机制包括用人、激励和监督等机制。

4. 管理模式具体化

我国公立医院的情况十分复杂，从出资人的角度看，不仅有政府出资建设的医院、企业医院，还有高等院校等事业单位设立的医院。由于医院本身情况和所处环境千差万别，在公立医院治理改革的过程中不能简单地一刀切，而应本着实事求是、因地制宜的原则进行管理体制的具体设计：对于政府举办的公立医院，可以采用“理事会”架构的法人治理模式；对于企业、事业单位及其他社会力量举办的公立医院，按照出资人的意愿协商确立。

（二）公立医院管理体制改革方向

笔者依据现代医院管理的基本理论，结合国家医改政策和研究成果，针对公立医院传统管理体制导致公益性淡化的问题，借鉴我国公立医院管办分开的实践和经验，构建了面向未来、以“公益性”为导向的公立医院管理体制框架，如下图 2-4 所示。

图示表明，不仅要通过建立第三方分离出举办公立医院的职能，同时强化卫生行政部门宏观监管的职能，更要完善举办主体和公立医院内部法人治理结构和机制、扩大外部社会参与和监督制约以维护各方利益，最终达到有效率的公益性效果。依据该框架，在未来的改革和发展过程中，建设现代医院管理体制需要从

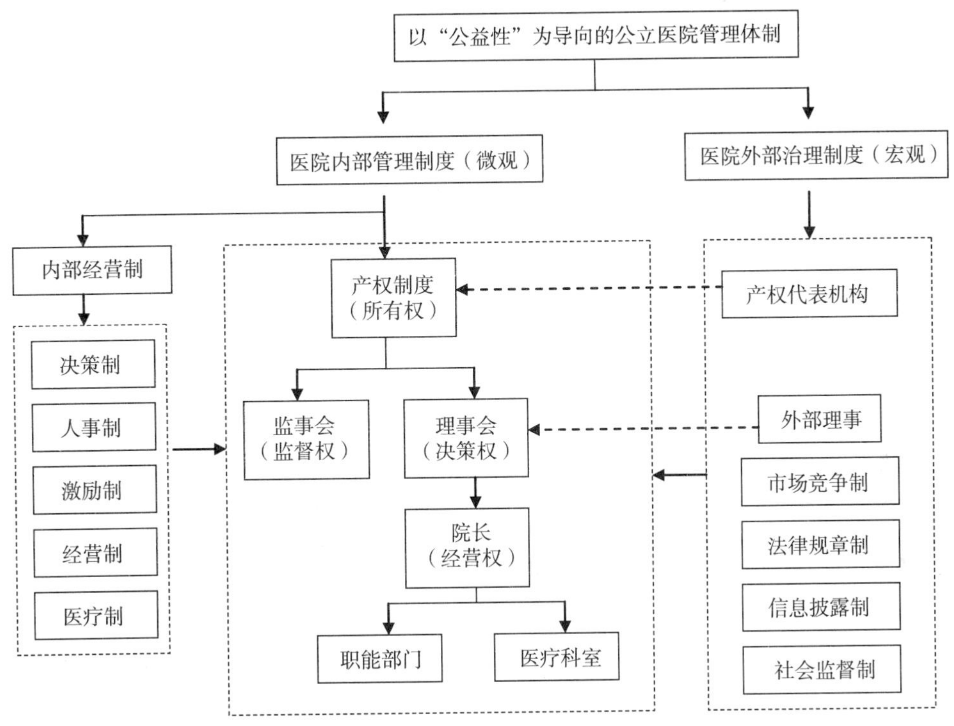

图 2-4　以“公益性”为导向的公立医院管理体制示意图

以下几方面着手。

1. 成立独立的第三部门履行办医职能

通过对我国公立医院管办分开改革的三种模式分析，得知前两种模式的管办分开一方面流于形式或没有彻底摆脱行政化管理干预，另一方面由于组织目标制度设计存在冲突，机构性质没有完全明确，职能定位存在角色冲突，虽然能取得较好的经济效益，却难以保证公立医疗机构的公益性。因此，建议公立医院借鉴第三种模式成立独立于政府的第三部门（也可称公立医院管理中心）来代表政府履行办医职能，以此实现公立医院所有权与经营权分离，并清晰界定其所有者和经营者的权益。其所有者权益和职能应该包括：审核医院重要行政人员任命；监督医院资产运营；审定医院的发展方向和规划；监督医疗服务的社会效果；保证公益性目标的实现。各县可以根据本地实际情况和卫生行政部门、地方国资委协商确定其职能，一旦确定，应该以法律法规的形式确定下来，以明确权责，保障公立医院国有资产的完整性和公立医院的公益性。

2. 建立明确的医院产权制度

产权制度改革是建立现代医院管理体制的核心内容之一，它已经成为深化卫生改革的一道绕不过去的“坎”。到目前为止，我国医疗机构产权制度改革主要形式有股份制、内部职工持股、股份合作制（或合作经营）、医院集团、租赁经营、托管、拍卖、出售等。其中，股份制、内部职工持股和股份合作制属于医疗机构产权主体多元化；医院集团则是实现了以资产为纽带的产权重组；租赁和托管是产权职能的分解；拍卖和出售则是产权的整体转让。

由于卫生领域所具有的特殊性及要确保公立医院的公益性，公立医院产权制度改革的重点不可能是改变所有制性质的产权整体转让，而是在于建立两权分离的现代产权制度。在现代产权制度中，政府以所有者的身份管理公立医院的国有资产，通过委托授权构建新型国有资产管理法律主体，按现代法人治理结构建立医院的领导体制和组织制度。很多医院管理者提出必须进行产权制度改革，通过形成合理的治理结构，使运行机制的变革顺理成章。较多专家支持以下观点：改革公立医院产权体制，建立健全内部管理机制，深化运行机制改革，健全法人治理结构，实行管办分开，完善法制化监督。然而，也有一些质疑的观点，认为在我国现行公立医院治理模式下进行产权改革的时机尚未成熟，各种配套机制尚不完善。后者的依据一是目前缺乏有效的横向调节机制和纵向管理机制；二是公立医院治理结构设置、监督机制和内部激励机制还不到位；三是我国鼓励社会资本参与公立医院改革的良性环境尚未形成。

3. 建立高效的内部管理制度

公立医院管理体制能否取得成效的关键是能否加强运营管理。为进一步适应市场经济的要求，必须从以下几个方面入手：一是建立以市场为导向的运营理念，把握好社会效益和经济效益的平衡关系；二是构建医院内部优胜劣汰、运营管理者能上能下、人员能进能出、薪酬能增能减、技术不断创新、资产保值增值的有效机制；三是选择运营方式必须从自身的实际情况出发，避免短期行为；四是在分配制度上，要注意避免出现新的平均主义；五是重视医院的知识运营、技术运营。为此必须建立健全公立医院内部法人治理制度，包括治理结构和治理机制。健全公立医院内部法人治理一方面要建立规范的治理结构即建立理事会（决策监督机构）、监事会（监督机构）、执行层，另一方面要建立有效的治理机制，包括有效的决策机制、用人机制、监督机制和激励机制。特别要注意以下几点：第一，为确保公立医院的非营利性和公益性，理事会成员不仅要包括国资、卫生、财政、计委等政府有关部门人员，还应有社会民意代表和法律、财务等专业人士，通过人员结构多元化来起到多元制衡、有效决策的作用。第二，医院监事会应引入外部监事、员工监事，以强化监督与评价的能力。第三，在医院内部经营上，实行院长责任制，院长需是职业化管理者，有充分的人事、分配和经营自主权。院长由理事会面向社会公开招聘遴选产生，管理层人员则由院长公开聘任。聘任成功后应签订聘任合同，明确双方的权利义务关系。第四，建立兼顾效率和公益性的合同绩效考核和评价标准，并以此为依据对董事、监事、执行层成员支付报酬，合同绩效目标完成情况不好者，将被终止合同。

4. 建立科学的外部制衡体系

现代医院管理体制必须厘清医院管理制度涉及的社会关系，从而对这些社会关系的调整作出制度性安排。医院作为医疗服务的提供者，在开展医疗活动中涉及的社会关系众多，最关键的是政府、医院、民众这三个不同的利益主体。现代医院管理体制的构建，主要就是政府、医院、民众这三大主体利益制衡格局的制度安排。现代医院管理体制是一个系统工程，不仅要在医院内部根据权力机构、决策机构、执行机构、监督机构相互独立、权责明确、相互协调又相互制约的原则，设立股东会、董事会、院长阶层、监事会等医院内部管理机构。而且要在外部建立医疗服务市场竞争机制和支付制度等约束机制，完善市场运行法律法规，加强政府部门、中介机构和新闻媒体的监督。

在该新型管理体制下，卫生行政部门可以从直接举办公立医院的事务中解脱出来，加强宏观监管职能。第一，地方国资委作为医管中心的委托者，应加强对医管中心的监管，确保公立医院国有资产保值增值。第二，卫生局要强化行业监管职能。具体包括制定和落实医疗卫生发展规划，实施公立医院管理机构、人员和设备的准入监管，建立统一的医疗服务质量标准体系，制定完备的服务质量认证体制等。同时，制定相关政策鼓励医疗市场竞争，促进公立医院和民营医院共同发展，通过竞争来强化监管职能。第三，加强监管立法，强制信息披露。目前我国公立医院的管理运行都是遵循一些立法层次较低、权威性较低的行政法规和部门规章，缺少明确医院产权属性的基本法律，监管方面的法律法规也少，因此有必要加强立法监管，建立强制信息公开制度，通过法律的制定和执行来规范相关者行为。卫生行政部门要定期发布医院数量、质量、价格和费用信息，引导病人选择医院、医生。第四，加强社会监督。通过引入外部理事、外部监事，建立投诉机制等强化社会参与和监督。通过加强外部多方监督，可有效制约公立医院行为，确保公益性目标的实现。

5. 增强公立医院自主权

除预算组织这种传统的公立医院行政化管理模式外，企业化、法人化、公私合营三种管理模式在世界各国均有所发展。从美国、英国、日本等国家的经验来看，这三种模式谈不上哪种更优，这完全取决于当地的政治和法律环境、医疗市场结构、政府公共管理能力等因素，但是公立医院自主权增强这一脉络还是异常清晰的。美国的公立医院改革策略是政府不再直接举办公立医院，而是采取监管医院的模式，逐步完成公立医院法人化的转变，政府部门通过公立医院董事会对公立医院进行监控，在内部治理结构上，董事会是医院的最高权力机构，医院院长由董事会任命，全面主持医院的各项管理工作并对董事会负责。德国医院的运营成本由疾病基金会负责补偿，重点放在医院自治甚至公司化管理上，使医院在人事、财政等方面拥有更大的自主权，并且在医疗服务市场中引进竞争机制，使医院变成自负盈亏的实体。英国政府 1991 年开始在医疗卫生体制中引入内部市场机制改革，政府部门从医疗服务供给者变为医疗服务购买者，形成市场机制。在内部治理方面，医院实行董事会领导下的院长负责制，同时一些职能机构辅助参与董事会与院长的决策。从世界公立医院改革发展的趋势来看，公立医院自主权增强、引入市场竞争机制、强化政府监管是大势所趋。

6. 协同推进管理体制配套改革

公立医院管理体制变革是一个系统工程，是一场全方位的改革，既包括体制改革又包括机制运行，既包括物质层面又包括思想层面，这需要有一系列相应的政策配套。配套措施是否完善将决定公立医院在管办分开体制下发展的命运和成效。要加强公立医院管理体制、补偿机制、人事分配、价格机制、医保支付制度、采购机制等综合改革。配套措施应包括以下几点：第一，政府与公立医院的财务关系应由政府供养机构向政府购买服务转变。一方面需要不断完善城乡基本医疗保险制度，提高筹资水平和保障水平，积极探索支付制度改革，既要保障基本医疗服务的公益性，又要对公立医院行为形成有效制约；另一方面需加大政府投入解决公立医院历史欠债问题，政府应依据医院的绩效表现，决定其投入和支持力度以消除其营利动机。第二，改革公立医院的人事制度，推进全员劳动合同制，促进医院管理层的职业化和卫生人才的合理流动。第三，改革公立医院的价格制度，推进城乡医保机构与医疗机构的契约化团购机制，减少政府对公立医院的不合理行政性价格管制。

7. 医院混合所有制改革

新一轮医疗卫生体制改革实施以来，中共中央、国务院多次出台政策文件，支持社会资本进入医疗卫生领域，鼓励社会资本办医。十八届三中全会通过的《中共中央关于全面深化改革若干重大问题的决定》明确提出，要“鼓励社会办医，优先支持举办非营利性医疗机构。社会资金可直接投向资源稀缺及满足多元需求服务领域，多种形式参与公立医院改制重组”。混合所有制医院是指不同所有制归属的资本在同一医院中的“混合”，由公有资本（包括国有、集体资本）和社会资本共同参股出资建设医院，通过成立医院管理公司组建医院法人治理机构对医院进行组织经营。此类医院可以是营利的，也可以是非营利的。混合所有制医院实现形式主要有三种：一是社会资本参与公立医院改革，主要由公立医院改制、社会资本投资、医院法人治理组成；二是社会资本与公立医院的股份制合作，社会资本出资新建营利性医疗机构，而公立医院为该医疗机构提供人才、技术和品牌支持；三是业务托管，在不改变国有资产归属、职工身份等要素的前提下，受托方投入资金，获得医院一定期限的运营管理权，委托方和受托方共同组建理事会，对医院进行经营决策。在具体管理模式方面，将出现 PPP（Public-Private-Partnerships）、BOT （Build-Operate-Transfer）、IOT （Investment-Operate-Transfer）等模式。

（董四平、方鹏骞）

CHAPTER 3 第三章

中国公立医院补偿机制分析

我国的卫生事业是有一定福利性的社会公益事业，公立医院作为不以盈利为目的的公益性事业单位，作为我国医疗卫生服务的主要提供者，承担着为群众提供安全、有效、方便且廉价的卫生服务的重要使命。随着社会经济的发展，群众的医疗卫生需求不断提高，医疗费用也在随之上涨，公立医院公益性减弱、“以药养医”现象凸显、“看病难、看病贵”突出等问题亟待解决。2009 年，中共中央、国务院《关于深化医药卫生体制改革的意见》和国务院《医药卫生体制改革近期重点实施方案（2009—2011 年）》中，强调逐步提高政府投入占卫生总费用的比重，并提出“逐步将公立医院补偿由服务收费、药品加成收入和政府补助三条渠道改为服务收费和政府补助两条渠道”。补偿机制改革是公立医院改革的重点，关系到公立医院能否走上健康、快速、可持续发展的道路。推进和完善公立医院财政补偿机制改革平稳、有序、顺利实施，使公立医院重新回归公益性，达到切实缓解“看病难、看病贵”现象，是当前医药卫生领域改革的一项重要课题。

一、公立医院补偿机制的概念与相关理论

（一）相关概念

1. 财政补偿

国家财政为实现特定的政治经济和社会目标，以国家为主体，对基于社会公共利益的受灾或受损方给予的经济补偿。政府有提供公共产品的义务，其费用或损失由政府财政承担①。

① 刘飞跃：《政府办公立医院规模及财政补偿研究》，中南大学 2013 年博士学位论文，第 8—10 页。

2. 公立医院

指由不同社会主体举办、并为社会公共利益服务和运营的非营利性医疗服务机构，目前分为市级医院、县级医院及社区医院三个层次①。

3. 公立医院的公益性

杨茜等认为，“公益”即公共利益，就是在社会化大生产的过程中，为实现社会中每个成员的共同利益而形成的，是社会成员个人利益得以存在和发展的条件。并指出公立医院公益性外延应当包括向群众提供福利性检查、对口支援与医疗救助、突发公共卫生事件的应急救治、科研教学及合理诊疗几个方面②。

公立医院的公益性指由政府出资举办，不以盈利为目的，为群众提供安全、有效、方便、廉价的公共卫生和基本医疗服务，并承担着政府一定社会公益职能的非盈利组织③。公益性即人民群众的利益，以人民群众的利益为前提是公立医院发展的必然方向。医疗服务本身与人民群众的健康息息相关，健康是一项基本的人权，维护医疗服务的公平性和可及性，对维护社会发展和稳定有着重要作用。且因为医疗服务本身具有不可逆、不可测、不可复制等属性，决定了公立医院作为医疗服务的提供主体必须以坚持公益性为前提。

4. 公立医院的补偿

“补偿”一词最早是来自福利经济学的概念，指一个主体为了特定目的对另一主体已经发生和预计必然发生的已知成本和经济损失所做的经济支持和投入，简言之，补偿即抵消损耗④。

对于何谓公立医院的补偿，不同学者有各自的定义，宋杨等认为公立医院的补偿就是公立医院主动和被动地获得生存和发展所需物质资源与非物质资源的过程，换言之，即公立医院维护正常运营及扩大运营规模所需的全部卫生资源补充、替换及扩大投入的过程。左海燕等认为，公立医院补偿就是公立医院补充资金或物资、以弥补日常运营过程中消耗的各种医疗卫生资源支出的过程，其中医疗卫生资源又包括物质资源和人力资源⑤。郑大喜等认为，公立医院补偿是公立医院医疗服务过程中对卫生资源的消耗进行弥补、充实的途径⑥。邓璐等认为公立医院补偿就是对医院运行过程中所使用的所有资源给予必要的补偿，其目的是

---

① 邓璐：《上海公立医院的补偿机制研究》，华东理工大学2015年硕士学位论文，第10页。

② 杨茜：《新医改形势下公立医院补偿机制改革问题研究》，天津师范大学2012年硕士学位论文，第21—24页。

③ 刘莉莉、马锐华：《公立医院补偿机制分析与选择》，《中外企业家》2014年第7期。

④ 宋杨、吴华章：《实行药品零差率后公立医院的补偿机制研究》，《中国医院管理》2013年第1期。

⑤ 左海燕、苏维：《政府在公立医院补偿机制中的作用》，《现代预防医学》2013年第3期。

⑥ 郑大喜、张文斌：《基于新公共服务理论的公立医院补偿机制设计》，《医学与社会》2012年第1期。

使医院有足够的资源来维持正常运转、扩大及再生产①。综合上述学者的观点，笔者认为，所谓公立医院补偿，即公立医院从内部及外部获取资源补充，以满足其运营和发展的过程，按补偿渠道的不同，又分为政府补偿、保险补偿、社会捐赠、药品收入等。

（二）相关理论

1. 新公共服务理论

美国亚利桑那州立大学教授尼特·V. 登哈特及罗伯特·B. 登哈特提出并总结出该理论的7条内涵：（1）明确政府的职能是服务，是帮助公民表达并满足他们的利益；（2）公共利益是目标而非副产品，公共行政人员应该以创造共享的利益为目标；（3）思考要具有战略性，行动要具有民主性，负责任地满足公众所需；（4）服务于人民。公共行政人员要建立与公民之间信任与合作的关系；（5）责任的复杂性。公共行政人员不仅应关注市场，还应关注法律、社会价值观、整治规范、职业标准及公民利益；（6）重视人，而不只是重视生产率；（7）重视公民权胜过重视企业家精神。乐于为社会做有意义有贡献的公共行政人员和公民更能促进社会公共利益②。

2. 社会公平与社会福利理论

市场可以通过有序竞争提高资源配置效率，但容易拉开贫富差距，带来一系列社会不公平问题。为了弥补市场职能的不足，政府必须通过宏观调控手段，调节社会经济，缩小贫富差距，维护社会公平③。医疗服务作为关系全民健康的重要领域，政府通过宏观调控，保障公民健康权利，进而维护社会稳定与和谐的作用尤为重要。

3. 公共产品理论

公共产品是以整个社会为单位共同提出的需要，指将利益不可分的产品提供给社会全体成员，无论个人是否要购买，这种产品的利益都要全体社会成员共同享有，具有不可分性、消费的非竞争性及受益的非排他性三个方面。

有学者认为，卫生服务可以划分为公共卫生服务和医疗服务，根据经济学理论，公共卫生服务具有明显的非竞争性和非排他性，因此具有很强的社会效益和公益性，而相比之下，医疗服务的非竞争性和非排他性并不明显，也没有较强的

---

① 邓璐：《上海公立医院的补偿机制研究》，华东理工大学2015年硕士学位论文，第10页。

② 夏文明、田文华、张志敏、张鑫、于军：《对我国公立医院补偿机制的思考》，《中国卫生经济》2011年第10期。

③ 闵泽：《公立医院财政补偿机制完善研究》，华中师范大学2013年硕士学位论文，第15页。

外部性，因此属于一种经济私人品①。医疗服务的经济私人品属性和公益性并不矛盾，在现代社会，健康作为一项基本人权，不应因身份、地位及经济情况而产生区别已经成为共识。因此，虽然医疗服务属于经济私人品，但政府也会对其普遍进行干预，以维护健康公平性。主要体现为公立医院“以人人享有基本医疗服务”为目标，以非盈利性作为其基本属性。

二、我国公立医院补偿机制的演变

改革开放以来我国公立医院补偿机制的演变，主要分为以下四个阶段。

（一）传统体制时期（1949—1977 年）

新中国成立后，国家处于计划经济时期，医疗事业被列入国民经济发展规划，公立医院被定性为不具有生产功能的事业单位，由国家对医疗服务收费实行统一定价、计划管理，公费、劳保、合作医疗和自费是医疗服务的主要支付方式。期间，医疗服务的价格低于实际医疗成本，政府通过国家财政补偿差额，医院经费实行“收支两条线”，医院没有财务方面的自主权。同时，由于政府补偿不足，在医疗服务收费本就低于成本的情况下，很多医院难以为继，服务效率低、就医手续繁琐等问题暴露出来，与人民群众的医疗服务需求产生矛盾②。

（二）改革开放初期（1978—1992 年）

十一届三中全会后，随着党和国家的工作重点向现代化建设上转移，人民群众日益增长的医疗服务需求与医疗服务供给之间矛盾的日益尖锐，政府对公立医院的补偿政策做出了调整，实行预算包干制度，对公立医院等事业单位实行差额预算管理，按核定的数额进行补助，结余单位可自行支配，对新诊疗项目的设置、新仪器的构建等实行鼓励政策。在相关政策的作用下，公立医院重新焕发活力，国家财政负担也得以减轻，但随着市场机制的引入，公立医院之间的竞争日益加剧，经营目标也开始向盈利性倾斜，公益性受到挑战③。

---

① 张仲芳：《实现公立医院公益性的补偿机制研究》，《学习与实践》2013 年第 11 期。

② 许秀菊：《公立医院补偿机制演变的研究》，《中国医院》2009 年第 6 期；姚木根：《关于完善公立医院补偿机制的思考》，《价格月刊》2011 年第 2 期。

③ 郑万会、张培林、朱小玲、颜维华、刘宪：《公立医院成本支撑运行与补偿机制改革的探讨》，《中国医院》2012 年第 6 期；张瑜、朱惠清、闵国强：《公立医院的补偿机制与政府投入》，《价值工程》2010 年第 2 期；万鸿君、彭芳：《完善公立医院补偿机制改革的难点与思考》，《中国医院管理》2010 年第 2 期。

（三）改革探索时期（1993—1997年）

1993年，国家开始再次对公立医院补偿机制进行探索，公平性重新被提上议事日程。1997年，政府对药价管理权限进行了一定程度的下放，实施基本医疗保险药品目录中的甲类药品统一定价、乙类药品国家指导价政策，各省可在±5%的幅度内制定本辖区内的销售价格，为日后“以药养医”状况的形成埋下了伏笔。该阶段的探索重点为拓展市场补偿渠道，但由于政府投入不足，配套政策缺乏，公立医院为弥补亏损，在日益激烈的市场竞争中，趋利行为反而更加明显，出现诱导需求等问题。医疗服务收入及药品收入渐渐成为公立医院的主要收入来源。“看病贵”问题渐渐显现出来，出现政府责任向个人转移的趋势①。

（四）新医改时期（2008年至今）

2008年开始，我国开始对公立医院补偿机制展开新一轮改革，开始明确并强化政府在公共卫生及基本医疗服务中的主导地位和责任。2009年，中共中央、国务院《关于深化医药卫生体制改革的意见》和国务院《医药卫生体制改革近期重点实施方案（2009—2011年）》中，强调逐步提高政府投入占卫生总费用的比重，并提出“逐步将公立医院补偿由服务收费、药品加成收入和政府补助三条渠道改为服务收费和政府补助两条渠道”。并对医疗服务收费进行指导，严格管理药品生产、流通的各个环节，对公立医院推行医药分开，逐步取消药品加成，旨在扭转“以药养医”的不合理状况，并相应开展了收取药事服务费等探索。2010年出台的《关于公立医院改革试点的指导意见》再次对医药分开的途径进行探索，以扭转公立医院依靠药品维持运转的局面。但相关政策及其效果依然在探索中②。

通观我国公立医院补偿机制演进的历程可以看到，每个时期国家经济和社会发展都对该时期的补偿机制有着重要的基础性作用，随着机制的一次次变革，我国对公立医院补偿机制的认识也在不断加深，但无论如何改革，都必须立足国情，顺应经济社会发展趋势，坚持公益性和以维护公众健康为目的，以满足人民

---

① 岳瑞娟：《适应新医改要求，进一步完善公立医院补偿机制》，《财经界（学术版）》2009年第9期；曹瑞、付敏、王华明、邹俐爱：《基于委托代理理论的公立医院公益性回归补偿机制研究》，《中国卫生经济》2014年第6期；吴锦、叶美婷：《县级公立医院补偿机制改革分析》，《现代商贸工业》2013年第2期；侯婷：《完善公立医院补偿机制的思考》，《经济与管理》2010年第9期。

② 李芬、金春林、王常颖：《关于公立医院补偿机制改革的思考》，《中国医院管理》2013年第9期；刘军民、张维：《健全我国公立医院财政补偿机制的基本思路——兼议公立医院实行“收支两条线”管理的可行性》，《卫生经济研究》2007年第2期；王湘生、宁德斌、杜颖、邹健、刘龄予、吴琼：《基于多机制框架的县级公立医院补偿机制设计》，《中国医院管理》2014年第5期。

群众医疗服务需求为目标，才能使改革得以顺利推进，使人民群众的利益得以保障，这是历史经验给我们的启示。

三、我国公立医院补偿机制发展现状

（一）我国政府卫生投入情况指标

1. 我国卫生总费用的总体情况

卫生总费用是指一个国家或地区在一定时期内（通常是一年）全社会用于医疗卫生服务所消耗的资金总额。卫生总费用是由政府卫生支出、社会卫生支出和个人卫生支出三部分构成，是以货币作为综合计量手段，从全社会角度反映卫生资金的全部运动过程，分析与评价卫生资金的筹集、分配和使用效果。是一个国家对卫生领域整体重视程度的标志，也是了解一个国家卫生状况的有效途径之一。

通过2002—2014年我国卫生总费用及构成表（表3-1）可以看出，从卫生总费用的总量来看，十三年来，我国的卫生总费用一直处于增长状态，2012年达到27846.84亿元，是十年前的4.2倍。世界卫生组织认为，发展中国家的卫生总费用占GDP的比重不应低于5%。我国卫生总费用占GDP的比重呈现出波动上升趋势，2004—2007年间及2010年出现下降，并在2007年降到十三年中的最低点，仅有4.35%。其他年份上升。而在这十三年间，卫生总费用占GDP的水平仅有5年超过5%，其他年间均在4%—5%之间。如2012年，该比重达到5.36%，虽然超过了5%的水平，但同年间，美国、法国、加拿大、俄罗斯几个国家的比重分别为17.9%、11.8%、10.9%、6.3%，相比之下还存在较大差距（表3-2）。

表3-1 2002—2014年我国卫生总费用及构成

年份	卫生总费用（亿元）				卫生总费用构成（%）			卫生总费用占GDP比例（%）
	合计	政府卫生支出	社会卫生支出	个人卫生支出	政府卫生支出	社会卫生支出	个人卫生支出	
2002	5790.03	908.51	1539.38	3342.14	15.70	26.60	57.70	4.81
2003	6584.10	1116.94	1788.50	3678.66	17.00	27.20	55.90	4.85
2004	7590.29	1293.58	2225.35	4071.35	17.00	29.30	53.60	4.75
2005	8659.91	1552.53	2586.41	4520.98	17.90	29.90	52.20	4.68
2006	9843.34	1778.86	3210.92	4853.56	18.10	32.60	49.30	4.55
2007	11573.97	2581.58	3893.72	5098.66	22.30	33.60	44.10	4.35
2008	14535.40	3593.94	5065.60	5875.86	24.70	34.90	40.40	4.63

续表

年份	卫生总费用（亿元）				卫生总费用构成（%）			卫生总费用占GDP比例（%）
	合计	政府卫生支出	社会卫生支出	个人卫生支出	政府卫生支出	社会卫生支出	个人卫生支出	
2009	17541.92	4816.26	6154.49	6571.16	27.50	35.10	37.50	5.15
2010	19980.39	5732.49	7196.61	7051.29	28.70	36.00	35.30	4.98
2011	24345.91	7464.18	8416.45	8465.28	30.70	34.60	34.80	5.15
2012	27846.84	8365.98	9916.31	9564.55	30.00	35.60	34.40	5.36
2013	31669.00	9545.80	11393.80	10729.30	30.10	36.00	33.90	5.57
2014	35378.80	10590.70	13042.90	11745.30	29.90	36.90	33.20	5.56

资料来源：国家卫生和计划生育委员会《2015年中国卫生统计年鉴》。

表3-2　2012年世界主要国家卫生支出状况对比

国别	卫生总费用占GDP的比例（%）	政府卫生支出占政府总支出的比例（%）	人均卫生费用（美元）	人均政府卫生支出（美元）
中国	5.4	12.5	322	180
美国	17.9	19.9	8895	4126
俄罗斯	6.3	10.3	887	541
法国	11.8	15.9	4690	3609
加拿大	10.9	17.4	5741	4022

资料来源：国家卫生和计划生育委员会《2013年中国卫生统计年鉴》。

2. 卫生总费用构成分析

从卫生总费用各组成部分的总量来看，三个组成部分的总量都呈现出逐年增长态势。但对比三个部分的构成结构就会发现很多问题。

从卫生总费用的构成结构来看，个人卫生支出的比重在逐年减少，政府卫生支出和社会卫生支出在逐年增加。个人卫生支出是居民在利用卫生服务过程中，按规定正式支付的现金费用，包括直接购买卫生服务的花费以及在各种保障制度下共付的费用。个人卫生费用作为我国卫生总费用的三大来源之一，是衡量个人医疗费用负担的直接指标。比例合理的个人卫生支出利于约束患者的就医行为，防止卫生资源浪费现象的发生，但个人卫生支出比例过高，会抑制居民的卫生服务利用。世界卫生组织认为，个人卫生支出比重在30%—50%之间的地区，居民的卫生服务利用就会受到影响。比例达到20%以下才能使人们享有较高的幸福指数。我国的个人卫生支出比重虽然已经呈现出下降趋势，但依然高于30%的比重。采取综合措施，降低个人卫生支出的比重任重而道远。

政府卫生支出是指各级政府用于卫生事业的财政拨款，包括公共卫生服务经费和公费医疗经费。从政府卫生支出占卫生总费用的比重来看，除 2012 年、2014 年出现了下降，其他年份都在不断增加，但 2011 年达到最高点也仅为 30.7%，且十三年来，政府卫生支出的比重始终低于个人卫生支出。根据国际经验，政府卫生支出不能低于卫生总费用的 50%，与我国经济发展水平相近的泰国，政府卫生支出占其总费用的 56.3%，即使在公平性较差的美国，政府卫生支出占其总费用的比重也达 45.5%。与之相比，我国政府卫生支出占卫生总费用的比重明显偏低。虽然已经有学者指出，政府卫生支出与个人卫生支出并非单纯的跷跷板关系，即政府卫生支出越多，不等于居民医疗负担就越少①，但政府卫生支出仍然是卫生服务的重要补偿来源。政府卫生支出在卫生总费用中比重的不足，反应了政府在卫生领域作用的弱化，由此可能成为公立医院因金额补偿不足而走上依靠药品和检查等费用维持运营的重要原因。

从政府卫生支出占财政支出的比重来看，2002—2014 年，政府卫生支出占财政支出的比例分别为 4.12%、4.53%、4.54%、4.58%、4.40%、5.19%、5.74%、6.31%、6.38%、6.83%、6.65%、6.83%、6.98%。除 2006 年和 2012 年我国政府卫生支出占财政支出的比重出现下降之外，其他年份均呈现上升趋势，这说明政府对卫生投入的重视程度也在不断增加（表 3-3）。但是通过横向比较就会发现，我国政府卫生支出占财政支出的比重不仅低于发达国家 12%的比重，也低于大多数发展中国家。政府卫生支出低于财政支出增长，这不能适应社会发展的要求。也会由此导致公立医院由于补偿不足、资金困难，为了对自身经济效益的追求，渐渐发生发展方向和功能的转变，造成公益性淡化。

表 3-3　我国政府投入规模情况

年份	政府卫生支出（亿元）	占财政支出比重（%）
2002	908.51	4.12
2003	1116.94	4.53
2004	1293.58	4.54
2005	1552.53	4.58
2006	1778.86	4.40
2007	2581.58	5.19
2008	3593.94	5.74
2009	4816.26	6.31

① 徐明江：《1978—2011 年我国个人卫生支出的影响因素研究》，广西医科大学 2014 年硕士学位论文，第 7—10 页；郑海萍、蔡滨、王俊华、何小舟：《制度变迁视角下公立医院补偿机制的思考》，《江苏卫生事业管理》2013 年第 1 期。

续表

年份	政府卫生支出（亿元）	占财政支出比重（%）
2010	5732.49	6.38
2011	7464.18	6.83
2012	8365.98	6.65
2013	9545.81	6.83
2014	10579.23	6.98

资料来源：国家卫生和计划生育委员会《2015年中国卫生统计年鉴》。

（二）我国公立医院收入情况指标

1. 我国公立医院数量及规模变化情况

从2005—2014年主要年份我国公立医院数量及比例变化表（表3-4）上可以看出，公立医院的总体数量和所占比例都有所减少，2005年、2008年、2009年、2010年、2011年、2012年、2013年、2014年，这十年间，公立医院的总量分别为15483、14309、14051、13850、13539、13384、13396、13314。占全国各类医院的比例也从2005年的82.78%下降到2014年的51.48%。十年来，公立医院共减少2169家，下降比例为14.0%。这可能是社会经济发展，政府对公立医院进行改革，以及鼓励社会资本进入医疗卫生领域、提倡多渠道办医政策等综合作用的结果。公立医院的总量虽然有所下降，但是比例依然在我国医疗机构总数的一半以上，是我国医疗卫生服务的主要提供者，公立医院所提供的医疗服务的数量与质量，关系到我国医疗卫生服务水平，更与国民健康甚至社会经济平稳发展有着不可分割的联系，因此公立医院也是政府进行财政补偿的重要对象。

从医院的等级构成来看，三级医院在三个等级的医院中比例最小，但呈现出数量不断增加的趋势，由2005年的964所，增加到2014年的1954所，2014年与2005年相比，三级医院的增长率高达102.70%，在三个等级医院中的比率也由2005年的5.06%上升到2014年的7.56%。这体现出医疗机构不断向高水平机构发展的趋势，也在一定程度上体现了我国医疗机构卫生服务提供能力的增强。相对来讲，二级医疗机构的数量比较稳定，而一级医疗机构的数量增长迅速，这体现出了我国基层社区卫生服务机构不断完善和发展。从医疗机构的类别来看，综合医院的数量呈现出上升趋势，从2005年的12982所上升到2014年的16524所，但在各类医疗机构中所占的比重却从2005年的69.41%下降到2014年的63.90%，这说明在综合医院数量增加的同时，其他各类医院正以更快的速度增长。

从公立医院的资产构成情况来看，2006—2014年间，我国公立医院总资产和固定资产呈现逐年增长的趋势，公立医院总资产从2006年的56322435.80万元上升到 2014 年的 290542715.00 万元，逐年增长率分别为 3.71%、15.49%、116.27%、12.19%、18.18%、3.27%、25.5%和 15.9%。从表 3-5 中可以清楚地看出，从 2006—2009 年，公立医院资产的增长速度逐年加快，并在 2009 年达到高峰。2009 年之后，公立医院资产数目仍然处于增长状态，但增长速度逐步放缓。在公立医院资产增长的同时，负债也在同步增长，2006—2014 年的负债率分别为 0.28%、0.29%、0.30%、0.30%、0.31%、0.33%、0.40%、0.42%、0.42%。总资产和固定资产的增加体现了公立医院在不断发展壮大其规模，但公立医院在规模扩大的同时，负债总量和资产负债率也在不断增加。这一方面反映了政府对公立医院固定资产的投入存在不足，另一方面，公立医院的规模扩大是否与社会经济发展以及群众的医疗卫生服务需求相适应，现有的规模是否合理，是否会产生规模不经济的情况从而造成有限卫生资源的浪费，成为值得思考的问题。

表 3-4　2005—2014 年主要年份我国公立医院的数量及比例变化情况

医院分类	2005		2010		2011		2012		2013		2014	
	数量	比例（%）	数量	比例（%）	数量	比例（%）	数量	比例（%）	数量	比例（%）	数量	比例（%）
总计	18703	—	20918	—	21979	—	23170	—	24709	—	25860	—
按登记注册类型分												
公立医院	15483	82.78	13850	66.21	13539	61.60	13384	57.76	13396	54.22	13314	51.48
民营医院	3220	17.22	7068	33.79	8440	38.40	9786	42.24	11313	45.78	12546	48.52
按医院等级分												
三级医院	946	5.06	1284	6.14	1399	6.37	1624	7.01	1787	7.23	1954	7.56
二级医院	5156	27.57	6472	30.94	6468	29.43	6566	28.34	6709	27.15	6850	26.49
一级医院	2714	14.51	5271	25.20	5636	25.64	5962	25.73	6473	26.20	7009	27.10
按机构类别分												
综合医院	12982	69.41	13681	65.40	14328	65.19	15021	64.83	15887	63.08	16524	63.90
中医医院	2620	14.01	2778	13.28	2831	12.88	2889	12.47	3015	12.20	3115	12.05
中西医结合医院	194	1.04	256	1.22	277	1.26	312	1.35	358	1.45	384	1.48

续表

医院分类	2005		2010		2011		2012		2013		2014	
	数量	比例（%）	数量	比例（%）	数量	比例（%）	数量	比例（%）	数量	比例（%）	数量	比例（%）
民族医院	195	1.04	198	0.95	200	0.91	208	0.90	217	0.88	233	0.90
专科医院	2682	14.34	3956	18.91	4283	19.49	4665	20.13	5127	20.75	5478	21.18
护理院	30	0.16	49	0.23	60	0.27	75	0.32	105	0.42	126	0.49

资料来源：国家卫生和计划生育委员会《2015 年中国卫生统计年鉴》。

表 3-5　2006—2014 年我国公立医院资产情况表

年份	总资产（万元）			负债（万元）	资产负债率（%）
	合计	流动资产	非流动资产		
2006	56322435.80	16351542.60	39970893.20	15991857.10	28
2007	58415467.70	17063453.40	41352014.30	16993355.80	29
2008	67461701.00	20242412.00	47219289.00	20568578.20	30
2009	145899260.10	47781025.00	96088522.50	44252917.20	30
2010	163682439.00	56070775.00	106304506.00	51127994.00	31
2011	193445236.00	67377910.00	124178956.00	63383637.00	33
2012	199772009.00	79037188.00	120734821.00	79363879.00	40
2013	250724557.00	100098587.00	150625970.00	104096787.00	42
2014	290542715.00	118641061.00	171901654.00	121781147.00	42

资料来源：国家卫生和计划生育委员会《2015 年中国卫生统计年鉴》。

2. 我国公立医院总体收支情况

2008—2014 年，我国平均每所公立医院的年总收入在不断增长，2009 年比上年增长 1124.1 万元，增长率为 23.6%，2010 年比上年增长 1289.1 万元，增长率为 21.9%，2011 年比上年增长 1652.8 万元，增长率为 23.0%，2012 年比上年增长 2118.4 万元，增长率为 24.0%（表 3-6）。我国公立医院的总收入不断增长的同时，增长率也在不断提高。但是，除去总费用之后，七年的收支差额分别为 193.1 万元、250.9 万元、307.3 万元、311.0 万元、512.0 万元、581.4 万元和 670.4 万元。且七年间，医疗业务的成本不断增加，且增幅扩大，这说明随着经济和社会的发展，消费水平的提高，提供医疗服务所需成本也在不断增加。医疗业务成本的增长速度高于药品费用，因此公立医院出现依靠药品收入以弥补其他渠道补偿不足的行为并不难理解。

表 3-6　2008—2014 年我国公立医院收入与支出情况表

指标名称	2008	2009	2010	2011	2012	2013	2014
机构数（个）	13920	13766	13510	13180	12979	12971	12897
平均每所医院总收入（万元）	4766.1	5890.2	7179.3	8832.1	10950.5	12666.8	14610.2
医疗收入	4273.5	5267.4	6440.1	7878.8	9795.7	11361.5	13149.0
门诊收入	1638.6	1958.9	2318.7	2805.0	3410.5	3934.1	4548.3
内：药品收入	853.6	1027.5	1212.1	1445.4	1750.4	1975.7	2242.3
住院收入	2635.0	3308.5	4121.4	5073.9	6385.2	7427.4	8600.7
内：药品收入	1154.1	1453.6	1788.6	2132.2	2638.4	2945.2	3306.4
财政补助收入	372.3	479.5	586.9	766.7	892.8	1006.3	1125.9
平均每所医院总费用（万元）	4627.0	5639.3	6872.0	8521.1	10438.5	12085.4	13939.8
医疗业务成本	4417.3	5370.1	6536.5	8072.3	8408.2	9931.3	11596.6
内：药品费	1662.8	2045.5	2488.1	2999.0	3715.1	4241.5	4861.0
平均每所医院人员经费（万元）	1160.1	1371.8	1650.0	2077.2	2815.3	3376.1	3094.1
收支差额（万元）	139.1	250.9	307.3	311.0	512.0	581.4	670.4

资料来源：国家卫生和计划生育委员会《2015 年中国卫生统计年鉴》。

在取消“以药补医”的政策得到全面实施之前，我国公立医院的资金补偿主要有三大途径①。

（1）政府财政拨款

政府财政拨款指政府为医疗卫生事业发展所提供的财政支持，主要是公立医院从主管部门或主办单位取得的财政性事业经费（包括定额和定项补助），包括对医院建设、设备购买、科研及人员工资的经常性投入，对医疗服务的持续发展有着重要作用。

（2）医疗服务收费补偿

医疗服务收费补偿指医疗机构为补偿诊疗过程中物质消耗和人力消耗所收取的费用，前者包括检查费、材料费等，后者包括挂号费、手术费、护理费等。

（3）药品收入

药品收入指医院在中、西药品批发价的基础上加成，从药品零售中获得差额利润。

为了了解我国公立医院三大补偿渠道的占比情况，笔者将 2010—2014 年我国

① 王雁飞、韩玉珍、刘宇宁、刘朗、兰利莹、常晶宇：《我国公立医院财政长效补偿机制实现方式探讨》，《中国医院管理》2013 年第 12 期；赵云、叶靖：《公立医院补偿机制改革模式比较》，《中国卫生事业管理》2015 年第 5 期；吴丽青：《我国公立医院财政补偿机制与方法研究》，《中国医院管理》2013 年第 9 期。

公立医院的收入按以上三个方面进行了总结，见表 3-7。

表 3-7　2010—2014 年我国公立医院不同补偿渠道占比情况

指标名称	2010		2011		2012		2013		2014	
	收入（万元）	占比（%）	收入（万元）	占比（%）	收入（万元）	占比（%）	收入（万元）	占比（%）	收入（万元）	占比（%）
平均每所医院总收入	7179. 3		8832. 1		10950. 5		12666. 8		14610. 2	
药品收入	3000. 7	41. 80	3577. 6	40. 51	4388. 8	40. 08	4920. 9	38. 84	5548. 7	37. 98
医疗服务收入	3439. 4	47. 91	4301. 2	48. 70	5406. 9	49. 38	6440. 6	50. 85	7600. 3	52. 02
财政补助收入	586. 9	8. 17	766. 7	8. 68	892. 8	8. 15	1006. 3	7. 94	1125. 9	7. 71

资料来源：国家卫生和计划生育委员会《2015 年中国卫生统计年鉴》。

从表中可以看出，2010—2014 年间，药品收入的比重虽然略有下降，但始终在 40%附近。医疗服务的比重虽然呈现出上涨的趋势，但增长幅度较小。2010 年比上年增长 0. 61%，2011 年比上年增长 0. 79%，2012 年比上年增长 0. 68%。从总量上看，药品收入是公立医院仅次于医疗服务的重要补偿渠道，且补偿比重与医疗服务的补偿比重差额不大，几乎占据着公立医院资金来源的另外半壁江山。相比之下，政府补助的比重虽然有所增长，但 2010—2014 年间一直处于 7%—9%之间。有学者提出，这个比例可能连公立医院医务人员的基本工资都不能保证①。长期以来，由于政府补助的不足，医疗服务补助的有限，医院为了维持自身的运转而不得不通过开“大处方”、增加检查项目，特别是增加高端设备的检查项目来获取利润，弥补资金不足。但是这种做法虽然对医院的发展提供了一定的条件，但这种偏离公益性的行为不仅造成了有限医疗资源的浪费，更导致医疗费用上涨，人民群众的医疗负担加重。随着取消“以药补医”政策的逐步推行，公立医院仅依靠政府财政补助收入和医疗服务收费补助，总收入将面临药品收入取消所带来的 40%左右的资金缺口，如何对补偿政策进行相应调整，为公立医院的健康可持续发展提供充足资金，成为了迫在眉睫的问题。

3. 我国公立医院门诊及住院医药费用分析

从表 3-7 中可以发现，在公立医院的各个收费项目中，无论哪个级别的医

---

① 李亚青、万燕、李迪：《公立医院补偿机制的相关国际经验与启示》，《卫生经济研究》2014 年第 5 期；黄蕾蕾、王昕：《基于四种改革模式分析的公立医院补偿机制建议》，《中国卫生经济》2014 年第 6 期。

院，药品收入几乎都占据了较高的比重，而体现医护人员劳动力价值的挂号收入、手术收入等相比之下却停留在很低的比例上。2012 年，就门诊收入而言，我国三个级别公立医院的平均挂号费收入为 34 万元，仅占门诊总收入的 1.0%，手术收入仅 62 万元，仅占门诊总收入的 1.8%。

为了更加清楚地体现药费和检查费用在公立医院补偿中的比重，笔者对 2008—2014 年公立医院的门诊及住院医药费情况进行了整理，见表 3-8、3-9、3-10 和 3-11。

表 3-8　2008—2014 年我国公立医院门诊病人次均医药费用

年度	门诊病人次均医药费（元）			占门诊医药费比例（%）	
	总额	药费	检查费	药费	检查费
2008	138.8	72.3	25.4	52.1	18.3
2009	152.5	80.0	27.8	52.5	18.2
2010	167.3	87.4	30.8	52.3	18.4
2011	180.2	92.8	33.4	51.5	18.5
2012	193.4	99.3	36.2	51.3	18.7
2013	207.9	104.4	38.7	50.2	18.6
2014	221.6	109.4	41.8	49.3	18.9

资料来源：国家卫生和计划生育委员会《2015 年中国卫生统计年鉴》。

表 3-9　2008—2014 年我国不同级别公立医院门诊病人次均医药费用

年度	门诊病人次均医药费（元）			占门诊医药费比例（%）	
	总额	药费	检查费	药费	检查费
三级医院					
2008	187.9	100.3	32.3	53.4	17.2
2009	203.7	109.3	34.9	53.6	17.1
2010	220.2	117.6	37.9	53.4	17.2
2011	231.8	122.0	40.2	52.6	17.3
2012	242.1	126.7	42.7	52.3	17.6
2013	256.7	132.1	45.2	50.4	17.9
2014	269.8	136.0	48.4	50.4	17.9
二级医院					
2008	116.7	58.9	24.0	50.5	20.5
2009	128.0	65.1	26.2	50.8	20.4
2010	139.3	70.5	28.9	50.6	20.8
2011	147.6	73.6	31.0	49.9	21.0

续表

年度	门诊病人次均医药费（元）			占门诊医药费比例（%）	
	总额	药费	检查费	药费	检查费
2012	157.4	77.9	33.3	49.5	21.1
2013	166.2	79.6	35.2	47.9	21.2
2014	176.0	82.8	37.7	47.0	21.4
一级医院					
2008	77.3	41.8	10.0	54.1	12.9
2009	83.9	46.3	10.5	55.1	12.5
2010	93.1	51.6	11.5	55.4	12.4
2011	103.9	56.1	13.4	54.0	12.9
2012	112.0	59.9	14.7	53.5	13.1
2013	119.8	64.2	15.6	53.6	13.1
2014	125.3	66.4	17.1	53.0	13.6

资料来源：国家卫生和计划生育委员会《2015年中国卫生统计年鉴》。

表 3-10　2008—2014年我国公立医院住院病人次均医药费用

年度	住院病人人均医药费（元）			占住院医药费比例（%）	
	总额	药费	检查费	药费	检查费
2008	5363.3	2349.1	358.5	43.8	6.7
2009	5856.2	2573.0	407.7	43.9	7
2010	6415.9	2784.3	460.8	43.4	7.2
2011	6909.9	2903.7	518.5	42.0	7.5
2012	7325.1	3026.7	565.4	41.3	7.7
2013	7858.9	3116.3	629.8	39.7	8.0
2014	8290.5	3187.1	685.2	38.4	8.3

资料来源：国家卫生和计划生育委员会《2015年中国卫生统计年鉴》。

表 3-11　2008—2014年我国不同级别公立医院住院病人次均医药费用

年度	住院病人人均医药费（元）			占住院医药费比例（%）	
	总额	药费	检查费	药费	检查费
三级医院					
2008	8969.1	3906.8	615.1	43.6	6.9
2009	9753.0	4231.9	694.8	43.4	7.1
2010	10442.4	4440.9	765.5	42.5	7.3
2011	10935.9	4480.4	838.7	41.0	7.7

续表

年度	住院病人人均医药费（元）			占住院医药费比例（%）	
	总额	药费	检查费	药费	检查费
2012	11186.8	4521	881.1	40.4	7.9
2013	11722.4	4578.3	952.1	39.1	8.1
2014	12100.2	4610.1	1007.0	38.1	8.3
二级医院					
2008	3647.2	1618.3	237.7	44.4	6.5
2009	3973.8	1784.0	270.1	44.9	6.8
2010	4338.6	1944.8	303.4	44.8	7.0
2011	4564.2	1999.2	332.3	43.8	7.3
2012	4729.4	2033.3	352.4	43.0	7.5
2013	4968.3	2028.4	389.0	40.8	7.8
2014	5114.6	2003.9	417.4	39.2	8.2
一级医院					
2008	2550.4	1111.7	146.8	43.6	5.8
2009	2609.6	1128.2	164.8	43.2	6.3
2010	2844.3	1243.7	185.9	43.7	6.5
2011	3121.3	1364.4	207.0	43.7	6.6
2012	3285.0	1411.3	236.1	43.0	7.2
2013	3561.9	1471.2	277.7	31.3	7.8
2014	3737.1	1519.8	311.5	40.7	8.3

资料来源：国家卫生和计划生育委员会《2015年中国卫生统计年鉴》。

以上四张表印证了药品费用和检查费用在公立医院补偿结构中的差异。无论是门诊费用还是住院费用，药费的比例都出现了下降的趋势，但总体仍然保持着较高的比重。检查费用的比重有小幅度的波动，但总体变化不大。医护人员面临着高学历、高技术却只能换来低回报的状况，如果这一情况得不到扭转，必然会使医护人员的工作积极性受到打击，影响医疗服务水平的提高。

四、我国公立医院补偿机制的弊端分析

（一）财政补偿缺乏顶层设计，结构有待优化

在我国，经济补偿政策的制定权限分属财政、税务、物价、发改委、劳动等多个部门，各部门对医疗卫生的具体情况了解程度存在差别，只能从自身职责的角度对政策进行设计，因此，补偿政策往往存在局限性，操作性不足。

政府在不同地域、不同层级医疗机构之间的资源配置存在不平衡。如上文所述，政府对不同层级的医疗机构的补偿存在不均衡的现象，更多的资金流向了实力较强的三级医院，而本来实力较弱的下级医院反而得不到足够的补偿，这种情况拉大了不同医疗机构之间的差距，使病人流向等级高的医院，造成患者看病困难。同时，很多等级较低的医疗机构因为难以吸引患者，入不敷出，提高技术水平和服务质量更加无从谈起，陷入恶性循环①。

此外，由于缺乏区域整体规划，等级高、实力强的医院为了追求更高的利益，增加市场竞争实力而进行的扩张行为已经以负债率的提高为代价。公立医院的规模扩张虽然可能有利于为群众提供更多医疗服务，但如果规模控制不合理，则可能造成规模不经济、浪费有限的卫生资源。

（二）政府对公立医院投入不足，居民医疗负担重

政府卫生支出占 GDP 的比重是衡量一个国家或地区对卫生事业重视程度的重要宏观经济指标。世界卫生组织认为，一个国家或地区的卫生总费用支出占 GDP 的比重不应低于 5%。有专家指出，政府应将财政支出的 15%用于公民的医疗卫生服务②。在改革开放的推动下，我国国民经济持续稳定发展，综合国力和经济实力不断增强，但政府对卫生事业的投入却没有得到同步增长。

政府在补偿机制中的作用主要体现在直接作用和间接作用两个方面，直接作用即政府在财政预算中直接对各级公立医院提供资金补贴，间接作用为对规定医疗服务的价格以及对药物价格进行指导（医疗服务分为综合医疗服务、医技诊疗、临床诊疗、中医及民族医诊疗四类）③。根据国际经验，要确保卫生系统服务的公益性和公平性，政府对卫生系统的投入不能低于卫生总费用的 50%。与我国经济发展水平相近的泰国，政府卫生支出占其总费用的 56. 3%，即使在公平性较差的美国，政府卫生支出占其总费用的比重也达 45. 5%。与之相比，我国政府卫生支出占卫生总费用的比重明显偏低，由此导致居民个人卫生支出占总费用的比重增加，公立医院作为公益性机构，需要依靠大量的资金补充以维持其日常运

---

① 董莹、靖猛、尹爱宁、张相勇：《国外及我国港台地区公立医院补偿机制现状研究》，《中医药管理杂志》2010 年第 4 期；喻钟珂：《基于补偿机制改革的公立医院财务管理工作创新》，《经济师》2014 年第 1 期；马静：《对实现欠发达县级公立医院公益性补偿机制的探讨》，《经济师》2009 年第 10 期；阎肖凯：《公立医院的补偿机制、运行机制及监管机制的探讨》，《中小企业管理与科技（上旬刊）》2010 年第 10 期。

② 高倩倩、卞卫英、于风华、李士雪、曹艳民：《1998—2010 年山东省卫生总费用筹资状况分析》，《中国卫生经济》2010 年第 2 期。

③ 邹树荣、王亦农、王勇：《贫困县公立医院实现公益性与建立补偿机制的探讨》，《中医药管理杂志》2013 年第 6 期；邢晓辉、李从东：《国家医改对公立医院补偿机制的影响及对策》，《解放军医院管理杂志》2009 年第 11 期。

营。随着社会经济的发展，居民医疗费用不断提高的同时，政府对公立医院的财政支持力度却无法同步提升，致使居民医疗负担加重。

（三）医疗服务定价机制不合理，价格长期低于成本

目前我国公立医院的医疗服务收费价格低于市场价值，这本身不符合价值规律。特别是应该体现医务人员劳动价值、技术价值的收费项目，没有随着物价上涨而做出相应变动，得到应有的补偿。相比之下，仪器检查、药品等收费不断攀升，价格比医疗服务高出很多[①]。如前文所述，2008—2014 年间，在门诊费用中，药费在 50%上下波动，而检查费不足 20%。在住院费用中，药费在 40%上下，而检查费不足 10%。一方面，医务人员高学历、高付出却只能换来低回报，体现医生自身诊疗水平、性价比高的诊疗方式得不到患者重视，有学者通过数据统计发现，医务护理和诊疗项目的成本回收率仅为 3%[②]。另一方面，一些高技术、高耗材的项目备受青睐，其价格设置也因高于成本成为医院的重要收入来源。加之医药企业的不良竞争行为，促使医院通过增加药品，特别是新药、贵药的使用率来从中谋取差价，而很多药效好、价格实惠的药品被忽视，违背了医疗服务的初衷。"重物不重人"的不平衡局面使医务人员的劳动价值得不到应有的补偿，成为诱导消费、"大处方"等现象的重要诱因，"以药养医"的现象也因此逐渐形成。

（四）医保支付方式存在弊端，医保机构角色有待转变

我国医疗保险制度改革开始较晚，有关部门对于社会医疗保险的认识程度尚有不足。医保支付方式是指医疗保险机构由于被保险者在医疗机构所接受的医疗服务而向该医疗机构进行医疗费用支付的方式。支付方式在补偿机制中起着关键性的作用，目前常见的支付方式主要有总额预付、按人头支付、按服务项目支付及单病种支付等。不同的支付方式都有各自的优势和弊端，对公立医院的激励和制约效果也会有所不同。我国传统的按类目预算制支付的财政补偿模式对医疗机构的激励不强，无法激发医疗机构主动节约成本的动力。有学者提出，我国目前

---

① 王恒芬：《新医改背景下公立医院补偿机制改革研究》，西南财经大学 2013 年硕士学位论文，第 18—20 页；王玉洁、许静静：《浅析公立医院补偿机制的现状及发展对策》，《江苏卫生事业管理》2014 年第 3 期。

② 胡袁远、贲慧：《"新医改"政策下公立医院补偿机制改革之浅见》，《中国医药指南》2013 年第 3 期；杨练、赵薇、谭玲、李见、熊新文、孙群、王滢：《县级公立医院药品零加成后补偿机制研究——基于系统动力学建模原理》，《中国医院管理》2015 年第 1 期；柳萍：《实施药品"零差率"销售　建立新型公立医院补偿机制——浙江省积极推进县级公立医院医药价格改革》，《价格理论与实践》2012 年第 10 期。

普遍实行的按项目付费的医保支付方式，不但不能充分体现医务人员的技术价值，而且容易造成诱导需求，从而产生过度医疗，造成医疗费用上涨和资源浪费，最终加重群众的医疗负担。而另一种支付方式，后付制也无法实现控制医疗服务供方行为和医疗费用，从而分摊医疗风险的目的[①]。

医疗保险机构是联系医疗服务机构与患者之间的纽带，一方面承担着监督医疗机构的行为、防止资源滥用与浪费的责任，另一方面也肩负着控制医疗费用过快增长、促进医疗服务质量提高、维护患者权益的重要使命。但由于目前我国相关机制不健全，医保机构难以与医疗服务机构通过谈判而制约抗衡。由于医疗服务的特殊性，医患之间存在信息不对等，医疗机构在以效益为导向的考核机制下，过度检查、“大处方”等现象频繁发生，医疗保险机构没能通过对医疗服务的购买而发挥约束医疗机构行为的作用，在对医疗服务进行付费的同时，也没能科学有效地引导医疗机构建立对医疗费用成本的控制机制。

（五）公立医院自我积累能力不足，监管机制不完善

在政府投入不足的情况下，通过药品加成增加收入维持医院的正常运转成为普遍现象。虽然该渠道在很大程度上为医院的持续发展提供了支持，但同时也造成公立医院为追求高利润偏离公益性，群众医疗负担加重的后果[②]。

20 世纪 90 年代，随着医院自主经营权的扩大，公立医院市场竞争中，不断提升自身的综合实力，不仅提高了自主经营能力，减轻了政府财政负担，还促进了医疗技术水平的快速进步。但由于政府宏观监管缺位，公立医院在生存压力下为提升竞争力，开始出现盲目扩建、盲目购置更新设备等现象。2010 年世界卫生组织报告中指出，卫生系统存在着大量的资源浪费，多数国家未能充分利用可用资源。我国政府对公立医院的补偿资金不仅缺乏有效的监管机制，对于资金的使用效率也缺乏科学合理的评价方法[③]。公立医院在主要以效益为导向，侧重绩效评估的机制引导下，经营行为开始偏离公益性方向。

---

① 王昕、徐程：《新医改中的公立医院取消“以药养医”后的补偿机制分析》，《中国卫生事业管理》2011 年第 12 期；唐焱：《关于公立医院医疗服务价格补偿机制存在问题及对策的若干思考》，《财经界（学术版）》2014 年第 1 期；蒋晓斌：《浅析新医改背景下公立医院政府补偿机制》，《会计师》2015 年第 7 期。

② 徐敢：《公立医院医药分开路径和补偿机制系统建模研究》，天津大学 2010 年硕士学位论文，第 13 页；张黎、乐虹、李玉丹、马雷、赖昕、龚勋、张文斌：《湖北省公立医院成本补偿机制研究》，《中国医院管理》2011 年第 7 期。

③ 李丽勤、虞兰香、罗阳峰、柯昌玲、张文斌：《我国公立医院财政补偿机制研究综述》，《现代医院管理》2012 年第 3 期；李清明、贾春岩、何瑞灵、方勇：《关于构建我国公立医院新的财政补偿机制的思考》，《中国卫生经济》2007 年第 5 期；何明彬、望运灿：《公立医院补偿机制改革的政策取向与对策分析》，《中国农村卫生事业管理》2014 年第 8 期。

五、完善我国公立医院补偿机制的建议与展望

（一）加强区域卫生规划，加大政府财政性投入

我国的卫生事业是具有福利性质的社会公益事业，卫生服务产品中不含有剩余价值，这就是政府应该给公立医院补偿的依据。由于医疗卫生服务是关系到国民健康的重要领域，与国家经济、社会发展息息相关，同时考虑到市场经济自身的局限性，因此医疗卫生服务不能完全依靠市场调节，必须由政府实行宏观调控并给予经济补偿，以弥补市场机制的缺陷。因此，建立长效稳定的投入机制，为公立医院提供长期、稳定且与社会经济发展相适应的经济补偿，发挥其应有功效，使之方便群众，贴近群众，让公众获得方便、质优、价廉的医疗服务，是卫生管理者和广大医务工作者的重要任务，更是政府的职责所在，是坚持公立医院公益性的重要保障①。

同时，政府对公立医院的补偿职责也应该是有限的，应该因地制宜，结合当地经济水平和医疗卫生需求，正确定位公立医院的功能，通过统一的区域卫生规划，将非基本医疗服务框架外的医院进行托管和改制，增加社会办公益性或非营利性医院，从而减少公立医院在医疗机构中的比重②。通过医院进行调整，控制公立医院的数量，从而使有限的资金集中于真正的公立医院，促进区域卫生资源使用效率的提高。

（二）改变政府补偿方式，完善补偿结构

我国财政对公立医院的补偿目前主要是以补供方，即直接向公立医院提供补偿为主。但有学者提出，政府除了对公立医院提供必要的补偿，保障其日常运营、建设发展、人才培养等方面的资金需求外，要向服务型政府转变③。长期以来，政府对卫生事业的投入一直实行财政拨款的方式，这种方式有很多弊端：第一，财政拨款后，被拨款单位必定是政府事业性单位，使本来就人浮于事的机构更加臃肿。政府对提供单位的服务质量无从选择，许多监督制度也流于形式。第二，难以改变服务机构等、靠、要的局面，不利于其自身的发展。第三，容易造成卫生资源浪费与短缺并存。

如果政府以财政拨款的形式投入大量的资金而效果却不理想，这无疑会挫伤

---

① 唐宝国：《基于公共物品视角的公立医院补偿机制探讨》，《中国经贸导刊》2012 年第 1 期。

② 贲慧、唐晓东：《论公立医院补偿机制存在问题与对策》，《卫生经济研究》2011 年第 5 期。

③ 王晓曼：《公立医院补偿机制探讨》，《现代医院管理》2013 年第 4 期。

政府的积极性，使本来就稀缺的卫生资源更加捉襟见肘。实行政府购买或政府补贴、奖助，能够真正实现对公立医院的监督，加强政府对公立医院的宏观管理。政府在提供补偿的同时，有权利规范其资源利用效率、服务质量标准，对于盲目扩张、服务质量不过关的医院，政府可以减少甚至不购买其服务。

此外，除了对公立医院的直接补偿之外，应创新补偿方式，提供补贴、抵税、贷款贴息优惠①，支持医院的发展建设，通过对医院水、电等物质消耗给予价格上的优惠，减轻医院经济负担等方式进行间接补偿②。

改革政府对公立医院的补偿方式，推动公立医院的建设和发展，提高整体业务质量和工作水平，旨在配合医疗卫生体制改革，真正体现经费投入的公平与效率原则。

在补偿结构方面，首先，考虑到政府财政能力有限，应对公立医院进行分类，有所侧重地补偿，提高资金使用效率。对竞争实力较强的三级医院减少补助，使补助金额向承担大量公共卫生服务，基础设施相对薄弱的基层医疗机构倾斜，提高对预防保健工作的重视程度，促进医疗卫生服务“网底”功能的发挥。其次，在医疗资源总体不足的情况下，优质医疗资源又多集中于经济较发达地区，使经济落后地区对医疗服务需求较高的人群的医疗服务可及性降低，因此政府补偿应该向经济落后地区倾斜，一方面，平衡地区间医疗资源差距，保障群众平等地享有医疗服务，另一方面，避免患者集中涌向医疗资源集中地区而造成的“看病难”现象③。

（三）明确政府补偿标准，建立长效补偿机制

公立医院补偿标准的设立是一个复杂的过程，涉及地域经济条件、技术水平、医院级别、经营情况等各个方面，必须坚持公平、公正、公开的原则。首先，以医院实际的医疗卫生服务数量和服务质量为标准进行政策性亏损补偿；其次，严格控制医院规模扩张程度，要求其扩建项目符合区域卫生规划；再次，兼顾医院软硬件设施的建设，推进学科研究和重点项目研究，有偏向性地着重软件方面进行补偿；最后，鉴于各种影响因素的变动发展，对医院的补偿标准应适时进行动态调整④。只有在综合考虑各个因素的基础上，制定合理、明确、动态的补偿标准，才能为补偿政策的长期稳定性提供保障。同时，资金的使用效率也是

---

① 徐容：《财政对公立医院的补助投入的现状和补偿机制完善》，《现代经济信息》2013 年第 1 期。

② 杨庆松：《对公立医院补偿机制改革的几点认识》，《卫生经济研究》2009 年第 9 期。

③ 王岚：《完善我国公立医院补偿机制的思考》，《中国经贸导刊》2013 年第 1 期。

④ 骆泽深：《公立医院补偿机制及效率研究》，广州中医药大学 2014 年硕士学位论文，第 14—15 页。

一个值得关注的问题，必须建立有效监管机制，对公立医院基本建设、大型设备购置、规模扩张等进行严格的控制，防止医院盲目的逐利行为导致的资源浪费。应定期对公立医院资金使用情况及效果进行考评，做好资金专项管理，提高资金使用效率①。

（四）建立合理的收费机制，实行有差别的医疗服务收费

为了对医疗服务价格进行合理的改革，扭转当前医疗服务收费不合理的局面，建立与当前社会经济发展水平相适应的动态价格机制，同时，使患者根据疾病严重程度及自身经济状况合理选择医疗机构。笔者认为，一方面，可以通过"一升一降"，缩小医疗服务价格与检查、耗材等费用的差距。即提升医疗技术相关费用（如手术费、挂号费等）在医疗费用中的比重，体现医务人员的劳动力价值，提高其工作积极性。同时适当降低检查项目和医用耗材的收费，从而降低诱导检查的动机②。但费用的调整，应该因地制宜，根据不同地区的实际情况，考虑群众的实际能力，以渐进的方式进行。

此外，由于医生是医院医疗行为的核心决策者和执行者，政府的补偿只有作用于医生身上，才能真正缓解"以药补医"的情况。因此，提高医疗服务费，不仅要在医疗收费形式上让医务人员的劳动价值得以体现，更应当让医务人员从中获益。因此在考虑医院补偿的同时，考虑如何实现对医务人员的补偿也是一个值得思考的问题③。

另一方面，有学者提出，可以根据医院的不同类型，服务质量和技术水平等因素，结合当地区域经济发展水平，制定有区别的收费标准，另外在同一所医院当中，也可以根据医生的不同级别设立不同的挂号费。通过收费档次的差别，分流患者，引导居民形成合理诊疗秩序④。

（五）改革医保付费方式，转变医保机构角色

不同的医保支付方式都有各自的优势和劣势，鉴于现有医保支付方式的弊端，笔者认为，我国的医保支付方式应该向以预付制为主的多元支付方式转变。

---

① 吉琳、欧景才、尹春艳、田军章、王理国：《实行"双补一控"机制 确保公立医院效率和公益性》，《中国医院管理》2009 年第 1 期；陈贵东：《取消药品加成后公立医院补偿机制研究》，山东大学 2010 年硕士学位论文，第 11—12 页。

② 段丁强：《药品零差率改革、管制俘获与县级公立医院补偿机制设计》，《中国农村卫生事业管理》2013 年第 3 期；张磊、冯泽永：《从过度医疗看公立医院补偿机制的改革》，《中国卫生经济》2013 年第 8 期。

③ 冯博：《公立医院补偿机制研究》，华中科技大学 2012 年博士学位论文，第 21—22 页。

④ 邓璐：《上海公立医院的补偿机制研究》，华东理工大学 2015 年硕士学位论文，第 10 页。

常见的预付制主要有以下几种形式。

（1）总额预付制（Global Budget）：由医院单方面或由医疗保险机构与医院协商确定每个医院的年度总预算支付费用。年度预算的制定往往考虑医院的规模、服务量、服务地区的人口密度及人群死亡率、设施与设备情况等综合因素。总额预付制可以起到良好的费用控制效果，并激励医院降低服务成本，提高资源利用率，但预付额度的确定比较困难，而且容易使医院提供服务的积极性受到影响。

（2）按人头付费（Capitation）：根据医院服务的医疗保险对象的人数和每一人的偿付定额标准，预先支付一笔固定的费用，在此期间医院提供合同规定的医疗服务均不再另行收费。该制度能有效控制医院过度提供医疗服务的现象，并促使医院开展预防工作，但同总额预付制一样容易导致医院服务提供积极性下降。

（3）按病种付费（Diagnosis Related Groups，DRGs）：根据疾病分类法，将住院病人分为若干组，并根据疾病严重程度等分为不同等级，对每一组不同等级分别制定价格，并按该价格向医院一次性支付。该制度有利于促使医院提高诊治水平和资源利用率，计算方法也较为简单，但是制度的制定有一定困难，还可能导致提高病人诊断分类，缩短住院天数、增加住院次数等现象。

考虑到没有哪一种支付方式绝对完美，因此，对多种支付方式组合使用，使其优势互补，已经成为国际趋势，而组合方式则取决于医保机构与医疗机构谈判的结果。支付制度的改革是一个渐进的过程，也是医保机构与医疗机构不断博弈、调整和完善的过程，必须因地制宜，有步骤地进行。

我国已经建立起三纵三横的医疗保障体系，筹资水平逐年提高，目前，以城镇职工医保、城镇居民医保、新农合为主体的医疗保险制度已经覆盖了95%以上的城乡居民①。随着药品补偿渠道的退出，作为医疗费用支付主体的医疗保险将可能成为医疗服务最大的支付主体②。有学者提出，在全民医保制度下，医保机构将代表参保者扮演团购医疗服务的角色③。通过与公立医院进行议价，调整医疗服务的价格，使医疗服务、药品耗材等价格回到合理水平，综合评价医疗服务质量。在引导公立医院提高服务水平的同时，提高患者对医疗费用的满意度。

---

① 杨敬宇：《医保支付制度改革是公立医院补偿机制改革的核心》，《中国医疗保险》2012年第10期。

② 管勇：《试论完善公立医院的补偿机制》，《中国卫生资源》2008年第2期；李雯：《金春林谈如何完善公立医院补偿机制》，《中国卫生人才》2015年第6期。

③ 杨彩玲：《公立医院补偿机制的历史化分析及思考》，《河南师范大学学报（哲学社会科学版）》2013年第2期。

（六）完善医院内部管理体制，强化资金监管机制

首先，医院应建立科学的管理制度，借鉴企业的法人管理模式，进行管办分离改革，调整内部组织架构，使医院经营权和所有权逐步分离，成为独立的经济实体，提高组织整体运作能力。

第二，医院应该加强内部监管，建立科学、完整的财务核算体系，使有限的资源得到合理的配置。通过精细管理，挖掘内部资源潜力，应根据服务对象的需求和自身功能定位，合理规划，避免盲目引入高端、精密、尖端仪器设备而造成的浪费①。通过全面的成本核算，清晰地获取医疗服务成本信息，规范管理并加强成本控制。实行统一的成本控制方法，不但能够促进院内各部门提高成本控制意识，并为政府财政补偿办法的确立提供参考和支持②。

第三，加强人事管理，定岗定员，严格控制人员编制，使岗位的设置与分工和权责相匹配，从而减少不必要的工资开支。完善对职工的绩效考核，考核标准应该与工作量、工作质量、患者满意度等挂钩，切断医务人员收入与药品、检查费用的联系③，从而遏制“以药补医”行为。

（七）拓宽公立医院补偿渠道，构建多元补偿格局

在取消药品加成之后，政府补偿及医疗服务收费成了医院补偿的主要来源，但政府的财政能力有限，短期内提高医疗服务费用也不现实，为了弥补因药品加成取消带来的补偿缺口，拓宽公立医院补偿渠道势在必行。对于公立医院新的补偿渠道，学者们提出了不同的观点。

1. 关于药事服务费

2010 年，五部委联合发布的《关于公立医院改革的指导意见》指出：逐步取消药品加成政策，对公立医院由此而减少的合理收入采取增设药事服务费、调整部分技术服务收费标准等措施，通过医疗保障基金支付和增加政府投入等途径予以补偿。同时，对新增的药事服务费做出了规定：“药事服务费原则上按照药事服务成本，并综合考虑社会承受能力等因素合理确定，纳入基本医疗保障报销范围。”

卫生部给出的关于药事服务费的概念是：医疗机构在提供医疗服务过程中收

---

① 高洁：《安徽省县级公立医院补偿机制现状及对策》，《行政事业资产与财务》2014 年第 12 期。

② 柴丹、陈天明：《公立医院补偿机制改革的思考》，《江苏卫生事业管理》2011 年第 2 期；黄圳林：《浅析公立医院成本补偿机制存在的问题及对策》，《黑龙江医学》2012 年第 11 期。

③ 董晖：《新医改背景下公立医院补偿机制改革研究》，华东师范大学 2011 年硕士学位论文，第 15—16 页。

取的一项费用，主要用于补偿其向患者提供药品处方服务的合理成本。是为了合理弥补医院药事服务成本、维持医院药房正常运转而设立的收费项目。

对于药事服务费一直存在争议。有学者认为，药事付费可以对取消“以药补医”后医院补偿来源的减少进行弥补，但应当由医保基金支付，避免负担转移到患者身上①。也有学者认为，通过增加药事服务费填补医院药品收入的空缺只是变相的“以药养医”，并没有从根本上解决看病难的问题，还容易造成病人的误解②。

对于此，笔者认为，药事服务费体现了医师和药师的劳动力价值，与前文所述通过“一升一降”以扭转“重物轻人”的措施并不矛盾，但是在设置上应该与药品和处方内容本身切断联系，而归于医疗服务费的一部分，避免患者误解。同时配合医疗保险支付的改革，避免负担向患者身上转移。

2. 完善民间办医政策，鼓励捐赠

在国外及我国台湾地区，慈善机构等的捐赠是公立医院补偿的一个重要来源，而在我国，捐赠意识还远远没有在民众中得到普及，少数的企业、个人等捐赠还面临着被私自挪用、支出不知明细等问题，降低了人们对社会慈善组织的信任和捐赠的信心③。

国家应该制定和完善相关政策，鼓励社会资本举办医疗机构以及企业、个人向公立医院进行资金捐赠，改革社会办医的职业环境。通常来讲，当社会资本为了享受社会发展的红利或者处于资本闲置状态时，会有较强的回报社会或投资社会公益形式的愿望④。政府可以通过制定优惠的税收政策，改革医院产权结构等吸引社会资本进入公立医院系统，以充分发挥社会资本在公立医院补偿中的作用⑤。

3. 允许开展特需服务，尝试向综合服务转型

在公立医院完成基本医疗服务任务和政府的指令性任务的前提下，应允许其根据自身优势，适当开展特需服务，满足部分患者高层次的医疗消费需求，同时增加利润，补偿公益性支出。在日本、韩国等地区，医院的综合服务和健康服务已经成为一种趋势并成为医院提高自我补偿能力的重要渠道，我国有条件的公立医院也可以根据情况，借鉴相关经验。

---

① 苗硕：《关于完善我国公立医院补偿机制的理论与实证研究》，财政部财政科学研究所 2013 年硕士学位论文，第 10—11 页。

② 顾敏菲、文秋香：《我国公立医院补偿机制改革探究》，《上海医药》2013 年第 1 期。

③ 王岚：《完善我国公立医院补偿机制的思考》，《中国经贸导刊》2013 年第 11 期。

④ 叶锋、刘来生、张鹭鹭：《公立医院补偿机制改革国际比较研究》，《中国医院》2014 年第 4 期。

⑤ 吴锦、叶美婷：《县级公立医院补偿机制改革分析》，《现代商贸工业》2013 年第 2 期。

4. 通过融资、租赁等方式完善补偿机制

在政府加强监管的前提下，公立医院可通过发展融资或开展租赁服务等方式，拓展资金来源，完善自我补偿。

（李士雪、李梦斐）

CHAPTER 4 第四章

中国公立医院监管机制的发展

市场机制是商品经济条件下，社会经济运行和资源配置的基础性调节机制，是商品经济的普遍规律即价值规律的具体表现和作用形式。医疗服务市场是一个典型的市场结构，意味着市场机制被期望于能够在医疗服务市场，特别是医院市场发挥其价格机制和资源配置作用。然而市场机制充分地发挥作用需要一定的前提，即信息是否对称、竞争是否完全、是否具备规模效应、是否具备外部性、是否有显著的交易成本以及当事人是否具备足够的理性，都会影响市场机制的作用。从医院市场的特点来看，其服务的需求和供给均具有不确定性，信息不对称在医院市场中是广泛存在的，大医院很容易建立起技术和人力资源的垄断，医疗服务的价格也并非充分竞争得来，医疗机构的规模效应尚不完全清晰，过大的规模可能导致内部消耗从而产生“规模不效益”，医疗服务产生和消费的过程中外部经济效应也比较复杂，需方和供方的外部性均有所体现。由于医疗服务的可及性问题，交易成本也是医院市场中的一个存在现象，最后由于医院所提供的服务很大程度上决定了生命是否可以延续，因此当事人很难完全理性地做出交易决策。总的说来，医院市场的特点导致市场机制并不能在这一市场很好地运行。换句话来说，医院市场很容易面临“失灵”的风险。为应对这一领域的“市场失灵”，各国政府均有意识地对这一市场进行政府干预，而对医院的监管就是这种干预的具体表现形式。中国虽然以公立医院作为医院市场的主要服务提供者，但由于整个社会体系均逐步向市场经济转型，中国的医院市场也天然的应该受到来自政府的监管，其中对公立医院的监管就是政府干预医院市场的一种典型的重要手段。

第一节 公立医院监管概述

一、公立医院监管的相关概念

（一）公立医院的概念

公立医院是指政府或社会其他组织为了社会公益目的，利用国有资产举办的，纳入财政预算管理的非营利性医院。从产权结构角度讲，公立医院也指基于出资人角度，其资本结构属于国有资本独资或控股的医院，主办主体包括政府举办、国有企事业单位举办等，其基本特征为体现国有资本意志，具有公益性质，提供基本医疗服务，承担维护健康公平的社会责任等。

（二）公立医院监管的概念

在医院市场中主要的经营者（服务提供者）可以包含几种类型的医院。根据所有制分类，可以确定公有制属性的医院，即公立医院以及私有制属性的民营（社会办）医院。而根据不同经营主体营利性进行区分，又可以分为非营利性医院与营利性医院。如前述，公立医院的经营性质是非营利性的，医院行业中不存在公有制下的营利性医院，因此实际在医院市场中的服务提供者就是三类医院，即公立医院、民营（社会办）非营利性医院和民办（社会办）营利性医院①。

根据研究所确定的监管内涵以及监管的分类，这三类医院所接受的监管程度是不相同的。首先在医院市场内的所有经营者都应该接受行业监管，这是来自于政府对整个行业的一种普遍干预，在种类上这种监管包含了经济性监管和社会性监管，具体的监管内容包含对准入、价格、服务选择和质量等方面的监管，解决由于市场配置资源的垄断问题、外部性问题以及信息不对称问题。

而对于公立医院来说，其公有制的属性表达了政府必须作为其出资人，从而在经营活动中体现公有制资本的意志，这一意志一般被认为是使社会效益最大化。因此政府对公立医院的监管还必须解决公立医院的运行效率问题，具体指对公立医院的投入和成本最小化过程的控制，大致包括了对公立医院负责人的控制与激励，以及对雇佣、投入水平、地点和类型、借贷等内容的干预。

公立医院这种基于所有制的内部控制是公立医院运行监管的具体内涵。概括来看，公立医院运行监管应该体现政府作为产权所有者“办”（举办和运营）医

① 曹荣桂:《推动我国民营医疗事业走上健康有序发展轨道》，中华医院管理学会民营医院管理分会成立大会会议资料，2002 年 9 月。

院的责任，同时为了办好公立医院，即令公立医院实现社会效益的最大化，则通过制度设计改善公立医院的运行效率，也是公立医院运行监管的重要工作内容。在我国一般的表达是“政事分开”，即通过举办和经营分离，合理划分政府（产权所有者）与医院（运营者）间权责利的方式，设置委托代理机制，以提高公立医院的运行效率。

二、公立医院监管目的和内容

（一）公立医院监管的目的

随着我国公立医院改革的推行，为了使公立医院体现足够的公益性，同时也为了进一步改进医疗服务质量，要求政府进一步完善其监管职能，填补针对医院管理和运行的监管缺位状态，医院运行监管就成为政府在医疗体系中的一个新的任务。

（二）公立医院监管的主要内容

公立医院监管的内容除了将其作为医院市场中的一般经济体所进行的行业监管，包含了经济性监管和社会性监管，具体的监管内容包含对机构、人员和技术准入、价格、服务选择和质量等方面的监管外，还应该包括以下几个重要的方面，即：1. 公立医院功能定位和发展规划的监管；2. 公立医院建设规模和标准、贷款行为、大型医用设备配置；3. 公立医院特需服务规模（不超过全部医疗服务的 10%）；4. 公立医院财务分析和报告，公立医院财务、审计和院长经济责任审计制度。这 4 点是公立医院运行监管内容的高度概括。

三、公立医院监管的程序

从监管的定义和分类来看，监管是一个系统工程，并非可以简单地认为是某个机构或部门，在某个短期时段的一种行为。监管从体系框架的设计到监管的整个过程，以及在监管中所使用的手段，是综合反映政府在一段较长时间内对某个具体产业进行干预的政策合集和执行过程。

政府通过监管实现纠正医疗服务市场配置资源偏差，矫正医疗服务市场失灵，改善公立医院运行环境的目的。政府对公立医院运行和医疗服务质量的监管是一个循环往复的过程，同政府的一般监管类似。对公立医院的监管制度一般可以分为立法、监管执行、放松监管和再监管几个阶段。

这里面包含以下内在关系，即在公立医院的医疗服务运营中，纯粹通过市场机制来配置资源无疑会导致盲目的竞争或垄断，因此政府为纠正市场失灵实行对公立医院医疗服务和运营的监管，而监管的第一步就是对监管行为进行立法，寻求监管的法律依据。

随后通过法律的授权，由监管者实施监管的政策，对公立医院进行监管。

监管政策随着时间的推移可能会影响公立医院在医疗服务市场中的进一步发展，因此需要对现有的监管进行评价和总结，适时调整，甚至放松原有的监管政策。随着监管政策的放松，市场机制重新在公立医院运营和提供医疗服务的过程中主导资源配置，一段时间后弊端将再度显现，政府必须通过再监管来纠正这一现象，即进入新一轮的监管周期。

可以发现，公立医院接受监管的一般过程就是不断通过市场这一无形的手和监管这一有形的手同时对医疗服务行业进行影响，在公立医院医疗服务以及医疗服务市场健康发展（实现资本/资产意志）的基础上寻求两者的平衡。

政府对公立医院的监管手段一般分为命令、禁止、特许、价格、费率和数量控制，产品或服务标准与技术生产标准，税负和补贴，信息提供以及产权与权利界定等。具体的手段内涵十分广泛。

第二节　中国公立医院监管典型模式与实践的实证分析

一、以政府为监管主体的中国公立医院监管现状与维护

（一）公立医院政府监管的理论依据

政府对公立医院的行为进行监管，源于两个方面的理论依据，一是出资人制度的要求。二是公立医院服务产品特殊性决定的。

出资人制度，是指一个具体人或具体机构行使所有权等各项权能的制度，如行使收益权、股权转让权、选择经营者权利等。十六大报告提出要建立中央政府和地方政府分别代表国家履行出资人职责的新型国有资产管理体制。我国的公立医院是政府出资、举办的事业单位，政府应享有出资人的权利。政府管理部门的角色向出资人转化，将在法人的治理结构上彻底解决公立医院改革中长期存在的“国有资产人格化代表缺位”的难题。根据出资人管理制度的要求，政府应当对公立医院的运行进行适当干预，确保公立医院的公益性和国有资产运营的安全有效。

公立医院提供的产品，即医疗服务，具有自然垄断、强烈的正外部性和信息不对称性等特点，与公共产品的界定具有很多相似之处。尽管就医疗服务是否是

公共产品有很多争议，但医疗服务与一般商品的区别显而易见。在我国的医疗卫生领域，由于行业准入制度的制约，医疗卫生服务具有自然垄断性质，且与大型公立医院相比，有竞争力的私立医院数量不多，大多数私立医院服务能力偏弱，使得公立医院享有一定的垄断地位，也有利用垄断势力的潜在可能。医疗服务的强烈正外部性决定了医疗服务带来的外部收益得不到应有的外部补偿，外部性的影响在价格机制以外传递，不能完全通过与之相关的商品和服务的价格体现出来。而医疗服务信息不对称性容易诱发经济风险，造成卫生资源浪费等后果。这些特点都会导致市场失灵，所以，政府在对公立医院的监管中的作用不可或缺，这也是政府必须对公立医院进行监管的理论依据。

我国实行社会主义市场经济体制，且卫生系统正面临转型期，在现阶段，公立医院是以市场机制为基础的经济体制下的经济主体，也是我国医药卫生体制改革中重要的经济主体之一。政府是公众利益的代表，基于公益性的要求和出资人制度的规定，公立医院必须接受来自政府的监管。政府对公立医院的监管应当以矫正、改善医疗卫生行业的市场失灵为目标，即以纠正垄断、外部性和信息不对称为目标，以公立医院的服务提供过程（公平性、可及性）和服务的结果（质量、费用、效率）为对象。

二、公立医院政府监管的现状及维护手段

1. 公立医院政府监管的现实情况

由于公立医院是一个复杂的系统，政府管理部门间存在的认识分歧较多，这就对公立医院的监管提出了更高的要求。

总体而言，现有的政府对医疗卫生领域的监管（包括对公立医院的监管），包括行业自律、政府主导以及两者相结合三种模式。政府或其委托的组织、机构依照法律和规章，采取法律、经济、行政手段，对各类市场主体的医疗行为进行引导、干预和限制。通过建立行业准入、执业规则、质量管理、运行监管、信息发布、患者权益保障等法律制度，对医疗行为主体资格、执业行为进行监管控制、行政监督和奖惩，保证医疗质量与安全，纠正信息不对称，弥补与矫正市场缺陷，促进社会福利改进和卫生资源优化配置，保证医疗卫生服务市场的规范运行和医疗卫生改革的顺利推进，改进医院服务绩效，保障医疗服务的质量、安全和效果，让医疗机构和从业人员向患者和公众负责。政府的监管主要是通过决策作用、服务作用、法治规范作用、宣传教育作用等方式落实；其监管内容包括行业准入（执业许可、投资许可、机构审批等）、服务规范、价格及其透明度、医疗服务网点分布、医疗安全、服务均等化和公平性等；监管机构对监管对象行为

的问题发现机制包括定期的巡查、检察、评比，对举报和投诉的调查，以及定期或不定期的问卷调查，计算机信息网络连续监测等。监管者处理问题的方式一般采取劝说、信息公开（公示）、经济处罚、停业整顿和吊销行医执照等方式来处理。

2. 公立医院政府监管的维度和手段

对公立医院的监管以解决医疗市场信息不对称、道德风险和外部性等市场失灵问题，维持市场运行的正常秩序，形成公平竞争的环境，促进社会福利，保证医疗质量与安全，保护患者生命健康权益和财产权益为目的。根据对公立医院政府监管理论依据的梳理，结合现实中公立医院政府监管的主要举措、经验，笔者将公立医院政府监管的维度和手段进行了归纳（如下表4-1）。

表4-1　公立医院政府监管的维度和相应手段的理论分析

	整体要求	纠正垄断	纠正外部性	纠正信息不对称
整体要求	考核医院绩效	自由就医 社会医疗保险补偿范围	合理补偿机制	信息公开、透明 提升政府公信力
公平性	改革筹资制度 开展医疗救助			公开相关救助政策
可及性	区域卫生规划和需求测算			
质量	行业准入 执业监管 制定技术规范 患者权益保护			提升行政审批的透明度 充分依托专业学术团体
效率/费用	临床路径/临床诊疗指南 服务定价/患者权益保护 支付方式改革 成本控制		双向转诊医疗联合体	控制医疗费用不合理增长

总之，我国的卫生系统正面临转型期，公立医院作为医疗卫生行业中运行的经济体，要坚持公益性办院方向，以提供医疗服务为主要手段，满足人群日益增长的需求，提升人群健康水平，这也是政府监管的目标所在。

二、基于激励监管与多元治理的我国公立医院监管体系的构建

（一）相关理论背景

治理理论于20世纪90年代被西方学者不断扩充，治理概念也版本众多。美国学者曾提到“治理是一种不局限于政府机制的正式机制和非政府机制的非正式

机制，个人与组织机构能满足他们的需要[①]”。全球治理委员会曾指出“治理是各种公共或私人以及机构管理他们共同事务众多方式的总和[②]，使相互冲突或不同的利益得以调和并采取联合行动的持续过程[③]”。治理理论代表人物罗茨（Rhodes，R）将治理定义为：作为新公共管理的治理、作为最小政府的治理、作为公司的治理、作为善治的治理、作为社会控制体系的治理以及作为自组织网络的治理[④]。

“公民社会”源于英文词“civil society”，在中国曾被翻译成“民间社会”和“市民社会”。“民间社会”常被不少学者尤其是政府官员认为具有边缘化色彩，“市民社会”在传统语境中带有一定贬义色彩且易被误解为“城市居民”。而“公民社会”是改革开放后的新译名，强调“公民的公共参与和公民对国家权力的制约”的政治学意义，受到较多学者的青睐。国外学者认为公民社会是“经济与国家之间社会相互作用的领域，由私人领域、团体领域、社会运动及大众沟通形式组成”[⑤]。也有学者界定“公民社会是同政治国家相对应的政治社会，它是由政治人（公民）组成的政治存在”[⑥]。各种非政府、非企业民间组织是公民社会的组成要素[⑦]。“公民社会”常被看作是介于政府部门和企业组织系统之间的“第三部门”[⑧]。公民社会的关键在于形成一种社团网络，对公共领域中人们普遍感兴趣的问题形成一种解决问题的话语体制。

因此，在上述背景下，公民社会存在的意义即在于突破私人社会局限，以其有组织的政治实体（各种非政府组织）集中表达社会共同意志和公共利益，促使国家关注，实现全民或某些群体的共同利益与需要。

（二）公立医院激励监管的必要性

1. 公立医院监管的问题与特点

由于公立医院担负着保障人民健康的重要作用，政府在公立医院规划、准

---

① James N. Rosenau，Ernst Otto CzemPiel，*Governance without Government*：*Order and Change in World Polities.* Cambridge University Press. 1992：4.

② Our Global Neghborhood：The Report of the Commission on Global Governernce by the Commission On Global Governance Feb. 16，1995，http：//www. biblioteca pleyades. net/Sociopolitica/sociopol_ globaliz ati on05. htm.

③ 俞可平：《治理与善治》，社会科学文献出版社 2000 年版。

④ 张维迎：《企业理论与中国企业改革》，北京大学出版社 1999 版，第 111 页。

⑤ 高峰：《社会结构分化与当代社会学取向》，《苏州大学学报（哲学社会科学版）》2006 年第 2 期。

⑥ 郭道晖：《社会权力与公民社会》，译林出版社 2009 年版。

⑦ 俞可平：《建设一个充满活力的公民社会》，人民网，2006 年 8 月 21 日。http：//theory. people. com. cn/GB/49154/49156/4723570. html。

⑧ 俞可平：《中国公民社会成长的制度空间和发展方向》，《中国社会科学》2006 年第 1 期。

入、价格、服务质量等有相应的规定，对公立医院的行为进行监管，以期提高公立医院服务效率和公平性。

对公立医院实行规制是各国政府的通行做法，但对如何规制公立医院却存在很大的差异。随着医疗服务市场需求和结构的变化，公立医院医疗服务的提供方式也发生着深刻的变化，这对公立医院的规制也提出了新的要求。另外，随着规制理论的不断发展演变，对公立医院规制的改革实践也提供了更好的理论指导依据。

在我国经济高速发展和改革过程中，公立医院得到了快速发展，医疗服务水平和服务质量逐步提高。但是，随着对市场机制调节作用的愈发重视，公立医院所处的宏观环境，特别是其外部环境正在发生着重大的变化，但公立医院内部的管理体制和运行机制却没有跟上外部变化的步伐，这使得一些问题和矛盾开始突显。再加之国有资产出资与委托制度不健全，公立医院缺乏竞争压力，医疗服务市场扭曲，公立医院公益性淡化的问题开始显现①。

从监管机制来看，目前，我国公立医院价格规制机构是国家发展和改革委员会，资产由财政部门管理，而市场准入则由卫生部门审批。不同的规制部门从市场准入、价格规制、质量控制等方面对公立医院进行规制，是政府内各部门相互制衡、博弈、平衡的结果，缺乏一个专门的规制机构来对公立医院进行全面规制。卫生行政部门既是政策制定者，又是政策执行的规制者和政策绩效的评估者，而同时又在相当大程度上承担了公立医院所有者的职能，由此造成的职能交叉、目标冲突和利益冲突很难承担起符合市场经济要求的专业化规制职责②。公立医院拥有投资决策权，但是缺乏成本控制机制，运行和发展模式粗放③。政府与公立医院之间到底应该是怎样的互动关系，这一问题一直被忽略而没有明晰。现在绝大多数公立医院都具有独立法人资格，是有自治权的非营利性机构，传统的科层管理已经无法适应现在的需求，因此，政府与公立医院之间应建立怎样的良性互动关系变得尤为重要。

2. 我国公立医院的信息不对称

信息经济学是近年来兴起的一门经济学新兴分支学科，由于其理论适用的广泛性，近几年发展非常迅速。交易的双方由于有信息不对称问题的存在，使得能够率先获得信息的人在交易过程中会取得先机④。由于有信息不对称问题的存在，

① 和金生:《公立医院激励约束机制研究》，天津大学博士论文，2005 年。

② 张安:《构建医疗服务监管体制》，《宏观经济管理》2005 年第 12 期。

③ 李卫平:《公立医院改革要从五方面着手》，《中国卫生经济》2010 年第 3 期。

④ Alistair Milne. *Bank capital regulation as an incentive mechanism: implications for portfolio choice* [J]. *Journal of Banking and Finance*, 2002, 26: 1-23.

交易关系就变成了一种委托代理关系①。

委托代理关系被视为一种合同关系，只要委托人通过一种合同赋予代理人一定的权利，并通过合同来激励和约束代理人的行为以获取相应的收益，代理关系就形成了②。

由于医疗服务提供的专业性和医疗产品的特殊性，因此在政府和公立医院的关系中，存在严重的、自下而上的信息不对称。医院处于信息优势地位，而政府只能掌握关于医院运行的间接信息对医院的行为进行约束。因此，在政府与公立医院的互动关系中，激励机制起到了很重要的作用。

（三）我国公立医院激励性监管分析

由于委托人和代理人之间有信息不对称问题的存在，这使得在委托代理关系中，拥有信息优势的一方为代理人，不具有信息优势的一方是委托人，交易双方即委托人和代理人的实质是不断地进行信息博弈。

委托代理关系被视为一种合同关系，只要委托人通过一种合同赋予代理人一定的权利，并通过合同来激励和约束代理人的行为以获取相应的收益，代理关系就形成了。

在政府和公立医院的互动关系中，由于医疗服务提供的专业性、高技术性以及医疗产品的特殊性，使得医疗服务的提供过程存在着严重的、自下而上的信息不对称。公立医院处于信息优势地位。政府作为公立医院的委托人，是一个抽象的参与人，它的目标与医院管理者、医生和保险公司甚至患者不完全一致，而医院管理者、医生和保险公司、患者之间也存在着信息不对称。

按照激励性监管理论中的要求，建立在新规制经济学理论基础上的监管方式所要解决的核心问题是在信息不对称条件下，如何实现最优激励的问题。而其中最关键的问题就是监管者要设计出一组既能为被监管者提供适度激励，被监管者接受，又能最终有利于实现社会福利最大化的机制。

要消除监管与被监管机构之间的信息不对称问题，关键是要在制定激励性监管的同时考虑双方的目标和利益。在建立合同的过程中要使监管双方的目标尽可能保持一致③。一般说来，参与约束和激励相容是在对监管双方的激励性监管合

① Abken. P. *An empirical evaluation of value at risk by scenario simulation* [J]. *Journal of Derivatives*, 2000, summer: 117-134.

② Ross. S. *The Economic Theory of Agency*: *The Principal's Problem. American Economic review* [J], 1973 (63): 134-139.

③ 冉勇:《激励规制理论与商业银行监管》,《财经科学》2005年第3期。

同的设计中需考虑的最基本的两个问题[①]。换句话说，在设计激励合同时要考虑到被规制者和规制者是否有共同的目标。激励机制设计常常出现一种奇怪的现象，即激励合同设计得越复杂，从理论上看就越有效率，但在实践中却越不易被广泛应用[②]。

政府对公立医院的激励性监管过程实际上就是一个设计并实施满足政府和公立医院双方激励相容，并最终使双方达到最大化的共同利益的过程。

为了提高政府对公立医院规制的有效性，必须从如何激励公立医院服从规制和激励政府提供有效规制的角度，对公立医院规制问题进行探讨。

首先，提高规制合同的约束性和有效性是必须要解决的首要问题。这可以通过建立独立的公立医院监管机构来实现。独立的监管机构最基本的要求是要独立于被监管的公立医院，即监管者不能和被监管者混为一体，避免公立医院和监管机构的利益高度趋同，以保证监管的公正性。而独立的监管机构要求独立于相关的政府部门，这一点是为了保证独立性的更高要求。独立监管机构的职责是“监管”医疗行业，而政府部门的职责是促进医疗行业“发展”，这是两项可能发生冲突的职责，因此，为了保障监管机构监管的公平性和公正性，这两项职责必须分离。设立独立的监管机构也与新医改方案中“管办分开”的政策不谋而合。按照激励性监管理论，只有管医院和办医院的职能分割开，在设计规制合同时才能确保客观性和有效性，才能起到规制合同的约束性。独立、专门的监管机构是解决政府管制中管制职能不清的根本途径。因此，理想的监管模式应是政府、公立医院和规制机构成为互相制衡的三个不同主体。

其次，在对公立医院规制进行制度安排时应建立激励相容的规制制度，将公立医院运行的目标融合到政府规制目标中。所谓激励相容的规制制度是指所涉及的各个成员的效用最大化目标与该项规制制度的总体目标保持一致的状态。在公立医院规制制度设计中，首先，要考虑给予公立医院一定的自主权，因为在信息不对称的情况下，公立医院比政府处于信息的有利地位。其次，也应将规制者即政府纳入规制制度约束的范围中，明确其权利、义务和责任，建立对政府的激励机制。因此，要建立公立医院规制制度应把医疗服务公平和效率作为规制总目标，分别建立对公立医院和政府的监督、考核体系，从而形成公立医院激励相容的规制机制。

1. 政府部门常用公立医院监管指标

我国对公立医院实行多头监管的模式，各部门只负责某一方面的监管，因此

① 黄新华：《放松规制与激励规制——新规制经济学的理论主体述评》，《云南民族大学学报（哲学社会科学版）》2004 年第 5 期。

② 李红坤：《资本约束下银行机构激励相容监管研究》，浙江大学博士论文，2007 年。

没有一个全面的监管指标体系。同时，各部门普遍存在“以评代管”“以罚代管”和“以考核代管”的现象，即主要通过对医院的评审、违规行为处罚、院长绩效考核等方式来实现对公立医院的监管。笔者从访谈中了解到，各部门在具体监管实践中依然会考虑一些监管指标，如表 4-2 所示。

表 4-2　各部门监管公立医院的常用指标

部门	常用的监管指标
医保	医院医保费用超支率、门诊和住院次均费用、医院医保患教养、资金垫付数额等
财政	财政专项补助使用率、专项任务完成情况等
物价	项目（耗材）实际价格与指导价格比、次均门诊收费、次均住院收费
国资委	固定资产总值、资产收益率、流动比率、速动比率、负债率
编办	床位数量、人员编制总数、编制饱和率、各医疗卫生技术岗位编制占比
卫生行政	资源配置、治疗质量、工作效率、患者负担

其中，作为最主要的监管主体的卫生行政部门，负责公立医院的市场准入、医疗质量、行业规范等方面，其出台了各项评审标准和技术规范，其中《三级综合医院评审标准（2011 版）》中的“公立医院运行的基本监测指标”共包含了 7 项一级指标、28 项二级指标，涵盖资源配置、工作负荷、治疗质量、工作效率、患者负担、资产运营和科研成果等方面。

2. 对现行公立医院监管指标体系的评议

通过以上研究可以发现我国公立医院监管指标体系存在以下问题：一是监管指标零碎，尚未形成统一的监管体系。不同部门有自己的监管手段和指标，监管的信息不能有效共享，未形成集合多个监管部门、基于多元治理的统一监管体系。二是监管指标多而杂，数据收集成本较大。大多数指标体系的末级指标数量都不少于 20 个，甚至高达 50 个，这一方面给监管者的数据收集工作带来了困难，另一方面增加了监管的成本和时间，降低了指标体系的操作性。三是确定指标权重以定性为主，主观性较大。指标权重的确定几乎都是通过专家咨询法和层次分析法来计算的，结果在很大程度上受到专家的权威程度和个人偏好等主观因素影响，降低了指标体系的客观性。

（四）对社会组织参与公立医院治理的选题小组讨论分析

根据笔者所参与的研究调查显示，超过一半的人（65.6%）认为有必要加强社会组织对公立医院的治理。绝大部分人对“社会组织参与治理是否有实质性作用”表示认同。超过一半的人认为，社会组织可以参与“医务人员医德医风、医疗服务质量、医疗服务信息”的治理，认为报纸、网络或媒体，医疗纠纷调解委员会以及社会监督员可以参与公立医院治理的人数也超过半数。

结合知情人对我国政府监管公立医院与对社会参与治理公立医院的看法可知，社会组织可以弥补政府在医务人员医德医风、医疗服务质量、医疗服务信息公开以及医疗纠纷处理四方面的监管不足，参与公立医院的治理。而且，报纸、网络或媒体，医疗纠纷调解委员会以及社会监督员被认为是社会组织中有效的治理主体。

现场研究人员给出要讨论的问题：当前社会组织参与公立医院治理的障碍是什么？通过选题小组讨论得出各项障碍因素的最后均分，并将各项障碍因素按均分高低进行排序。通过四地社会组织讨论所得障碍因素共 34 项，排序如表 4-3 所示。

表 4-3　四地社会组织参与公立医院治理障碍因素排序

障碍因素	排序
医院评审中没有采纳社会组织的建议	1
治理缺乏保障手段（法律、政策、制度不明确）	2
社会组织获取信息渠道不通畅	3
医疗信息公开不规范	
医院考核中没有采纳社会组织的建议	4
管理体制问题	5
社会组织没有治理权限	6
医患信息不对称障碍	7
治理力度不足	8
治理途径缺乏	9
医患双方地位不对等	10
社会治理渠道不通畅	11
体制问题，社会组织平台没有建立	12
社会组织治理得不到认可	13
没建立社会组织参与治理的平台	14
社会治理主体不明确	15
医患信息不对称	16
患者维护自身权益的能力、知识等有限	17
患者个体和医疗机构之间差距太大	18
治理渠道不畅，公立医院是否接受社会治理	19
社会组织专业知识局限	20

续表

障碍因素	排序
治理手段局限，政府缺乏对社会治理的重视	21
社会组织较薄弱，医疗保险机构赔付公平性缺乏法律监督	
社会组织反应信息渠道不通畅	22
社会及患者对医院没有客观了解	
治理信息不对称	23
社会组织自身职责局限	24
医患之间缺乏信任	25
社会组织主体不明确，缺乏合力	26
医疗服务性质特殊、更突出	27
社会组织没有公权	28
媒体报道不规范，社会舆论影响较大	29

由表可得，排名前 10 位的障碍因素有：医院评审中没有采纳社会组织的建议，治理缺乏保障手段（法律、政策、制度不明确），社会组织获取信息渠道不通畅、医疗信息公开不规范，医院考核中没有采纳社会组织的建议，管理体制问题，社会组织没有治理权限，医患信息不对称障碍，治理力度不足，治理途径缺乏，医患双方地位不对等。

同时，我们按不同社会组织主体分类对障碍因素进行分析，算出各项障碍因素均分，再进行由高到低的排序。参加选题小组讨论的有患者代表 4 人、媒体代表 8 人、医学会负责人 4 人、医疗纠纷调解委员会负责人 5 人、医疗纠纷理赔处理中心负责人 1 人、消费者协会负责人 1 人以及会计师事务所负责人 1 人。最后得出以下结论：

1. 患者认为公立医院社会治理阻碍因素排前 3 位的是“管理体制问题，社会治理渠道不畅，社会力量较弱”。

2. 媒体认为公立医院社会治理阻碍因素的看法是“治理缺乏保障手段（法律、政策、制度不明确），医院评审中没有体现社会力量的建议，医院考核中没有体现社会力量的建议”。

3. 医学会认为公立医院社会治理阻碍因素排前 3 位的是“医院评审中没有体现社会力量的建议、医疗信息公开不规范、治理途径缺乏”。

4. 医疗纠纷调解委员会认为公立医院社会治理阻碍因素排前 3 位的是“医患信息不对称，治理缺乏保障手段（法律、政策、制度不明确），患者个人和医疗机构之间的差距太大”。医疗纠纷理赔处理中心代表对公立医院社会治理阻碍因素的看法有“医院评审中没有体现社会力量的建议，医院考核中没有体现社会力量的建议，体制问题，没有建立社会治理平台，医患信息不对称”。

5. 消费者协会代表对公立医院社会治理阻碍因素的看法是“社会组织自身职责受限，社会组织专业知识局限，治理手段与方式局限，社会组织主体不明确，社会治理缺乏合力”。

6. 会计师事务所代表对公立医院社会治理阻碍因素的看法是“社会治理渠道不畅通，管理体制问题，社会组织专业知识局限，社会治理缺乏合力，社会组织不具有公权”。

（五）对社会组织参与公立医院监管的典型角色分析

1. 社会监督员

在实证研究过程中，我们发现调研地区的公立医院都聘请了社会监督员。通过访谈社会监督员得知，公立医院的社会监督员主要从政协委员、人大代表、党政机关干部、民主党派成员、高等院校、新闻媒体、群众代表以及其他社会各界代表性人士中聘任。公立医院定期召集社会监督员座谈会，了解医院各方面情况，收集意见，如门诊服务是否到位、患者就医感受、专业知识需求、医患纠纷处理等。有的医院会组织社会监督员对患者进行有关“医德医风”的问卷调查，并将该调查结果与医务人员的绩效挂钩。有的医院成立了专门的行风办，组织社会监督员进行行风监督、评议、问卷测评以及调研等活动。在调研中了解到，有些地区在辖区单位（含医院）和社区之间成立了共建单位，主要是为了向辖区单位反应公众的诉求，同时替辖区单位反馈有益公众的信息，起到连接单位和社区的桥梁作用。社会监督员在其中扮演了主要角色，能较好收集公众对公立医院的医疗服务质量、医务人员服务态度、医德医风、收费情况等方面的信息，并及时反馈给医院。

然而，实践中社会监督员制度并不具有对公立医院的刚性制约效果。社会监督员是由医院自行选择确定名单。社会监督员与医院召开座谈会时间不定，检查频率、时间不定，随意性较强，当社会监督员提出整改意见后是否及时收到医院反馈也是未知。社会监督员的组织不确定性往往容易使得治理走过场、有名无实，没有持续效果。

2. H省医院评鉴暨医疗质量监管中心（以下简称“评鉴中心”）

H省评鉴中心是全国成立的第一个相对独立的第三方机构。H省卫生厅充分授权H省评鉴中心，使其定位为下属于省医院协会的第三方组织。该组织和单位领导没有行政级别，员工没有行政、事业编制，不与卫生行政职能部门在一个系统内，具有非政府性。评鉴中心承担了部分卫生行政部门的职能，初步搭建了社会治理的框架，但评鉴中心作为第三方机构的定位尚存多处疑虑。

首先，该组织组建了医院评鉴评价专家库，共计 180 名正高职称专家，但是省外与省内的专家数目比例达 1∶8，这个配比是否会影响评鉴评审的公平性值得思考。其次，评鉴中心的启动资金主要来源于省卫生厅的支持，财务上实行项目管理，评鉴中心在评审医疗机构中基本不向医院收取评审费用，其运行经费并无稳定来源。值得注意的是，省卫生厅计划将该组织纳入财政预算，并允许自行创收，这是否有悖于对社会组织具有非营利性、相对独立性的定位，以致评鉴中心的第三方属性具有不确定性呢？此外，评鉴中心是省医院协会的下属单位，不具有法人地位，说明正式组织性不足。

3. N 市医疗纠纷理赔处理中心（以下简称“理赔中心”）

N 市将多家保险公司组成“医疗责任保险共保体”（以下简称“共保体”）共同分担医疗赔偿责任。全市共建立市级理赔处理中心 1 个，县（市）级理赔处理分中心 5 个。理赔处理中心是保险公司下属职能部门。全市理赔机构共聘用专职工作人员 27 名，其中医学专业背景人员 23 名，占总数 85%，保险专业（含核赔）人员 3 名。理赔中心还组建了医学和律师专家库，为医疗纠纷理赔处理提供专业技术服务。此外，全市建立 10 个医疗纠纷人民调解委员会，调解员总计 36 名，其中专职 24 名，兼职 12 名，具有医学专业背景人员 11 名，占总数 30.6%。理赔中心全程参与纠纷处理过程，将医疗纠纷从院内转到院外处理，有助于减轻医疗机构参与医患纠纷的压力，也为医患双方创造了一个相对公平公正的医疗纠纷解决路径。

N 市政府出台的《N 市医疗纠纷预防与处置暂行办法》明确规定，患方索赔金额超过 1 万元时，必须由医疗纠纷理赔处理中心及其专家成员进行理赔，医院无权赔偿。此法创新在通过限制医疗机构私下处理高额医疗纠纷索赔，有效防止了国有资产流失。

此外，理赔中心会将理赔案件中涉及的医院管理、医疗质量与安全相关的问题反馈到医院，并报送到卫生行政部门。同时，卫生行政部门将赔付 1 万元以上的医疗纠纷记录在案，并向当事医疗机构发放责任追究和整改通知书，医疗纠纷记录将作为医务人员参与职称晋升的审核内容之一。

N 市处理医疗纠纷的创新做法很大程度上得益于政府的主导作用以及当地雄厚的经济基础。然而，理赔中心是在商业运作模式下存在的，并不是真正意义上的社会组织，在一定程度上代表了保险公司和医疗机构的利益，因而并不能确保广大社会公众的利益。

三、县级公立医院的复合监管——以 Z 省、X 省为例

县级公立医院（含中医医院，下同）综合改革试点是“十二五”期间公立医院改革的重点，对于建立“维护公益性、调动积极性、保障可持续”的县级医院运行机制、缓解县域群众“看病难、看病贵”问题、提升医疗卫生服务的公平可及性具有重要意义，并能够为公立医院改革的拓展和深化积累经验。自 2012 年 6 月县级公立医院综合改革试点工作启动以来，各试点县围绕中央的安排部署，统筹推进体制机制综合改革，以改革促发展，提升县级医院服务能力，试点工作不断推进。

县级公立医院综合改革试点要实现两方面的目标：一是实现改革的目标，即通过各项改革措施的推进，建立起维护公益性、调动积极性、保障可持续的运行机制，提升服务能力，基本实现大病不出县。二是实现试点的目标，即探索县级公立医院综合改革的策略、路径与方法等，为形成县级医院综合改革基本路子提供借鉴。

笔者参与的课题实践以“改革措施制订——改革措施实施——医院运行机制和医务人员行为变化——服务体系和医院绩效变化——政策目标实现程度”为主线，系统评价改革成效。与此同时，评价改革措施推进实施的背景、条件、遇到的困难和问题等，分析制约改革深化的各种因素，包括不同的改革政策措施之间的相互影响。

研究选择县级公立医院改革特点鲜明，成果较为突出的试点地区作为调查对象，主要通过利益相关者深度访谈的形式，了解县级公立医院改革过程中关于公立医院监管的推进情况、条件、遇到的困难和问题以及对改革深入推进的建议等，定性地分析制约改革深化的各种因素。

（一）Z 省县级公立医院监管定性研究分析

（ZX 市卫生局）

在行业管理上，卫生局对医疗机构是管理的关系，在行政级别上卫生局长与医院院长是一样的。应该进一步强化卫生行政部门的权威，现在医患关系出现问题往往都将调节责任推到卫生行政部门。

现在医院院长的权力很大，医院副院长是由院长提名的，中层领导干部由院长直接委派。院长的工资方案也是由院长自己制订。建议对医院院长管理实行总量控制，动态管理，在对医院内部人事制度等方面，院长的权力又是受限的，故院长的自主权大小其实是博弈矛盾的。

（XT 市卫生局）

就是县级公立医院不好管，院长有同等的行政级别是影响因素之一。

XT 市某医院和脑血管病医院，通过改革转变为民营医院，采取的是控股份制，彻底走向市场。从其与县级公立医院比较来看，其医务人员收入明显比公立医院高，主治医生基本年薪 20 万元，而县人民医院主治医生一年为 7—8 万元，县医院科主任一年才有 10 万元。

从县卫生局对医院的管理上来看，县人民医院不如民营好管，毕竟县人民医院是市委组织部任命管理，卫生局比较难管。实践表明，去行政化才能有效改善这一问题。个人是极力主张市场化改革，医疗服务走向市场，由政府加强宏观监管。

另外，公立医院是政府办医，政府保障应该到位，但实际上没有到位。政府将利于推进的改革或是容易出成效的方面纳入自己的管理，而如医患矛盾处理等硬骨头就推给卫生局。这种表现实际上是弱化和模糊了卫生行政部门的管理。这是一个多年形成的体系，短时间没有办法完全破解。

法律要求政府制订三个方案，明确卫生局有管理医院的职责，但实际操作上不是制度来治理，而是人治，很难突破。

同时，医院购买大型设备也是要经过卫生局批准的。

现在卫生局对医院的管理很大一部分就是人员的管理，编制人事可以由卫生局管，进人的标准也是要通过卫生局的审批管理。但对于院领导班子的任免卫生局则不太能管。相信如果改革关系理顺、做好顶层设计的话，医院发展会加快。

（HA 县卫生局）

院长的行政级别对于卫生局加强县公立医院监管过程，存在一定弊端。

某种程度上，医院院长比卫生行政部门领导的资源可能更为丰富，与政府机构间形成较好的关系基础，卫生局对于其监管有效性可能要权衡再议。

建议在管理层面上要理顺卫生局与公立医院的关系，摆明卫生行政部门的职能定位。第一要宏观管理，通过区域卫生规划指导公立医院建设；第二做好相关准入工作管理，对医院进行宏观调控，在医疗机构人员编制、人员招考、人员准入、大型设备采购及准入等方面，应由卫生局管理；第三是医疗机构的行风建设。

在管理方式方面，可通过如新农合等制度手段加强对医疗机构的管理。建议卫生局应该放开对医院内部经营方式、人事制度等方面的管理。随着医疗行业的发展，应该逐步取消医院行政级别。

（ZX 市人社局）

人力资源与社会保障局在县医院监管中主要采取了人均费用上的监管，改革后人均费用比之前有明显降低，主要是通过单病种付费的支付制度进行限价管理。

检查费，对医院一年总额的检查费用比例进行了控制、抽样检查，一旦发现问题便采取相应的惩罚措施。

（XT 市人社局）

XT 市人社局主要是签订服务协议，根据前两年水平加权，在总量内的由医保报销，如果超额，医保和医院间就 4∶6 分担，通过这个方式控制费用，降低大处方，控制次均费用。

医保机构有两到三个人在医院进行监管，同时有专业医师参与到管理中，通过查房、现场抽查病历以及通过医保信息系统对医保使用检查。对于医院的违规行为进行适度处理，对医院实施罚款，医院自身也相应地将此分解到具体违规的主治医生，从而约束个人行为。

通过这些行为，次均费用呈下降趋势，住院次均费用 6500 元左右，按照上级要求将增长控制在 7%之内，医保工作实际上是卓有成效的。

（HA 县人社局）

取消药品加成，HA 县医保机构现在对医院收费进行监督，定期通过查房查看病历发现问题，并及时与医院沟通。现按人头付费核定，给医院有罚款，对医院管理力度加大。对次均费用、大处方等都是网上监控。

过去都对各科室进行定量任务分配，这是不合适的，存在诱导患者不合理就医，但就医行为本身应该是患者自主择医，强调合理治疗，故医保对其监管就是避免出现重复检查。因此，对医疗机构监管还是卓有成效的。

（二）X 省县级公立医院监管定性研究分析

1. 卫生局对县级公立医院的监管及有待加强的方面

（HZ 市 FP 县卫生局）

卫生局对于医院的监管，依赖于财政保障权，是基本的底气和尺度。

一是重点管大事管政策，管办院理念，注重公益性和考核分配机制，质量也要管。

二是管理结果，控制医院费用的管理。

三是医保的力量，X 省农合开展最晚，2007 年下半年开始报销。当时农合管理医院，要协调医保和医院矛盾，医院现在借农合之力管理医疗质量和费用。

四是公立医院管理委员会的力量，协调相关部门对医院进行考核，发现的问题可以集体协商解决，协商各方利益，出现问题可以全面解决。

五是卫生局对于医院外部出现的问题，先调研再进行解决，以服务的理念进行解决。

（BJ 市 M 县卫生局）

监管主要体现在人事认免权，卫生局党委管理乡镇卫生院长主要是公开招聘。院长是卫生党委提名，副院长是院长提名。

院长的行政级别对卫生局监管公立医院影响不大。政府办政府管，卫生局对院长管理还是较为有效。

对于人才招聘，是由人社局主导。人才招聘的要求是院级制定，招聘面试大概有 7 个考官，卫生方面的至少是 5 个。乡镇卫生院招聘有 7 个考官，卫生方面至少是 6 个。

（YA 市 ZC 县卫生局）

卫生局主要监管内容是对医疗质量、安全、行为等的监管，并且通过医疗控制、病转次数、次均费用等指标对医院进行考核。

另一方面对于医院的固定资产卫生行政部门有权力进行监管，医生人员的准入、多点执业、到岗率、业务奉献、行业行风是属于卫生局管理。

建议将人事自主权归还院长。现在院长在用人自主权上权力小，医院给卫生局报计划，人事给政府，政府征求编制，招不进来人才很大一个原因是政府体制问题。各部门利益博弈，损失的是县医院。医院人事招聘，政府不应该干涉。

另外，现在超过 3000 元以上都要给采购部门报备，而由采购部门买回来的设备往往并不是最优惠最合适的。财权应该给院长，设备购买应该由医院自主决定。

ZC 县的情况较为特殊，该县卫生局局长同时兼任县医院院长，在政府监管县医院的过程中，既是监管者又是被监管方的法人代表，因此对县级公立医院的监管的看法与其他受访者略有出入。

2. 医保经办机构在医疗服务的支付上和监管上需要改进的方面

（HZ 市 FP 县人社局）

一是加大宣传力度，提高参保群众的知晓率，社会保险法宣传日，在广场和街道发放宣传手册、传单。

二是对于住院患者要求先交门槛费，出院时由社保中心统一进行结算。在制定医疗项目目录和基本用药目录内，就给予医保报销，否则不予报销。现没有实施单病种，目前就是按项目付费。

定期由社保中心人员去医院审查病例处方。结算周期一个月。现管理医保的有 6 个人，审核处方的有 1—2 人。

（BJ 市 M 县人社局）

医保机构对于县级医院每月定期去抽查、看病历，对于药品管理可以直接通过信息监测网查看，适时也会采取交叉抽查的形式，若是发现问题会及时告知医院责令改正，年终再审时，若是没有改即会采取相应罚款措施。

现通过实行单病种管理进行费用控制，在医院水平范围内，基数是人均住院费用3200元，市一级为6800元，医保予以报销。市外的报销比例是78%。对于看病超过13万元的，就由大病统筹报销。

医保经办机构在日常管理中虽然不断加强定点医疗机构的管理，但由于人力、物力、制度等方面的原因，对定点医疗机构服务在监管上仍然力不从心，日常医疗监管工作还未渗透到医疗服务的每个环节，从参保患者入院开始，到整个住院过程中对用药、检查、服务等各个环节的监管仍很不到位，医院在过度检查、滥开药物、过度医疗、小病大治等方面仍问题突出。

(YA市ZC县人社局)

支付方式和支付途径上应该进行改革，提升支付制度对医院费用的管理。医保科室的3名人员会定期去医院进行抽查和监管。

（三）对县级公立医院监管的评述

公立医院监管机制的完善主要是通过加强卫生行政部门对医疗质量、安全、行为等的监管和建立医保对医疗机构的激励与惩戒并重的约束机制。

在实际操作中，卫生局对公立医院进行监管主要体现在医疗服务质量监管，人才、技术、设备准入机制的监管以及行风建设的监管等方面。

医保机构通过对医疗服务行为和费用的调控引导和监督制约作用，逐步将医保对医疗机构医疗服务的监管延伸到对医务人员行为的监管。医保机构与医疗机构签订服务协议，采用基本医保药品目录药品使用率、药占比、次均费用等指标考核，加强实时监控，结果与基金支付等挂钩。定期由医保机构工作人员到医疗机构抽取病历，采取专家互审等多种方式对医疗机构的服务行为进行监督和评价。

在监管机制的推进中也出现一些具体的问题，如部分地区仍存在着卫生行政部门监管权限不明晰，职责定位模糊等问题。如医疗机构的管理者是具有行政级别的，县级卫生行政部门领导的级别与其可能是同级甚或还低，一定程度上阻碍了卫生行政机构对于医疗机构的有效监管。随着县级医院综合改革的推进，政府投入的增加，个别地区政府存在干涉医院自身经营管理、“侵权”卫生局监管职能的现象，这都是不利于完善监管机制的，也不利于加强卫生行政部门的监管工作。

第三节　思考与展望

一、对公立医院监管的思考

（一）公立医院行业监管受到政府意志的双重影响，受制与倾斜同时存在

公立医院的行业监管包括了公立医院所应该包含的与其他非公立医院，甚至是营利性医院所应该服从的政府监管准则，包括：机构、人员和技术的准入和退出问题，以及在各项医疗质量规范上的遵守情况。

但实际上公立医院在机构、技术和人员的准入上与非公立医院的待遇是不一样的，政府为实现其目标经常在行业监管方面放松对公立医院的监管，比如允许在规划外新增公立医院，或者将可能要新建的公立医院提前纳入到规划的考虑之中，却缺少充分的论证。同时在学科建设和重点专科方面政府归于公立医院更多的倾斜，这样在相应的技术准入方面，公立医院较其他的非公立机构有更多的优势。

（二）政府对公立医院投入不断加大，但缺少对政府权益诉求的表达

自新医改以来，政府加强了对公立医院的投入，承担基本设置、专科建设以及设备购置等方面的直接投入，同时通过补需方允许公立医院通过服务收费补贴运行成本。政府对公立医院进行了大量的投入，然而对这些投入所产生的效果没有明确的监管，缺乏对政府权益（也就是对公益性）的诉求。

目前公立医院所涉及的权益主要有 3 个方面：国有资产产权、政府监管权、法人经营权。公立医院缺乏明晰的权益界定，尤其是国有资产产权与医院自主经营权的界线不明确。3 种权益之间存在缺位、越位和不到位等问题。缺位：公立医院的战略定位、发展规划、重大决策、资产监管等体现出资人权益的内容，以及诊疗规范、质量控制、绩效评估等政府监管内容缺位，致使公立医院的管理体制偏离公益性的要求。越位：公立医院采取行政化人事、干部管理制度，医院本身没有独立人事权。医院院长由组织部门任命与考核，根据医院的行政级别决定其职级和待遇，缺乏衡量医院院长工作绩效的考评制度。公立医院的医生终身制导致了医院的人才封闭，卫生人才不能合理流动，资源高度集中城市大型医院。不到位：对公立医院的财务收支、剩余留取、经营管理内容方面的监管不到位。我国公立医院运行中基建项目、购买大型设备缺乏严格的把关和监督，医院管理

层和职工已经获得了部分剩余索取权。公立医院权益关系的不明晰易导致公立医院功能失效，同时使政府从办医院向管医院方向转变的道路较为艰辛。

（三）缺少对公立医院经济运行和资产监管的有效抓手

虽然现行公立医院财务监管依据的法律法规以及制度体系也对公立医院财务监管工作起了一定的积极作用，但由于其不完善，且制定比较笼统，有关惩戒规定不够具体，可操作性差，加上执法力度不够，使得真正因财务违规而承担行政或刑事责任的单位微乎其微。财务监管配套的法律法规不完善，使公立医院财务监管缺乏可靠的依据，如对监管部门、注册会计师、法人等监管责任界定比较模糊。

目前对医院财务和资产的管理仅限于一般性的报表或报告的报送、不定期检查等工作，往往浮于表面，这就造成对医院的重大财务事项、投资决策、资产管理等方面很难深入和系统监管。未建立监管指标体系，对于可能存在的各种财务风险也未能预测和预警。

目前我国已有卫生行政、财政、审计、物价、医保等政府部门依据法律和国家有关规定对公立医院的经济活动进行监督检查。多头监管从某种程度上可以加强对公立医院的有效约束，但由于这些监管部门各自为战，功能交叉，缺乏横向信息沟通和相互协调，因此在实际工作中未能形成有效的监管合力。另外，各监管部门有权力但又没有明确相应的监管责任，出现多头监管却未能管好的现象，降低了政府监管的威信和效率，而且多头监管也造成了监管成本的增加。

有的医院内审机构隶属于财务科或纪检监察办公室，有的医院内审人员属兼职性质，有的内审人员属财务科领导，这些因素在一定程度上影响了内部审计的独立性、客观性和权威性。再加上内审部门人员配备较少，内审人员大多来自财务部门，审计专业水平存在缺陷，开展的审计项目比较少，主要参与基建项目审计、维修工程项目决算审计等，不能充分发挥内部审计的监督、检查及评价职能。内审制度和程序的不完善也导致审计意见和建议难以执行。

（四）多元化的公立医院监管体系仍待完善

大部分人认为政府对公立医院的监管效果尚存不足，有待提高，尤其在“医疗服务质量和医务人员医德医风建设”方面发挥的作用有限。绝大多数人认为社会组织参与公立医院的治理有实质性作用，但有待加强，尤其是在“医务人员医德医风、医疗服务质量、医疗服务信息”方面。同时，报纸、网络或媒体，医疗纠纷调解委员会以及社会监督员被大多数人认可，是参与公立医院社会治理的有效主体。然而，大部分知情人透露，在日常生活中很少有人参与公立医院的治理，主要归咎于工作性质与业务范围的限制，以及缺乏真正参与公立医院治理的渠道。

综合调研资料发现，参与公立医院治理的社会组织普遍存在规模小、实力弱、地位低、资金缺、人才少、运作难、政社不分、职责不清、管理不善等问题。这说明政府对社会组织性质、职能以及作用缺乏足够认识，定位模糊，缺乏对社会组织发展的科学规划，没有建立促进社会组织发展的政策法规。同时社会受传统观念影响，缺乏对社会组织积极作用的正确认识，对社会组织的发展存在偏见，正面宣传不够，公众常常持谨慎质疑的态度对待社会组织的发展。最后社会组织自身问题重重，经费困难，人才紧缺，能力不足，社会影响力小，活动随性强，运作不规范，责任感不强等以致公信力较差。

（五）县级公立医院监管逐步推进，各部门协同有待加强

公立医院是兼具公益性和生产性的“企业”，院长应具有自主经营权，建议行政部门应该放开对医院内部经营方式、人事制度等方面的管理。

根据《关于县级公立医院综合改革试点的意见》，对于公立医院监管机制的完善主要包括加强卫生行政部门对医疗质量、安全、行为等的监管和建立医保对医疗机构的激励与惩戒并重的约束机制。

通过现场访谈可以看出，试点地区主要通过卫生、医保等部门和公立医院管理委员会，强化对县级公立医院的监督管理。卫生部门主要对县级公立医院的医疗质量、安全、服务行为等进行监管，重点从办院理念、公益性、考核分配机制、服务质量等方面着手。以 ZC 县为例，实行目标责任监管，对公立医院实行年度目标责任管理，明确各项医疗质量控制指标以及经营运行指标，签订目标责任书并予以考评。医保部分综合采用相关考核指标，建立医疗费用评价体系，加强实时监控，医院也通过借农合、医保之力管理医疗质量和控制费用。另外，试点地区通过多方部门组成的公立医院管理委员会对公立医院的重大决策、发展规划、财政支配等方面进行监管。

在县级公立医院监管机制的推进中也出现了一些具体的问题：1. 部分地区仍存在着卫生行政部门监管权限不明晰，职责定位模糊等问题。2. 由于卫生行政部门缺乏专业的机构和人员对医疗服务质量进行监督，致使其对医疗质量和医疗成本的监管能力有限。3. 目前医保对医疗机构的监管主要停留在相关费用的主要指标监督和总额控制的层面，缺乏科学的监管机制。医保的支付方式单一，对于医院的控费能力不足。

通过现场调研，本研究认为对公立医院的监管，各监管主体应该进一步明细化其监管职能，在明确职能的基础上，改善监管方式和手段，主要从以下三个方

面着手：第一是宏观管理，在明确公立医院的功能定位基础上，提高对医院发展的敏感度和反应性，及时根据医院发展状况调整区域卫生规划，通过区域卫生规划指导公立医院建设与发展。第二是做好相关准入工作管理，对医院进行宏观调控，在医疗机构人员编制、人员招考、人员准入、大型设备采购及准入等方面，由卫生局管理。第三是医疗机构的行风建设。此外，随着医疗行业的发展，可逐步取消医院行政级别，鼓励市场积极发挥调节作用，让医疗服务走向市场，由政府加强宏观监管。

二、建议与展望

目前我国的绝大多数医院是由政府举办的，公立医院的内部治理结构还没有建立，所有权与经营权未完全分离，决策权由行政主管部门掌控，院长具有一定决策权和经营权，党委会和职代会发挥监督职能。卫生主管部门对公立医院的监督往往表现为直接的行政干预，集中体现在医院的财政、资产以及人事调配管理都是由卫生行政主管部门直接决定，医院的决策权受到较大限制。因此，公立医院与国有企业一样，实际上存在着所有者缺位的问题。同时，政府的精力财力又非常有限，普遍存在着管理不到位的现象。以上种种原因导致了医疗资源的浪费和服务效率低下的现状。实施医院自治，不但可使公立医院获得更大的经营自主权，而且政府也可以从具体事务的管理中解放出来，把工作重点放在宏观控制和监督评价上。因此，我国政府应该在学习国际经验的基础上，加快公立医院管理体制和运行机制改革的步伐，从直接办医院向行使管理和监督医院运行绩效的职能转变，特别是在市场经济体制下，政府在医疗领域的责任主要体现在保障居民购买医疗服务的质和量上，而不应集中体现于医疗机构的数目和规模上。

（一）改革公立医院管理体制，建立医院监管委员会

当前公立医院监管的问题可归纳为“管办不分、九龙治水”。在管理机制上，很多地区没有实现管办分开，这在很大程度上妨碍了公立医院监管单位对公立医院的有效监管。在监管主体上，呈现出九龙治水、多头监管的局面，监管难以形成合力，监管效果和效率都不理想。

本研究着眼于建立基于多元治理的公立医院监管指标体系，为公立医院监管和评估提供了工具。然而，若想改善公立医院监管效果和效率，还需从源头抓起，理顺公立医院的管理体制和治理机制，才能充分发挥各种监管工具的作用。

推进“管办分开”管理体制改革，厘清政府“办医院”和“管医院”的主体及其职能。由财政、发改委、国资委等出资方共同成立公立医院投资机构（医

院发展中心），代表政府履行出资人角色，负责决定医院的规划和投资，承担“办医院”的职能。由卫生行政、医保、物价等监管部门和医务人员、患者、医院管理专家等代表组建公立医院监管机构（医院监管委员会），负责监管医疗质量和安全、服务价格，承担“管医院”的职能。

（二）完善公立医院监管信息系统，提高数据兼容性和连续性

信息是监管的重要资源，掌握信息是提高监管效率的重要条件。目前公立医院监管存在严重的信息缺失和信息滞后问题，主要原因是监管部门与公立医院之间缺乏高效、实时的信息系统。调查者在调研中了解到，地方卫生行政部门对其所管辖的公立医院的信息索求主要依靠报表的报送，而报表数据又是由医院不同部门整理填写的，往往一份报表就需要牵涉多个部门，数据收集的效率极为低下，准确性更难以保证。同时，报表的兼容性较差，不同机构的统计口径可能不一致。

本研究建立的公立医院监管指标体系在实际运用中依赖于准确、高效的指标信息收集。为此，有必要完善公立医院监管信息系统，建立贯穿公立医院主办机构、公立医院监管机构（卫生行政、物价、医保等）、公立医院（具体到科室）、患者的统一规范、相互衔接的公立医院监管信息系统，不同的部门可以有不一致的管理和查看权限，而且系统里的各种报表应该是高度集成和衔接的，只需要录入基本的数据就可以输出各项指标（包括本研究及后续研究的监管指标）。

（三）合理运用其他学科理论与方法，提高医院经营管理的科学性

我国公立医院的经营管理存在严重的经验主义和主观主义，一方面体现在公立医院管理者职业化程度低，“专业搞临床，业余做管理”，凭经验去张罗医院；另一方面体现在医院管理研究方法主要为定性方法，如专家咨询、访谈、满意度调查、概念模型等，研究结果对具体医院经营管理实践的指导作用有限。特别是随着新医改的深化，外资和民营医院逐渐进入中国市场，国内医疗服务市场竞争将日益激烈。同时，“看病难、看病贵”问题一直未得到缓解，社会对公立医院的要求有增无减。如何同时提高公立医院的经济效益和社会公益？医院管理是一项内涵丰富、错综复杂的工作，科学性与艺术性相互交融。科学性是艺术性的前提，而合理运用各学科的理论和方法是有效提高科学性的途径：一是要积极大胆地引用其他学科、领域的理论和方法，如企业管理、物流管理、工程管理等，看似隔行如隔山的理论经过改造和引申往往能成为新的突破口，如近年来盛行的“公立医院法人治理”。二是要在引用的同时，根据卫生管理、医院管理的特点，细致地有针对性地加以改造和优化，提高理论和方法的适用性。本研究引用工科

领域常用的人工神经网络模型研究医院监管指标权重，并提出了细致的实现方法和注意事项，权当抛砖引玉。

（四）在公立医院治理改革中建设责任的、有限的服务型政府

发达国家公立医院治理的做法是，地方卫生行政部门通过媒体向社会公开招聘董事会（理事会）成员，他们以公益目的进入董事会（理事会），实行公共协商决策机制，他们是民意和社会群体的代表，同时表达了国有出资人的意志。这种公共治理的实现是基于民主政治基础上，公民参与意识较强，并且可以通过多种形式广泛参与公共部门的治理。

我国现行卫生领域“管办不分、政事不分”的局面无法实行政府职能的转变。对于我国公立医院而言，政府兼具投资者与监管者的双重身份，既当运动员，又是裁判员，既出资又经营管理，“掌舵”与“划桨”并举。政府双重角色容易造成公立医院治理失效。有效的做法是，实行出资人制度，使公立医院在所有权、经营权与监管相分离的制度基础上建立法人治理结构。这样一方面将举办医院的各项事务交由理事会处理，政府主要做一个良好规则的制定者和有效的监管者，另一方面为社会组织参与公立医院治理提供了可行路径。

（五）构建政府社会互动合作关系，形成社会组织参与身份

自从治理理论被引入，学者们常常将它与市民社会联系在一起。学者俞可平便认为正在兴起的中国公民社会对中国社会的治理变迁发挥了明显的作用，还提出“治理的主体可以是公共机构、私人机构以及公共和私人机构的联合。治理是合作，是国家与公民社会的、政府与非政府的、公共与私人机构的、强制与志愿的合作”。于是在此基础上，韩恒认为“治理强调的是社会组织的参与，没有独立自主的社会组织，治理的理念就会大打折扣”。良好的治理要求政府与社会的互助合作、双向互动、共管共治。服务型政府的构建也要求从建立公民参与的制度平台，鼓励社会组织的发展入手。

从公立医院社会治理障碍分析中可知，社会治理缺乏法律、政策与制度保障，社会组织往往缺乏参与公立医院治理的权限，更谈不上有效的治理途径，现有的治理力度十分微弱。而实际上，社会组织的平台并没有稳定建立，也没有持续地良好发展。

由于中国社会组织缺乏独立性，对政府的依附性较强，要想发展和培育社会组织就要让社会组织逐渐脱离依附。构建政府社会的互动—合作关系无疑是目前合乎时宜的策略。当然，政府与社会的互动前提是让社会组织获得参与身份。对于社会组织的治理来说，最重要的是须考虑该组织在社会中行使职能和运作的有

效性。同时，建立协商机制，参与政策制定、反映公民诉求、保护弱势群体等，使社会治理主体利益诉求渠道保持畅通。

（六）培育和规范社会组织，提高社会组织公信力

虽然我国社会组织自改革开放以来获得了迅速发展，但是社会组织发展总体水平较低，较难满足社会的需要。现实中的社会组织与公民社会发展所需的组织差距尚远。社会组织行政倾向、营利趋势、非法性、边缘化以及公益腐败滋生等问题严重影响了社会组织的公信力。我国政府对社会组织的态度也逐渐由最初的控制，发展为规范、引导与支持。要进一步转变、规范和完善政府对社会组织的行政管理职能，使其从公益服务的唯一提供者转变为保证者，从直接拥有和管理转变为制定规划规则和监督评估。当然除了加强行政管理，更重要的是建立社会组织自律机制和社会评估机制。

（孙杨、张霄艳）

CHAPTER 5 **第五章**

中国公立医院医疗质量与安全评价

医疗质量与安全是医疗机构生存和发展的生命线，是医疗服务工作的核心内容。《中共中央国务院关于深化医药卫生体制改革的意见》明确提出“为群众提供安全、有效、方便、价廉的医疗卫生服务”是深化医药卫生体制改革的总体目标之一，将医疗质量与安全放在首要位置。2010 年，原卫生部在 2009 年开展了“医疗质量万里行”活动之后继续在全国范围内开展主题为“持续改进质量，保障医疗安全”的“医疗质量万里行”活动，旨在持续改进医疗质量和安全，构建和谐医患关系。为建立健全医疗质量安全事件报告和预警制度，2011 年 1 月原卫生部印发了《医疗质量安全事件报告暂行规定》（卫医管发〔2011〕4 号），指出由卫生部建立全国统一的医疗质量安全事件信息报告系统，要求对医疗质量安全事件实行网络在线直报，以持续推动医疗质量改进，切实保障医疗安全。

医疗质量与安全评价是利用数据对医疗质量与安全相关指标进行统计分析，是医疗质量与安全管理工作的重要组成部分。科学、客观、系统、全面的评价能够为医疗质量与安全管理工作提供数据支持，通过自身前后比较或与其他医疗机构进行比较有助于发现和分析存在的问题，为持续改进提供参考依据。本章重点分析我国公立医院医疗质量与安全及其评价。

一、医院医疗质量与安全概述

（一）医院医疗质量与安全的涵义

医疗质量与安全的涵义有广义与狭义之分。根据《医疗质量安全事件报告暂行规定》（卫医管发〔2011〕4 号），狭义的医疗质量与安全是指与医务人员为患者提供医疗服务直接相关的各环节是否科学、合理、正确、有效，主要包括诊断是否准确，用药是否科学合理，手术是否有效无误，治疗及护理是否恰当，医疗器械及设备是否使用得当、是否发生院内感染等方面。广义的医疗质量与安全涉及患者从就诊、入院到出院过程中的各个环节，不仅包括与患者直接相关的医疗服务的质量与安全，也包括医院管理、医疗服务效率、消毒供应、患者满意度、患者健康教育、医德医风、医院环境、医院后勤保障等与之间接相关的各方面。本章仅讨论狭义概念的医院医疗质量与安全。

（二）医院医疗质量与安全相关概念

医疗质量安全事件、医疗事故、医疗安全（不良）事件是三个很容易混淆的概念。

1. 医疗质量安全事件

根据《医疗质量安全事件报告暂行规定》（卫医管发〔2011〕4 号），医疗质量安全事件是指医疗机构及其医务人员在医疗活动中，由于诊疗过错、医药产品缺陷等原因，造成患者死亡、残疾、器官组织损伤导致功能障碍等明显人身损害的事件。

根据对患者人身造成的损害程度及损害人数，医疗质量安全事件分为三级：

一般医疗质量安全事件：造成 2 人以下轻度残疾、器官组织损伤导致一般功能障碍或其他人身损害后果。重大医疗质量安全事件：造成 2 人以下死亡或中度以上残疾、器官组织损伤导致严重功能障碍；造成 3 人以上中度以下残疾、器官组织损伤或其他人身损害后果；特大医疗质量安全事件：造成 3 人以上死亡或重度残疾。

2. 医疗事故

根据《医疗事故处理条例》，医疗事故是指医疗机构及其医务人员在医疗活动中，违反医疗卫生管理法律、行政法规、部门规章和诊疗护理规范、常规，过失造成患者人身损害的事故。

根据对患者人身造成的损害程度，医疗事故分为四级：

一级医疗事故：造成患者死亡、重度残疾的。

二级医疗事故：造成患者中度残疾、器官组织损伤导致严重功能障碍的。

三级医疗事故：造成患者轻度残疾、器官组织损伤导致一般功能障碍的。

四级医疗事故：造成患者明显人身损害的其他后果的。

3. 医疗安全（不良）事件

医院日常医疗质量与安全管理工作中的医疗安全（不良）事件是指在临床诊疗活动中以及医院运行过程中，任何可能影响病人的诊疗结果、增加病人的痛苦和负担、并可能引发医疗纠纷或医疗事故，以及影响医疗工作的正常运行和医务人员人身安全的因素和事件，按事件的严重程度分为四级：

Ⅰ级事件（警告事件）：非预期的死亡，或是非疾病自然进展过程中造成永久性功能丧失。

Ⅱ级事件（不良后果事件）：在疾病医疗过程中是因诊疗活动而非疾病本身造成的病人机体与功能损害。

Ⅲ级事件（未造成后果事件）：虽发生了错误事实，但未给病人机体与功能造成任何危害，或有轻微后果而不需要任何处理病人即可完全康复。

Ⅳ级事件（隐患事件）：及时发现问题并改正，未成事实。

综合上述信息，可以认为医疗质量安全事件的含义基本等同于医疗事故，而医疗安全（不良）事件，不仅包括医疗事故，还包括其他影响医疗质量与安全的情形。

（三）国内外医疗质量与安全现状

本部分对国内外总体医疗质量与安全现状进行综述，并对其中医院感染、药品不良反应和医疗器械不良事件等几个重点专业领域的国内外流行情况加以讨论。护理也是医疗质量与安全的一个重要方面，因有专门的护理章节，本部分不再赘述。

1. 医疗质量安全事件

美国医学研究所（Institute of Medicine，IOM）在2000年出版的研究报告《人类的错误——构建一个更加安全的卫生系统》中估计，美国每年大约有44000—98000人因医疗错误死于医院①，但有学者认为此估计过于保守。根据哈佛医学实践研究（Harvard Medical Practice Study，HMPS）的统计结果进行推算，美国每年发生医疗保健相反事件100万例左右，其中约有18万病人死于此类事件②。2011年发表的一项研究结果表明，美国几乎每三个住院病人中就有一个经历过医疗保健相反事件③。2008年，美国医疗损害赔偿支出为171亿美元，占全年医疗保健支出的0.72%④。

英国患者安全局的一份报告显示，2005年英国有2159名患者因医疗损害而死亡，另有4529名患者因可避免的医疗失误导致身体受到严重伤害，2005年3

① Linda T. Kohn，Janet M. Corrigan，and Molla S. Donaldson，*To Err Is Human：Building a Safer Health System*，Washington，D. C.：National Academy Press，2000，pp. 26-36.

② Dalton G. D.，Samaropoulos X F，Dalton A C，*Improvements in the safety of patient care can help end the medical malpractice crisis in the United States*，*Health Policy*，2008，86（2-3），pp. 153-162.

③ Classen D. C.，Resar R，Griffin F，et al，"*Global trigger tool*" *shows that adverse events in hospitals may be ten times greater than previously measured*"，*Health Aff*（*Millwood*），2011，30（4），pp. 581-589.

④ Van Den Bos Jill，Rustagi Karan，Gray Travis，et al，*The $17.1 Billion Problem：The Annual Cost Of Measurable Errors*，*Health Affairs*，2011，30（4），pp. 596-603.

月到2006年4月期间英国全国报告约50万起医疗事故，其中多数发生在医院①。近年来，英国医疗质量堪忧，调查显示国家医疗服务系统（National Health Service，NHS）医院每周发生的严重医疗失误高达5次，频发的医疗损害事件一度引发国民对国家医疗服务系统的信任危机②。2014年10月英国卫生大臣杰里米·亨特表示，英国国家医疗服务系统一年耗费在基本的医疗错误上的费用高达25亿英镑（约合人民币250亿元）③。

近年来，我国医疗卫生行政主管部门不断加强医疗质量与安全管理，但总体形势依然不容乐观。目前，官方没有公布我国医疗质量安全事件的详细统计数据。据中国红十字会统计，我国每年医疗损害事件造成约40万人非正常死亡，是交通事故致人死亡数字的4倍④。此外，近年来愈演愈烈的医疗纠纷事件，也在一定程度上反映出总体上患者对医疗质量与安全的信任度不高。

2. 医院感染

医院感染是威胁病人健康的一个重要因素，也是排名比较靠前的死因之一。在每年发生的医疗损害事件中，院内感染占一定比例。2014年3月，美国疾病预防控制中心发布的报告中显示，对2011年美国183家医院的有关数据进行分析后发现，4%的病人成为院内感染者。据此估计，2011年美国全国有65万病人成为院内感染者，院内感染总次数超过72万次，因此死亡的人数达到7.5万人，平均每天有200多人死于院内感染。同时，统计结果显示，院内感染前三位分别是：肺炎（22%）、外科手术部位感染（22%）、胃肠道感染（17%）；院内感染病菌前三位分别是：艰难梭菌（12%）、金黄色葡萄球菌（11%）、克雷伯杆菌（10%）⑤。

在英国，医院感染也是非常突出的院内公共卫生问题。有报告显示，英国每年有10万例院内感染病例，其中有5000例病人因感染而死亡，导致英国国家医疗服务系统为此支付费用达到10亿英镑（约合100亿美元）⑥。

在我国，医院感染问题也很突出。近年来重大医院感染事件频发，例如2005

---

① 中青网：《英国医疗事故每年夺命数千》，2006年8月28日，见http：//www.why.com.cn/epublish/node4/node6608/node6612/userobject7ai61136.html。

② 国际在线：《英国国家医疗体系陷信任危机，每周严重医疗事故多达5次》，2013年12月13日，见http：//gb.cri.cn/42071/2013/12/13/6011s4356200.htm。

③ 人民网：《英国：国家医疗系统一年医疗事故造成损失250亿》，2014年10月16日，见http：//world.people.com.cn/n/2014/1016/c1002-25850397.html。

④ 《我国医疗损害每年致死40万人，为交通事故死者4倍》，《京华时报》2014年9月3日，见http：//news.xinhuanet.com/gongyi/2014-09/03/c_126948810.htm。

⑤ 新华网：《美疾控中心称美国医院内感染仍较普遍》，2014年3月27日，见http：//news.xinhuanet.com/world/2014-03/27/c_119971269.htm。

⑥ 刘正印（译）：《英国每年有5000病人死于院内感染》，《英国医学杂志（中文版）》2001年第2期。

年安徽宿州眼球事件，2008 年西安新生儿感染事件，2009 年天津蓟县新生儿感染事件及山西血液透析感染事件，2011 年江西抚州医院感染事件，2013 年安徽淮南血透患者感染事件等。这些院内感染事件均给患者造成不同程度的身心损害甚至死亡。2014 年全国医院感染监测网、全国医院感染监控管理培训基地湖南湘雅医院感染控制中心组织 1766 所全国二级及三级综合医院，调查住院患者 1008584 例，2014 年全国医院感染现患率数据统计结果，按照医院床位小于 300 张、300—599 张、600—899 张、大于 900 张，院内感染平均现患率分别为 1.61%、2.10%、2.89%、3.36%，社区感染现患率分别为 26.61%、24.91%、21.16%、19.41%，I 类切口手术患者医院感染现患率分别为 2.89%、3.95%、5.11%、5.49%，I 类切口手术患者手术部位感染（SSI）现患率分别为 1.14%、1.00%、0.95%、1.02%[①]。

3. 安全用药问题

安全用药问题是医疗质量与安全的一个重要方面，也是目前医学界面临的一大挑战。意大利有研究结果显示，老年住院病人住院期间药品不良反应（Adverse Drug Reaction，ADR）发生率为 5.8%。美国的一项 Meta 分析结果显示，排除处方错误、病人依从性差、药物过量、药物滥用、治疗失败及可能的药品不良反应，在住院病人中严重药品不良反应的发生率为 6.7%，致死的药品不良反应发生率为 0.32%。据此推测，美国有 220 余万住院病人发生严重药品不良反应，有 10 多万住院病人因致死性药品不良反应死亡。药品不良反应成为美国位列前几名的死因之一，导致住院费用每年额外增加近 40 亿美元[②]。

2015 年 7 月，我国国家食品药品监督管理总局发布《国家药品不良反应监测年度报告（2014 年）》，2014 年全国共上报药品不良反应事件 132.8 万例，较上年增长 0.8%，其中新的和严重药品不良反应事件 34.1 万例，占同期报告总数的 25.7%。全年药品不良反应上报事件中医疗机构报告数量占 82.2%。报告的不良反应事件中，14 岁以下儿童患者数量占 10.5%，65 岁以上老人患者数量占 19.9%。药品剂型分布中，注射剂占 60.9%，口服制剂占 35.2%。累积系统排名前三位的为皮肤及其附件损害（占 27.8%）、胃肠系统损害（占 26.3%）和全身性损害（占 12.2%）[③]。全国每年约 33.6 万人因药物不良反应死亡[④]。合理使用

---

① 吴安华：《2014 年全国医院感染现患率与抗菌药物横断面使用率调查报告》，《中国医院协会第 22 届全国医院感染管理学术年会学术论文汇编》，第 471—475 页。

② 黄宇虹、罗洋、张伯礼：《发达国家药物不良反应监测概况》，《中国新药与临床杂志》2008 年第 8 期。

③ 国家食品药品监督管理局：《国家药品不良反应监测年度报告（2014 年）》，2015 年 7 月 17 日，见 http://www.sda.gov.cn/WS01/CL0078/124407.html。

④ 肖永红、侯芳、王进等：《抗菌药物不良反应的社会与经济后果调查》，《中国卫生经济》2010 年第 5 期。

抗菌药物是药物安全问题的一个重要方面。肖永红等的一项研究结果显示，我国抗菌药物使用及不良反应的发生占所有药品的1/3以上，抗菌药物综合不良反应发生率为10.0%—20.0%，我国每年住院期间发生抗菌药物不良反应的患者数量为239.5—718.4万人次，其中需要进行医学处理的患者数量约占20.0%，死亡约11.2万人，门诊中重度抗菌药物不良反应发生为1473.8万人次，死亡约3.8万人，每年用于抗菌药物不良反应的医学处理费用为29.1—139.3亿元人民币，造成社会经济损失约3.4—16.2亿元人民币，其中近60%为不合理使用抗菌药物所致①。

4. 医疗器械不良事件

2009年，美国发布了2003—2007年医疗器械不良事件监测报告，数据显示2007年美国国家食品药品管理局（Food and Drug Administration，FDA）共收到150210件医疗器械不良事件报告，是2003年报告数的两倍。其中，器械制造商报告的不良事件数量占94%，器械使用机构报告数量占2%，器械制造商报告的不良事件全部为30日内上报，基本都是死亡、严重伤害和器械故障事件②。

英国发布的2011—2013年医疗器械不良事件监测报告显示，报告的不良反应数量呈逐年上升趋势，2013年为13642件，其中死亡报告事件数量占2.3%，严重伤害事件占36.6%，器械制造商为主要报告来源。产品类型方面，报告数量位列前三名的分别是外科手术和病人监护类（16.4%）、液体（血管）管理类（15.6%）和整形植入类（11.04%）③。

我国自2002年开始对医疗器械不良事件进行监测，2014年国家药品不良反应监测中心共收到可疑医疗器械不良反应事件265246份，较上年增长11.1%。其中，死亡报告98份，严重伤害事件报告40920份，两者之和较上年增长18.6%。上报来源中，位居前列的分别是使用单位上报数量占78.5%，经营企业占19.0%，生产企业2.3%。按产品类别，前三位分别是医用高分子材料及制品（19.6%）、注射穿刺器械（13.7%）、医用卫生材料及敷料（12.8%）。按照使用场所，医疗机构最多，占70.8%④。

---

① 肖永红、侯芳、王进等：《抗菌药物不良反应的社会与经济后果调查》，《中国卫生经济》2010年第5期。

② Office of Inspector General，Department of Health and Human Services，*Adverse Event Reporting For Medical Devices*，2009年10月23日，见 http：//oig. hhs. gov/oei/reports/oei-01-08-00110. pdf.

③ MHRA，*Medical Devices - Adverse Incidents Reported to MHRA 2011 to 2013*，2014年4月3日，http：//webarchive. nationalarchives. gov. uk/20140712063616/http：//www. mhra. gov. uk/home/groups/dts-aic/documents/publication/con377632. pdf.

④ 国家食品药品监督管理局：《国家医疗器械不良事件监测年度报告（2014年）》，2015年7月20日，见 http：//www. sda. gov. cn/WS01/CL0438/124546. html。

二、国内外医院医疗质量与安全评价现状

（一）国外医疗质量与安全评价现状

1. 美国医疗质量与安全评价

（1）联合委员会（TJC）评价体系

1951 年，最早成立的美国外科医师协会（American College of Surgeons，ACS）同美国内科医师协会（American College of Physicians，ACP）、美国医院协会（A-merican Hospital Association，AHA）、美国医学会（American Medical Association，AMA）和加拿大医学会（Canadian Medical Association，CMA）共同成立一个独立的、非盈利性机构——美国医院评审联合委员会（Joint Commission on Accreditation of Hospitals，JCAH），旨在为自愿接受评审的医院提供认证服务，促进医疗质量标准化。1953 年，JCAH 发布了医院评审标准（Standards for Hospital Accreditation），并不断进行修订和完善。1965 年，美国国会通过了社会保险修正案，对 JCAH 的评审结果给予法律认可，并规定只有通过 JCAH 认证的医院才能加入医疗照顾（Medicare，老年保健医疗）和医疗救助（Medicaid，穷人和残疾人医疗救助）项目。1987 年，美国医院评审联合委员会更名为美国医疗机构联合评审委员会（Joint Commission on Accreditation of Healthcare Organizations，JCAHO），将评审服务扩大到各类医疗保健机构。1997 年，JCAHO 将结果指标和其他评价指标应用于评审过程，形成了 ORYX 指标体系，目前该指标体系仍在不断更新完善。2007 年，JCAHO 宣布将其名称简称为联合委员会（The Joint Com-mission，TJC）。TJC 已成为美国最早、最大的医疗卫生行业标准制定和认证机构，目前已在美国完成了 21000 多个医疗机构和项目的评价和认证工作。任何医疗卫生机构若要获得或保持 TJC 的“批准金印章”，必须接受 TJC 调查小组每三年一次的调查（实验室为每两年组织一次调查）。

国际联合委员会（Joint Commission International，JCI）是 TJC 下属的非营利性公司——联合委员会资源公司（Joint Commission Resources，Inc.）的一个部门，成立于 1994 年，由医疗、护理、管理等方面的国际专家组成，其职能主要是对美国以外的医疗机构开展认证服务，并对医疗质量的持续改进提供指导和咨询。2000 年，JCI 发布第一版国际医院质量全面评审标准，并第一次做出评审决定。2013 年 9 月，JCI 发布了第五版国际医院评审标准（Joint Commission International Accreditation Standards for Hospitals），自 2014 年 4 月 1 日起实施。本版标准共分为四部分：第一部分是参与评审的要求（ARP）；第二部分是以患者为中心的标准，包括国际患者安全目标（IPSG）、医疗可及性与连续性（ACC）、患者及家属

的权利（PFR）、患者评估（AOP）、患者治疗（COP）、麻醉及外科治疗（ASC）、药品管理及使用（MMU）和患者及家属教育（PFE）；第三部分是医疗机构管理标准，包括质量改进及患者安全（QPS）、感染预防及控制（PCI）、治理、领导及管理（GLD）、设施管理及安全（FMS）、人员资质及教育（SQE）和信息管理（MOI）；第四部分是学术型医疗中心医院标准，包括医学专业教育（MPE）和人体受试者研究项目（HRP）。与第四版标准相比，第五版较大的变动主要有三方面：第一，第四版中包含 320 条标准以及 1218 个衡量要素，其中 1/10 左右为建章立制的要求，而本版将原来分散在各章节中的要求建章立制的 100 多个衡量要素归总到 MOI 的一条标准中；第二，对 IPSG 要求更高，其中衡量要素不能出现零分；第三，新增移植管理、患者管理等一些全新标准。JCI 国际医院评审标准以病人为中心，以患者安全为核心目标，代表着较高的医疗质量与安全管理水平，具有全面、实用的特点，其评审过程和结果也获得了联合国世界卫生组织（WHO）的认可。截至 2015 年 9 月，已有来自 64 个国家和地区的 775 家医疗机构通过了 JCI 评审。此外，JCI 为全球 100 多个国家的国际医疗卫生机构、公共卫生机构、卫生部和其他卫生组织提供了医疗机构认证、医疗质量与安全咨询、教育等相关服务。

（2）国际医疗质量指标计划（IQIP）①

1985 年，美国马里兰州医院协会为便于监测医院医疗质量，创建并实施医疗质量指标计划（Quality Indicator Project，QIP）。最初该计划仅在少数几家医院实施，后逐渐有国外医院加入到该计划中，促使该计划发展成为国际医疗质量指标计划（International Quality Indicator Project，IQIP）。IQIP 中的指标体系共有 25 类 285 项指标，可用于评价急症性医疗机构（如综合性医院）、长期性医疗机构（如疗养院、护理中心）、精神性医疗机构（如精神卫生中心）和社区医疗保健机构（如社区医疗中心）等。IQIP 用于评价综合性医院医疗质量的指标共有 21 类 267 项，这 21 类指标分别为：

类别 1：重症监护室中与使用医疗器械相关的医院感染发生率；

类别 2：重症监护室医疗器械使用天数；

类别 3：手术部位感染率；

类别 4：外科手术前预防性使用抗菌药物的时间；

类别 5：住院患者死亡率；

类别 6：新生儿住院死亡率；

类别 7：“围手术期”死亡率；

---

① 梁铭会、舒婷、焦亚辉等：《美国的国际医疗质量指标体系》，《中国医院》2009 年第 4 期；马谢民：《国际医疗质量指标体系及其特点》，《中国医院管理》2007 年第 11 期。

类别 8：剖宫产率；

类别 9：因相同或相关疾病非计划再入院率；

类别 10：门诊诊疗后非计划入院率；

类别 11：非计划重返重症监护室发生率；

类别 12：非计划重返手术室发生率；

类别 13：患者身体约束使用率（身体约束的原因与持续时间）；

类别 14：患者在医院内的跌倒发生率及其伤害程度分级；

类别 15：重症监护室中镇静和/或止痛药物使用率；

类别 16：压疮（Pressure Sore or Pressure Ulcer）发生率；

类别 17：因相同或相关疾病非计划重返急诊科发生率；

类别 18：已挂号患者在急诊科的停留时间及处置；

类别 19：因急诊科医师 X 光报告与放射科医师 X 光报告差异导致急诊病人调整诊断和治疗的比例；

类别 20：已挂号患者完成诊疗前离开急诊科比例；

类别 21：已挂号患者取消当日门诊诊疗安排的发生率。

IQIP 中指标的选择比较严格，定义明确，具有较好的可行性，并注重医疗服务结果和患者安全，重视可比性问题，将“疾病诊断相关组”（Diagnosis Related Groups，DRGs）应用到医疗质量的评价和比较当中。IQIP 现由美国绩效科学中心（Center for Performance Sciences，CPS）和霍普金斯大学联合主管，并授权德国 EPOS 健康咨询公司和欧洲优秀医院联盟在全球推广。截至 2007 年，作为世界范围内优秀的医疗质量管理工具，已有 13 个国家的 2000 多家医院加入到该计划中。

（3）医疗保健研究与质量局（AHRQ）评价体系

医疗保健研究与质量局（Agency for Healthcare Research and Quality，AHRQ）是美国卫生和公共服务部（United States Department of Health and Human Services，DHHS）内的十二局之一，其前身是 1989 年成立的医疗保健政策与研究局（Agency for Health Care Policy and Research，AHCPR），成立的目的是加强医疗保健服务的质量、安全、效率，发展相关支持性研究和评价指南。1999 年，AHCPR 更名为 AHRQ。AHRQ 质量指标（Quality Indicators，QIs）是在医疗卫生费用和应用计划（HCUP）评价体系的基础上，由加利福尼亚檀香山大学和斯坦福大学循证实践中心研究制定的一套医疗质量评价指标体系，包括四个模块：住院质量指标（Inpatient QIs，如死亡、床位利用等）、预防质量指标（Prevention QIs，如可避免的住院及其他情况）、病人安全质量指标（Patient Safety QIs，如并发症、非预期死亡等）和儿科质量指标（Pediatric QIs，其中包括新生儿质量指标（Neonatal QIs））。

AHRQ QIs 特点主要有以下几方面：第一，指标具有标准化定义，利于不同医疗机构间的比较；第二，可及性好，任何机构和个人均可在官方网站免费下载相关资料，并且有相关软件供下载使用，为 QIs 的普及和使用提供了极大的便利；第三，应用范围广泛，且不断更新完善，指标的统计分析能够满足多样化需求，如指标可根据需要按照年龄、性别、种族等进行分层分析等。但是，在结果指标的可行性和临床细节评价等方面，AHRQ QIs 还需改进和完善。

2. 英国医疗机构绩效评价①

英国医疗服务由国家医疗服务体系（National Health Service，NHS）内的医疗机构提供。1991 年，NHS 改革，分离医疗服务的购买和供给，并对医疗机构服务质量进行监督管理，逐渐形成一系列评价指标体系。由于英国实施全民医疗服务制度，因此医疗服务效率和患者就医体验是英国医疗机构绩效（质量与安全）评价的重要方面。

（1）NHS 绩效评价框架（NHS Performance Assessment Framework）

1999 年，NHS 发布绩效评价框架，绩效指标分为 6 个方面：患者健康的改进、医疗服务的可及性、医疗服务的有效性、医疗服务的效率、患者就医体验和医疗服务结果。其中医疗质量相关评价指标是整个框架的核心，框架内各指标的评价结果分为三种类型：完成（performing）、待定（performance under review）与不佳表现（underperforming）。NHS 绩效评价框架在国家已有的指标和强制报告数据基础上建立，用于评价 NHS 内医疗机构的医疗质量和效率，促进医疗质量和效率的持续改进。2009 年，英国发布了绩效评价框架实施指导（NHS Performance Assessment Framework：Implementation Guidance），为评价提供了动态评价工具和最低标准。

（2）NHS 绩效星级评审（NHS Performance Rating）

星级评审由英国健康促进委员会（Commission for Health Improvement，CHI）（负责 NHS 评估的独立监管机构）发起创建。星级评审指标体系根据“平衡记分卡”原理建立，并综合考虑了医疗质量、患者安全、服务能力等多方面的指标，对象主要包括急性护理医院、专科医院、精神疾病医院等，也可用于评价急救中心和初级护理信托医疗机构。评审结果分为四个等级：三星、二星、一星和零星。

3. 澳大利亚医疗保健标准委员会（ACHS）医疗质量评价体系②

① 兰天、孙纽云等：《英国卫生系统绩效评价的循证研究及对我国的启示》，《中国循证医学杂志》2012 年第 5 期。

② 何有琴、刘岩、刘亚民等：《国外医院评审的历史与经验及其对我国医院评审的启示》，《卫生软科学》2007 年第 6 期；张誉铮、陈虎、陈晓红等：《我国及国际医院评审概况探讨》，《中国卫生质量管理》2014 年第 1 期；马雯、赵乐平、马谢民等：《国际主要医疗质量评价体系选择的临床指标及其共性》，《中国医院管理》2014 年第 8 期；曾广基：《澳大利亚医疗质量管理体系》，《现代医院》2015 年第 10 期。

澳大利亚是继美国之后较早开展医疗质量与安全评价的国家之一。1959 年，澳大利亚医院联合会和医学会开始研究建立医院评审项目。1974 年联邦政府许可成立澳大利亚医院标准委员会，1988 年为适应新的评审需求更名为澳大利亚医疗保健标准委员会（Australia Council on Healthcare Standards，ACHS）。作为一个独立的非营利性机构，ACHS 经政府授权对澳大利亚国内医院进行评审。1989 年，ACHS 开始实施临床服务质量指标项目（Clinical Indicator Program，CIP），用于评价住院、门诊及社区医疗服务质量。目前，该指标体系涵盖了 22 个临床领域的 353 个指标，不仅包含临床科室指标，还包括医技科室相关指标。1997 年，ACHS 开始实施“评价与质量改进项目”（Evaluation and Quality Improvement Program，EQuIP）用于全面评价医疗质量，促进医疗质量的提高，其中包括对服务连续性、绩效改善、领导与管理、人力资源管理、工作与环境的安全性和信息管理等方面的评价。EQuIP 最初适用于急性服务医疗机构的评价，后扩展到养老院、日间手术中心、护理诊所、社区医疗服务机构、航空医疗和急救车服务等方面的评价。2010 年 EQuIP 指标体系更新至第五版，包括临床、支持、治理三个方面，共 13 个标准 45 个指标。2011 年 9 月，ACHS 在 EQuIP5 的基础上形成《卫生服务安全和质量国家标准》（National Safety and Quality Health Service Standards，NSQHSS），以促进医疗质量与安全的持续改进。NSQHSS 包括澳大利亚医疗安全与质量委员会（Australian Commission on Safety and Quality in Health Care，ACSQHC）认为非常重要的 10 个方面内容，共 113 个指标。这 10 个方面分别为：医疗服务安全和质量治理、与患者建立合作伙伴关系、医院感染预防和控制、用药安全、患者识别与核对、临床交接、血液及血液制品、压疮的预防和管理、急诊临床恶化的识别和应对、防止跌倒及其伤害。

此外，ACHS 还成立国际部（ACHS International，ACHSI），对其他国家医疗机构提供医疗质量与安全评价和改进等相关服务。

4. 德国医疗透明管理制度与标准委员会（KTQ）医疗质量评价①

德国医疗透明管理制度与标准委员会（Cooperation for Transparency and Quality in Healthcare，KTQ）是一个独立的、非营利性第三方医疗机构评审组织，是德国目前最权威的医疗机构评审组织。2001 年 KTQ 有限责任公司以“德国医院评审透明及合作组织”的名义正式实施医院评审。2004 年，德国联邦健康保险公司、德国医学协会、德国医院协会、德国护理协会和德国医师协会正式成立德国医疗透明管理制度与标准委员会，旨在为医疗机构提供最为科学合理的质量保证制

① 高欢、王华、冉利梅等：《国外医院评审评价发展历程》，《中国医院》2013 年第 1 期；易永红、易静、朱振云等：《德国医院评审与我国新一轮等级医院评审比较》，《护理管理杂志》2014 年第 2 期。

度。KTQ 标准的核心是以患者为导向和公开透明，评审标准主要包括 6 个目录：以患者为导向、以员工为导向、安全、沟通与信息管理、医院领导、质量管理，这 6 个目录包含 25 个子目录，共 63 条标准，其中 31 条核心标准和 32 条非核心标准，总分为 1413 分。PDCA 循环是 KTQ 标准运行的基本模式，也是其评价系统的基础，KTQ 强调每一条标准都要按照 PDCA（计划、执行、检查、实施）的步骤来严格执行。KTQ 的评审结果具有高度权威性，保险公司对通过评审的医疗机构会免除许多医疗费用支付的审查、审核程序。至 2011 年 8 月，德国共有 1348 家医疗机构通过了 KTQ 认证，其中 75%的医疗机构已经通过了二次复评，超过了德国医疗机构总数的一半。

除上述介绍的医疗质量与安全评价标准外，还有 ISO9000 质量认证体系、美国最佳医院（America's Best Hospitals）评价体系、美国百强医院（Solucient 100 Top Hospitals）评价体系、WHO 欧洲办事处医疗质量改进评估工具（Performance Assessment Tool for Quality Improvement in Hospital，PATH）、经济合作与发展组织（OECD）医疗质量指标计划（Health Care Quality Indicator（HCQI）Project）、波多里奇国家质量计划（BNQP）评价体系、国际医疗健康质量会（ISQua）评价体系、日本医疗机能评价体系等，这里不再一一介绍。

（二）我国医疗质量与安全评价现状

早在上世纪 50 年代，我国开始初步建立医疗工作效率、治疗效果等相关统计指标进行分析、评价。1963 年，我国第一部医院管理专著《军队医院管理》一书中对一些基本统计概念和统计方法做了较系统的阐述，并将医院统计指标体系分为工作质量和工作效率两大类，共 29 项指标。1985 年和 1986 年我国分别召开了全国医院统计指标座谈会和医院统计指标体系及软件研讨会，两次会议在当时我国医院统计工作的基础上整理出了一套适合我国医院医疗质量管理工作的统计指标体系。1989 年，原卫生部相继发布《关于实施医院分级管理的通知》（卫医字（89）第 25 号）、《综合医院分级管理标准（试行草案）》、《医疗机构评审标准》和《医疗机构评审办法和评审标准实施细则》，标志着我国医院评审和分级管理工作的启动，也代表我国全面医疗质量与安全评价工作的开始。1994 年 2 月，国务院第 149 号令发布了《医疗机构管理条例》，明确规定由国家实行医疗机构评审制度，同年 8 月原卫生部第 35 号令发布了《医疗机构管理条例实施细则》，其中第 73 条规定各级医疗机构评审委员会负责医疗机构评审的具体实施，并于 9 月发布《医疗机构评审委员会章程》（卫医发〔1994〕第 26 号）以规范评审工作。1995 年，《医疗机构评审办法》（卫医发〔1995〕第 30 号）对我国医院评审工作实施行为做出相关规定。1998 年 8 月，原卫生部发布《关于评审工作的通知》

（卫医发〔1998〕第21号），决定暂停医院评审工作。至此，我国第一周期医院评审工作宣告结束，全国共评审医院17708所，其中三级医院558所、二级医院3100所、一级医院14050所，占1998年底我国医院总数的26.4%，我国成为世界上评审医院数量最多的国家①。此后近十年时间内，我国医院评审工作基本处于停滞状态，仅有少数省市小范围内开展过医院评审工作，如2000年山东、2003年北京，分别对辖区内的少数几家医院进行了评审。

2003年1月，原卫生部开始实施《医院评审标准》第二版，提出了新的医院评价指标体系。2005年3月，《医院管理评价指南（试行）》（卫医发〔2005〕第104号）发布，同年，原卫生部在全国非营利性医院启动医院管理年活动，旨在以病人为中心，提高医疗质量，并对不达标的医院降低等级。2008年5月，《医院管理评价指南（2008年版）》发布，对医院质量监督评价做出进一步完善，2009—2011年，原卫生部在全国范围内开展"医疗质量万里行"活动，目的是持续改进医疗质量，保障医疗安全，提高医疗服务水平。2011年1月，为建立完善的适合我国国情的医疗质量管理与控制体系，促进医疗质量管理与控制工作的规范化、专业化、标准化、精细化，改善医疗服务，提高医疗质量，保障医疗安全，原卫生部制定《三级综合医院医疗质量管理与控制指标（2011年版）》（卫办医政函〔2011〕54号）。2011年9月，《医院评审暂行办法》（卫医管发〔2011〕75号）发布，共七章五十四条内容，规定各级各类医院评审标准由（原）卫生部统一制定，遵循评审内容只增不减、评审标准只升不降的原则，评审周期为四年，促使医院评审工作更加规范化、标准化，也标志着我国新一轮医院评审工作的开始。以三级综合医院评审为例，2011年4月，《三级综合医院评审标准（2011年版）》（卫医管发〔2011〕33号）发布，同年11月，《三级综合医院评审标准实施细则（2011年版）》（卫办医管发〔2011〕148号）发布。本版评审标准共7章73节378条标准与监测指标，其中第一章至第六章共67节342条636款标准，主要用于现场评审，并设置48项核心条款，第七章共6节36条监测指标，用于对医疗机构运行、医疗质量与安全监测及评价。

表5-1　三级综合医院评审标准章节汇总

名称	章	节	条	款	核心条目（重点★）
第一章　坚持医院公益性	1	6	31	33	4
第二章　医院服务	1	8	33	38	5

① 中华医院管理学会医院评审课题研究组：《〈我国医院评审工作评估〉研究报告》，《中国医院》2009年第3期。

续表

名称	章	节	条	款	核心条目（重点★）
第三章　患者安全	1	10	25	26	4
第四章　医疗质量安全管理与持续改进	1	27	163	379	27
第五章　护理管理与质量持续改进	1	5	30	53	2
第六章　医院管理	1	11	60	107	6
第七章　医院管理	1	6	36		
合计	7	73	378	636	48

资料来源：《三级综合医院评审标准实施细则（2011 年版）》。

本标准评审采用 A（优秀）、B（良好）、C（合格）、D（不合格）、E（不适用）五档表述方式，根据 P（plan）、D（do）、C（check）、A（action）循环原理制定评分说明，通过计划的制订、实施、检查、完善，实现医疗质量和安全的持续改进（表 5-2），提高医院评审标准的可操作性，指导医院加强日常管理与持续质量改进。其他级别医院及专科医院评审标准此处不再一一介绍。

表 5-2　标准条款的性质结果

A	B	C	D
优秀	良好	合格	不合格
有持续改进，成效良好	有监管有结果	有机制且能有效执行	仅有制度或规章或流程，未执行
PDCA	PDC	PD	仅 P 或全无

资料来源：《三级综合医院评审标准实施细则（2011 年版）》。

三、我国医疗质量与安全及其评价存在的主要问题

（一）我国医疗机构医疗质量与安全形势不容乐观

如前所述，我国每年都有大量院内感染、不合理用药、护理不良事件、医疗器械不良事件等医疗质量安全事件发生，不仅给患者本人的身心健康造成伤害，甚至造成患者死亡，也加重了社会疾病经济负担，给社会稳定和经济发展带来不良影响。

我国公立医院是整个医疗体系的核心，公立医院的医疗质量监督管理是整个医疗质量与安全评价工作的重中之重。截至 2014 年年底，我国公立医院数量与民营医院数量的差距在逐年缩小，但两类医院诊疗人次数和病床使用率之间的差距

并没有减少。2014 年公立医院诊疗人次数是民营医院诊疗人次数的 8.1 倍，病床使用率是民营医院的 1.5 倍。从医院等级角度看，三级医院数量是二级医院数量的 1/3.5，是一级医院数量的 1/3.6，但承担着全国 50%以上的诊疗任务。2014 年三级医院诊疗人次数是二级医院诊疗人次数的 1.2 倍，是一级医院诊疗人次数的 7.6 倍，2014 年三级医院病床使用率是二级医院病床使用率的 1.2 倍，是一级医院病床使用率的 1.7 倍（表 5-3）。从医院医师日均担负诊疗人次及日均担负住院床日来看，公立医院医师日均担负的诊疗任务要远重于民营医院，三级医院医师日均担负的诊疗任务重于二级医院和一级医院（表 5-4）。所以，做好我国公立医院的医疗质量与安全评价工作是一项艰巨的任务，需要常抓不懈。

2015 年 1 月，国家卫生计生委李斌主任在全国卫生计生工作会议上就 2015 年卫生计生工作的总体要求和重点任务做了主题发言，强调进一步提升医疗质量和服务水平；指出加强医疗质量和医疗技术管理，实施改善医疗服务行动计划，修订医疗机构评价标准，完善医疗服务质量管理与控制指标体系，加强医疗安全管理，提高医院感染管理能力，推进合理检查、合理治疗、合理用药。

表 5-3 2014 年我国医院数量及诊疗人次、病床使用率分布特征

医院类型	医院数量（所）	诊疗人次（亿人次）	病床使用率（%）
按经济类型			
公立医院	13314	26.47	92.8
民营医院	12546	3.25	63.1
按医院等级			
三级医院	1954	13.98	101.8
二级医院	6850	11.47	87.9
一级医院	7009	1.85	60.1

资料来源：国家卫生和计划生育委员会《2015 中国卫生和计划生育统计提要》。

表 5-4 2014 年我国医院医师日均担负诊疗人次及住院床日分布特征

医院类型	日均担负诊疗人次	日均担负住院床日
按经济类型		
公立医院	7.8	2.7
民营医院	5.8	2.1
按医院等级		
三级医院	8.4	2.8
二级医院	7.2	2.7
一级医院	6.5	1.9

资料来源：国家卫生和计划生育委员会《2015 中国卫生和计划生育统计提要》。

（二）医疗质量与安全监管乏力

早在2002年，原卫生部和国家中医药管理局联合下发《关于统一使用重大医疗过失行为和医疗事故报告工作软件的通知》（卫办医函〔2002〕387号），要求各地自2004年起统一使用《重大医疗过失行为和医疗事故报告工作软件》上报重大医疗过失行为和医疗事故。作为强制报告系统的补充，2007年原卫生部医政司委托中国医院协会建立了“医疗安全（不良）事件报告系统（试行）”，此报告系统为自愿性质，不具名，无惩罚性质。2011年1月原卫生部印发了《医疗质量安全事件报告暂行规定》（卫医管发〔2011〕4号），并于同年4月下发《卫生部办公厅关于统一使用医疗质量安全事件信息报告系统的通知》（卫办医管函〔2011〕337号），要求自2011年5月1日起，各级卫生行政部门和医疗机构停止使用重大医疗过失行为和医疗事故报告工作软件，统一使用新的报告系统报告医疗质量安全事件。除上述报告系统外，全国性的报告系统还有国家药品不良反应监测系统和医疗器械不良事件监测系统等。此外，很多医疗机构自己也建立了内部医疗质量与安全（不良）事件报告系统。

无论是强制报告系统还是自愿报告系统，无论是全国性报告系统还是医疗机构内部报告系统，从目前的实施效果来看，离预期目标还有很大距离，主要存在以下几方面问题：第一，目前的上报工作没有有效的激励和监督措施，各地卫生行政部门或医疗机构往往出于规避责任、维护声誉等方面因素考虑，对上报工作缺乏积极性，致使瞒报或漏报问题突出，而对此类问题没有规定具体处罚措施，一般仅对具体负责人进行处理，且处罚较轻，影响效果有限。第二，全国性报告系统发展还不完善。一方面，监测内容不全面，就现有报告系统而言，均倾向于重大事件的报告，对一般性事件难以监测，自愿报告情况也很不理想；另一方面，现有报告系统缺乏有效的反馈机制，没有充分发挥促进医疗机构医疗质量与安全持续改进的作用，目前医疗安全（不良）事件报告系统和医疗质量安全事件信息报告系统的分析报告还没有对社会公开。第三，报告主体单一。目前全国性报告系统报告的主体主要是医疗服务的监管和提供方，包括卫生行政部门、医疗机构、药品和医疗器械的生产和销售厂家等，没有开放可供医疗服务的接受方——患者，以及第三方参与医疗质量与安全（不良）事件的报告的通道，大大削弱了患者及第三方对医疗质量与安全的监督作用。第四，现有的报告系统均属于被动监测系统，所获取信息的数量和质量受报告方限制较大，目前对医疗质量与安全的监管措施缺乏主动获取信息的能力，也无法获取动态的医疗质量与安全相关信息，对可能出现的医疗质量与安全风险没有预警能力。

（三）医疗质量与安全的评价缺乏连续性、系统性

所谓连续性应有两个方面：一是评价标准更新、完善工作的连续性，二是评价工作实施的连续性。与欧美发达国家相比，我国医疗质量与安全评价工作起步并不晚，除美国、澳大利亚开展较早外，英国、日本等国家的医疗质量评价工作大体都在20世纪八九十年代开始实施。但是，我国在经历近十年的第一周期医院评审之后，有近十年的时间评审工作处于停滞状态，这期间欧美国家医疗质量评价工作却处于高速发展时期。虽然在评审工作停滞期间，我国对前期医院评审工作不断总结经验教训，相关医疗质量评价研究也在开展，但是这些琐碎的工作各自之间相互独立，没有连续性，导致医院评审标准及指标体系有十余年时间没有得到更新和完善。以JCI医院评审标准为例，从建立到现在，平均每三年对评价标准和指标体系进行一次更新和完善，对获得认证资格的医疗机构要求每三年接受一次复审，否则取消认证资格，正因为此，JCI医院评审标准成为目前国际最权威的医疗机构评审标准之一。

所谓系统性，是指医疗质量评价工作要形成完整的体系，既要有定期评价，也要有不定期评价；既要有主动监测，也要有被动监测。目前，我国医疗质量与安全评价工作除医院评审外，日常评价工作比较欠缺，虽然HQMS系统、相关统计报表要求医院每日、每月、每季度、每年上报病案首页或其他相关数据，但很少或几乎没有反馈给各上报单位具有参考意义的能够促进医疗质量持续改进的评价结果或报告。此外，虽然对各医院的单病种、临床路径、非计划再次入院等医疗质量的管理工作一直在开展，但官方鲜有相关统计分析报告发布，同级别各医院也无法获得相互之间比较的结果，造成工作的持续改进缺乏参考标准和动力。

（四）医疗质量与安全评价指标体系仍不完善

1. 信度、效度问题。目前医院评审所采用的评价指标基本是靠经验选择出来的，没有经过严格的统计学信度、效度检验，对于这些指标是否能够反映医疗质量，在多大程度上反映医疗质量需要加以科学验证。

2. 指标定义或统计口径不明确。目前采用的一些指标，没有给出明确定义或统计口径，则统计结果有多大参考价值需要打一个问号。比如，统计某疾病的感染发生率，就需要对哪些情况属于感染做出明确界定，否则理解的不一样，统计的结果就不一致，评价结果就有失公平。

3. 混杂因素问题。以死亡例数指标为例，死亡例数多，不一定代表医院的医疗质量差，需要综合考虑病人的入院病情。如果入院病人危重病例较多，则需要对这种情况加以平衡处理。但是，现行评审指标体系在进行评价时很少或基本没

有考虑入院病人的构成情况，一刀切的标准不能客观公正地衡量所有医院的医疗质量。

4. 指标的可行性问题。现行医疗质量评价指标中部分指标难以统计或得出结论。比如，非计划再次手术例数，这个指标的统计存在三个难点：首先，手术是否属于非计划难以从客观数据中得出，只能由临床医师判断给出；其次，统计例数时只能由临床医师上报，准确性存在疑问；再次，对于大型综合医院，管理困难，调动临床医师积极性及时如实上报存在很大困难。再比如，评价指标体系中对于医德医风管理的评价就很难操作，而且主观性太大。

（五）公立医院对医疗质量与安全评价缺乏主动性和积极性

医院评审在我国具有行政强制性特点。起初，这一特点对于全面提升我国医疗质量起到了很大作用。但也正是这一特点，使得公立医院对医院评审缺乏主动性和积极性，只能被动接受。一方面，医院评审标准由卫生行政部门统一制定并实施，通过相应等级评审的医院无论得分高低其医院级别都是一样的，享受的政策待遇也没有差别，因此造成部分医院消极应对医院评审，不愿对此付出过多精力；另一方面，由于我国只承认由政府组织并实施的医院评审结果，因此造成各医院无法实现更高层次的医疗质量与安全认证，不利于各医院制定并实施适合自己的发展策略，严重束缚了医院自身发展空间。

（六）医疗质量与安全评价主体单一

1994 年，国务院《医疗机构管理条例》和原卫生部《医疗机构管理条例实施细则》中明确规定由国家实行医疗机构评审制度，各级医疗机构评审委员会负责医疗机构评审的具体实施。2011 年，《医院评审暂行办法》中也明确指出医院评审坚持政府主导、分级负责的原则。因此，在我国实施医疗质量与安全评价的主体具有单一性，卫生行政部门既是规则的制定者，也是组织实施者，很难确保医院评审工作的公平、公正。第一，政府部门集政策制定、组织实施、监督检查等多种职能于一身，但人员的专业、素质配置不能做到符合各项工作要求，再加上各项职能之间存在交叉，目标与利益之间存在冲突，严重制约政府部门的执行力，使得政府部门难以对医疗质量做到充分监管；第二，各省市、地区、直辖市卫生行政部门在对本辖区医疗质量进行评价时既要考虑质量又要提升医疗发展成就等相关利益，因此势必会在两者之间寻求平衡点，很难做到完全公平、公正地对医疗质量做出评价；第三，未实行异地评审的地方，医院评审小组专家成员来自当地各医院，相互之间难免存在打招呼、互相关照等现象，使得医疗质量与安全评价结果大打折扣。

（七）忽略了患者角度的评价

“以病人为中心”是开展医疗工作的重要理念，患者既是医疗行为的接受者，也是医疗行为的核心，所以也应该把来自患者方面的评价作为整体医疗质量与安全评价的一个重要方面。目前，虽然我国医院评审指标体系中考虑了患者安全等相关指标，但是这些指标的统计均来自医院，缺乏直接来自患者的统计数据，尤其是对患者从就诊、住院、治疗到出院整个诊疗过程的评价指标不足，缺少面对患者或其家属的访谈、调查。英国实行全民医疗，对医院的评价也是由政府主导，但是英国在制定评价指标体系时始终将患者就医体验作为医疗质量评价的一个重要方面，这对医疗质量的持续改进意义重大。

四、建议

（一）建立健全相关规章制度，提高执行力

第一，建立健全定期与日常医疗质量与安全评价工作机制，明确责任主体及具体实施办法。第二，建立有效的反馈机制，卫生行政部门掌握着各级各类医疗机构的病案首页等医疗信息，应定期或不定期进行统计分析，并将信息反馈给各医疗机构，一方面便于医疗机构自身前后对比，开展自我检查与评估工作；另一方面便于各医疗机构之间比较，发现不足，持续改进。第三，严格执行定期医院评审制度，对于不按期提交评审申请以及定期评审时质量未达标的医院取消其以获得的相应等级荣誉，收回证书。第四，建立有效的激励机制，通过制定合适的政策充分调动医院接受医疗质量与安全评价的主动性和积极性，如充分发挥医疗保险的作用，将医疗保险与医疗质量评价与监管结果挂钩，对通过评价的医院按照等级和所得评审分数的不同给予不同的医疗保险补偿比例。第五，明确医疗质量与安全评价实施办法，比如对于评审专家的人数、专业组成、专业技术职务要求、评审期间每天工作时间、评审几天、异地评审等方面均应做出明确规定。

（二）发展多元化医疗质量与安全评价

多元化体现在四方面：一是评价主体的多元化。如前所述，我国相关法规、规章规定政府主导医院评审工作，这种评审模式奠定了我国医疗质量的基础，促使全国医院医疗工作规范化、标准化，但后期的实践证明这种行政命令式的评审模式也限制了医院的自由发展空间。“大锅饭”已远远不能满足新形势下医院发展的多元化需求，鼓励第三方机构，如行业协会、专业咨询公司等参与医疗质量与安全评价，可以大大弥补现行评审模式的不足。美国（TJC）、澳大利亚

（ACHS）、德国（KTQ）等国家的实践表明在政府部门的授权和监管下，第三方机构完全能够担当起医疗质量评价的重任，而且对医疗质量的持续改进起着非常重要的作用。二是接受评价意愿的多元化。除政府强制执行的医院评审外，也应发展医院可自愿申请的医疗质量与安全评价项目。这些项目既可以作为医院评审的有力补充，也能够满足医院发展的多元化需求；既可以由政府部门组织研究实施，也可以来自第三方机构。三是评价内容的多元化。医院评审是全面性的医疗质量与安全评价工作，实施起来具有周期性，因此可以选择医疗质量的重点方面作为日常评价工作，与医院评审工作相互补充，点面结合，重点突出，形成一个完整的评价体系。四是评价对象的多元化。公立医院固然是我国医疗质量监管的重心，但我国医疗体制改革中明确提出鼓励社会办医，统计数据也显示近年民营医疗机构数量快速增长，因此对民营医院、诊所等医疗机构的医疗质量监管也应该及时跟上新形势步伐。

（三）提高数据质量，促进数据标准化

数据的统计分析是医疗质量与安全评价的重要组成部分，而病案等医疗相关数据的质量决定分析结果的准确性和精确性。目前，虽然我国各医院都不同程度实现了信息化，建立了医院信息系统，但数据质量仍然参差不齐，数据标准也不完全统一，主要体现在：第一，目前各医院所使用的疾病编码字典库不统一，存在不同程度差别，甚至有的医院仍然在使用ICD-9疾病编码，这个问题直接导致各医院以疾病编码为基础的数据统计分析结果不具备可比性，也难以将医院的统计分析结果直接与具体标准作比较，更限制了卫生行政部门和研究机构对各医院数据进行批量统计分析，大大降低工作效率，减少研究成果的产出。第二，各医院对病案资料填写质量的管理宽松不一，病案质量参差不齐，其他医疗相关数据的收集和储存质量也不尽相同，严重影响数据的直接分析利用。第三，收集或要求上报的数据没有给出定义或定义不明确，导致各医院在提供数据时各自根据自己的理解或按照有利于自己的方向提供数据，影响数据分析结果的可信性。因此，为提高医疗质量评价结果的公平、公正和准确性，首先应要求各医院提高数据质量，实现数据标准化，其次尽可能地让医院提供原始数据，而非直接提供统计结果，避免统计口径不一致造成的差异。

（四）建立更加科学、全面的医疗质量与安全评价指标体系

第一，建立以患者为中心的医疗质量评价指标体系，患者是医疗的对象，也是医患关系的核心，医疗质量评价也应围绕患者展开，充分调查了解患者的就医体验，改进医疗质量；第二，充分吸收国外先进经验，目前JCI、IQIP等国际医

疗质量评价指标体系已广泛应用，其科学性、严谨性获得许多国家的官方认可，我们应该充分吸收国外先进经验，同时立足国情，研发高质量的医疗质量与安全评价指标体系；第三，充分发挥统计学方法在指标筛选和评价中的作用，比如利用主成分分析、聚类分析方法对指标进行筛选，对于筛选出的指标对其信度、效度进行统计学检验等，以保证指标的科学性；第四，注重指标的公益性，我国与英国的医疗体制相似点在于均以公立医疗为主，英国在对医疗质量进行评价时充分考虑了医疗服务可及性、医疗服务效率等方面，因此在建立评价指标体系时，应着重于顶层设计，与我国当前的医疗体制改革相结合，注重公益导向，关注焦点问题；第五，注重指标的可行性，可行性是筛选指标时考虑的首要因素，只有建立可行性好的指标体系，才能顺利推进医疗质量评价工作，也有利于评价主体和评价对象双方都减轻工作量，得到事半功倍的效果；第六，发挥循证医学的作用，现在医学技术和相关研究结果推陈出新的速度很快，因此在建立评价标准和评价指标体系时，应充分发挥循证医学的作用，最大限度地综合现有医学成果，根据科学证据建立和更新评价标准和指标；第七，注重指标的可比性，各医院之间病人构成不同，将评价结果直接进行比较有失公平，应充分考虑疾病严重程度等混杂因素对医疗质量的影响，可以借鉴 IQIP 指标体系的经验，将 DRGs 引入评价，此外疾病分类、病例组合等方法也可以参考应用。

（五）强化医院制度、规范落实，加强医疗质量与安全相关教育

评价只是一种手段，促进医疗质量与安全持续改进，最根本的还是应该在日常工作中打好基础，要求各医院强化各项制度规范的落实，加强各医院对医疗质量评价的重视。第一，要求各医院应建立健全并理清各项制度与规范，严格落实，责任到人，卫生行政部门要做好监督检查与反馈工作；第二，对于首诊负责制、三级医师查房、术前讨论、死亡病例讨论等医疗质量与安全核心制度应重点管理，重点检查，对发现的问题及时反馈，及时纠正；第三，明确奖惩办法，对制度、规范落实较好的医院应给予适当形式的奖励，对存在落实不到位或存在问题较多、较严重的医院也应给予严厉处罚；第四，可以宣传手册、考核、知识竞赛、观看录像等多种方式加强对医护人员的医疗质量与安全相关教育及培训，提高全体医务工作者对医疗质量的重视程度；第五，卫生行政部门与医院应共同营造良好的就医环境，加强与患者和家属的沟通交流及宣传教育，改善医患关系，提高患者依从性，为医疗质量的持续改进创造条件。

五、总结与展望

医疗质量与安全评价是一个系统性工程，涉及方方面面，既需要科学的总体

规划，也需要严格的细节剖析；既需要坚定的政策支持，也需要全面的制度保障。医疗质量与安全问题始终是国家全面推进医疗改革围绕的核心问题之一，实现医疗质量与安全的持续改进、为人民群众提供高质量的医疗服务、不断促进患者安全的目标，必须在关键环节、关键问题上有所突破。对于医疗质量与安全评价，政府部门必须转变职能，不能既是规则的制定者又是规则的执行者，要管办分离。卫生行政部门应该强化政策制定和监管职能，具体评价事宜可以有选择地委托有相关资质的第三方机构执行。各医学专业学会应享有更多的独立自主权，充分发挥各医学专业学会和学术研究机构在本专业、本领域的带头作用和对学科、专业的发展促进作用，鼓励从各学科、各专业角度积极参与医疗质量与安全的研究和评价工作。应充分吸收现有国际先进医疗质量与安全评价指标体系的优点，研究制定符合我国国情、被国际行业广泛认可的科学、系统的评价指标体系，并且不唯一，既要有全面的评价指标体系，也要研制满足具体某方面需要的评价指标体系，并且有专门的机构负责评价指标体系的研究和修订，根据医学发展的最新成果和循证医学的最新证据对其不断更新、完善。鼓励医疗机构自愿申请国际权威评价指标体系的医疗质量与安全评价，并在政策上，如医保，给予适当的支持和优惠。数据是医疗质量与安全评价中的重点，卫生行政部门可建立专门的网络与各医疗机构 HIS 系统联网，直接提取原始数据，以最大限度确保评价数据的真实可靠，充分发挥医学统计的重要作用，做好数据分析和数据挖掘，开发功能全面的医学信息统计分析软件，确保统计分析过程快速、结果准确，为医疗质量与安全评价提供最客观、最直观的证据。建立健全医疗质量与安全监测网络，既要有被动监测，也要有主动监测；既要有常规监测，也要有不定期监测，互相补充，相辅相成，逐渐形成具有事前风险预警和事后督促改进完整功能的全面监测网络。

此外，国家逐渐放宽市场准入，鼓励社会办医，因此民营医疗机构的医疗质量与安全评价工作应及时跟进，此时也需要更多的社会力量参与医疗质量与安全监管。

（韩辉、王靖亮、何文英）

CHAPTER 6 # 第六章 中国公立医院医患关系评价

第一节　医患关系的概念与相关理论分析

一、医患关系的概念

从字面理解，医患关系就是医方与患方的关系。但什么是医？什么是患？他们之间什么样的交往属于医患关系的内容？由于其涉及领域广泛，不同研究领域、不同角度对医患关系的概念有一定的差异。

著名医学史家亨利·西格里斯曾说过："医学的目的是社会的，它的目的不仅在治疗疾病，使某个机体康复；它的目的是使人康复后得以适应他的环境，作为一个有用的社会成员。每一种医学行动始终涉及两类当事人：医师和病员，或者更广泛地说，是医学团体和社会，医学无非是这两群人之间多方面的关系。"①这段话揭示了医患关系的基本内涵。

有学者据此将医患关系定义为，在医疗活动中，以医务人员为一方，以患者及其家属为另一方形成和建立的一种双向的特殊的人际关系。由于受社会、心理、经济等多方面因素的影响，医患关系体现为道德关系、利益关系、价值关系、文化关系、法律关系等多重关系②。这种定义具有一定的代表性但也存在一些不明确的问题，以下一一分析。

（一）医患关系的主体

医学史家亨利·西格里斯对医患关系的理解中，提到了主体性的"医师和病

① 黄丁全：《医事法》，中国政法大学出版社2003年版，第227页。
② 郑平安：《医患关系：寻求和谐的苦旅》，第8届亚洲生命伦理大会会议论文汇编，2007年。

员”“医学团体和社会”这两类人群。其实，社会中的任何一个人都是潜在的“病员”，“医师”也有多种多样的组织形式，有医院、诊所、急救中心、疾控中心等。因此，何为“医”？何为“患”？

宏观层面的医患关系中，“医”不仅包括广义上的“医务人员”，还包括“医疗机构”，甚至是“医疗体制”，是“医疗服务”的所有提供者；“患”不仅指“患者”，还包括患者家属，甚至是所有“社会成员”，是“医疗服务”的所有接受者。

微观层面的医患关系中，“医”仅指提供具体医疗服务、实施具体医疗行为的医务人员和（或）医疗机构，“患”仅指接受具体医疗服务的患者及其家属和直接相关人员、单位。在我国，家属对家庭成员就医全过程的参与度极高，直接相关人员指直接参与就医过程的家属之外的亲朋好友或其他人员，如机动车肇事司机等。

（二）医患关系的内容

1. 医患关系的社会属性

医患关系属于社会关系，而不仅仅是“人际关系”。从一定意义上讲，世界上一切事物或现象，可以分为“实体”事物和“关系”事物。医患关系、人际关系都属于关系事物。所谓关系，主要是指事物之间的联系或联合。关系和实体是对立的统一。在特定条件下，关系是关系，实体是实体，两者不能混淆，也不能代替。另一方面，关系和实体又是相互依赖、互相包含和互相转化的。所谓社会关系，指的是人们在共同的社会生活实践活动过程中结成的一切相互关系的总称。

医患关系属于社会关系，社会关系是一个外延非常广的概念，其内容极为丰富。如果说社会关系由生产关系系统、意识形态关系系统、人际关系系统组成，那么医患关系也可分为基础性的医患关系、宏观层面的医患关系和微观层面的医患关系。基础性的医患关系由人类社会的生产力发展水平和文明的整体演进程度决定。宏观和微观层面的医患关系都包含技术服务关系、道德关系、利益关系、价值关系、文化关系、法律关系等多重关系，但宏观层面的医患关系是特定时期、特定地域的医患关系的一般抽象，微观层面的医患关系则是具体的、个体的医患关系。宏观层面的医患关系是微观层面的医患关系的总和，或者说是其主要部分，是一般性的医患关系。如果再以医疗行为的进行为参考把医患关系分为事前、事中、事后，那么宏观层面的医患关系可以说是潜在的，对应于事前和事后，微观层面的医患关系可以说是实际发生的，对应于事中。因此，医患人际关系仅仅是微观层面的医患关系，而不是全部，只是其中的一种。所有这些关系又可分为两大类，一是常态的医患关系，二是非常态的医患关系。所谓“常态的医患关系”是指没有发生纠纷时显现的医患关系，“非常态的医患关系”是指发生纠纷时显现的医患关系。

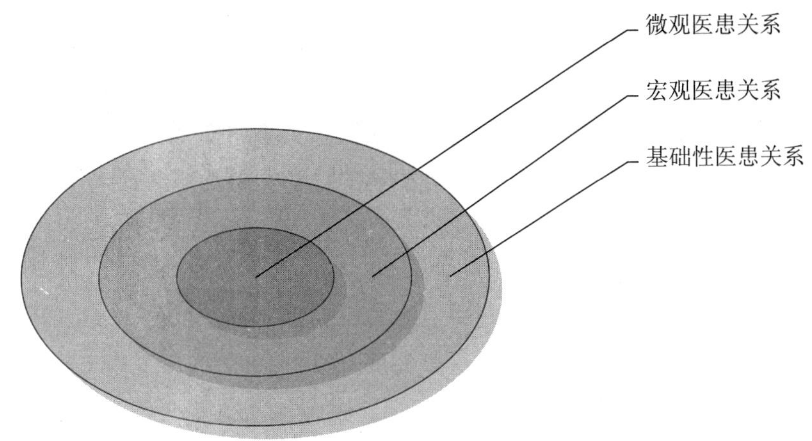

图 6-1 医患关系层次图

2. 技术性医患关系和非技术性医患关系

1956 年美国学者萨斯（Szas）和荷伦德（Hollender）在《内科学成就》上发表的“医患关系的基本模式”一文中，首先提出了医患关系的三种基本模式，即按照医患双方在诊疗中所处的地位和活动态势的主动性大小分主动被动型、指导合作型、共同参与型三种模型。在此基础上形成所谓医患关系在医疗活动中由技术性关系和非技术性关系两大部分组成的医患关系理论。非技术性关系是指求医过程中医务人员与病员的社会、心理等方面的关系，在医疗过程中对医疗效果有着无形的作用。技术性医患关系在医疗过程中以病人的诊治利益为准则，对医疗效果起着重要的作用①。

技术性医患关系的三种基本模式的基本含义是：

主动被动型：医师完全主动，病员完全被动；医师的权威性不受任何怀疑，病员不会提出任何异议。

引导合作型：医师和病员都具有主动性，医师的意见受到尊重，但病员可有疑问并可寻求解释。

共同参与型：医师与病员的主动性等同，共同参与医疗的决定与实施。医师此时的意见常常涉及病员的生活习惯、方式及人际关系调整，病员的配合和自行完成治疗显得尤为重要。

---

① 马力：《试论医患关系》，《中国卫生事业管理》2004 年第 4 期。

（三）医患关系的差异性含义

医患关系的具体含义在不同的领域具有差异性。

1. 管理学意义上的医患关系

如医院的直接管理者和卫生行政部门往往从医院管理的角度探讨、研究医患关系，其主体往往以“医”为主或者切入点，其结构往往是由上而下的垂直管理结构，其理想效果往往是通过加强管理，使医患关系趋于和谐，最终达到提高医疗服务效益的目的。如果引入医疗服务质量的理论，那么管理学意义上的医患关系的终极目标便是提高医疗服务质量。

2. 医患法律关系

法律工作者往往从法律的视角来看待医患关系。狭义的医患法律关系仅指医师与患者之间在诊疗活动中形成的法律关系。根据1999年5月1日起施行的《中华人民共和国执业医师法》第2条的规定，医师包括执业医师和执业助理医师，指依法取得执业医师资格或者执业助理医师资格，经注册在医疗、预防、保健机构中执业的专业医务人员。患者则是指在医疗等机构接受诊疗服务的自然人。医患双方因患者接受医方的诊疗服务而自然形成医患法律关系。广义的医患关系是指以医师为中心的医方群体和以患者为中心的患方群体，基于诊疗活动而形成的法律关系。根据2010年实施的《侵权责任法》，在国家的立法层次上已经将一般医患关系当作民事法律关系来处理。

3. 医学伦理学意义上的医患关系

从大量专著中不难看出，医学伦理学界基本上是在萨斯—荷伦德医患关系模式和维奇医患模式的基础上加以研究①。

从医学伦理学的角度，医患关系或医患道德关系的本质属性是在医疗卫生服务实践中，由经济关系决定、依靠自觉力量（基于已有的社会公德意识和医德意识及已有的社会公德规范和医德规范）维系的一种特殊的社会关系。医患关系的现实告诉我们：维系这种关系，许多道德决策不仅仅是医务人员个人的事情，往往受上述单位、部门甚至政府的行为的制约和影响。对于公众的健康，它们当然承担道德责任②。

有学者力图从为西方医学领域已完善发展及广为接受的专业视角研究医患关系的伦理意蕴，指出为病人最大利益着想是医护专业最根本的道德规范与责任，

---

① 维奇模式，美国学者罗伯特·维奇（Robert Veatch）提出的三种医患关系模式，即：纯技术模式、权威模式、契约模式。布朗斯坦模式：布朗斯坦（Braunstein）提出了医患关系的“传统模式”和“人道模式”。

② 曹永福：《医患关系的伦理和法律属性比较研究》，《中国医学伦理学》2001年第1期。

亦是医患关系不可缺少的伦理基石①。也有学者提出“患德”的概念，认为患者及陪伴在医院诊治疾病时的品德行为对于自身疾病的疗效、医患关系的融洽和医德医风建设有一定的作用。医德与患德双向性调节，构成市场经济下的新型医患关系。尊医爱患是患德论的核心，推动尊医爱患良好社会风气的形成，必须加强患者管理②。还有学者从制度伦理学原理出发，认为我国社会转型期中出现的诸多医患利益冲突向人们提出了严峻挑战，亟须对其加以调节和平衡。这种调节与平衡，不能完全甚至不能主要地交由市场去运作，不能完全任凭医患双方自由地去博弈，政府必须明确并履行自己的职责，为正确调节与平衡社会转型期的医患利益创立一个全方位的合理的框架③。当制度能够保障医生的职业安全和应得利益，并且医生的职业安全和应得利益主要取决于患者的治疗疾病、可接受的医疗成本、受到应有的尊重等利益满足，那么医患关系和谐就会实现。达成这种局面的制度包括：提高医务人员与医院方的谈判地位、提供医务人员避免医疗风险的制度安排、加强对医生的执业水平和职业伦理的评价机制建设等方面的内容④。

二、医患关系的结构

医患关系的结构主要指作为医患关系系统构成要素之间的相互联系。如果把医患关系看作一种系统，那么医患关系的结构由三个子系统构成。即作为关系承载体的医方系统、患方系统和一个作为关系实现机制的医疗行为系统。它们的结构，可以用下图表示：

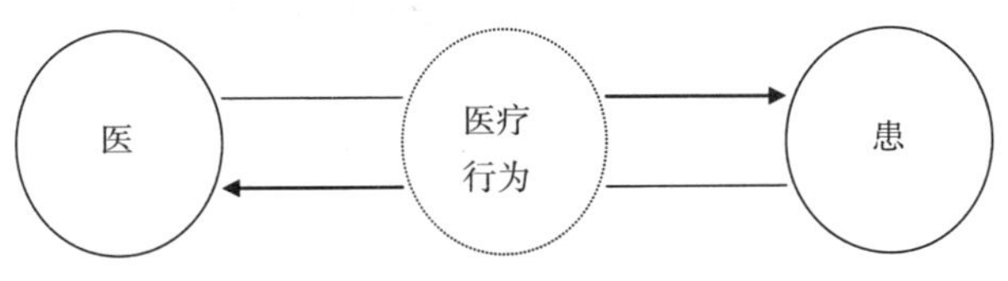

图 6-2 医患关系结构图

三、医患关系的类型

医患关系模式是指国内外研究者对于医者和患者之间的不同角色和地位以及

① 许志伟：《医患关系的本质：医生的专业视角及其伦理意蕴》，《医学与哲学》2005 年第 2 期。

② 马亚骉：《患德论与医患关系及患者管理伦理初探》，《中国医学伦理学》1994 年第 4 期。

③ 向鸿梅、赵玮、李树森：《重建医院伦理的制度因素建议——原则谈判法在医患关系分析中的应用》，《中国医学伦理学》2007 年第 1 期。

④ 郑大喜：《制度伦理与我国社会转型期医患关系》，《医学与哲学》2007 年第 1 期。

他们的权利和责任等诸多不同因素所提出的医患关系的不同类型。由于受到生物医学概念的影响，很多医者更加重视医疗的技术层面，他们视个体为疾病体，过度关注疾病本身而忽视了非技术层面的东西，缺乏感情层面的交流，比如对患体的耐心和同情心，从而引发一些不良后果。每种模式的出现都有其客观的历史背景，包括政治、经济、文化、科技和宗教信仰等，因此各种模式之间并没有清晰明确的界线，同时现实事物的复杂性造就了没有哪种模式一定是最好的模式。基于此，美国学者萨斯（Szas）和荷伦德（Hollender）根据医方和患方参与医疗活动主动性的大小不同在 1956 年的《内科学成就》中所提出的三种医患关系模式、美国学者罗伯特·维奇（Robert Veatch）在《行为科学在医学中的应用》中提出的维奇模式、布朗斯坦（Braunstein）提出的布朗斯坦模式和其他一些类型的模式是目前较为公认的。

1. 萨斯—荷伦德医患关系模式

表 6-1　萨斯—荷伦德医患关系模式

医患关系类型	医生角色	患者角色	适用于
主动—被动型	主动地位	被动地位	难表达主观的患者
指导—合作型	指导地位	合作地位	意识清晰的患者
参与—协商型	帮助患者	主动参与	长期慢病的患者

主动—被动型（active-passive mode）又被称为“家长式”模式，是最为传统的模式。医护人员处于主动地位且拥有支配权，患者处于被动地位。这种模式是单向作用的，无良好的沟通。此时，患者必须完全服从于医护人员，无条件甚至盲目服从医方决定，在诊疗中医护人员为患者尽力，患者则处于消极被动状态，不能在医疗活动中充分发挥其主观能动性，常用于昏迷、麻痹、手术、麻醉等状态的患者，对某些精神类疾病、智力低下者也适用。

指导—合作型（guidance-cooperation mode）目前在医疗活动中是占主导地位的。在这个模式当中，医生是主角，医护人员指导医疗活动的重要环节，具有权威性，其作用占优势。患者是配角，其处在不严重但又确有治疗需要的情境下，医生可以有度地调动患者的主动性，患者在配合治疗的前提下可向医方提出质疑。该模式常常适用于意志清醒，能够主动跟医护人员进行交流且愿意积极配合治疗的患者，值得注意的是这种模式的前提必须是患者信赖医方的权威性。

参与—协商型（mutual-participation mode）中，患者不是被动接受，也不仅仅局限于双方的合作，而是在医护人员跟患者之间处于平等关系的前提下，双方拥有较相同的权利和主动性，从事双方都满意的活动。医护人员跟患者必须同时参与其中，双方协商治疗方案的实施。这种模式的医患关系能够充分调动患者的参与度，适用于各种慢性病治疗。医方为患者提供不同的治疗方案，告知不同方案的利弊，供患者选择，医方只能帮助患者执行和实施患者所选择的方案。

2. 维奇模式（Veatch mode）

美国学者罗伯特·维奇（Robert Veatch）依据医生在医患关系中角色的不同提出三种模式，即纯技术模式、权威模式、契约模式。纯技术模式中，医生只管技术不论其他，将所有与疾病相关的事实提供给患者并解决相应的问题。权威模式又称教士模式，在这种模式中医生具有权威性，充当家长的角色，病人丧失了自主性，不利于调动病人的主动权。契约模式医患关系是一种非法律性的关系，在这种模式当中，双方对做出的任何决定都各负其责，尽管医患双方都不感到彼此之间是完全平等的，但都感到相互之间有一些共同利益。所以维奇认为，契约模式是较令人满意的模式。

3. 布朗斯坦模式（Braunstein mode）

布朗斯坦（Braunstein）在《行为科学在医学中的应用》一书中，提出了医患关系的传统模式和人道模式。传统模式是指医生拥有绝对权威性，患者听从安排，这是长期以来医疗领域普遍存在的医患关系模式。人道模式是指医生要充分尊重患者权利，调动其主动性，实则是一种较理想的双方参与协商的模式。

4. 其他模式

患者指导性模式是由心理学家弗雷德森（Freidson）提出的。随着社会的进步，人类文明的发展，这种模式的产生和存在是必然的。具体是指在特定的情况下，在保证诊治成功的前提下，医患双方存在患者指导医生或患者主动，医生被动的局面。

四、医疗纠纷的特点

医疗纠纷指因具体医疗行为引起的医患之间的争议，通常包括医疗事故纠纷和非事故性医疗侵害纠纷。一般认为，医疗纠纷属民事纠纷，但同一般民事纠纷相比，有其特殊性。

1. 医疗纠纷的专业性

一般民事纠纷涉及的主要是法律问题，而医疗纠纷既涉及法律问题，又涉及医学专业问题。疾病是纷繁复杂的，人类的认识能力是有限的，决定了医学科学是一门高深、复杂、未知领域多、知识领域广的专门性和综合性相统一的科学，也决定了医疗行为具有高度专业性、高风险性和未知性，这些特点必然反映在医疗纠纷中，使医疗纠纷表现出不同于一般民事纠纷的专业特点。离开医学专业性的认识，不可能正确认识和处理纠纷，甚至可能步入歧途。解决医疗纠纷要医法结合正说明了这一点。

2. 医疗纠纷的复杂性

较一般民事纠纷，医疗纠纷更加复杂。医疗纠纷涉及的法律规范范围广，有民事法律和《医疗事故处理条例》等行政法规。法律二元化造成实践中处理医疗纠纷的法律依据十分混乱，同一类案件，不同的处理机关、不同地区的处理机关往往依据不同，处理结果不同。医疗纠纷的复杂性还体现在纠纷关系到双方以及分别代表的利益主体的切身利益。医患关系是人们普遍关注的问题，一起纠纷的解决，其效应远远超出某一个案。医疗纠纷的解决较一般民事纠纷的解决更加困难。

3. 医疗纠纷的多样性

近年来，医疗纠纷呈现多样化趋势。随着经济的发展，生活质量的提高，人们对生命、健康的要求越来越高，患者对诊疗、护理的要求也越来越高，造成患者对医院的期望值与实际之间存在差距，从而引起患者不满，患者可能以各种理由要求医疗机构承担责任。

医疗纠纷一直是世界各国医患关系中普遍存在的现象：韩国年平均医疗纠纷发生 7000—15000 例，并以 30%的速度增长①；日本的医疗纠纷自 20 世纪 60 年代呈飞跃增加之后则出现一个渐增的趋势至今，并呈现大规模化与因素复杂化的特点②；在美国，自 20 世纪 70 年代以来，医务人员被控告的案件越来越多。

第二节　中国公立医院医患关系的现状分析

近 10 年来，我国医患关系形势不容乐观，医患纠纷频发，医闹，甚至恶性袭医伤医事件也时有发生。医患关系已经成为民众和国家领导关注的社会热点问题。针对这种严峻形势，国家一方面积极促进医改，逐步解决看病难、看病贵等核心问题，另一方面加大对医疗秩序的维护力度，现已初见成效。国家卫生计生委宣传司司长毛群安说：“2014 年，医患关系朝着好的方向转化。与 2013 年相比，不论是伤医事件发生率，还是医疗纠纷发生率，都有了明显的下降。”2014 年，全国医疗卫生机构总诊疗量达 78 亿人次，比 2013 年增加 5 亿人次。同年，全国发生医疗纠纷 11.5 万起，较 2013 年下降 8.7%。医疗服务量在增长，而医疗纠纷却在下降。

这组数字说明，我国医患关系的总体形势是好的，绝大多数医务人员遵循救

① 申铉昊：《韩国人如何处理医疗纠纷》，《当代医学》2004 年第 8 期。

② 边际：《日本人如何处理医疗纠纷?》，《当代医学》2004 年第 11 期。

死扶伤、治病救人的宗旨，尽职尽责为患者服务，广大患者对医务人员的辛勤劳动给予充分的肯定、信任、理解和尊重。医患和谐是主流，不和谐是支流。

但是，我们还应该清醒地看到，医患关系虽然有所改变，但影响医患关系的关键问题没有得到根本解决，医患关系的现状仍然存在问题。

一、当前公立医院医患关系的表现

1. 医患关系仍然紧张

近年来，由于现有的卫生资源和服务内容难以满足人民群众的需求等种种原因，出现了各种冲突和矛盾。“看病贵、看病难”成为群众对卫生工作反映最强烈的问题，医患关系也日趋紧张，引起人们的普遍关注，成为社会各界的热点问题之一。一些地方医疗机构不时地出现医疗差错甚至医疗事故，医疗纠纷增多，其矛盾冲突的形式越来越多样化，程度也愈演愈烈，从口头争执发展到影响诊疗秩序、破坏医务设施、心理攻击、身体伤害，甚至出现医务人员戴钢盔上班以防恶劣暴力事件的现象，使得医患双方产生防备心理，彼此的信任度降低，医患矛盾突出，医疗纠纷和医疗诉讼急剧上升。而医疗费用上涨过快、幅度过大，也引起广大民众特别是中低收入者和社会弱势群体的不满情绪。这种医患关系不仅严重影响了医院的正常秩序和医生的服务质量，也损害了医疗行业和医生的社会声誉，危害了患者健康利益，同时也给社会稳定与和谐带来了极大的负面影响。

2. 医患之间信任度缺乏

医患关系存在许多不和谐因素，患者就诊心存疑虑，医生行医如履薄冰，医患双方诚信的缺失，使医患矛盾更加尖锐。

我国的许多学者从不同层次、不同角度、不同人群对我国的医患关系进行了调查。2015 年山东省某课题组从医患双方的视角就医患信任状况对山东省 12 所医院 1080 名医护人员及患者进行问卷调查，结果显示患方选择“信任”和“较信任”的比例为 55.9%，医方选择“信任”和“较信任”的比例仅为 27.6%。可见，医方的不信任感明显高于患方①。梁立智等对全国 10 个城市的医患关系进行调查，结果显示，医患关系总体和谐，但在总体和谐之中也存在种种不和谐的因素，如目前医院主动改善医患关系的效果仍然“一般”，医方对医患关系、医患尊重与信任的评价均低于非医方（政府方、患方和社会方），患方对医疗质量和服务水平的评价低于医方。罗开芬对其所在医院的医患关系进行了调查，调查发现医患双方对医患关系现阶段总体的正性评价均高于负性评价，但双方相互尊

① 陈士福、尹瑞法、魏凌云：《关于山东省医患信任状况的调查分析》，《中国医学伦理学》2015 年第 4 期。

重率不高，缴费治疗、等待就医是医患矛盾的易发环节。程俊等在对不同级别医院的医务人员对医患关系的看法的调查中发现，医务人员对当前医患关系和谐程度的评价普遍不高，低级别综合性医院的医务人员对医患关系评价大于高级别综合性医院。

3. 医疗纠纷、投诉频发

目前，我国仍处于医疗体制改革时期，在这个过渡阶段，部分地区医患关系紧张，医疗纠纷升级，进而演化为医疗暴力。据不完全统计，2002 年全国发生严重扰乱医疗秩序事件 5093 件，打伤医务人员 2604 人，医院财产损失 6709 万元。2006 年中国内地发生 8931 起严重扰乱医疗秩序事件，打伤医务人员 5519 人，造成医院财产损失超过 2 亿多元人民币。2009 年 6 月共发生五起医患纠纷引发的恶性事件，引起了较大的轰动性，并产生了极其恶劣的影响。2014 年，全国发生医疗纠纷 11. 5 万起。

医患纠纷的频繁发生，带来了极大的负面影响：①消耗了大量的精力和资源。无论是医院还是患者，都不得不花费大量的时间和精力来处理此类纠纷，有时还要牵扯到公安机关以及司法系统，占用了大量的社会资源，但取得的效果却很不理想。②医患纠纷的发生会扰乱医院的正常工作秩序，影响医务人员的正常工作。③会极大地损害医院、医务人员的声誉和形象。④会直接导致医患双方的关系更为紧张，医患矛盾更为尖锐。⑤造成了医疗机构和医务工作者的弱势地位。在许多医患纠纷事件中，由于患方的不理智、不冷静等原因造成医疗机构受损、医务工作者受伤害的事例时有发生。⑥大量的医患纠纷也阻碍了临床医疗的正常开展以及对患者的积极治疗。一些医生也怕承担责任和风险，对患者往往采取保守治疗，最终对患者也是不利的。

4. 医患之间的矛盾时有激化

随着我国人民生活水平的日益提高，大家对健康、医疗的关注度越来越大，而我国现有的医疗卫生服务难以满足人民日益增长的医事卫生需要，并且我国相应的医疗管理制度尚不健全，因而医患纠纷日益增多，“天价药费”“医生戴钢盔上班”等等报道都反映了我国医患关系的紧张程度。

第四次全国卫生服务调查结果显示，37%的医务人员认为责任太重、执业环境差，26%的医务人员曾经遭受过患者的语言侮辱或躯体暴力，88%的医务人员认为工作中有必要防范患者对医疗行为提出质疑和追究。相关研究也显示①，全国有 73. 33%的医院都曾发生过患者及其家属使用暴力殴打、威胁、辱骂医护人员的现象，59. 63%的医院发生过因病人对治疗结果不满意，扰乱医院正常诊治秩

① 倪辏：《医患纠纷的现状分析及对策》，《辽宁中医药大学学报》2011 年第 5 期。

序，威胁医务人员人身安全的情况，76.67%的医院发生过患者及其家属在诊疗结束后拒绝出院，且不交纳住院费用的情况，61.48%的医院发生过病人去世后，病人家属在医院内摆设花圈、烧纸和设置灵堂的不和谐事件。这些医患纠纷引发的恶性事件引起了较大的轰动性，并产生了极其恶劣的影响。

第四次全国卫生服务调查显示，对医疗服务满意的患者比例，门诊为58.8%，住院为55.8%。可见，有一半左右的患者在就医过程中有不满意的情绪。相关研究显示，医务人员包括医生对医患关系表示出了比患者群体更多的恐慌和担心。这种心态会影响到他们对待患者的态度和处理方式，有可能引发新的医患纠纷，加剧医患关系的紧张程度。

二、存在的主要问题

（一）医患之间存在沟通壁垒

1. 医患关系的开放度不足

医患双方两个系统的开放状态决定了整个医患关系系统的开放状态。医患关系系统实际开放情况具体体现在医务人员或患者的开放情况。在医患关系中，作为医方应以开放的姿态，主动适应社会的需求，了解外界医疗技术水平发展现状，接受新知识，并将其转化为自身的技术，接受相关的新的法律、法规、规章，吸取非已发生医疗事件的经验、教训，并将其转化为制度自觉执行。同时，要把自己的东西交换出去，如向社会大众宣传自己的优势、特长、医疗法律、规范及规章，也就是把医疗组织建设成为学习型组织。如果医务人员长期不接受外界信息，也不向外界传播自己的情况，其结果必然是医方系统的崩溃。作为患者也要接受医疗知识，了解医疗的特殊性、风险性、复杂性、双重性，了解医疗法律、规范、规章。如果患方处于一种封闭状态，是纯粹的医盲、法盲，可能发生对医疗后果的不理解，甚至走向非理性的极端，其结果是损害医患双方的利益，甚至更多的是损害患方的利益，也不利于医患关系形成动态有序的状态。由于医疗的特殊性，要使医患关系成为一个开放的系统，医方处于主动状态，患方更多的处于被动状态。因为患者医疗知识的相对弱势和信息的不对称性，必须由医方帮助其保持开放状态。

2. 医患信息交流不足

就医满意度与医患关系有显著的正相关，患者的消极情绪、媒体影响对医患关系有显著的预测力，并且患者在就医时的消极情绪会通过对医患关系的态度进而影响其就医满意度。

沟通研究发现，缺乏信任会对于人际沟通产生负面影响。人际沟通常见的问题是“知觉差异”和“人际交往风格”。“知觉差异”受到背景、经验、价值取向以及人们的认知偏差等因素的巨大影响；“人际交往风格”则涉及人们的信息加工模式，在很大程度上取决于我们所选用的信息类型、沟通渠道和反馈方式。医患双方对医疗的知觉不同，在医生看来，医疗是自己的工作职责所在，其中有一两例死亡案例是很正常的事情；而在患者看来，一件医疗事件就可能毁掉自己原本和谐的家庭。从人际交往风格来看，医生的医学知识是经过系统的学习和长年的积累获得的，他们的信息渠道也是比较正式的。而患者的医学知识仅仅是日常生活经验的积累，没有系统的理论支持。他们的信息渠道大部分是小道消息，主要以熟人或朋友为基础，跨组织边界传播，时间快、范围窄。

在信息沟通合作中，医患双方都有义务向对方交流信息，但双方都没有很好地履行该义务。作为患方应与医方交流自己对疾病情况、风险、转归等医疗知识及医疗法律、法规、制度及注意事项的迷茫和困惑，作为医方有义务对患方的迷茫和困惑进行宣教、告知、释疑解惑。在这一交流过程中，由于患方医疗知识的弱势状态，其交流的信息可能是零碎的、局限的，其交流往往也是被动的，而作为医方在此过程中有更多的主动权，可以保证交流的系统性和完整性。因此，完成医患交流的义务和责任更多的在医方。而部分医务人员仍然以掌握医疗技术而自居，认为你来找我看病是来求我，有什么事情得以我为中心，凭什么让我主动地与你沟通。

3. 忽视环节质量影响医患关系

医患关系中交际主体的信息交流活动贯穿于医疗活动的所有环节，从患者进入医院的大门就已产生了医患关系，医患交流就已经开始了。病人到医院看病，无疑希望得到医务人员的帮助、指点，而不管其见到的是医生还是护士，抑或是后勤人员。当然，患者坐到接诊医生面前后，医患交流即进入了实质性阶段，且其交流贯穿于患者的整个就医期间的所有环节。

马斯洛（Maslow）的“需要层次理论”（hierarchy of needs theory），按照由低级到高级的顺序将人的需要分为五个不同层次：生理需求、安全需求、社交需求、尊重需求和自我实现需求。就患者而言，他们不仅要满足安全需要，即免遭痛苦、威胁或疾病等的需求，而且要满足爱和尊重的需要，即在就医过程中，需要获得来自医护人员真诚的关怀，得到应有的尊重。

由于患者的疾病演变及诊疗过程是动态变化的，在其间患者接受诊疗护理的医务人员也是动态变化的，形成的医患关系也总是在无序到有序的不断变化中。接受此医务人员构建的有序医患关系，可能因为医务人员上下班交替，或患者接受不同的诊疗服务而更换医务人员，该医务人员将重新与患者完成从无序到有序的医患关系构建。这些医患关系表现为微观医患关系，他们是宏观医患关系的组成部分，其有序与无序将直接制约着宏观医患关系的有序与无序，尤其是微观医患关系的无序状态对宏观医患关系的影响甚至是致命的伤害。

（二）缺乏有效的纠纷处理机制

关于医疗纠纷的处理，目前的三种主要处理方式是双方协商和解、提请行政部门、提起民事诉讼。现实中由于这些处理方式本身的局限性，并不能快速有效解决纠纷。

1. 双方协商和解并不能在实质上解决医患矛盾

和解是医患双方通过协商的形式，在平等自愿的基础上，本着互谅互让的精神达成协议，自行解决医疗纠纷的一种手段。它是完全由双方当事人在私人意思自治范围内采取的解决方式。和解具有便捷、效率高、成本低的优势，能有效减轻各方负担，减轻医疗机构名誉的损害，而且有利于缓解日趋紧张的医患矛盾。

但和解必须建立在双方自愿、理性和信任的基础上。医疗纠纷发生后，医方如果认为医疗行为本身并无过错，或者患方漫天要价，和解则难以达成。即使进入协商程序，双方随时可能因意见分歧而中断协商程序。显然，发生争议的医患之间往往缺乏必要的相互信任，直接限制了协商的成功概率，且协商不具有终结性。再者，和解方式容易产生不合理赔偿现象。实践中出现了个别患者在纠纷后采取过激行为胁迫医疗机构让步的高额赔偿和少数医疗机构凭借信息优势隐瞒不当医疗行为，淡化责任、模糊处理、赔偿过少的现象。

患方表达不满最便捷、最主要的方式就是直接向医方投诉，因此这是纠纷处理的最主要方式。相关调查资料显示以医患协商方式解决的占纠纷的85%左右[①]，因而投诉的接待与管理也非常重要。

医疗投诉管理是医疗服务流程管理中的一个重要环节，它包括受理和接待患者投诉，收集和处理患者投诉信息，并将处理的方案和结果反馈给医院管理层和患者。如果医疗投诉通道不畅、投诉接待与处理方式不当、投诉信息传递失真、医患沟通机制不健全，则容易使医疗投诉行为上升为医疗纠纷，使医患矛盾扩大化和严重化。因此，加强医疗投诉的管理，重视对患者投诉的处理，重视对投诉内容的分析利用，并以此作为改善医院管理的重要依据，是促进医疗服务质量提高，维护正常的医疗服务秩序，缓解医患矛盾，减少医疗纠纷事件发生的先决条件[②]。

---

① 乐虹、向雪瓶、贾红英、彭芳、龚勋、苏明丽、吕晖：《患方对医院投诉管理的认知和诉求分析》，《中国医院管理》2010年第4期。

② 张宗久、高光明、范晶、苏明丽、李刚、乐虹：《浅析医疗投诉管理的必要性及其原则》，《中国医院管理》2010年第4期。

为了完善医疗投诉管理，现已公布的《医院投诉管理规范》对院内投诉的接待、调查、处理做出了规定。希望通过此规范的实施，能够为患者及家属提供通畅便利的投诉渠道，使患方的意见能够得到更及时、更规范的处理。

依据民事法律纠纷的处理程序，纠纷双方协商不成，就应当走其他程序。但是，这些年来普遍存在一个问题：患方不愿走其他程序，而持续纠缠院方，甚至采用过激的吵闹、破坏、伤害行为。专职的“医闹”更是严重影响了医疗秩序和其他病人的就医安全，甚至损害医方的财产权和威胁医务人员的人身安全。

2. 第三方调解有待进一步发展与完善

调解是由第三者出面，依据一定的道德和法律规范，对发生纠纷的双方当事人进行劝说，使之达成谅解和让步，从而消除争端的一种活动。在某种意义上，调解并不是像判决那样以分出黑白为目的，而是依靠当事人的互相让步去解决纠纷。作为中立者的调解人的介入，有利于双方当事人在某种程度上保持冷静，进行理性沟通。医疗纠纷调解机制能够由具有相关知识和经验的法学与医学专家根据案件的实际情况，采用灵活、妥善的解决方法整体解决纠纷，在医患之间维持和谐。

调解依主持者的性质可以分为：行政机关的调解、人民调解、法院附设的诉讼调解等。根据《医疗事故处理条例》的规定，以往实施的主要是行政调解。但现实中，该路径在解决医患纠纷中的作用尚不足。相关调查资料显示以该方式解决纠纷仅占 5%左右[①]。分析主要原因有：

●现行立法对处理范围的限制。现行关于纠纷处理的主要法律依据是《医疗事故处理条例》，依据其规定能够受理和处理的限于医疗事故争议。但从相关调查可知，现实中医疗事故性争议仅占医患纠纷的少部分（目前缺乏准确的统计资料，但很多相关调查资料显示医疗技术质量争议的比例为 25%左右，其他为服务态度、医德医风、医院管理等。但若以医方受理的所有投诉和不满来统计，本人以往相关访谈得知大约 1%—2%）。

●因为法规没有对机构与人员设置的规定，因此无法取得专门的人员编制，故绝大多数卫生行政部门没有专门的处理机构。相关工作由分散在信访、医政等机构内的人员兼管，专门机构和人员的缺乏导致接待、处理能力（人力、素质、专业知识等）不足。

●医疗纠纷中涉及的很多法学问题、医学专业技术问题，不是行政管理人员能够进行权威评判的，解决也就缺乏依据。

●医疗纠纷是一种民事权的纠纷，而卫生行政管理是一种行政权。行政权对民事权的干预原则、程度、方式、怎样操作等，都是法学要研究的问题，现行医

① 乐虹：《当代医患关系及纠纷防控新思维》，科学出版社 2011 年版，第 131 页。

事法难以具体规定。基于行政法原理，当前卫生行政部门对医患间民事权益争议的处理基本是采用行政调解的方式。而调解解决纠纷的基础是争议双方认识能够达成一致，否则调解无法成功。

●在现行医疗体制下，由于涉及行业利益以及部门保护，卫生行政部门在医疗纠纷的调解中能否一贯保持中立性不免令人信心不足。患者一般认为卫生行政部门作为医院的主管部门，难以避免发生同行相亲问题。因此患者容易产生对行政部门调解的不信任。近年来，国家大力推进人民调解在处理医疗纠纷中的作用。各地逐步建立医疗纠纷人民调解中心。聘用既懂医、懂法，又懂保险的复合人才，为处理医患纠纷开辟了一条行之有效的新途径。

2015 年 11 月公布的国务院《医疗纠纷预防和处理条例》（征求意见稿）第四条明确规定："各级人民政府应当建立以人民调解为主，医患和解、人民调解、司法调解、医疗风险分担机制等有机结合的医疗纠纷预防与处理制度。"显示未来在医疗纠纷处理中，人民调解将成为最主要的途径和方式。但是，人民调解并不能从专业角度权威评定医方是否有过错及责任程度，如果在这些关键问题上不能统一认识，调解的效果必然会受影响。因此，高效的人民调解途径还有赖于科学、公正的过错评判机制的建立。目前的司法鉴定与医疗事故技术鉴定尚不能取得普遍的认同与信任。

3. 民事诉讼途径耗时、费力，医疗法律体系不健全

根据医患之间的法律关系性质，医患关系主要是民事法律关系（特殊情况下可构成行政法律关系，如依据《传染病防治法》第十二条第二款"卫生行政部门以及其他有关部门、疾病预防控制机构和医疗机构因违法实施行政管理或者预防、控制措施，侵犯单位和个人合法权益的，有关单位和个人可以依法申请行政复议或者提起诉讼"，医疗机构在实施传染病预防、控制措施中可与患方构成行政法律关系）。因此，目前医患纠纷诉讼基本是依据《民事诉讼法》，遵循民事诉讼法律规定，走民事诉讼的法律程序。

民事诉讼是最为权威的一种解决方式，也是最为患者所认可的。但由于医疗案件的专业性，而我国目前又尚未设立医事法法庭，法官在处理医疗纠纷时并不如对待常见的民商案件那般游刃有余，整个诉讼程序繁琐，要耗费大量的时间、人力和金钱。往往当事人在一审判决后不服还要提起上诉，将使双方当事人陷入旷日持久的讼累之中。这不仅对于患者来说是难以承受的，即便是医院也难以承担由此带来的名誉损失。因此诉讼在解决医疗纠纷方面其效果和效率较低。在很多情况下，一番针锋相对的法庭较量后，患者心理上产生较大的障碍，对医患双方今后的进一步合作带来了极大的困难。诉讼能使纠纷表面上看起来已经平息，但实际上并没有消除争议主体的心理对抗。

（三）缺乏公正快速的过错评判机制

解决医患纠纷的根本依据在于从法律角度认识医疗行为是否有过错？行为是否导致侵权结果？侵犯的是什么类型的权利？导致侵权的医疗行为的类型是什么？理论分析可能存在的情形见下图[①]。

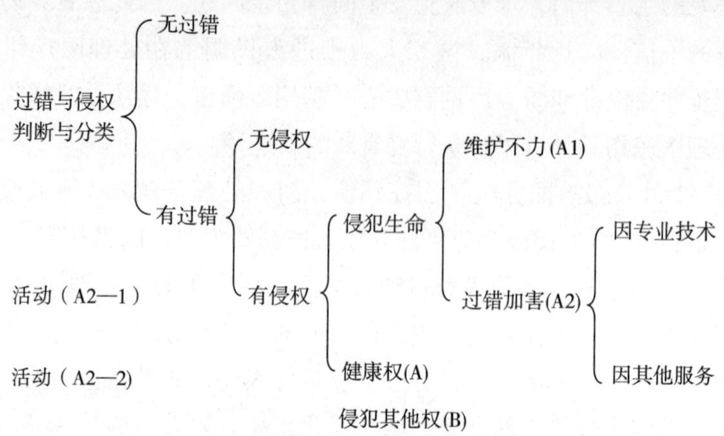

图 6-3　医疗过错与侵权情形分析图

现实中有几个难点有待研究：一是过错评判中的法学推理，如何判定其是否违反了现行的法律法规、技术规范及诊疗常规，是否履行了其应尽的注意义务（在注意义务的判断时应考虑当事人的实际情况）。二是归责原则的应用[②]。根据《侵权责任法》对医疗侵权实行过错原则。但是，在医疗侵权的争议案件中，由于《最高人民法院关于民事诉讼证据的若干规定》中关于举证责任的特别规定，使得医患纠纷中侵权责任的认定适用了推定过错原则。由于医学发展的不完善，医疗行为是否没有过错的评判难，在可证明的过错与可证明的无过错之间存在较大的空间。同时由于就医者本身的健康状况以及医疗措施存在的风险性与创伤性，多因多果现象普遍存在，医疗过错行为与身体健康不良后果之间的因果关系难以确认。三是鉴定的权威性。与医患纠纷相关的鉴定类型包括：司法鉴定和医疗事故技术鉴定，谁的鉴定更具有理论上的权威性和实际中的可靠性？

（四）患者存在认知偏差

1. 患者对诊疗效果期望值过高

随着社会经济的高速发展和群众生活水平的提高，人们的医疗观和健康观发

---

① 乐虹：《当代医患关系及纠纷防控新思维》，科学出版社 2011 年版。

② 王利明：《民法》第四版，中国人民大学出版社 2008 年版，第 662 页。

生了根本性的改变。患者不仅要求得到对症的治疗，而且注重治疗的质量和效果，希望医疗机构提供良好服务。但是医患双方对于医疗质量的认识存在的差异、患者对于医疗质量的过高需求和医生的无奈，无疑成为医患关系紧张的导火线。由于人民群众对医疗服务的特殊性缺乏全面的认识，忽视了医院的现实状况和客观条件所能满足的程度，不能理解医疗服务的特殊性和局限性，对诊疗的期望值过高，这必然会导致医患矛盾的产生。

2. 患者对自身权利的把握失度

只强调“维权”不注重“自律”是目前普遍存在的现象。让患者明白自己的疾病状况并做出相应的医疗选择，是在向传统医学模式挑战以及与国际接轨方面迈进一步，但医患双方必须相互理解、友好合作，需要做出理性的调整，而不能一味地强调择医权、隐私权、知情同意权，却不配合医院合理的诊疗方案。如果在诊疗过程中医务人员没有满足患者的需求，患者就会将这种落差以维权的名义升级为医疗纠纷，这无疑也是医患关系中存在的重要问题。

（五）医方服务不到位

在市场经济条件下，医院将成为自主经营的经济实体，出于自身利益的需要，往往会注重追求经济效益，而“以人为本”的服务理念却没有同步跟上，医患矛盾日益加剧。压力大、工作负担重带来的医务人员工作倦怠也是一个不容忽视的问题。而长期以来医学教育过于强调其技术性，人力建设缺乏人文素质培养，造成一些医护人员在服务过程中态度生硬，医患之间潜在的危机随着沟通不良升级，演变成医疗纠纷，医患关系不断恶化。

三、影响医患关系的主要因素

全国范围内医疗纠纷数量明显上升，但和医疗事故并不成比例。这反映技术问题不是主要原因，而是有深刻的社会根源。根据有关的调查研究发现，导致医患关系紧张的原因有如下几点。

（一）政府及制度方面原因

1. 医疗卫生体制不完善

20 世纪 90 年代以来，在我国经济高速发展的同时，社会发展和国家社会保障发展相对滞后。再加上新药品、新医疗技术和新设备的引进使得医疗费用大幅度上涨。从 1991 年到 2013 年，我国人均医疗费用的年均增长率为 17.49%，明显高于 2013 年我国人均 GDP 8.97%的粗增长率。看病难、看病贵的矛盾直接转化成医患冲突，医院成为冲突的发生点。虽然新一轮医改启动后，国家已经大力增加了卫生投入，但与发达国家相比依然不足。根据世界银行官方网站的数据显示，发达国家政府卫生支出占 GDP 比例一般为 6%—8%，发展中国家大部分是 2%—6%。2013 年中国卫生总费用 31868.95 亿元，占 GDP 比重 5.57%，在 187 个排名国家和地区中，排名 117 位。

公立医院虽然被定位在非营利医院，但在事实上又被推向了市场，承担着自负盈亏的经济压力。政府对医院的投入存在严重的投入不足或投入不到位的问题。这样，在市场经济条件下，医院为了生存不得不考虑投入产出之间的成本核算，追求更大的经济利益，从而加重了病人的负担。于是老百姓把看病贵的怨气倾泻到医院和医生身上，医患关系的矛盾激化在所难免。

尽管我国社会医疗保险参保率已经达到 95%，基本实现全民医疗保险制度，但依然存在很多缺陷，如城镇职工、城镇医保及新农合等统筹层次过低，互助共济能力比较差；各个医保制度结构不同，衔接困难；保障水平有限，各种医保制度均设有不同水平的报销范围、起付线、封顶线、报销比例等，很多药品和医疗费用仍旧需要患者自付等。有调查显示，大病患者年均医疗花费高达 34389 元，获得报销的只有 9824 元，仅占医疗费用的 29.1%①，先自付后报销的支付方式不合理，筹资及补偿水平存在显著的地域差异等。医疗保障制度的不健全必然导致患者承担较多的医疗费用和疾病风险。纵观近年的诸多医疗纠纷，绝大多数都是由于医疗费用以及治疗效果与患者的预期疗效不相符合所引起的。可见，我国医疗保险体系不完善和基本医疗保险的承受能力较低等情况也是导致医患关系紧张的因素。

2. 医疗行业的风险分担机制不健全

医疗服务行业本就是一个高风险、压力大的行业，医疗差错发生率永远不可能是零。一旦出现医疗纠纷，既给患者和家属带来巨大痛苦又打乱了医院的正常秩序还会影响医生的正常工作，使医务人员的执业积极性被挫伤，探索精神被扼杀，最终必将阻滞医学科技的发展。因此，为医疗行为提供风险分担机制尤为必要。而且，更重要的是一旦出了医疗纠纷，病人和家属不会再只能盯着医院、医生，这样医患直接矛盾会得到一定缓和。另一方面，如果某位医生的赔付额总是居高不下，要么他所缴的保费上涨，要么保险公司不再给他承保，这对医生的医疗质量也是一种督促。

3. 医药流通机制不顺畅

药品流通发展是医药卫生体制改革的重要内容。改革开放以来，药品流通管

---

① 李华：《新型农村合作医疗制度的效果分析——基于全国 30 省 1451 行政村 14510 户的实地调查》，《政治学研究》2011 年第 2 期。

理体制不断探索完善，呈现出多种所有制并存、多种经营方式互补竞相发展的格局，但仍然存在着体制不顺畅、政策不完善、发展不规范等问题。在药品购销中仍然存在着“挂靠经营”“倒买倒卖税票”以及商业贿赂等违法违规行为。药品的定价和监管机制存在漏洞，致使药品生产企业和销售企业出于利益诱惑，在申报药品成本时如果虚列成本、多计费用等，物价部门将难以发现，导致不少新药价格远高于合理水平。这些问题的存在最终导致了药价的虚高及药品流通的不顺畅。

在市场经济的大背景下，由于政府对公立医疗机构的投入不到位，公立医院不得不自谋出路，追求经济利益的最大化，从而把企业激励机制完全照搬到医疗系统中，兴起了科室承包、分设门诊、处方挂钩等制度。加之药价的“虚高”和用药的不规范，最终导致患者承受高昂的诊疗费用，而这正是引发医患纠纷的最主要的原因之一。

（二）供方原因

1. 医护人员的收入与付出存在差距

众所周知，医生是一个高劳动强度、高风险的职业。相比其他科学，医学具有特殊的个体差异性，这就决定了它在技术上的复杂性、风险性和未知性，进而使得医务人员长期处于高强度、高风险、超负荷的工作状态。并且，医学生的培养需要投入大量的时间和精力，一个医科硕士毕业生，本科读 5 年，加上硕士共需读 7—8 年。然而，医生的收入水平与所付出的投入相比存在较大差距。在我国各行业收入排名中，医生的收入在 10 名以后。而在美国，各行业收入排行榜上排名前 8 位都是医生（不同专业）[①]。相比其他行业，医生的收入无法体现其社会价值，严重挫伤了医务人员的积极性与工作热情。这种不满情绪又不可避免会影响其对患者的态度和耐心，进而增加患方的不满。

2. 医生工作量过大

由于医疗资源分布不够合理，相当多地集中在大城市条件比较好的大医院，而社区医院、中小医院条件比较差，患者都愿意直接到大医院去看病，导致医院级别越高，医生工作负荷越大。据不完全统计资料显示：三甲医院医生工作量平均是县医院的 2—3 倍。三甲医院门诊医生一个上午常常要诊治 30—40 位病人，平均每位病人的诊治时间只有五六分钟。在如此繁重的工作下，医生往往疲于应付，无暇回答患者方面提出的疑问，更不用说医患之间的耐心沟通了，这也是造成医患关系紧张的潜在原因。

---

① 戴倩丹：《现阶段医患关系的问题与对策》，《中国卫生事业管理》2008 年第 4 期。

3. 医务人员综合素质欠缺

医务人员综合素质水平的高低直接影响到其为患者提供的医疗服务的质量。随着社会主义市场经济的快速发展，医院及医务人员逐渐被市场化、商业化。加之政府对医疗卫生机构的投入不到位及医务人员收入与付出之间的差距，迫使医院及医务人员追求经济利益的最大化，从而致使部分医务人员职业道德缺失。一些基层医务人员培养层次较低，基本医学理论、基本医疗技能不扎实，造成其对患者病情的综合分析、判断能力不强，存在误诊、误治现象。还有的医务人员责任心不强，不注重执行查对制度，出现打错针、发错药现象；不注重与患者或家属沟通，或缺乏沟通艺术和技巧，造成沟通不到位或不顺畅；害怕造成医疗纠纷的心理障碍，导致推诿病人或过多采取开大处方、大检查等保护性医疗措施；伦理和法律知识的欠缺，造成出现医疗纠纷时不能采取正确的方式妥善处理等①。

4. 对医疗服务间接客户的忽视

患者是医院的直接客户，但不是医院的唯一顾客，病人家属是医院的间接顾客，对医院的服务可能有比患者更深切的体会，不了解这一点，有时可能会埋下医疗纠纷的隐患。例如成都某大医院发生的一起病人死亡后，其妻子拿刀砍医生的事件，与医院忽略了病人家属的心理和情感不无关系。另外，相对患病的婴儿，他们的家长是医院的重要间接顾客，医院除了对患儿进行治疗外，还需对患儿的家长进行教育，告诉他们如何正确护理、照顾自己的孩子。对于癌症晚期病人和家属，除了对临终病人做好关怀外，还要照顾病人家属的心理需求和社会需求，安抚他们失去亲人的痛苦。如果医生只注意到了直接客户，而忽视了间接客户的存在，把患方视做患者一人，在处理医患关系中就容易产生被动。

（三）患方原因

1. 患者的维权意识及医疗过程的参与意识盲目加强

据中国社会调查所（SSIC）连续四年在北京、上海、天津、重庆、武汉、广州等地对过千名居民的调查表明，中国消费者的维权意识正在增强。但只强调“维权”，而不注重“自律”是目前普遍存在的现象。在遇到权益受损时，有94%的消费者表示会主动采取各种行动以维护自己的合法权益。“顾客是上帝”这句商业活动中的口号被有些患者简单地套用过来，认为医疗活动中也应“患者是上帝”。医疗活动中，医生与患者的关系的确包含着服务与被服务的关系，但医生作为患者健康恢复的关键执行者，其劳动不仅有较高科技含量，其行为也决定着病人疾病的康复状态，他们应该得到社会和病人的尊重，因此病人不是万能的上

① 马媛：《新时期医患关系现状分析及对策探讨》，《首都医药》2012年10月，第9—11页。

帝，医生也不能被简单地视为仆人。医患之间必须相互尊重、相互信任，而不能一味地强调择医权、隐私权、知情同意权等等，却不配合医生合理的治疗方案。如果诊疗过程中医务人员没有满足患者的要求，患者就会将这种落差以维权的形式升级为医疗纠纷，这无疑是导致医患关系紧张的一个重要因素。

2. 完美意识盲目加强

随着生活水平提高，人们越来越关注自身和家人的健康状况，对疾病的预防和早期诊治都更加重视，加之受到完美意识的影响，对疾病的治疗效果预期更高，越来越多的病人及其家属要求诊断及治疗的效果一定是100%。实际上就医疗工作而言，仍有许多病例目前是无法根治的，每一个患者身体和心理的个体差异，也必然影响每次治疗的效果。由于人民群众对医疗服务的特殊性缺乏全面的认识，忽视了医院的现实状况和客观条件所能满足的程度，不能理解医疗服务的特殊性和局限性，对诊疗的期望值过高，这必然会导致医患矛盾的产生。

3. 医学及法律知识欠缺

医学是高风险、高难度的行业，并且医学的发展速度总是滞后于疾病的变化速度。因此，医学技术发展再快也是有局限的，不可能根治所有的疾病。现代医学尚存在诸多未攻克的难题，加上患者的个体差异，很多疾病的疗效难以预测，即现代医学还不敢说包治百病。但患者出于医学知识的缺乏及对任何疾病都能够被治愈的期望，导致其对实际治疗效果与预期效果之间差距的不理解，进而将这种不理解迁怒于医务人员，引发医疗纠纷。

另外，由于部分患者法律知识的欠缺，导致其在面对医疗过错或医疗事故时，往往不能采取妥善合理的措施加以处理，而是采用暴力、“医闹”等过激手段，进而导致医疗纠纷的升级及医患矛盾的激化。

（四）社会舆论导向原因

一段时间来，社会舆论存在不良导向：一方面新闻媒体不客观、不全面的报道是加剧医患关系恶化的重要因素；另一方面职业“医闹”带给医方很大舆论压力，一些医院甚至“花钱买平安”，导致出现“不闹不赔，小闹小赔，大闹大赔的心态”，社会认知发生扭曲。与经济的高速发展相比，社会发展相对滞后，治安、环境、教育、医疗等方面出现了许多问题，其中以医疗问题涉及面最广，受众面最宽，炒作医疗问题所产生的政治风险最小而成为媒体报道的首选对象。在对医疗纠纷的炒作过程中，由于医患双方信息的不对称、公众对医学知识的相对缺乏及对医疗工作高风险和局限性的不理解，加上部分媒体片面地把医患关系矛盾点理解为商业流通中的消费行为关系，过分强调患方的弱势地位，媒体试图扮演锄强扶弱角色以唤起大众的共鸣，对医患冲突直接起着推波助澜的作用。

第三节　改善医患关系的对策

一、贯彻公正公平原则，完善法制建设

目前，我国医患关系相关的法律法规还存在较多问题，有的方面不够完善，有的方面甚至空缺，因此，应该进一步完善相关立法。立法中除了考虑医患之间权利义务的对立性外，还应考虑到医患在共同对抗病魔时的“战友”关系。而在这种协同作战中，医方因其专业知识而具有当然的“领袖地位”。在“时间就是生命”的时期，过于强调患方的一些附属权利如自主决定权，可能最终伤害患方最大的利益——生命健康权。要处理好患方权利与医方特殊干预权之间的平衡。

改进立法技术与表达方式，在对具体现象进行全面描述的同时，还应考虑到现实的多样性与多变性，对法律规范想体现的原则也一并表达，以便于在法律适用中的正确理解与应用。《里斯本宣言》、美国《病人权利法案》中的表达方式应予借鉴和参考。

在司法中应坚持权利义务分配的公平性原则，不能一味强调对某一方甚至某一个体的权利过度保障，而最终损害群体乃至全社会的利益，甚至出现经济学理论所说的“蝴蝶效应”。

二、推进医疗保障体系建设

我国现有的医疗保障体系主要包括：公费医疗、城镇职工基本医疗保险、城镇居民基本医疗保险、新型农村合作医疗、医疗救助等。但是医疗保障体系之间的差异及衔接性问题使人们在负担医疗费用时有所不同，这也是我国现在地区间差异、城乡差异、人均收入水平不同从而体现垂直公平所必须的。由于我国人口素质还不够高，因而在面对较重医疗费用负担时，医保的垂直公平往往不为人所认识，产生不公平待遇心理，从而产生医患纠纷。同时，在经济结构变化较快的现代社会，人口流动性大、老龄化结构加快、工业水平的不断提高，也给医疗保障体系带来了挑战。同时，城镇职工基本医疗保险和城镇居民基本医疗保险，城镇职工基本医疗保险和新型农村合作医疗之间，医疗保险与医疗救助之间应该如何实现无缝衔接、合理测算投保费用比例，这些都是我国健全医疗保险体系所必须解决的现实问题。实现一个系统、合理、可持续性的医疗保险体系。

我国医疗保险制度处于初始阶段，仍在不断地探索，因此，在覆盖率增高、人民享受到实惠的同时，还要针对出现的问题进行不断地改进。我国现有的医疗

保障体系保障的疾病有限，随着我国疾病谱的改变，必然要有所调整，应当逐渐将慢性疾病逐步纳入。在减轻患者病症负担方面，应该根据经济发展对补偿比例进行调整，减少医保节余率，并且在配合补偿比例增大的同时，合理控制费用，从而使患者的疾病负担比例下降。

三、建立有效的医疗风险分担机制

医疗机构应该参加医疗执业责任保险，当出现医疗事故或发生医疗纠纷需赔偿时由保险机构介入进行调查，可以使其执业风险大大降低，促进医患关系和谐发展①。通过医疗行业与保险业的诚信互动，建立多部门合力改善医患关系的机制。保险公司的介入增强了纠纷处置的公信力，拓宽了医疗纠纷处置渠道，减少了纠纷处理的成本，缩短了处理时间，极大方便了群众。另外，也转嫁了医疗机构及其医务人员的责任风险，使医院的医疗质量管理工作步入良性循环。并使赔偿机制趋向合理，缓和了医患矛盾，有利于维护医患双方的权益。

四、维护医疗秩序，坚持合法维权

近年来，患者及家属与医务人员时常发生矛盾冲突，围攻、扰乱正常的医务工作秩序的事时常发生，这些严重损害了医院的形象，侵害了医务人员的身心健康②。维护医务人员的合法权益，为医务人员创造一个良好的工作环境，对于改善医患关系，构建和谐的医疗秩序是非常重要的。因此，卫生行政部门应该采取有效的措施，协调公安机关加大医疗机构及周边环境的治安管理，对违反治安管理条例，在医疗机构内以不正当理由或采取不正当方式，干扰医疗机构正常工作秩序的行为给予严厉打击。

2001 年、2011 年卫生部、公安部等多次联合发文要求维护医疗秩序，但效果不佳。甚至出现越来越多的暴力伤医案件。在国家领导“对医疗暴力零容忍”的明确指示下，2014 年 3 月，公安部出台《公安机关维护医疗机构治安秩序六条措施》，要求坚决依法打击暴力伤医违法犯罪。4 月，国家五部委出台《关于依法惩处涉医违法犯罪维护正常医疗秩序的意见》，规定对 6 类涉医违法犯罪行为予以严惩。各地加强警医联动，及时有力处置涉医违法犯罪活动。公安机关出警果断，处置有力。国家卫生计生委等 11 个部门开展维护医疗秩序打击涉医违法犯罪

① 陈庆、田侃、王艳晕：《不和谐医患关系的现状与对策研究》，《中国卫生事业管理》2009 年第 4 期。

② 张之群：《加强自律与维护医院权益的几点思考》，《当代医药卫生》2005 年第 5 期。

专项行动。中央综治办等对涉医案事件多发地方进行约谈。公安部与国家卫生计生委重点督办26件有影响的涉医案件，并对重点案件打击处理情况进行全国通报。

2014年，公安机关破获涉医刑事案件1349起，刑事拘留1425人，移送审查起诉347人；查处涉医治安案件4599起；及时制止发生在医院的现行违法行为8342次。上海、陕西等多地制定了处置突发涉医案事件工作流程与细则，及时制止、处置多起伤医案件。2014年，发生在医院的侵犯公民人身权利案件同比下降10%，全国80%的二级以上医院设立警务室。

对医疗暴力零容忍、维护正常的医疗秩序，不仅体现了对医务人员的尊重，更体现了对生命的尊重和对法律的敬畏。

五、完善纠纷处理机制

我国现有的纠纷解决机制主要包括医患双方协商、行政部门调解、向司法部门提起诉讼，每种方式都有一定的弊端，应进一步完善。同时，还应援助非诉讼解决机制，从而建立路径通畅、及时便民、公正合理的纠纷解决机制。建立一个以法律规范为指导，以预防机制为基础，以非诉讼解决机制为主要方式，以法律诉讼为最终途径的多元化的医疗纠纷解决机制，使医疗纠纷的解决从单一解决取向走向多元化处理，医患关系从对抗对决走向对话协商，从胜负决斗走向争取双赢，相互尊重，相互包容，引导需要解决医疗纠纷的人们更多地选择一条温和的、人性化的解决问题的道路，对于遏制我国医疗纠纷持续攀升、医患矛盾日趋紧张的势头，对于建立和谐的医患关系、维护社会稳定、建设和谐社会都有着十分重大的现实意义①。

20世纪60年代以来，非诉讼纠纷解决程序因其在纠纷解决方面表现出来的特殊价值和优势逐步受到人们的重视和青睐，成为许多国家和地区解决民事纠纷的一大趋势。从我国所面临的现实情况来看，由于三种医疗纠纷法定解决途径存在各种问题，导致它们解决医疗纠纷的效率和效果极低。因此，将ADR引入医疗纠纷领域，鼓励和发展医疗纠纷的非诉讼解决机制不失为一条快速、有效的解决医疗纠纷的途径。我国应建立中立、公平的第三方调解机制。为了真正查明或者发现医疗纠纷的真相，医疗纠纷调解委员会应当与卫生行政部门、医学会、医师团体、医疗机构等无组织关系。另外，组成调解委员会的人选应该包括法律专家、医学专家，还可仿照我国医疗事故鉴定专家库制度，建立医疗纠纷调解人员

① 李冀宁、覃红：《医疗纠纷非诉讼解决机制与和谐医患关系》，《医学与哲学》2007年第5期。

库。在纠纷个案处理方面，随机抽取各不同专业、不同领域的人员，或由委员会自行选择调解员，或者由当事人选择调解员。另外，不论是国内还是国外，医疗纠纷的调解均不具有强制执行力，这是调解的法律性质所决定的。为此，应当确立一种理念，即调解结果应当得到尊重、执行。鉴于国家与民间的地位的不同，建议由国家设立、司法机关管理与监督，建立组织健全、制度完善，有人力、物力保障的医疗纠纷调解机构。

深入推进“平安医院”建设，建立“三调解一保险”长效机制，院内调解、人民调节、司法调解、医疗风险分担机制有机结合、相互衔接，建立健全具有中国特色的医疗纠纷预防与处理制度体系，努力创建“两升两降一延伸”的良好局面：人民调解比例提升、医患双方满意度提升、涉医案件下降、医疗纠纷数量下降、医疗风险分担覆盖面向基层医疗机构延伸。

六、改善医学培养模式，提升医学生综合素养

现代医学模式，要求的是复合型的医学人才。医疗卫生不再是单一的学科，它研究的范围和领域越来越广泛，涌现了生物工程学、生命科学、医学伦理学、医学社会学、医学心理学、医学法学等许多边缘学科，促进了现代医学的发展和人类文明的进程。医学发展要求医学生在掌握医疗技术的同时，更具创新性和人文素质，既然医学是“仁”与“术”统一，那么医学教育的宗旨就应该是培养人文精神与科学精神兼备的高层次医学人才。

首先，加强医师的职业道德建设，提升医务人员的职业道德水平。个别医生责任心的失落和临床医技能力的缺乏，是导致医患矛盾和纠纷激增的首因，没有医生的职业精神，便不会有和谐的医患关系。我们强调将患者利益摆在首位，医师应该秉承公平、认真的原则为患者服务，尊重患者的自主权。所以，重申医生的职业精神是非常有必要的，尤其是在目前医患纠纷快速增长的时期。医生不但要有精湛的技术，更要有为人们所敬佩的职业精神。职业精神中又首推医德。把人的生命价值放在医学的首位，把维护和保障人的生命和健康作为医学研究最终目标的思想是我们当代医生需要继承的品德。实践已经证明，没有医生的职业精神，便不会有和谐的医患关系。

其次，加强医务人员的继续教育工作，不断提升其医疗服务能力。医学是一门实践性、发展性、创新性学科，会不断地有新的知识、新的技术出现。继续教育对于医务人员医疗服务水平的提高、新知识新技术的掌握十分必要。医院可以采用课程与实践相结合的方式对本院的医务人员进行继续教育，通过课程理论知识的学习与实践操作中的相互补充达到继续教育的目的。可采用定期学习与大型

讲座的形式，同时定期对医务人员的技术水平进行考核测评，以达到医务人员有效掌握所学知识技术的目的。

再次，加强医务人员的法律知识培训，提升其法律知识水平及自我规范意识。医患关系也是一种法律关系，而现在许多医患纠纷产生、发展甚至是扩大都与医务人员的法律知识水平及自我规范意识不强有关，从而给医患纠纷的产生带来了隐患。医务人员往往缺乏系统性的法律知识，这与医务人员的工作性质也有关，其工作压力较大，因而在问题出现前并不关注，出现后又会带来一定的不良影响。鉴于医生职业的特殊性，因此要特别注意法律知识的岗前培训。我国对医疗机构、医务工作人员进行规范的法律法规在一定程度上都会与医患关系后期的处理有一定的关系，尤其是权责义务方面，系统性的岗前培训很有必要。同时在法律知识普及的基础上结合医患纠纷中常出现的问题进行讲解，使医务人员能够从根本上去客观认识医患关系问题。提倡并引导医务人员采用良好的沟通技巧与患者之间建立和谐的医患关系，同时也要有规避不良医患关系的技巧，从自我认识上主动意识到医疗记录的重要性，规范性书写，规范性操作。

七、普及患方的基本医疗和法律知识，提高患方自身素养

首先，社会或广大医务人员应通过各种渠道向患方及家属普及一些基本的医疗知识，让他们熟悉一些常识性疾病的预防、治疗和护理等知识，知晓医学行业的高技术性、高风险性和难以预测性等，使患者具有风险意识，对当前医疗技术水平有正确认识，不能期望值过高。

其次，患者必须加深对医务人员信任，配合治疗，积极与医生沟通，正确行使认知范围内医疗决策参与的权利。

最后，患者应提升自身修养，普及法律常识，一旦出现意外，应当正确行使权利，通过法律手段解决问题，杜绝不冷静现象的发生。

八、构建和谐的舆论环境

和谐医患关系的构建离不开社会的支持和理解，大众媒体在其中起着至关重要的作用。随着社会和经济的发展，媒体的舆论越来越受到人们的关注，加之其具有较强的公信力，所传递的信息直接影响着群众对医疗行业、医疗机构、医务人员乃至整个医疗体系的道德评价，从而左右着和谐医患关系的形成①。因此，

① 王明星、王艳华：《和谐医患关系构建中大众媒体的责任》，《中国卫生事业管理》2009 年第 8 期。

媒体应该以客观、公正、全面为原则，以事实真相为依据，以解决问题为立足点，报道医患纠纷。媒体还应该正确评价医务人员，对于医务人员的错误、缺点要批评监督，而对于他们的痛苦应给予理解、奉献给予赞扬。另外，当前医患关系紧张有部分原因是人们对医疗知识和医疗工作没有充分的了解，因此媒体应该宣传普及基本的医疗保健知识和医疗工作的高风险性，使群众充分认识“医学科学规律”和“生命自然规律”，充分认识现阶段的医学发展并以科学的态度理解各项诊疗技术的局限性、风险度及疾病转归的不可预见性。此外，媒体还应广泛宣传我国现有的法律法规，引导人们通过合法途径解决医疗纠纷，避免“医闹”等现象发生。

（乐虹）

CHAPTER 7 第七章

中国中医医院发展与展望

中医这个名词是在鸦片战争前后为区别西医而出现的，此前被唤作“岐黄”“青囊”“杏林”及“悬壶”。既然姓“中”，就要继承和发扬中医药特色和优势。而作为一种医学体系，中医也姓“医”，需吸纳更多优秀的文明成果以完善和发展它。之所以中医医院姓“中”，是因为它需要充分发挥中医药特色和优势，在疗效上下功夫。特色是中医医院的立院之本、发展之魂，患者来中医医院求诊，是冲着中医来的。中医医院犹如中医医疗服务体系的金字塔，构建起中医的医学服务体系，中医医院在应用中医药服务患者的同时，应以更开放的姿态吸收和运用现代科技和医学手段，为患者提供最优的诊疗方案，以完美医学为追求目标。如果丧失了中医药的特色，就丧失了病人的认可。因此，在中国现代化的背景下，中医医院发展如何应对科技进步、现代医学迅猛发展等诸多挑战？本部分就是利用统计数据分析我国中医医院的现状、取得的成就、面临的问题，并提出相应的建议。

一、相关概念辨析

医疗卫生机构是指从卫生行政部门取得《医疗机构执业许可证》，或从民政、工商行政、机构编制管理部门取得法人单位登记证书，为社会提供医疗保健、疾病控制、卫生监督服务或从事医学科研和医学在职培训等工作的单位。医疗卫生机构包括医院、基层医疗卫生机构、专业公共卫生机构和其他医疗卫生机构。医院包括综合医院、中医医院、中西医结合医院、民族医院、各类专科医院和护理院，不包括专科疾病防治院、妇幼保健院和疗养院。中医医院指中医（综合）医院和中医专科医院，不包括中西医结合医院和民族医院。中医医院是中医机构的主要形式。

传统中医医生以个体为单位独立、分散执业，采取的形式主要包括坐堂开店和上门施诊两种，整个诊疗过程都是在单一的家庭私人空间中完成，所以在那个时候家庭是基本的医疗单位和医疗空间。随着社会的发展和行医方式的延伸，逐渐出现一些由知名人士出资兴办的医局及施诊局。中国真正具有近代意义的医院是在 19 世纪鸦片战争前后，随着传教士医师东来才开始建立的。中国最早设立中医医院的建议来自当时的殖民地香港，在 1872 年创立了华东医院。民国时期，由于西方文化占据主流，中医受到了歧视，不准中医院称“医院”，只能称为“医室”，直至抗战时期中医界才争取到建立“医院”的权利，医院名称被要求冠以中医字样以示区别，1944 年成立了第一所公立中医医院——陪都中医院。

二、中国中医医院的发展历程

新中国成立六十多年来我国中医医院走过了一条艰难曲折的发展道路，中医医院的发展历程大致可以分为以下几个时期。

（一）初创时期（1949—1978 年）

新中国成立后，1950 年全国仅有中医医院 4 所，平均每所中医医院床位数仅为 30 张。党和政府肯定了中医药的地位和作用，制定了一系列保护中医药的方针政策和支持中医药事业发展的措施。1958 年，毛泽东在《卫生部党组关于组织西医离职学习中医班总结报告》上批示：“中国医药学是一个伟大的宝库，应当努力发掘，加以提高。”这是中医药事业发展的指导思想。我国处于“大跃进”时期时，中医医院陡然增加到 305 家，到 1960 年又增加了 25 家。1965 年医院数量增加了 131 家，每所医院平均床位数为 79 张，中医院校达 21 所。由于受到西医影响，该时期举办中医医院基本上沿用了西医医院的管理模式和管理方法，尚无中医医院的建设思想与管理思路。然而，受到“文化大革命”的影响，我国中医医院遭受严重摧残，全国中医医院的数量由 1960 年的 330 家减少到 171 家（1976 年），很多中医医院被“拆庙赶神”，由此，中医医院的建设与管理出现停滞甚至倒退的状况。因受到西医的冲击，相当一部分中医医院处于管理混乱、缺乏建设的状态，西化程度严重①。

（二）恢复时期（1978—1986 年）

十一届三中全会后，1978—1990 年是我国中医医院恢复发展的时期，也是我

① 卫生部中医司：《中医工作文件汇编（1949—1983 年）》，卫生部，1985 年。

国中医医院数量快速增长的时期。比如，我国在“五五”期间，中医医院的数量由160家增加到678家，年增长率33.48%，“六五”期末中医医院的数量增加到1455家，年增长率16.9%，“七五”期末中医医院的数量增加到2141家，年增长率8%。在国家政策的指引下，我国20多个县市建立了县级中医医院，这为我国中医药事业的发展奠定了基础。如1978年中共中央56号文件“中央转发中共卫生部党组《关于认真贯彻党的中医政策，解决中医队伍后继乏人问题的报告》的批语”的颁布开创了中医医院发展的起点。事实上，1982年的衡阳会议（即召开了“全国中医医院和高等中医教育工作会议”）是这一时期中医医院发展的重要标志。在这次会议中，针对中医医院“挂梅兰芳的牌子，唱朱逢博的调子”问题进行了分析，第一次提出了中医医院必须突出中医特色，这种观点的提出为我国中医医院突显办院特色，大力发展中医指明了方向。1983年12月，卫生部在《关于加强中医医院急症工作的意见》中提出“先拟就高热、厥脱、中风、痛证、血证（出血）等急症以及所需的制剂”，开发了一批急救中成药，提高中医医院的急诊水平，改变了中医医院“慢郎中”的形象[①]。1984年按照省地市和县区两级全国中医医院建设检查标准的出台，这时中医医院由西医管理模式开始转变到中医管理模式，同时也引入一些现代管理思想（如标准化管理、目标管理等），医院的服务大量注入了中医的内容，形成了一批中医医疗技术标准和中医药管理规章[②]。

（三）改革与发展时期（1986—1996年）

1986年，国务院决定在卫生部原中医司的基础上成立隶属于国务院的国家中医管理局。1988年，成立国家中医药管理局，由卫生部归口管理。“七五”期间，针对中医医院机构数量不足及中医药人员缺乏的状况，政府提出了“以机构建设为基础，以人才培养为重点，以学术提高为依靠”的发展思路。“八五”期间，针对中医医院起步晚、基础差、底子薄的实际情况，政府提出了“加强中医医院内涵建设”的工作方针等，使中医药步入了改革发展的新阶段。1986年的沙市会议（即“全国县级中医医院工作会议”）将中医医院的建设与管理从城市扩展到农村，提出了普及县级中医医院的号召，产生了重要效果。会议提出了3个重要的导向性指标：要求中医医院的门诊治疗率达到85%；病房中医药治疗率达到75%；只要是中医医院，其中医药人员不少于全院医药人员的70%。同时还提出中医医院的管理层中，具备中医药教育背景的管理者应该占多数，这为中医姓

---

① 李宗友、储戟农：《改革开放30年我国中医医院发展的历程与成就》，《中国卫生政策研究》2008年第2期。

② 国家中医药管理局：《中医工作文件汇编（1984—1988）》，中国医药科技出版社1990年版。

"中"提出了标准。1990 年国家中医药管理局在全国范围内分期分批启动了"农村中医工作试点县、市"建设工作，先后印发了《全国农村中医工作试点县实施办法》（1993 年 11 月）、《全国农村中医工作先进县（市）建设检查标准》（1994 年 6 月）、《全国农村中医工作先进县（市）评审验收方案》（1995 年 5 月）等文件，加强对农村中医工作先进县建设的指导①。1991 年 3 月，国家中医药管理局实施"杏林计划"，开展示范中医医院建设，突出抓龙头的示范和辐射作用。同年 4 月，国家中医药管理局印发了《中医医院分级管理办法（试行草案）》，这是中医医院开始实行科学管理的重要标志。分级管理的理论基础是区域卫生规划，主要技术是标准化管理、目标管理和办院导向调控，实际上是推行中医医院自身的管理模式。此后百家示范中医医院的建设是分级管理的深化与提高，它建成了一批大型骨干优秀医院，极大地增强了中医医院的综合实力，也使其他中医医院进行模仿和改善自身管理。到 1994 年，全国已有 30 个省（区、市）212 所中医医院分别通过了评审，126 所示范中医医院基本上完成了建设任务，标志着中医医院的分级管理使中医医院步入了科学的发展轨道。国家中医药管理局还先后发布了《耳穴名称与部位》（1992 年）、《中医病症诊断疗效标准》（1994 年）、《中医病证分类与代码》（1995 年）等技术标准，使中医临床治疗更为规范，大大增强了中医医院的综合服务功能②。尽管"七五"期间中医医院由 1985 年的 1455 所增长到 1990 年的 2141 所，年递增 8%，但在"八五"期间中医医院递增速度明显放缓，再到 1995 年的 2522 所，年递增 3.56%，中医医院的建设重点已从单纯追求数量的增加，逐步向医院的内涵建设转变。

（四）科学管理时期（1997—2009 年）

随着经济体制改革，我国由计划经济向市场经济转变后，医疗机构之间的竞争逐渐显现出来。1998 年底全国进行医疗保险制度的改革是中国医院全面市场竞争的重要标志，打破了过去由一家国有医院统揽一个地方公费医疗的局面，引入了竞争机制。竞争的结果是通过医疗服务市场来优化医院资源配置，促使各医院改革管理机制，提高疗效和医院运营效益。1997 年全国每家西医医院的固定资产是中医医院的 3.6 倍，设备总值是中医医院的 4.5 倍，竞争使得中医医院的生存比较艰难，个别效率低下的中医医院被"关、停、并、转"③。1997 年《中共中央、国务院关于卫生改革与发展的决定》，提出了"以农村为重点，预防为主，

① 国家中医药管理局：《中医药工作文件汇编（1989—1993）》，1995 年；国家中医药管理局：《中医药工作文件汇编（1994—1997）》，1998 年。

② 国家中医药管理局：《中医药工作文件汇编（1994—1997）》，1998 年。

③ 陈珞珈：《中医医院 50 年的发展历程与主要经验》，《中国医院管理》1999 年第 10 期。

中西医并重，依靠科技与教育，动员全社会参与，为人民群众服务，为社会主义现代化建设服务”的新时期卫生工作方针。“九五”期间，国家中医药管理局提出了“一体、两翼、三个重点”（以实施科教兴业战略为主体；以认真继承中医药的特色优势、勇于创新、逐步实现中医药现代化和积极创造条件促进中医药更广泛地走向世界为两翼①；以做好农村中医药工作、加快中药产业发展和加强中医医院内涵建设为工作重点）的中医药工作总体思路。在“十五”期间，明确提出了“加强中医药的继承与创新，推进中医药的现代化”的发展思路。在“十一五”期间，明确提出建立和完善整体思维、系统运行、“三观”（宏观、中观、微观）互动、科学管理的中医药工作系统及其运行机制，全面推进了中医药医疗、保健、科研、教育、产业和文化“六位一体”协调发展的思路。2003 年 10 月 1 日施行的《中华人民共和国中医药条例》是我国政府颁布的第一部专门的中医药行政法规，它将多年来党和国家对中医药工作的一系列方针、政策，通过国家行政法规的形式固定下来，全面概括了党的中医药政策，对保障和规范中医药事业发展作了较为全面的规划，是中医药事业发展的里程碑②。此外，《中医临床诊疗术语》（1997 年）、《腧穴名称与定位》（2006 年）、《中医护理常规技术操作规程》（2006 年）等多项国家和行业标准进一步规范了医疗行为和提高了管理水平。2003 年，国家中医药管理局在农村中医工作先进县（市、区）建设的基础上，启动了农村中医工作先进市建设，并印发了《全国农村中医工作先进市（地）建设标准与评审细则》，进一步加强指导工作。至此，全国已有农村中医工作先进县 113 个，先进县建设单位 111 个，形成了在一个地级市或地区范围内所有县齐抓共建的局面。同年，卫生部、国家中医药管理局关于印发《乡镇卫生院中医药服务管理基本规范》和《社区卫生服务中心中医药服务管理基本规范》的通知，对乡镇卫生院和村卫生室的建设提出了明确的要求，进一步健全了中医医疗服务网络，尤其是网底的建设。国家中医药管理局对社区开展中医药服务工作提出要求，充分发挥中医药在社区卫生服务中的作用。2006 年 11 月，国家中医药管理局下发了《关于进一步保持和发挥中医药特色优势的意见》，比较系统地提出了保持和发挥中医药特色优势的政策。2006 年 12 月，国家中医药管理局关于印发《中医医院中医药特色评价指南（试行）》和《中医医院（三级）中医药特色评价细则（试行）》的通知，对中医医院的内涵建设进行了规范。2007 年 10 月，国家中医药管理局印发了《中医坐堂医诊所管理办法》，积极探索中医药改革与发展的新思路。

---

① 国家中医药管理局：《中医药工作文件汇编（1998—2000）》，2002 年。

② 国家中医药管理局：《中医药工作文件汇编（2001—2002）》，2005 年。

（五）繁荣时期（2009 年至今）

2009 年 4 月，国务院下发《国务院关于扶持和促进中医药事业发展的若干意见》（国发〔2009〕22 号）。此为新中国成立以来党和国家发展中医药事业方针政策的高度概括和系统总结，对推进中医药事业发展具有重要指导意义。2013 年 10 月国务院发布实施《国务院关于促进健康服务业发展的若干意见》（国发〔2013〕40 号），提出“全面发展中医药医疗保健服务”的重点任务，要求“制定中医药健康服务发展规划和措施”。2015 年 5 月，国务院办公厅印发《中医药健康服务发展规划（2015—2020 年）》（国办发〔2015〕32 号），提出中医药健康服务是运用中医药理念、方法、技术维护和增进人民群众身心健康的活动，主要包括中医药养生、保健、医疗、康复服务，涉及健康养老、中医药文化、健康旅游等相关服务。

三、中国中医医院的发展现状和取得的成就

（一）中医医院的规模逐步稳定发展

从医疗卫生机构数看，2008—2014 年全国卫生机构数从 27.8 万家增加到 98.1 万家，中医机构数从 3.39 万家增加到 4.36 万家。2008 年中医机构数占全国卫生机构的 12.17%，经历了先降后升的波动后，到 2014 年仅占 4.45%，这说明我国中医药的发展较缓慢。从卫生技术人员数看，2014 年全国卫生机构卫生技术人员数为 757.98 万人，中医机构卫生技术人员数为 81.96 万人，二者的增长趋势基本一致。中医机构卫生技术人员在全国卫生机构卫生技术人员中所占比重保持基本稳定（见表 7-1）。2014 年全国卫生机构中的中医执业医师 35.50 万人，而在中医机构中的中医执业医师有 15.45 万人，平均每年增加 0.91 万人。

表 7-1　2008—2014 年全国卫生机构与中医机构的机构数、人员情况

年份	机构数（个）			卫生技术人员（人）		
	卫生机构	中医机构	中医机构/卫生机构（%）	卫生机构	中医机构	中医机构/卫生机构（%）
2008	278337	33872	12.17	5030038	503872	10.02
2009	283801	34902	12.30	5396941	543249	10.07
2010	936927	36763	3.92	5866158	588701	10.04
2011	954389	38224	4.01	6192858	627269	10.13

续表

年份	机构数（个）			卫生技术人员（人）		
	卫生机构	中医机构	中医机构/卫生机构（%）	卫生机构	中医机构	中医机构/卫生机构（%）
2012	948540	39305	4.14	6668549	691444	10.37
2013	973546	41906	4.30	7200578	757712	10.52
2014	981432	43635	4.45	7579790	819636	10.81

资料来源：国家中医药管理局编：2008—2014 年《全国中医药统计摘编》。

从中医执业医师、中医执业助理医师和中药师（士）在中医机构中的数量变化情况看，三类人员变化的趋势大致相同，其中中医执业医师的增长幅度要大于其他两类（见图 7-1、图 7-2）。

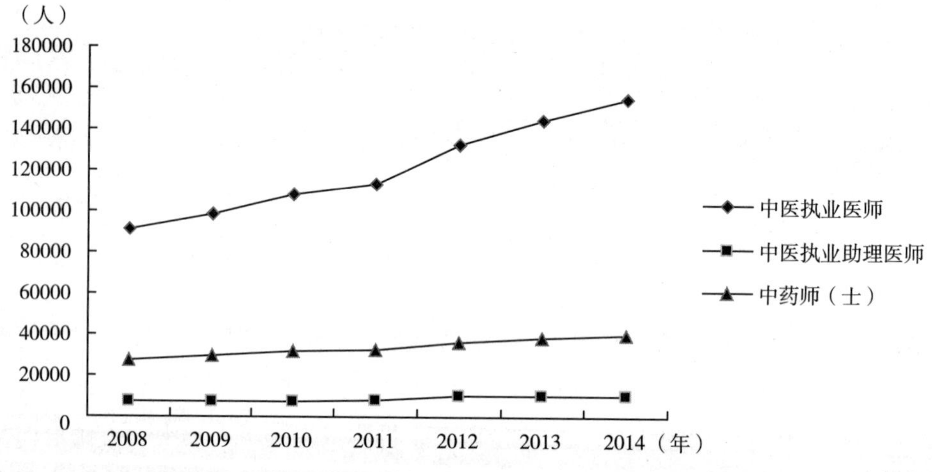

图 7-1　2008—2014 年中医机构中医类卫生技术人员变化情况

资料来源：国家中医药管理局编：2008—2014 年《全国中医药统计摘编》。

（二）中医医院医疗资源配置逐步完善

1. 全国中医类医院机构数、实有床位数、人员情况

2008—2014 年，全国中医类医院的数量呈现增长的趋势，其年均增长率为 3.06%。实有床位数年均增长率为 11.79%。卫生技术人员年均增长率为 8.97%。由此可见，2008 年以后中医类医院得到较大的发展，中医医院机构、实有床位、在岗职工和卫生技术人员的数量都有较大的增加，这与国家对中医药事业的支持存在较大的关联（见表 7-2 和图 7-3）。

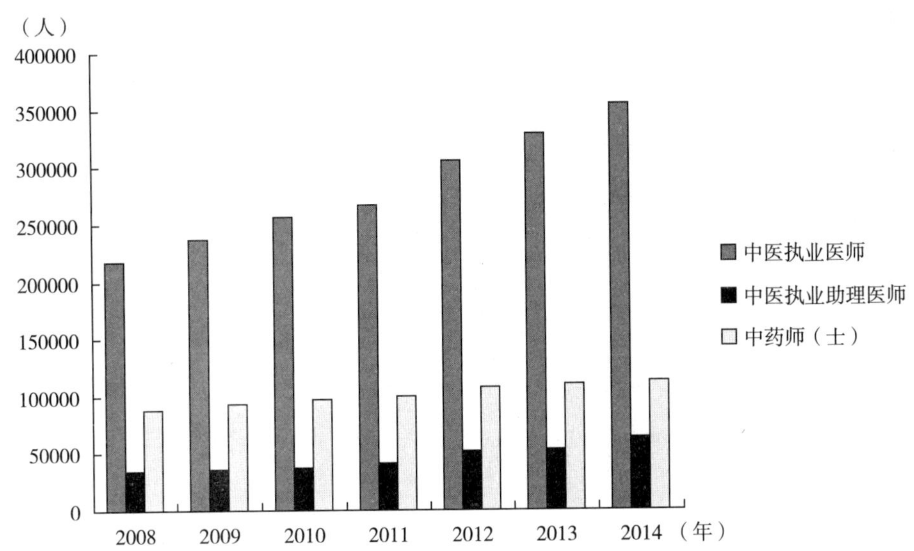

图 7-2　2008—2014 年全国卫生机构中医药人员变动情况

资料来源：国家中医药管理局编：2008—2014 年《全国中医药统计摘编》。

表 7-2　2008—2014 年全国中医类医院机构数、实有床位数、人员情况

年份	机构数（个）	实有床位数（张）	在岗职工数（人）	卫生技术人员（人）
2008	3115	386941	533919	435760
2009	3164	426930	572677	471408
2010	3232	471289	618106	511203
2011	3308	529349	662074	549875
2012	3397	612777	731415	611070
2013	3590	686793	801408	671376
2014	3732	755050	869714	729749

资料来源：国家中医药管理局编：2008—2014 年《全国中医药统计摘编》。

从县市中医类医院机构数和床位数来看，我国地级市共有 333 个，县级区划数为 2854 个①。从横向看，2014 年平均每个县拥有的中医类医院数为 0.59 家，而平均每个市拥有的中医类医院数为 6.13 家。市级中医类医院数占全国中医类医院的比重比县级中医类医院所占比重要大（见图 7-4）。从纵向看，2008 年市级和县级的每家中医类医院实有床位数分别为 154.3 张和 92.30 张。而 2014 年市级和县级的每家中医类医院实有床位数分别为 230.70 张和 168.00 张（见表 7-3）。

① 国家统计局网站：http：//data. stats. gov. cn/easyquery。

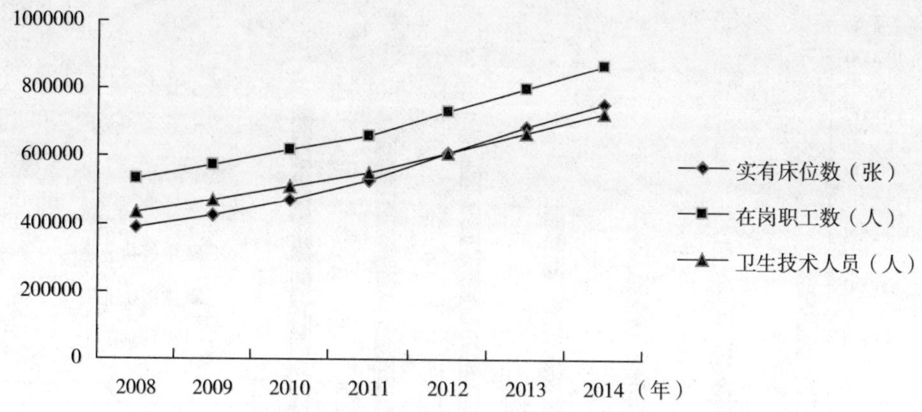

图 7-3　2008—2014 年全国中医类医院床位数、人员变化情况

资料来源：国家中医药管理局编：2008—2014 年《全国中医药统计摘编》。

这显示无论是县级还是市级中医类医院的规模都在扩大。

表 7-3　2008—2014 年市、县中医类医院机构、床位数情况

年份	机构数（个）			编制床位数（张）			实有床位数（张）		
	总数	市	县	总数	市	县	总数	市	县
2008	3115	1606	1509	400861	258747	142114	386941	247729	139212
2009	3164	1645	1519	437847	281942	155905	426930	269882	157048
2010	3232	1694	1538	477552	307062	170490	471289	297368	173921
2011	3308	1745	1563	531211	339799	191412	529349	331550	197799
2012	3397	1816	1581	614595	391799	222796	612777	382044	230733
2013	3590	1961	1629	691188	432598	258590	686793	427491	259302
2014	3732	2041	1691	752167	469062	283105	755050	470925	284125

资料来源：国家中医药管理局编：2008—2014 年《全国中医药统计摘编》。

从 2009 年到 2012 年，中医专科医院机构数增减百分比呈递减的趋势，而中医（综合）医院机构数增减的百分比呈现递增的趋势，2012 年和 2013 年中医（综合）医院数量增加的幅度最大，这种现象应该说是国家政策调整的结果（见图 7-5）。

2008—2014 年，中医（综合）医院床位数呈现递增趋势，其中 2012 年增加的幅度最大，原因是中医（综合）医院机构数的增加幅度最大，从而引起的床位数增加幅度最大，相反中医专科医院的床位数在 2012 年呈负增长。整体来看，中医专科医院每年床位数的增长幅度基本保持稳定，说明中医药特色服务的供给增

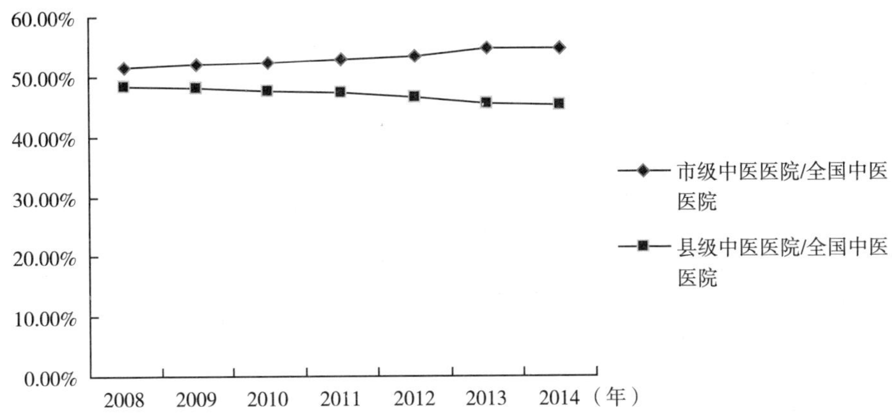

图 7-4　2008—2014 年县市级中医类医院机构数占全国中医类医院机构数百分比的情况

资料来源：国家中医药管理局编：2008—2014 年《全国中医药统计摘编》。

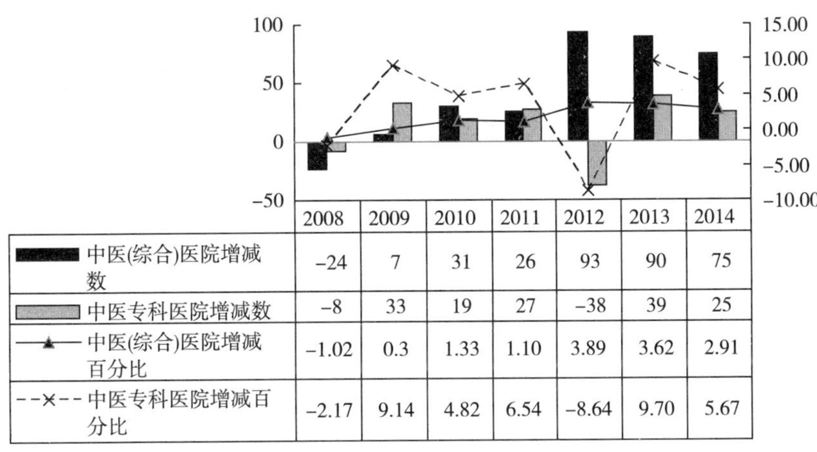

	2008	2009	2010	2011	2012	2013	2014
中医(综合)医院增减数	-24	7	31	26	93	90	75
中医专科医院增减数	-8	33	19	27	-38	39	25
中医(综合)医院增减百分比	-1.02	0.3	1.33	1.10	3.89	3.62	2.91
中医专科医院增减百分比	-2.17	9.14	4.82	6.54	-8.64	9.70	5.67

图 7-5　2008—2014 年全国中医医院机构数增减情况

资料来源：国家中医药管理局编：2008—2014 年《全国中医药统计摘编》。

长率基本维持增长态势。当中医（综合）医院呈现发展趋势时，数据显示对中医特色医院的业务有一定的影响（见图 7-6）。

相比 2008 年，2014 年人员总数增加了 33.58 万人，其中市级中医医院增加了 22.41 万人，而县级中医医院增加了 11.17 万人。卫生技术人员总数增加了 29.40 万人，而市级和县级中医医院分别增加了 19.67 万人和 9.73 万人。说明中医药人才队伍在不断壮大（见表 7-4）。由此看出，市级中医医院发展较迅速，中医医疗资源主要集中在城市，农村中医药发展相对较慢，需要进一步加强基层中医药的支持和发展（见图 7-7、图 7-8）。

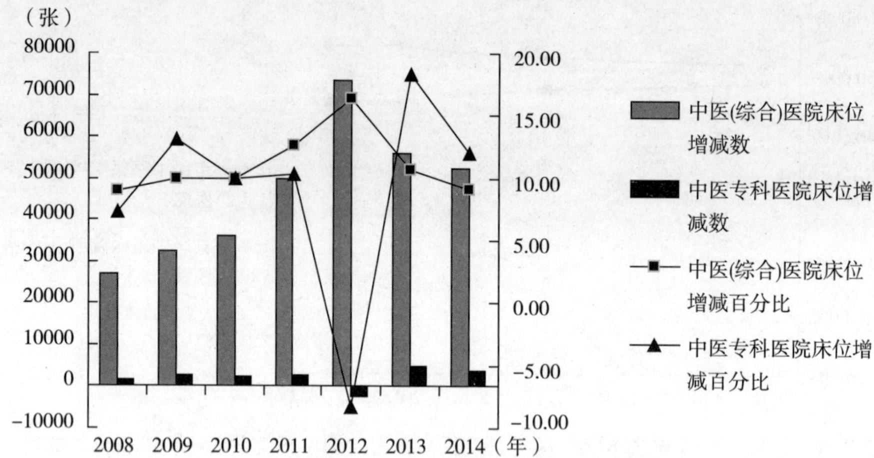

图 7-6 2008—2014 年全国中医医院床位数增减情况

资料来源：国家中医药管理局编：2008—2014 年《全国中医药统计摘编》。

表 7-4 2008—2014 年全国县、市级中医医院人员情况

年份	人员总数（人）			卫生技术人员（人）		
	总数	市级中医医院所占百分比	县级中医医院所占百分比	总数	市级中医医院所占百分比	县级中医医院所占百分比
2008	533919	65. 13%	34. 87%	435760	64. 71%	35. 29%
2009	572677	65. 38%	34. 62%	471408	64. 97%	35. 03%
2010	618106	65. 43%	34. 57%	511203	64. 99%	35. 01%
2011	662074	65. 21%	34. 79%	549875	64. 91%	35. 09%
2012	731415	65. 62%	34. 38%	611070	65. 42%	34. 58%
2013	801408	65. 82%	34. 18%	671376	65. 61%	34. 39%
2014	869714	65. 74%	34. 26%	729749	65. 60%	34. 40%

资料来源：国家中医药管理局编：2008—2014 年《全国中医药统计摘编》。

2. 中医医院房屋建筑面积情况

2014 年末，中医医院房屋建筑面积 4338. 47 万平方米（其中业务用房面积占 82. 42%），年末租房面积 212. 21 万平方米（其中业务用房面积占 78. 41%）。2008—2014 年末，房屋建筑面积年均增长率为 6. 24%（其中业务用房面积增长率为 8. 40%），租房面积年均增长率为 11. 34%（其中业务用房面积增长率为 9. 33%）（见表 7-5）。

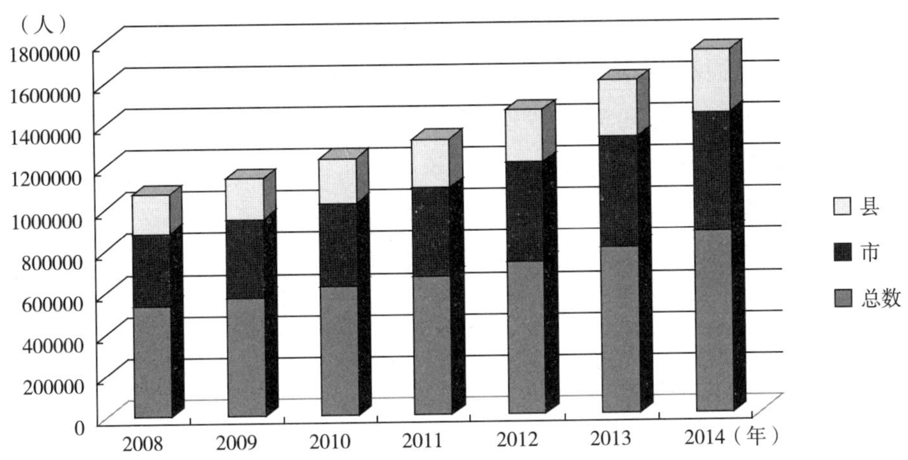

图 7-7　2008—2014 年全国县、市级中医医院人员总数对比情况

资料来源：国家中医药管理局编：2008—2014 年《全国中医药统计摘编》。

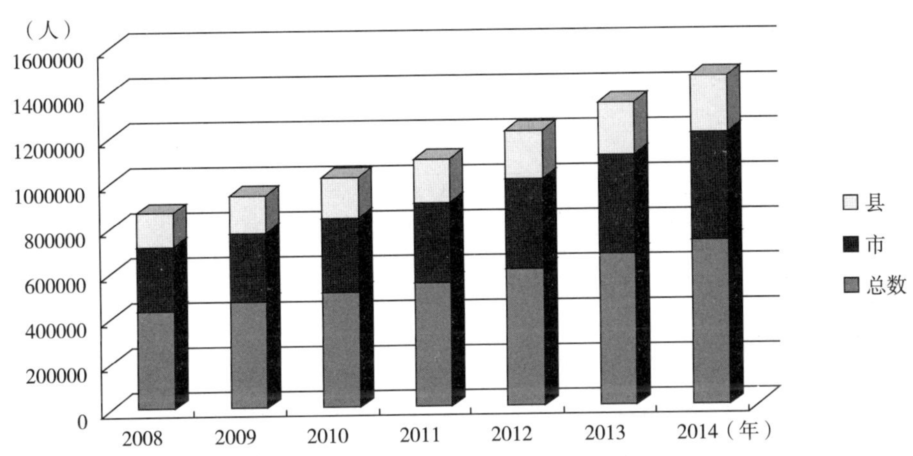

图 7-8　2008—2014 年全国县、市级中医医院卫生技术人员对比情况

资料来源：国家中医药管理局编：2008—2014 年《全国中医药统计摘编》。

表 7-5　2008—2014 年全国中医医院房屋建筑面积情况

年份	年末房屋建筑面积（平方米）	其中业务用房所占的百分比（%）	年末租房面积（平方米）	其中业务用房所占的百分比（%）
2008	30177726	73. 03	1113716	87. 47
2009	29912541	78. 57	1025963	81. 36
2010	31646645	78. 23	1064263	82. 29
2011	38072097	73. 95	1195339	82. 77
2012	38151977	80. 16	1688092	80. 01
2013	41057431	81. 89	1799589	77. 88
2014	43384696	82. 42	2122074	78. 41

资料来源：国家中医药管理局编：2008—2014 年《全国中医药统计摘编》。

从县市级来看，市级中医类医院的房屋建筑面积要大于县级房屋建筑面积，且县级房屋建筑面积要小于市级业务用房面积，这是符合区域卫生资源配置的。2014 年末市级房屋建筑面积达到 3313. 55 万平方米，而 2008 年为 2247. 12 万平方米。2008—2010 年县市级房屋建筑面积几乎没有太大增长，说明这一期间中医类医院没有扩大规模，2014 年与 2010 年相比增长幅度较大，尤其表现在业务用房面积上，说明 2012—2014 年中医类医院加大了基础建设的投资（见图 7-9）。

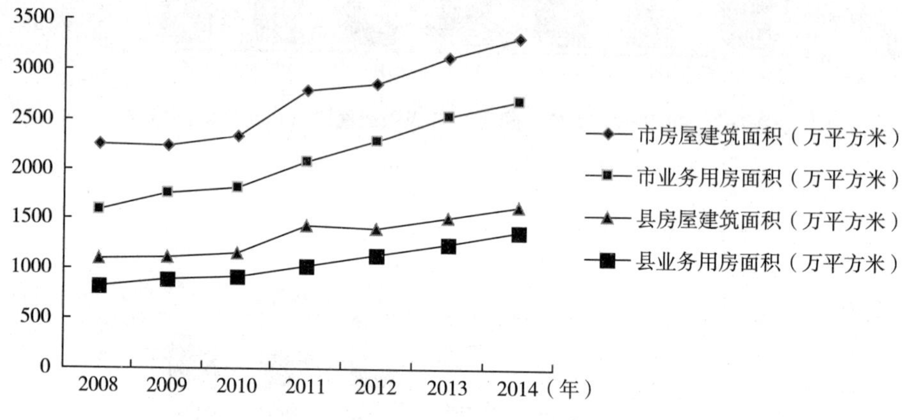

图 7-9　2008—2014 年市、县中医类医院房屋建筑面积情况

资料来源：国家中医药管理局编：2008—2014 年《全国中医药统计摘编》。

3. 中医医院年内基本建设投资

2014 年批准基建项目建筑面积 808. 15 万平方米，房屋竣工面积 227. 67 万平方米，新增固定资产 87. 78 亿元，此三项数据较 2008 年的涨幅分别为 100. 19%、144. 67%、152. 42%。从中医医院实际完成的投资额来看，2012 年最多，达到 2005. 82 亿元，2013 年略有下降，为 1502. 10 亿元。2014 年财政性投资额最多达到 1848. 09 亿元，2013 年中医医院自有资金投入最多达到 54. 33 亿元。从各年财政性投资、单位自有资金和银行贷款这三方面的比重变化来看，2012 年中医医院实际完成投资最多，但在政府投入和医院自有投入相对较少的情况下，中医医院主要通过银行贷款来完成。其中 2012 年银行贷款额度为 1025. 28 亿元。相比之下，2013 年和 2014 年虽然投资额度略有下降，但是财政性投资有大幅度增加，单位自有投资额度的变化较不明显，基本呈上升趋势，说明中医医院的发展使得其具有自生能力。数据表明我国中医医院基础设施建设保持了较大幅度的持续增长（见表 7-6、图 7-10）。

表 7-6　2008—2014 年中医医院年内基本建设投资情况

年份	批准基建项目（个）	批准基建项目建筑面积（m²）	实际完成投资额（万元）	财政性投资（万元）	单位自有资金（万元）	银行贷款（万元）	本年房屋竣工面积（m²）	本年新增固定资产（万元）
2008	620	4036818	1300112	120913	607909	317768	930539	347759
2009	508	5906581	2133533	259525	228906	145873	1351767	2309338
2010	379	5999791	960215	378755	247084	137328	2374265	522370
2011	315	6721348	1169021	540126	238562	259509	2207837	604766
2012	875	7388838	20058205	9084212	534057	10252804	3169262	715914
2013	867	9380297	15020962	13716055	543296	489578	2490340	1006653
2014	351	8081502	19712268	18480861	343356	452487	2276744	877810

资料来源：国家中医药管理局编：2008—2014 年《全国中医药统计摘编》。

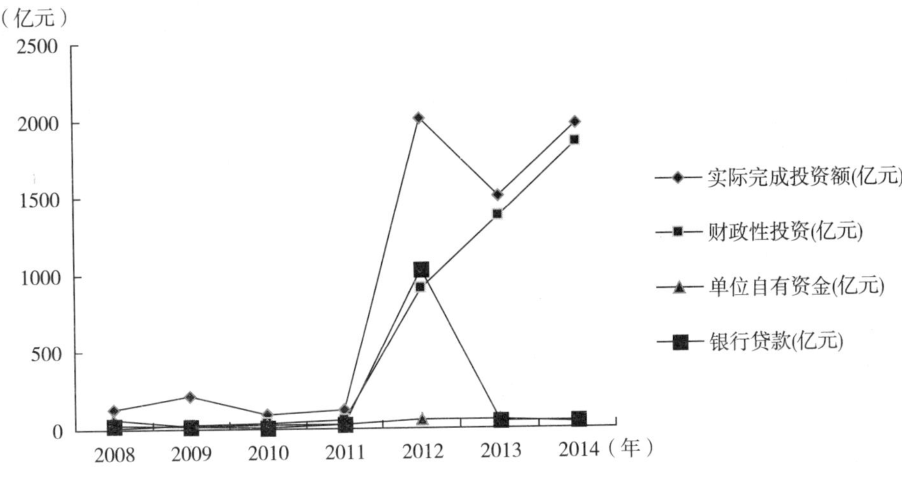

图 7-10　2008—2014 年全国中医医院投资建设资金来源对比情况

资料来源：国家中医药管理局编：2008—2014 年《全国中医药统计摘编》。

4. 全国中医医院万元以上设备拥有情况

相比 2008 年，2014 年全国中医医院万元以上的设备总价值达到 707.62 亿元，设备拥有量总价值翻了将近 3 倍。其中，中医医院万元以上设备总价值增长了 192.46%，万元以上设备台数为 442501 台（套），增加了 262127 台（套）。从图 7-11 可以看出，中医医院拥有的设备主要是 50 万元以下的设备，大型医疗设备在中医医院相对比较少，一方面说明中医医院在保持传统优势的基础上，借助大型仪器设备辅助诊断，提高了诊断的准确率；另一方面也可以看出中医医院更多地使用具有中医药特色的诊疗设备，设备价值相对比较低。

表 7-7　2008—2014 年全国中医医院万元以上设备拥有情况

年份	万元以上设备总价值（万元）	万元以上设备台数（台/套）			
		合计	50 万元以下	50—100 万元	100 万元以上
2008	2419568	180374	170118	6557	3699
	万元以上设备总价值（万元）	万元以上设备台数（台/套）			
		合计	10—49 万元	50—100 万元	100 万元以上
2009	2894290	205296	30671	6018	4075
2010	3244695	230950	38145	6693	4764
2011	3829741	269073	45899	7689	5748
2012	4677379	328327	58564	9015	7244
2013	5756926	378600	69703	10453	8783
2014	7076248	442501	80219	12225	10655

资料来源：国家中医药管理局编：2008—2014 年《全国中医药统计摘编》。

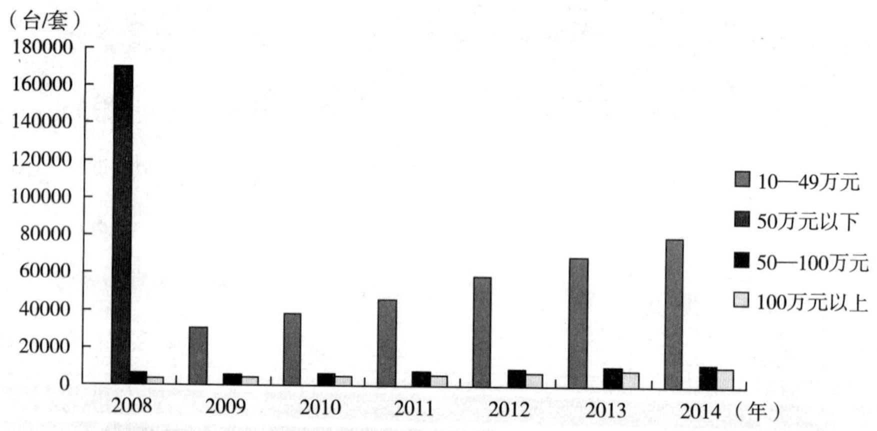

图 7-11　2008—2014 年全国中医医院万元以上设备拥有情况

资料来源：国家中医药管理局编：2008—2014 年《全国中医药统计摘编》。

5. 全国中医医院资产情况

2008—2014 年，全国中医医院总资产由 1029. 46 亿元增长至 2715. 10 亿元，增幅达到 163. 74%。其中包含流动资产增长 266. 58%，达到 1174. 90 亿元，固定资产增长 49. 66%，达到 1042. 63 亿元。在建工程 419. 09 亿元，无形资产 36. 08 亿元（见图 7-12）。2014 年全国中医医院负债为 1343. 46435 亿元，比 2008 年增加了 984. 3898 亿元，其中长期负债为 374. 1719 亿元，2014 年中医医院的净资产达到 1371. 63338 亿元（包括事业基金 743. 68 亿元、专用基金 138. 83 亿元）。相比 2008 年，2014 年中医专科医院的总资产为 118. 62 亿元，增加了 64. 48 亿元，其中长期负债为 11. 70 亿元，净资产为 69. 12 亿元，增加了 29. 29 亿元。

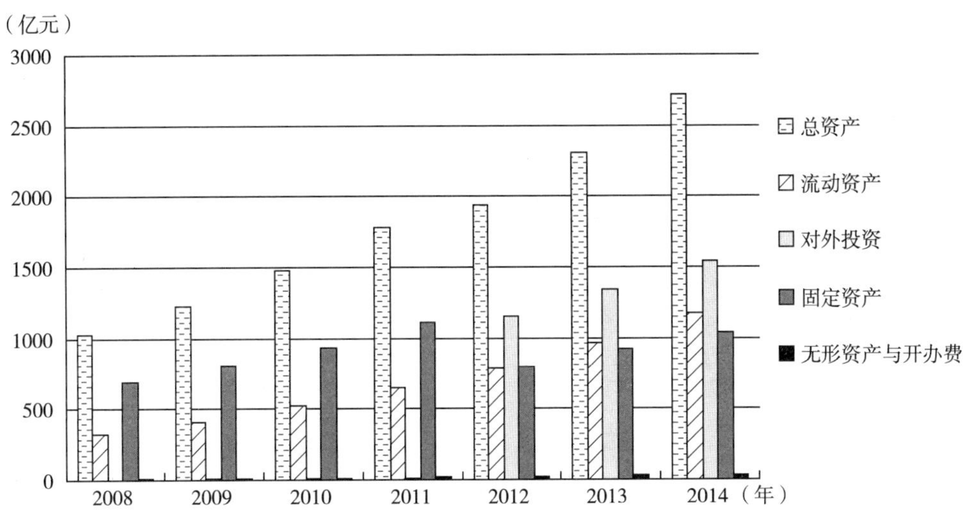

图 7-12 2008—2014 年全国中医医院资产情况

资料来源：国家中医药管理局编：2008—2014 年《全国中医药统计摘编》。

6. 全国中医医院收入支出情况

2008—2014 年，全国中医医院总收入从 761.17 亿元增加至 2439.55 亿元，总支出从 742.08 亿元增加至 2332.31 亿元，收入支出差额也由 19.09 亿元增加至 107.24 亿元，收入收益率为 4.4%。其中，2014 年中医医院总收入中中医医疗收入为 2178.02 亿元，财政补助收入为 211.71 亿元，科技项目收入为 8.82 亿元，其他收入为 41.00 亿元。

2012 年中医专科医院的总收入为 66.20 亿元，其中，财政补助收入 4.35 亿元，医疗收入 60.11 亿元，其他收入 1.61 亿元。与 2010 年相比，其增减情况分别为总收入增加 16.01 亿元，财政补助收入增加 0.72 亿元，医疗收入增加 33.13 亿元，其他收入增加 0.53 亿元。财政补贴性收入较少，2008 年和 2014 年的财政补贴为 67.51 亿元和 211.71 亿元，平均每家中医医院获得财政补贴分别为 251.15 万元和 679.64 万元。2012 年中医专科医院的总支出为 63.07 亿元，与 2010 年同期相比增加了 16.65 亿元（见图 7-13、图 7-14）。

2012—2014 年城镇职工基本医疗保险、城镇居民基本医疗保险和新型农村合作医疗补偿收入呈现逐年增长的趋势。2014 年中医医院城镇职工基本医疗保险补偿 411.63 亿元，增长 40.36%；城镇居民基本医疗保险补偿 100.65 亿元，增长 54.89%；新型农村合作医疗补偿收入为 207.06 亿元，增加 14%（见图 7-15）。

（三）中医医疗机构服务水平不断提高

1. 中医类医院分科床位、门急诊人次、出院人数

2008—2014 年中医类医院实有床位数由 38.13 万张增加到 75.51 万张，门急

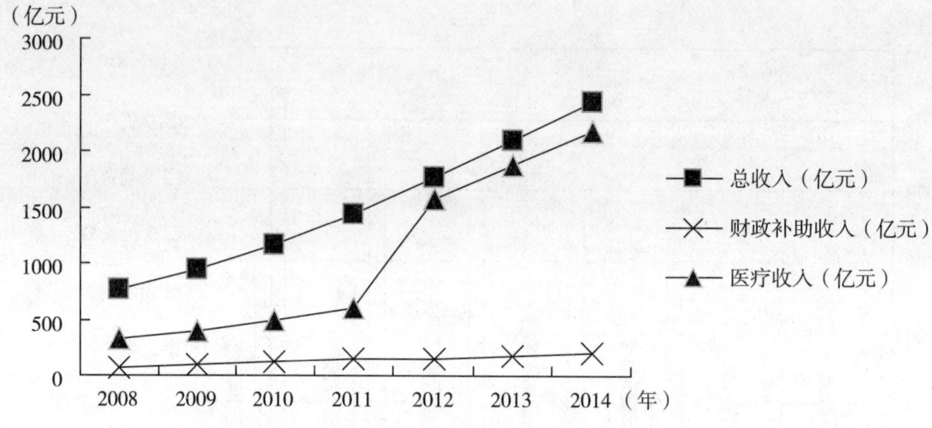

图 7-13　2008—2014 年全国中医医院财政补贴和医疗收入情况

资料来源：国家中医药管理局编：2008—2014 年《全国中医药统计摘编》。

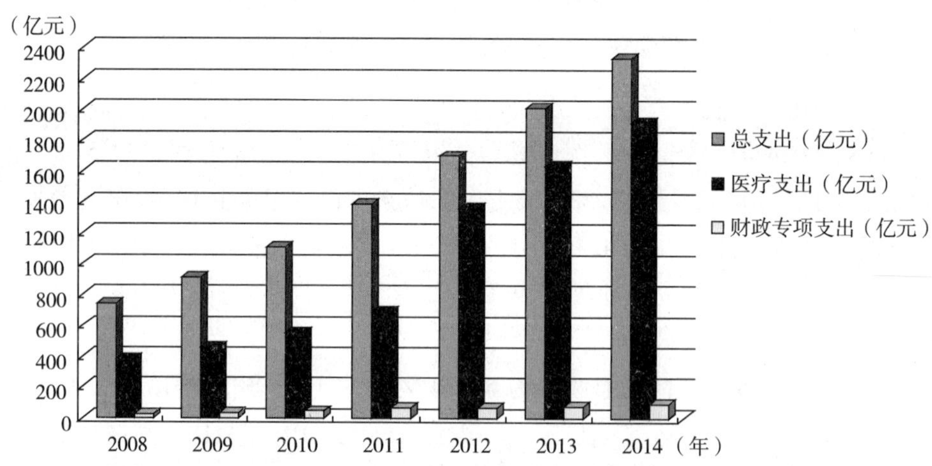

图 7-14　2008—2014 年全国中医医院财政专项支出和医疗支出情况

资料来源：国家中医药管理局编：2008—2014 年《全国中医药统计摘编》。

诊人次数由 2.61 亿人次增加到 5.15 亿人次，出院人数增加较快，由 930.32 万人增加到 2227.11 万人，增长了 139.39%。

从中医类医院床位在各科室的分布来看，2008—2014 年，床位主要分布在内科、外科、妇科、儿科和骨科。从图 7-16 和图 7-18 可以看出，体现中医特色的针灸科、推拿科、预防保健科、康复医学科等科室的床位数和出院人数在中医类医院床位总数及出院总人数中所占的比重虽偏低，但基本呈现逐年缓慢上升的趋势。从图 7-17 看，选择内科的人次数比重在 31%—35% 之间波动，基本持平。中医类医院中具有中医特色的科室从 2008—2014 年，门诊人次数的比重每年都有一定程度的提高，即使变化不大，但比重线的延伸趋势是向上的，预防保健科的门诊人次数比重波动持平。

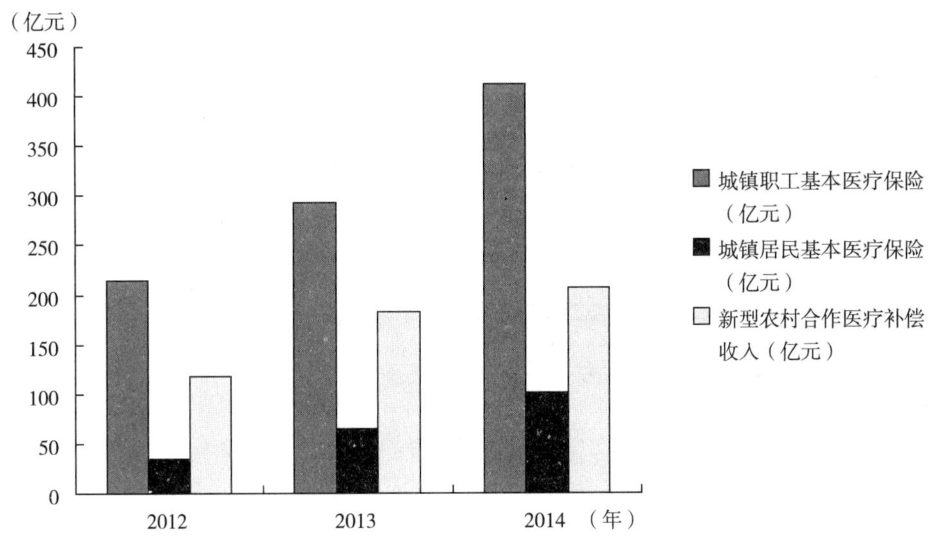

图 7-15 2012—2014 年全国中医医院总收入中保险补偿情况

资料来源：国家中医药管理局编：2012—2014 年《全国中医药统计摘编》。

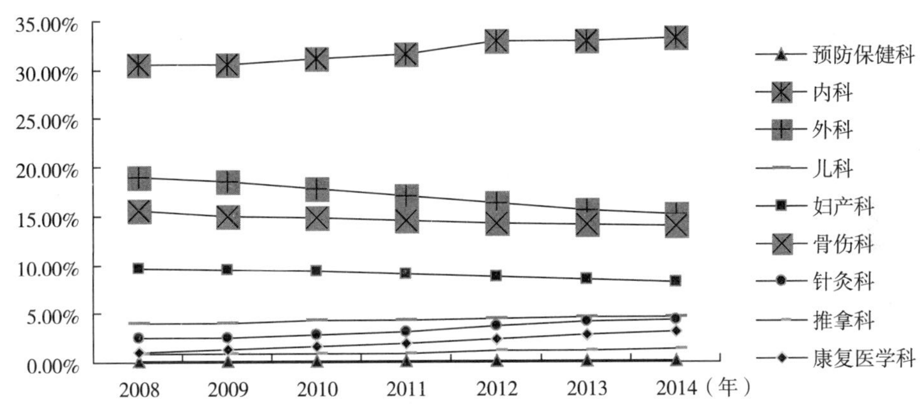

图 7-16 2008—2014 年全国中医类医院分科床位数百分比分布情况

资料来源：国家中医药管理局编：2008—2014 年《全国中医药统计摘编》。

2. 全国中医医院诊疗服务情况

表 7-8 显示，2014 年全国中医医院总诊疗人次为 4.72 亿人次，比 2008 年增加了 71.25%。2008—2014 年每年平均每家中医医院总诊疗人次数都在逐渐上升，2014 年 151409.80 人次比 2008 增加了 48951.00 人次。中医医院急诊诊断死亡的比重从 2008 年的 0.09%降到 2012 年的 0.06%，2012—2014 年保持在 0.06%，说明在中医医院医生的应急处置能力有所提高。2008 年中医医院家庭卫生服务人次数为 700716 人，2011 年跌至最低 401962 人，而后上升到 2014 年的 710511 人，这些数据表明中医医院家庭服务能力的未来发展前景是良好的，同时也说明了民众对中医的信任感在上升。

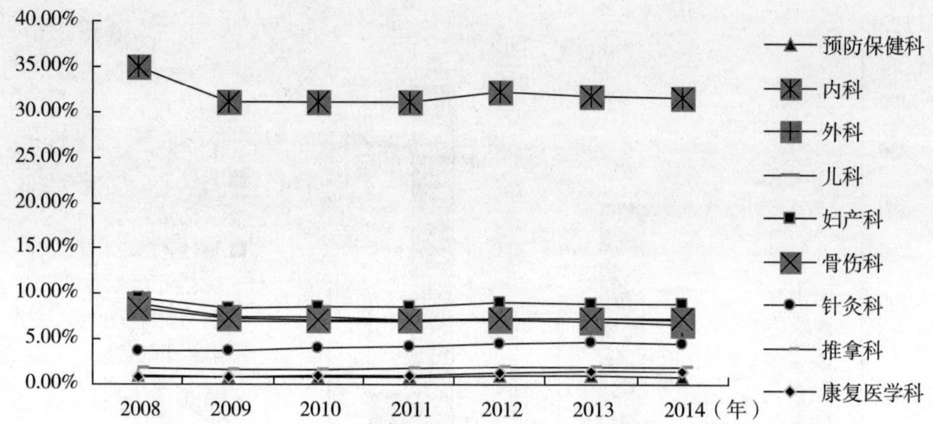

图 7-17　2008—2014 年全国中医类医院分科门急诊人次数百分比分布情况

资料来源：国家中医药管理局编：2008—2014 年《全国中医药统计摘编》。

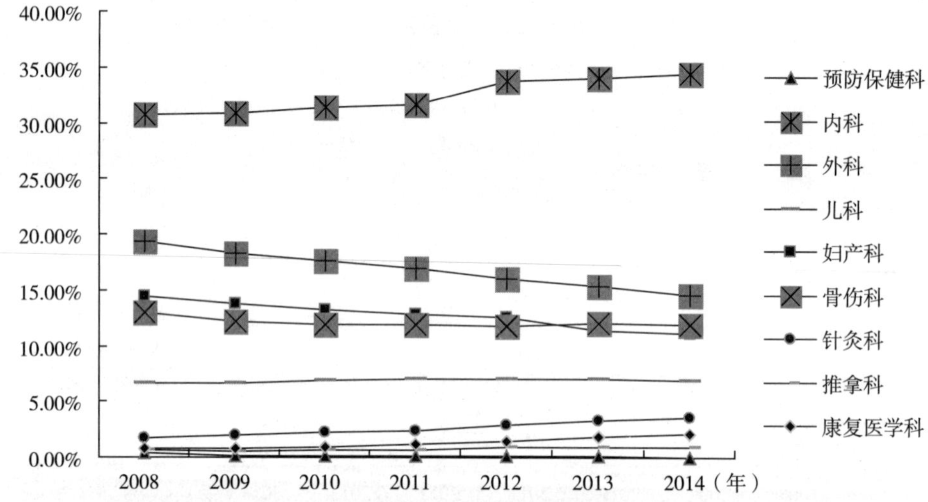

图 7-18　2008—2014 年全国中医类医院分科出院人数百分比分布情况

资料来源：国家中医药管理局编：2008—2014 年《全国中医药统计摘编》。

表 7-8　2008—2014 年全国中医医院诊疗服务情况

年份	机构数（个）	总诊疗人次数（人次）	门急诊总人次数（人次）	门诊人次数（人次）	急诊人次数（人次）	急诊的死亡数（人）	家庭卫生服务人次数（人）
2008	2688	275409405	268572129	252475414	16096715	13893	700716
2009	2728	301458467	294364233	275409195	18955038	15018	440843
2010	2778	327701645	317524995	297183669	20341326	15359	475182
2011	2831	361206068	352910255	330822392	22087863	15208	401962
2012	2886	407051930	396012649	370716323	25296326	15449	455392
2013	3015	437262634	425573454	397670428	27903026	16350	604328
2014	3115	471641676	458261556	428495038	29766518	18121	710511

资料来源：国家中医药管理局编：2008—2014 年《全国中医药统计摘编》。

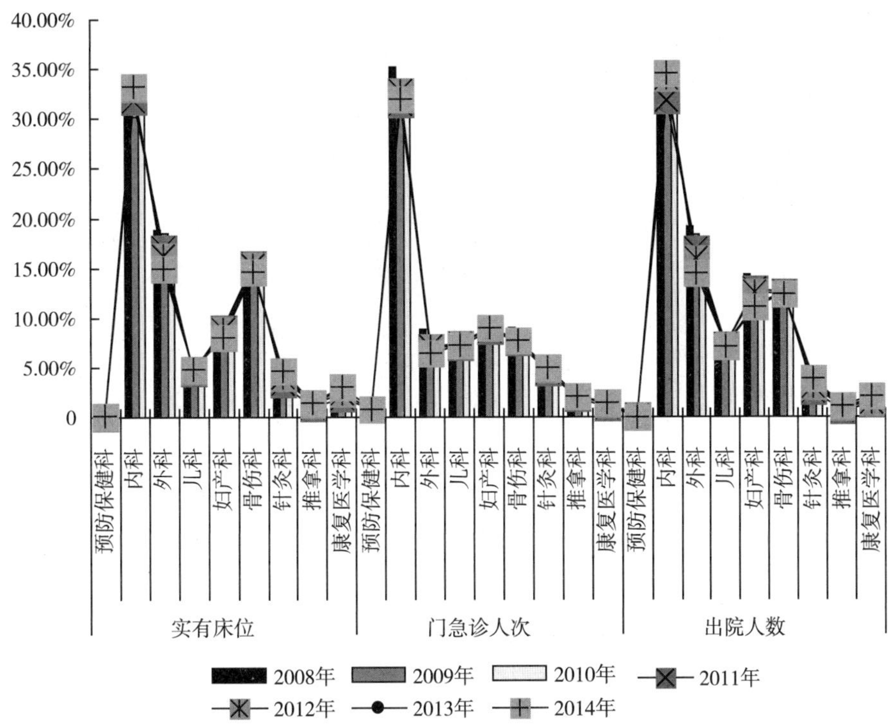

图 7-19 2008—2014 年全国中医医院分科床位、门急诊和出院人数百分比汇总情况

资料来源：国家中医药管理局编：2008—2014 年《全国中医药统计摘编》。

3. 全国中医医院住院服务情况

2014 年全国中医医院的入院人数为 20105654 人，出院人数达到 20015393 人，从图 7-20 可以看出，全国中医医院入院和出院人数在逐年增加，尤其是 2012 年增加的幅度较大，与 2011 年相比，中医医院入院人数增加了 2924192 人，出院人数增加了 2949287 人。每百名门急诊的入院人数逐年递增，2014 年达到 4.39 人，与 2008 年相比增加了 1.08 人。

4. 全国中医医院处方使用情况

表 7-9 显示，2012 年中医医院使用的抗菌药物处方为 54713437 张，占中医医院总门诊处方的 13.27%。中医处方数达到 172124148 张，占门诊总处方量的 41.74%。2014 年中医医院使用抗菌药物处方 49384739 张，占中医医院总门诊处方的 11.17%，同年开具的中医处方数为 217463365 张，占门诊总处方量的 49.18%。从数据上来看，中医医院开具的中医处方在增加，同时也加大了对中医药服务的供给，中医医院开始关注中医特色的坚持和传承，开始注重发扬中医思维，开始慢慢走回中医医院应该有的发展正轨，但仍任重道远。

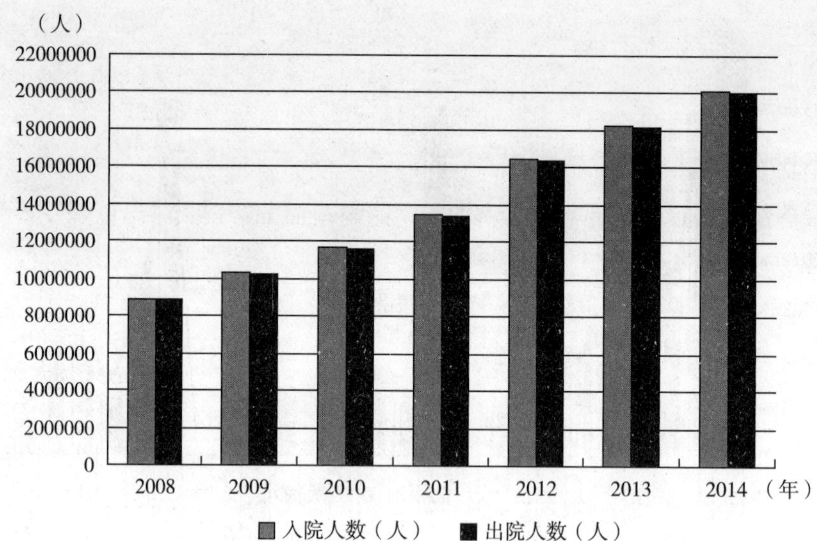

图 7-20　2008—2014 年全国中医医院入院、出院人数分布情况

资料来源：国家中医药管理局编：2008—2014 年《全国中医药统计摘编》。

表 7-9　2012—2014 年全国医院、中医类医院处方使用情况

年份	类型	门诊处方（张）				
		总计	使用抗菌药物处方		中医处方数	
			小计	比例（%）	小计	比例（%）
2012	全国医院	—	—	16. 39	—	15. 12
	中医类医院	453240265	59284037	13. 08	185276404	40. 88
	中医医院	412419484	54713437	13. 27	172124148	41. 74
	中西医结合医院	37513086	4040018	10. 77	11254239	30. 00
	民族医院	3307695	530582	16. 04	1898017	57. 38
2013	全国医院	—	—	16. 76	—	18. 66
	中医类医院	439114531	55731555	12. 69	212759049	48. 45
	中医医院	394299887	49784492	12. 63	196383900	49. 81
	中西医结合医院	40398686	5405836	13. 38	13987373	34. 62
	民族医院	4415958	541227	12. 26	2387776	54. 07
2014	全国医院	—	—	15. 23	—	18. 61
	中医类医院	495411671	56198507	11. 34	237822116	48. 00
	中医医院	442134288	49384739	11. 17	217463365	49. 18
	中西医结合医院	47627402	6351983	13. 34	17087156	35. 88
	民族医院	5649981	461735	8. 17	3271595	57. 90

资料来源：国家中医药管理局编：2012—2014 年《全国中医药统计摘编》。

5. 全国中医医院病床使用情况

2014 年中医医院的实有床位数为 665005 张，比 2008 年增加了 315224 张，增加了 90. 12%。对比年平均开放床位数和年实有床位数，2008—2014 年平均开放床位数占实有床位数的百分比都在 95%以上。2014 年中医医院的病床周转次数和病床使用率分别为 31.34%和 87.34%，该数据与全国医疗机构的值基本接近，同时出院者平均住院日也略有下降。由表 7-10 可以看出，中医医院的病床周转次数不断提高，说明中医医院的诊疗水平有所加强，同时也说明了 2008—2014 年人们对中医医院医疗服务的需求有所增加，这与前面分析得到的结论是一致的。

表 7-10　2008—2014 年全国中医医院病床使用情况

年份	病床周转次数（次）	病床工作日（日）	病床使用率（%）	出院者平均住院日（日）
2008	26.06	282.28	77.34	10.46
2009	27.53	298.42	81.76	10.41
2010	28.19	306.94	84.09	10.64
2011	29.35	315.13	86.34	10.49
2012	31.19	324.14	88.56	10.16
2013	31.20	324.20	88.58	10.10
2014	31.34	318.8	87.34	9.97

资料来源：国家中医药管理局编：2008—2014 年《全国中医药统计摘编》。

6. 中医医院医师工作效率

2014 年中医医院医师人均全年担负的诊疗人次数为 2037.46 人，高于同年全国医院医师人均全年担负诊疗人次数 1877.09 人。2012—2014 年中医医院医师人均全年担负的住院床日数都在 825 日以上，2014 年达到 879.65 日，略低于同年全国医院医师人均全年担负住院床日数的 964.11 日。从医师人均每日担负的诊疗人次来看，3 年内基本都在 8 人次左右。2012—2014 年，中医医院医师人均每日担负的诊疗人次高于同年全国医院医师人均每日担负的诊疗人次。2012—2014 年，中医医院医师人均每日担负的住院床日略低于该年全国水平。2012—2014 年中医医院医师人均年业务收入呈现逐年上升的趋势，2014 年达到 95.9 万元。2012—2014 年中医医院医师人均年业务收入与同年全国医院医师人均年业务收入之间的比值由 0.78 增加到 0.8，说明无论是中医医院自身还是相对于全国医院而言，其医师人均年业务收入都出现了缓慢好转的现象。

7. 政府办中医类医院按地区分门诊患者负担情况

从纵向看，2008—2014 年政府办中医类医院按地区分门诊病人次均诊疗费用呈现上升的趋势，但这必须放到我国整体经济水平不断提高这一宏观环境中去分析考虑。其中北京市患者承担的费用最高，云南省、西藏自治区、甘肃省、宁夏回族自治区的患者承担的费用相对较低。2014 年的数据（见图 7-21）显示，北京市门诊病人次均诊疗费用排在各省中的第一，达到 355.01 元，其次是天津市的 274.42 元，排在最后的是西藏自治区，其门诊病人次均诊疗费用为 105.23 元。

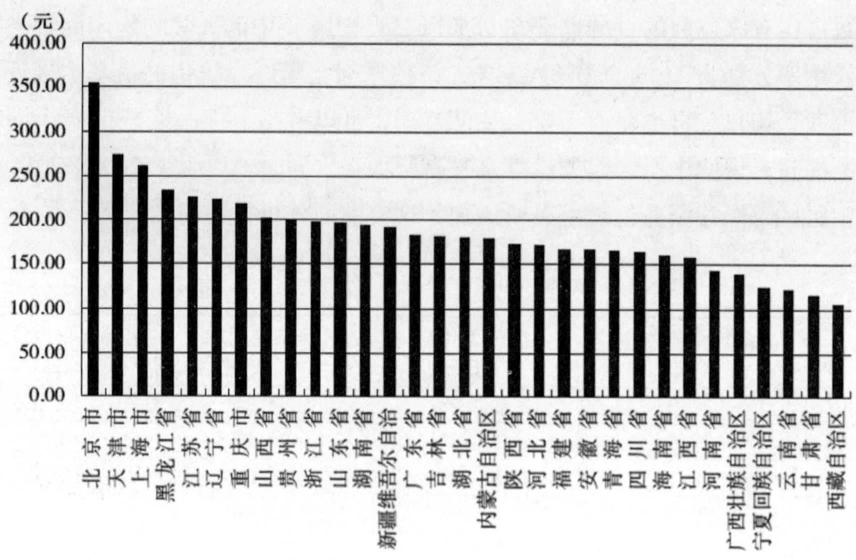

图 7-21　2014 年政府办中医类医院按地区分门诊病人次均诊疗费用负担情况排行榜

资料来源：国家中医药管理局编：2014 年《全国中医药统计摘编》。

8. 全国中医医院中医特色指标

2014 年末开展中医医疗技术总数由 2013 年的 1817847 个上升到 3244465 个。2014 年末中药制剂品种数达到 35015 种；年末中药制剂室面积为 605980 平方米，年末 5000 元以上中医诊疗设备数为 110417 台，这说明中医医院中能体现中医特色的指标在增加（见表 7-11）。中医特色主要体现在中医医院，其次是中医专科医院和骨伤医院，这些医院就是体现中医特色的医疗机构。

表 7-11　2012—2014 年全国中医医院中医特色指标

年份	项目	总计	中医（综合）医院	中医专科医院	肛肠医院	骨伤医院	针灸医院	按摩医院	其他中医专科医院
2012	中医治未病服务人次数（人次）	53046301	50411037	2635264	128230	1354941	292974	267399	591720
	开展中医医疗技术总数（个）	1701554	1594519	107035	882	14431	84	63565	28073
	中药制剂室面积（m^2）	529607	496317	33290	2215	21081	0	0	9994
	中药制剂品种数（种）	52338	49691	2647	105	763	2	1	1776
	5000 元以上中医诊疗设备台数（台）	83829	80320	3509	327	2037	47	187	911

续表

年份	项目	总计	中医（综合）医院	中医专科医院	肛肠医院	骨伤医院	针灸医院	按摩医院	其他中医专科医院
2013	中医治未病服务人次数（人次）	18108451	17033952	1074499	41118	579760	140760	72825	240036
	开展中医医疗技术总数（个）	1817847	1756581	61266	173	57763	160	1492	1678
	中药制剂室面积（m^2）	571985	530867	41118	1494	31138	320	0	8166
	中药制剂品种数（种）	60947	58048	2899	253	787	55	1	1803
	5000 元以上中医诊疗设备台数（台）	103691	98951	4740	368	2453	384	303	1232
2014	中医治未病服务人次数（人次）	14645739	13706749	938990	26027	457612	128685	127076	199590
	开展中医医疗技术总数（个）	3244465	3011325	233140	4136	64289	183	35592	128940
	中药制剂室面积（m^2）	605980	571271	34709	2316	23262	207	22	8902
	中药制剂品种数（种）	35015	32504	2511	80	496	55	31	1849
	5000 元以上中医诊疗设备台数（台）	110417	105815	4602	425	2279	400	218	1280

资料来源：国家中医药管理局编：2012—2014 年《全国中医药统计摘编》。

不仅有能体现中医特色的指标，而且还有中医专用设备，如电针治疗、中药熏洗、中医电疗、中医磁疗、中医康复训练、煎药机等，这些设备在 2012—2014 年这 3 年中也有一定程度的增加。

表 7-12　2012—2014 全国中医医院中医诊疗设备统计　　单位：台/套

年份	设备名称	总计	中医（综合）医院	中医专科医院	肛肠医院	骨伤医院	针灸医院	按摩医院	其他中医专科医院
2012	电针治疗设备台数	10896	10557	339	12	158	3	57	109
	中药熏洗设备台数	6280	5858	422	66	213	5	17	121
	中医电疗设备台数	16782	16136	646	71	362	5	59	149
	中医磁疗设备台数	7338	7115	223	34	105	2	10	72
	中医康复训练设备台数	12421	11545	876	18	565	26	37	230
	煎药机台（套）数	8864	8499	365	31	150	6	5	173
2013	电针治疗设备台数	11947	11569	378	14	164	8	24	168
	中药熏洗设备台数	7625	7016	609	131	270	14	27	167
	中医电疗设备台数	18721	17751	970	11	535	77	75	272
	中医磁疗设备台数	7936	7575	361	19	172	36	24	110
	中医康复训练设备台数	14803	13954	849	2	443	67	96	241
	煎药机台（套）数	10090	9606	484	32	161	34	7	250
2014	电针治疗设备台数	12982	12594	388	147	266	11	21	191
	中药熏洗设备台数	8799	8163	636	94	521	81	50	349
	中医电疗设备台数	21730	20635	1095	17	193	36	23	87
	中医磁疗设备台数	8772	8416	356	4	390	66	64	191
	中医康复训练设备台数	17408	16693	715	29	168	31	6	247
	煎药机台（套）数	10817	10336	481	147	266	11	21	191

资料来源：国家中医药管理局编：2012—2014 年《全国中医药统计摘编》。

9. 中医综合医院院均药品收入情况

2009 年中医综合医院院均门诊药品总收入为 983. 012 万元，西药收入和中药收入几乎是各占一半，2014 年中医综合医院院均门诊药品收入达到 2366. 712 万元，中药收入比西药收入多 548. 714 万元。2009 年中医综合医院的院均住院药品收入为 940. 553 万元，到 2014 年院均住院药品收入达到 2209. 061 万元。总的来看，中医综合医院门诊和住院的药品收入都是递增的（见图 7-22）。从图 7-23 可以看出，中医综合医院门诊药品收入中中药收入所占的比重都在 50%以上，并且比重从 2009 年到 2014 年在逐年增加，住院药品收入中中药收入所占的比重在 20%上下波动，整体的趋势是向上的。

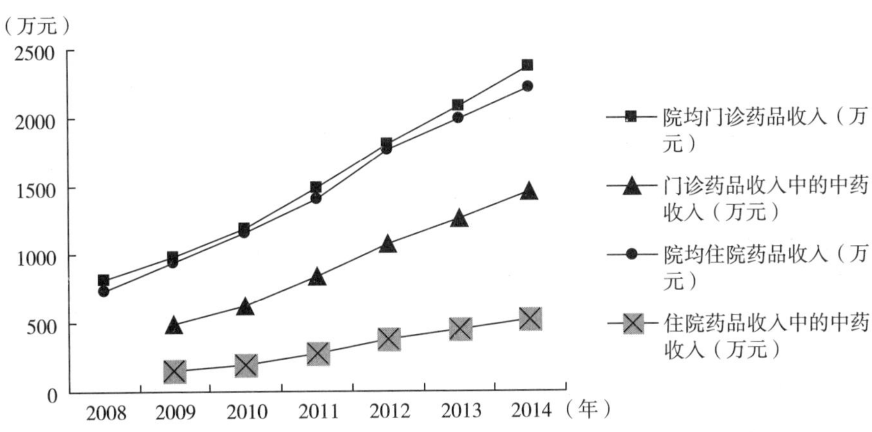

图 7-22　2008—2014 年全国中医综合医院院均药品收入情况

资料来源：国家中医药管理局编：2008—2014 年《全国中医药统计摘编》。

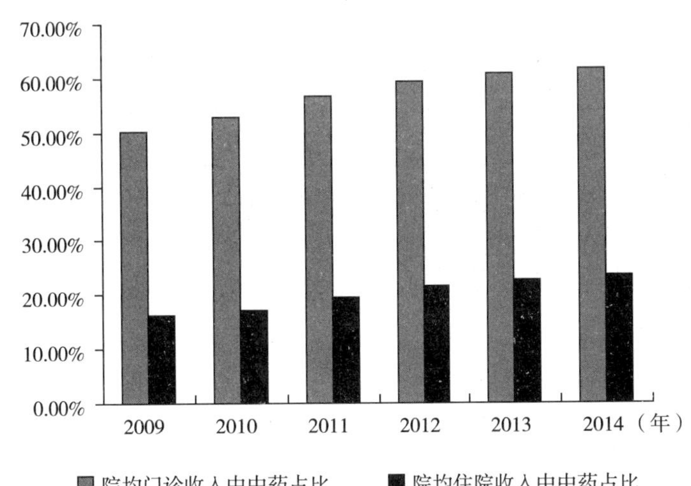

图 7-23　2009—2014 年全国中医综合医院院均门诊和住院中中药收入的比重情况

资料来源：国家中医药管理局编：2009—2014 年《全国中医药统计摘编》。

（四）中医财政拨款有所增加

2010—2014 年国家财政对医疗卫生机构的拨款逐渐增加，2014 年相比较 2010 年的增长率为 122. 18%，其中对中医机构的财政拨款也在逐年增加，2014 年的拨款额为 237. 69004 亿元，增长额为 92. 953468 亿元，增长率为 64. 22%。

表 7-13　2010—2014 年卫生部门医疗卫生财政拨款按功能分类情况

单位：万元

年份	项目	医疗卫生	医疗卫生管理事务	公立医院	基层医疗卫生机构	公共卫生	医疗保障	中医药
2010	医疗卫生机构财政拨款	20912407. 63	1811108. 73	7406105. 58	4075377. 06	5313641. 89	1149602. 58	224539. 81
	中医机构财政拨款	1447365. 72	5003. 70	1214676. 50	16695. 45	22269. 41	25912. 05	139570. 06
	中医机构所占比例（%）	6. 92	0. 28	16. 40	0. 41	0. 42	2. 25	62. 16
2011	医疗卫生机构财政拨款	27813388. 27	1951134. 31	9276633. 64	6364591. 29	7545679. 81	1491168. 79	152318. 76
	中医机构财政拨款	1689805. 55	7319. 26	1466958. 51	23866. 54	43031. 29	21138. 24	108113. 11
	中医机构所占比例（%）	6. 08	0. 38	15. 81	0. 37	0. 57	1. 42	70. 98
2012	医疗卫生机构财政拨款	31205129. 32	2026099. 04	9850725. 80	8121874. 58	8098454. 75	1838628. 63	116391. 36
	中医机构财政拨款	1726842. 60	8997. 81	1491946. 34	32688. 70	67699. 74	25170. 73	75667. 23
	中医机构所占比例（%）	5. 53	0. 44	15. 15	0. 40	0. 84	1. 37	65. 01
2013	医疗卫生机构财政拨款	34681190. 73	2190582. 39	10637814. 55	9032587. 73	9066591. 67	2191837. 75	146752. 21
	中医机构财政拨款	1920819. 12	7287. 69	1627786. 76	28731. 93	91084. 60	29471. 37	97003. 11
	中医机构所占比例（%）	5. 54	0. 33	15. 30	0. 32	1. 00	1. 34	66. 10
2014	医疗卫生机构财政拨款	46463947. 34	2535938. 54	12177298. 06	9336533. 26	10052071. 31	2526208. 48	207620. 06
	中医机构财政拨款	2376900. 40	13203. 04	2024898. 80	34957. 10	93657. 58	36096. 52	110093. 54
	中医机构所占比例（%）	5. 12	0. 52	16. 63	0. 37	0. 93	1. 43	53. 03

资料来源：国家中医药管理局编：2010—2014 年《全国中医药统计摘编》。

从 2012 年与 2014 年政府办中医类医院按地区分院均财政补助收入差额来看，2014 年图中各省的财政补助收入相对于 2012 年而言，都是正增长的趋势。2012 年与 2014 年财政补助收入差额中排在第一位的是天津市，增加了 2608. 732 万元，其次是上海市，增加了 1230. 019 万元，增长最少的是安徽省的 10. 895 万元。总的来说，图中各省的政府办中医类医院财政补助收入都在增加，说明政府对中医类医院的财政支持力度在提高。

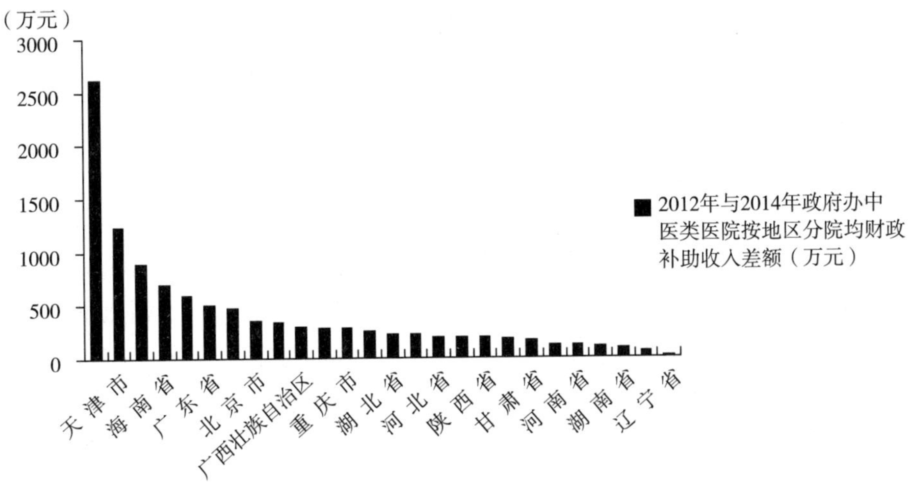

图 7-24 2012 年与 2014 年政府办中医类医院按地区分院均财政补助收入差额排行情况

资料来源：国家中医药管理局编：2012—2014 年《全国中医药统计摘编》。

四、中国中医医院面临的问题

（一）中医医院的中医特色未充分发挥

1. 中医思维的淡化

中医整体观念在现代社会忙碌的生活中逐渐淡化，中医的辨证论治正逐渐地被治疗的方证“标准一体化”所取代。有些医生，只要病人是脾虚，就用参苓白术散，只要病人出现半身不遂，就用补阳还五汤，只要病人失眠，就用酸枣仁汤。可能有些时候会取得一定的疗效，但由于没有经过准确的辨证、立法、处方，只是套用成方，犹如管中窥豹一般，必然不会在临床上取得满意的疗效。甚至有一些中医师根本不用中医的“望、闻、问、切”等传统的诊断方法，仅凭化验单就给病人开出了药方，而且还将其说成是中西医结合①。

① 汪元庆、王瑛：《新医改背景下中医医院的现状与发展途径》，《健康研究》2011 年第 4 期。

2. 中医人才的西化

有人认为中医正在逐渐走向一个西化的过程，究其根本是源于中医人才的西化。有媒体曾经以《"不转行就没饭吃"，中医"病"了谁能"治"》① 为题，报道了目前中医药的发展现状，揭示了中医行业正陷入从业人员减少、"中医西化"的境地。迫于经济上的压力和诱惑，多数的中医师开始着手从西医入手双向性地面向患者，更多的中医院也开始大力引进设备，引进手术项目。中医人才的西化直接地冲击了中医资源，导致中医的特色性优势面临崩溃。2014 年中医医院内门诊医生开具的中医处方数量仅为总处方数量的 49.18%，大约有一半以上的处方是西医处方，这说明中医医院的医技人员在提供医疗服务的过程中，"西化"的倾向比较明显。

3. 中医传统文化教育的弱化

中医源于传统文化，是传统文化与长期临床实践相结合的产物。理解中医，感受中医也必须从中国的传统文化入手，中医之所以博大精深正是因为它以宏伟浩瀚的传统文化作为后盾。因此，中医的发展需要传统文化的不断滋润和浇灌。而在现实生活中，各大中医药院校分配了大量的时间去学习外语、西医的课程，而真正涉及传统文化的东西很少。我们并不反对中医药人才的全面发展，但既然学中医，那就得从根本上去全面地理解中医，从根基上巩固中医的基础理论，才能培养出真正合格的中医师。

（二）中医医院财政投入严重不足

保障公立医院公益性的财政投入能力，实现基本医疗的公平性，回归公立医院的公益性，是公立医院和公立中医院改革的共同目标。要实现这一目标，医院需要建立合理的补偿机制。现阶段我国卫生事业经费一直低于国民生产总值的 5%，公立医院 90%以上的收入要从市场上获得②。从 2008—2014 年卫生部在中医药方面的投入来看，2010 年投入 7.1 亿元，国家中医药管理局的投入仅 0.66 亿元。2014 年中医医院的总支出是 2332.31 亿元，而同年的财政补助收入仅为 211.71 亿元。由此可见，政府对中医医院的财政投入严重不足。2014 年中医医院院均用于基本建设的投入为 110.23 万元。如果政府不能加大财政投入，其公益性的体现必将受到制约③。中医医院除了"以药养医"，还存在"以西养中"现象。"以药养医"制度的缺陷不仅会导致医院争取从药品差价中获利，还会从诱导需

① 朱旭东：《"不转行就没饭吃"，中医"病"了谁能"治"》，《经济参考报》2008 年第 12 期。

② 杨善发：《全面正确评价改革开放 30 年来的医疗卫生改革与发展》，《中国医院管理》2009 年第 1 期。

③ 田政：《新医改体制下中医医院发展的几点思考》，《中医药管理杂志》2011 年第 1 期。

求、诱导检查、诱导用药等方面寻找出路，满足自身的生存与发展①。甚至直接导致生产企业、医疗机构、医生形成一种隐性的灰色利益链，从而影响医院社会功能的发挥，也不能真正解决“看病难、看病贵”的问题②。因此，取消“以药养医”需要完善补偿机制，分步到位并从源头治理。中医医院的缺陷，主要表现为：一是体制单一，缺乏活力③。不少中医医院因财政补助不足不堪重负，发展缓慢，又因体制问题严重制约着医院自身的积极性和创造性导致缺乏活力。二是权责不清，缺乏动力。因长期以来政府和院长的权责不清，政府对院长、院长对职工都处于一种干多干少、干好干坏一个样的状态，导致医院发展缺乏动力。三是运行成本高，缺乏竞争力。一方面只讲收入不讲成本核算，导致医院人、财、物资源的浪费，利用率不高；另一方面在人才管理上长期固守陈旧的人事管理模式和方法，束缚了人才的积极性和创造性，难以形成核心竞争力。

（三）药品利润仍然是中医医院的重要经济来源

2014 年全国医院的院均药品收入为 10187. 85 万元，全国医院的院均药品支出为 9052. 18 万元，其院均利润为 1135. 67 万元，占到院均收入的 11. 15%。2014 年政府办中医类医院院均药品收入 4453. 49 万元（包括门诊收入和住院收入），药品支出为 3791. 05 万元，院均药品利润为 662. 43 万元，其院均利润占到中医医院收入的 14. 87%。2014 年中医类医院院均总收入为 10414. 46 万元，院均总支出为 9965. 331 万元，收支结余为 449. 129 万元。由此可见，若取消医院的药品利润，全国医院的总体收支必将是赤字。中医医院的药品利润在收支结余中占的比重较大，表明中医医院的正常经济运营更依赖于药品利润。2014 年全国综合医院的院均人员支出为 7351. 47 万元，药品利润占人员支出的 15. 45%。中医医院的院均人员支出为 2912. 29 万元，院均药品利润占人员支出的 22. 75%。可见，药品利润将近占到综合医院院均人员支出的 1/6，中医医院甚至将达到 1/4，即中医医院最重要的人员支出中，四分之一依靠药品利润。因此，取消药品加成对中医医院的影响不利。

1. 中医医院经费缺口增大

取消药品加成后，中医医院的药品收入会减少，药品利润将全部丧失。公立中医医院的药品利润主要用来支付人员工资，2014 年全国中医医院的人员支出中，超过四分之一来源于药品利润。可见取消药品加成后，中医医院的经费缺口

---

① 申俊龙：《中国医疗体制改革的难点分析及政策建议》，《南京医科大学学报（社会科学版）》2009 年第 2 期。

② 张理智：《从医疗的本质谈医疗体制改革》，《卫生经济研究》2008 年第 10 期。

③ 唐维新：《关于公立医院改革的思考》，《中国医院》2009 年第 1 期。

很大，将会直接影响其经济运营。如果取消药品加成后，用财政来补贴，这对政府来说是一个极大的负担，而且政府也很难全部补偿解决中医医院的这部分空缺，那么中医医院要正常运营，如果政府没有解决措施，中医医院势必陷入极大的困难和困境。

2. 医药购销领域的不正之风仍然存在

如果只是取消了医院的药品加成，医药利益链没有切断，医院和医生收入问题未解决，会造成医生为拿更多的“回扣”选择给患者用价格相对比较高的药品，变相推高药品价格，进而增加药品的支出①。“以药养医”从实质上讲，有两种形式，一是医院取得的药品加成利润，这是政府对公立医院的补偿渠道之一；另一种是医生通过开大处方、开贵药以取得药品回扣，这是不合法的“灰色收入”。这两个途径因为有共同的利益，所以相辅相成。第一个途径的利润值是可以计算出来的，是国家对医院合法的补偿。第二个途径的利润值是无法计算出来的，但有内部的“行规”，一般的比例在药品加成比例的上下，个别的比药品加成的利润还要高。取消药品加成目前只能斩断药品给医院的差价补偿。但是，药品加成是政府给医院的公开利润，而药品回扣则是医药销售人员在医生使用药品后给医生个人的“利润”，这些药品回扣是通过建立取消药品加成政策所无法阻止的。在这些回扣利益的驱动下，过去“以药养医院”变成了今天“以药养医生”，要解决这些问题，就涉及药品销售终端（医院）之外的药品生产和流通环节的弊端，我们必须理解现行的医药体制，并非取消了药品加成能解决问题。

3. 单纯取消药品加成对于降低群众医药费用负担作用甚微

从医院运营角度来看，医院的收入来源，不是只有药品，还包括挂号、诊察、检查、治疗、床位、手术和医用材料等医疗收入，药品收入只是其中的一部分。取消药品加成后，如果没有相应的补偿机制或措施，取而代之的很可能是“以检查补医”“以手术养医”“以耗材补医”等新问题，这些都是需要老百姓买单的。目前医院为了控制药占比，尽可能多地使用先进检查设备，使用昂贵的医疗耗材，这都是造成医疗费用虚高的原因，而不单单是药品②。如果财政不增加投入，就要提高医疗服务的收费标准，来弥补取消药品加成的损失，那么取消的药品利润就等于增加的医疗费用，对患者而言，取消不取消药品加成前后都是一样的。另外，医药生产流通环节中的高额利润也是导致药价虚高，群众医药费负担重的一个原因。

---

① 丁理怀：《医院药品加成率与差价率的概念和换算》，《中国卫生经济》1983 年第 1 期。

② 王贤吉、付晨、金春林等：《医药分开的内涵与实现途径探讨》，《中国卫生政策研究》2013 年第 6 期。

4. 取消药品加成后，现有中医医疗服务价格难以补偿损失

2012 年，国家发改委、卫生部和国家中医药管理局颁布的《医疗服务项目标准规范》中，中医药诊疗服务项目数量仅占医疗诊疗项目的 4%，且其诊疗体系不系统、不完善，极大地制约了中医诊疗项目的开展①。政府制定的收费标准较低，中医诊疗项目开展带来的经济效益过少，甚至亏损，中医医院和有关医疗科室都不愿意开展。取消药品加成后，若要依靠中医的诊疗项目来填补中医医院的亏损，这是根本不可能的。受利益驱使，临床医生包括中医师难免会热衷于西医的各种检查设备和治疗手段，从而更进一步地使中医药特色边缘化。

（四）中医医院服务能力有待提高

2014 年全国医院的总诊疗人次数为 29.72 亿人次，而中医医院的总诊疗人次数为 4.72 亿人次，中医医院的总诊疗服务量是全国医院总诊疗服务量的 15.87%。2014 年中医医院提供的服务人次数仅占全国医院的 14.34%，全年仅提供了 710511 人次。在我国，中医医院在整个医疗服务系统中市场份额太低，不到五分之一。因此，中医医院应该在医疗服务过程中推广应用中医药诊疗技术，同时扩大中医药服务领域和影响，提高中医医院的服务能力。一是管理部门和中医药界应正确认识和界定自身地位。目前，我国中医医院、中医管理、中医教育科研和学术地位、中医提供的医疗保健和中药产值等均处于非主流地位，只是重要的组成部分和补充。二是千方百计培养形成名中医群，发展学术，提高临床疗效，扩大临床阵地。培养形成名中医的内因和关键是要靠其自身大量的临床实践，广泛地精读中医药名著，虚心地接受名师指点，取他人之长，开拓创造性思维。临床疗效是中医药存在延续至今的生命线，是政府重视、市场需求、患者选择的关键。教育培养人才，科研发展学术最终都是为了提高临床疗效。三是对中医医院的中医特色评价要实事求是，中医特色要与临床疗效、综合效益、患者负担、市场需求有机进行综合评价。不同级别的中医院、不同科室、不同病种之间都要区别对待。四是努力加强对中药采购、质地鉴定、加工炮制、储存煎煮各个环节的管理，切实提高中药质量，为提高中医临床疗效提供可靠的物质基础。

从中医医院的治愈率来看（见图 7-25），2008—2011 年中医医院的治愈率从 55.34%下降到 51.77%（2012—2014 年没有相应的统计结果）。可以看出，中医医院的治愈率从 2008 年到 2011 年是逐年下降的，说明随着环境的变化以及慢性病的流行，还因为中医诊疗手段的特殊性，导致中医医院在治疗方面面临瓶颈。

① 肖梦熊、郑格琳、陈思等：《关于建立北京市中医药诊疗服务项目体系的探讨》，《世界中医药》2013 年第 8 期。

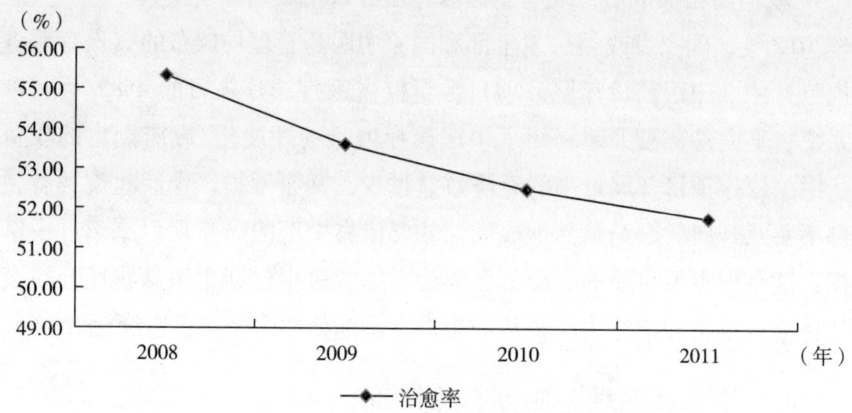

图 7-25　2008—2011 年全国中医医院院治愈率变化情况

资料来源：国家中医药管理局编：2008—2011 年《全国中医药统计摘编》。

五、中国中医医院发展的展望

在中医事业发展的背后也存在一些隐患。为追求经济效益，我国中医医院在发展中逐渐偏离方向。“以西养中，以药养医”的现象逐渐突显，药品补偿成为中医医院补偿的主要来源，而价格相对低廉的中医药却变成阻碍中医医院发展的软肋。同时，中医优势发挥不够，中医药特色不明显，导致中医服务能力低下。纵观中医诊疗机构的发展，中医执业医师人员在不断增加，中医医院床位数和门诊量也在迅速攀升，这说明了中医治疗群体在扩大，病人对中医消费需求在增加。中医医院要结合当地实际，正确分析医疗市场，增设中医特色科室，抓住就医人群的消费需求，提供具有针对性的中医服务。从发展趋势看，中医医院需要主动转型升级，积极适应医疗市场，由过去单一的“已病服务”向现在的“未病服务”方向发展。

随着经济社会的发展，人民群众的保健意识越来越强，各级医疗机构体检市场呈现“井喷式”发展。而中医医院具备天生的传统优势，中医医院要把更多的中医诊疗技术运用到中医医院的体检市场上来，尤其是要运用好中医的“治未病”，把中医的精髓发扬光大。作为中医医院要想赢得市场，必须延伸中医服务链条，拓展中医服务空间，挖掘具有中医特色的一系列医疗服务。比如，定期举办中医讲座，内容涉及医疗、预防、保健、养生、康复等方面，找准中医特色服务的突破口，采取进社区、进农村、进学校、进机关等形式，进一步扩大宣传中医特色疗效，让更多的人能够亲身接触到中医，感受中医带来的魅力。加强中医科研研发能力，提供更多的中医养生产品、小型保健理疗设备等，让中医诊疗设备（药品）进入越来越多的家庭。

（一）建设真正意义上的中医医院

结合中医的传统文化和诊疗特点，充分发挥中医药的优势，形成一条低成本、高成效的特色之路。从患者的诊疗过程到医院的经营体系，形成一整套全方位、人性化的发展模式。采用中医传统的“望、闻、问、切”等做出诊断和处方。促进药物剂型改变，恢复中医传统的多剂型治疗。开展治未病，未病先防，既病防变，增强在治疗慢性病、应对亚健康上的特有影响力。建立在这种意义上的中医医院，必然会在更大程度上发挥中医药的特色优势①。

1. 发扬传统中医优势，“简便廉验”服务群众

传统中医来自民间，而且药食同源，是我国独创的主流医学，容易被基层群众接受。主要优势有以下几点：第一，简单易行的诊断方法：望闻问切，不需要复杂昂贵的现代检测仪器，检查费用少。第二，药物来自自然界：植物药、动物药、矿物药，经过传统的加工炮制工艺，制成中药饮片（汤剂）或“丹膏丸散”，药价低廉，而且副作用少，不污染环境，节约能源。第三，非药物疗法：针灸、按摩、拔罐、刮痧、气功、太极拳等传统医疗保健方法。第四，诊所即药店模式，医药不分家，传统中医一般都是全科医师，扎根乡村、服务基层，方便群众就医。

2. 勤求古训，博采众长

当前，我国中医药事业面临着“后继乏人、后继乏术”的尴尬局面，要坚持姓“中”不动摇，要重塑“医乃仁术”“济世救人”的传统文化。第一，继承发扬传统中医的师承教育模式，鼓励参加学历教育与鼓励自学成才和师承等并举。第二，责无旁贷地大量吸收中医药高等院校毕业生，安排他们专心从事传统中医药工作，使之学以致用，为中医药的发展储备人才资源。第三，组织开展中医药防治疑难疾病的研究工作，要加强中医四大经典著作基础理论学习，结合治疗现代疑难疾病，如严重急性呼吸综合征、艾滋病、恶性肿瘤、老年病等，同时要提高中医对急危重症的诊疗能力。第四，大力宣传推广传统中医药“药食同源”、刮痧、按摩、太极拳等简单易行的“治未病”传统保健方式。

3. 身在“五行”，凝神聚气，走特色发展道路

实施“小综合、大专科”的发展战略，以发展特色中医专科为重点，以健全“小综合”为依托，来带动其他科室的发展，突出中医特色，运用中医阴阳五行理论，采用辨证论治方法，错位竞争，谋求发展。包括：第一，实施中医药“三

① 郑锦、史竞懿：《以科学发展观为指导，建设现代化中医医院》，《中医药管理杂志》2009 年第 9 期。

名三进”工程[①]，以名医带动专科发展，以名科推动名院建设。第二，继续实施国家中医药管理局的中医适宜技术推广。第三，加强国家、省、市重点中医专科（病）建设，突出中医特色，提高中医内涵。第四，开展中医特色服务，围绕“冬病夏治”“中医膏方进补”等特色技术，开展特色惠民服务品牌具体实践和有益探索，培育中医药氛围，拓展中医药市场。

4. 开拓未来，实现中医现代化

坚持以中医为主的发展方向是建设现代化中医医院的立院之本[②]。中医药学博大精深，源远流长，在我国有着广泛的群众基础，几千年来为中华民族的繁衍昌盛做出了巨大的贡献。因此，建设现代化中医医院首先要姓“中”，中医医院的发展必须坚持中医发展方向，必须把发展中医药事业作为医院建设的目标和使命，把满足人民群众对中医药服务的需求作为建设现代化中医医院的立院之本。其次，中医现代化建设道路上一种新的尝试就是“中西医结合”。“中西医结合”应当是在精通中医和西医的基础上，才谈得上真正意义上的结合，即优势互补，取长补短，借以提高医疗质量。未来中医医院的发展方向除了要正确实现中西医结合外，还更应该积极转变中医医院现有的组织结构，建立起能够充分发挥和推动中医优势的运行模式和完善的医疗质量监测机制，尝试鼓励推动名医诊所的发展，可以在一定程度上削减中医医院住院部的建设投资，把资金挪到医院门诊诊疗的基础建设上，充分发扬中医诊疗的无创性和预见性。

（二）认真贯彻落实国家的中医政策

党的中医政策是中医医院建设发展的根本保证[③]。党和政府制定的一系列中医药方针政策是加强和支持中医医院建设，促进中医医疗、教育、科研工作快速发展的有力保障。2008 年，卫生部副部长、国家中医药管理局局长王国强在全国中医药工作会议上强调努力开创中医药事业发展新局面，并提出“四要，九是”。其中最重要的一条就是要把握大势，进一步转变政府职能，落实中医政策，认真贯彻落实《若干意见》《指导意见》和“中西医并重方针”的指导思想，这是中医医院建设发展的首要任务。紧跟国家倡导的主流思想，坚持中医药法制建设和全面深化改革统筹推进，准确把握《中医药健康服务发展规划（2015—2020 年）》中“以人为本，服务群众；政府引导，市场驱动；中医为体，弘扬特色；深化改革，创新发展”的基本原则。推动中医药健康服务快速发展，实现经济社

---

① 王淑军：《卫生部：实施“三名三进”中医工程造福民众》，《光明日报》2008 年 1 月 25 日。

② 刘沈林：《大型中医院的发展之路在何方》，《江苏中医药》2008 年第 2 期。

③ 张腊林：《党的中医政策是中医院建设发展的根本保证》，《中医药管理杂志》2008 年第 9 期。

会成功转型和提高国际竞争力的发展目标。

（三）坚持落实中医医院的中医特色优势

1. 从思想上真正认识中医药特色优势的重要性

中医药特色优势是中医医院的立院之本，发展之魂，必须坚持特色兴院、优势强院。在现代医学高度发达的今天，中医药只有坚持特色，发挥优势，才能获得更大发展。因此，中医医院的发展必须在突出中医药特色优势的基础上，借鉴现代医学的技术成果作为重要支撑条件，不断提升医院综合诊治能力和临床研究水平。

2. 坚持中医药特色优势必须要重视中医人才的培养工作

人才是中医药特色的根本保证。在知识经济时代，人力资源是一切资源中最重要而宝贵的资源，它被经济学家称为“第一资源”。在市场经济条件下，中医医院不可避免要面临市场中的技术竞争、服务竞争，但最终胜负取决于人才的竞争。因此，实施中医药人才战略不仅是中医医院长远发展的核心工程，更是中医药事业得以持续发展的最重要保证。

3. 坚持中医药特色要处理好几个关系①

正确处理中医师学习和使用中医与西医的比例。正确处理中医与西医之间的合作关系，正确处理继承与创新的发展关系，同时做到领导重视，常抓不懈。不断提高中药饮片的使用率，提高本院制剂的使用率，积极营造中医和谐氛围。

（四）坚持中医医院的继承与创新策略

1. 建设现代化中医医院必须以继承为基础

中华民族几千年来所形成的独特而系统的中医药科学理论和诊疗方法，在人类防病治病和医学科学的发展中发挥了十分重要的作用。做好中医药继承工作是我们当代中医药工作者义不容辞的责任。只有做好中医药继承工作，才能保持中医药特色优势，中医药事业才有根基、有底气，在此基础上不断创新，才能体现与时俱进、适应时代的变化与要求。继承与创新，两者缺一不可②。

2. 建设现代化中医医院必须体现时代性

中医药学是一门古老而不断焕发生机的学科。现代化中医医院的建设前提是坚持中医特色优势服务病人。在开放的医疗市场中，在现代科学飞速发展的国际

① 李七一、韩旭、张来根：《坚持中医院中医药特色的实践与思考》，《中医教育》2008 年第 2 期。

② 杨卓欣、吴志强：《中医院做好中医药继承与发展的思考》，《中医药管理杂志》2006 年第 9 期。

化大环境中，在人民群众对医疗卫生的需求日益提高的前提下，中医医院必须“学古而不泥古”，与时代发展相适应，与时俱进，统筹兼顾，善于吸收现代科学技术和知识，才能努力开创中医药事业全面协调发展的新局面。

3. 建设现代化中医医院必须与新医改相适应

当前，我国正在推进新一轮医药卫生体制改革，面对中医药事业滞后于卫生发展这一“短腿”，中医医院应当顺应时代需要，充分利用发展中医药事业的国家各项政策措施，积极营造有利于中医药继承、发展、创新的环境，将中医药纳入卫生改革发展的全局，在深化医药卫生体制改革中推动中医药事业的发展。同时积极实施品牌战略，把“三名三进”工程的文章做大，扩大中医的社会影响，提高中医药的综合服务能力。

4. 建设现代化中医医院必须注重管理创新

管理创新是时代的需求，是公立中医医院发展的必经之路，更是时代对公立中医医院的要求①。在复杂多变的医疗市场竞争中，中医医院必须建立一整套科学化、规范化、精细化的管理模式才能适应形势的发展。那么，如何进行管理创新？一是创新管理方法。近年来，风靡全球的“六西格玛”管理方法和绩效管理方法被引入国内企业及医院，都是值得借鉴和探索的创新管理方法。二是创新管理模式。“以人为本”是当今公立中医医院现代化的管理模式，也是现代化医院管理模式发展的新趋势。三是创新激励机制。激励可促进竞争，推动组织目标的实现②。在医疗市场竞争中，采用适应时代特点的激励手段，可确保公立中医医院在新时期、新形势下的管理创新方面取得新的成绩。

当前，国家和各级政府对中医药事业高度重视，为中医药事业的发展提供了前所未有的政治环境和机遇，但中医药事业发展现状与人民群众日益增长的健康需求还有较大差距，中医药的特色优势还没有得到充分发挥。振兴和发展中医药事业，为中医药事业的振兴做出应有的贡献，是我们中医医院管理者义不容辞的义务和责任。可以相信，未来中医医院的发展前景将更加美好。

（李习平）

---

① 王屹：《公立中医院的管理创新初探》，《中医药临床杂志》2007 年第 2 期。

② 杨文士、焦叔斌、张雁等：《管理学原理》，中国人民大学出版社 2004 年版。

CHAPTER 8 **第八章**

中国护理事业发展

自从有了人类就有了护理活动，但其作为一门科学的专业仅始于19世纪中叶。直到19世纪末、20世纪初，现代护理才开始传入中国，并在保障人民群众健康方面发挥着不可替代的作用。党和国家高度重视护理事业的发展，特别是在十一届三中全会以后，采取一系列有力措施，使护理事业发展取得了显著的成效。然而与发达国家相比，我国的护理仍然存在一定的差距，且随着医学模式的转变、医学科技水平的不断提高，以及人口构成、病因和疾病谱的变化，护理工作将面临着更加严峻的挑战和空前的发展机遇。

本专题在回顾中国护理事业发展历程和分析其现状的基础上，进一步明确中国护理事业发展的问题，并通过加强护士队伍建设、促进护理专业内涵发展、拓宽护理专业服务领域、不断提升护理服务能力和管理水平等，不断促进护理事业持续、健康、稳步发展。

一、中国护理事业发展历程

中国传统的医药学将人看成一个整体，医、护、药不分，强调“三分治疗，七分护理”的重要性。但当时所有的医学观点都没有将护理单独提出。直到1860年，弗洛伦斯·南丁格尔（Florence Nightingale）在英国伦敦开办了全世界第一所护士学校，一种正规的护士职业和一门研究领域才从此诞生。现代护理是19世纪末、20世纪初开始传入我国，自此护理事业的发展主要经历了以下五个阶段。

（一）第一时期（18世纪后期—1919年——现代护理的传入）：中国护理的发展是从鸦片战争以后开始的，第一位在中国开办护理教育的是美国护士麦克奇尼（E. Mckechnie）。她在上海创建首家妇孺医院并开办护士训练班，从此开始了中国护理教育。随后 1888 年，美国人约翰逊（E. H. Johnson）在福州成立了中国第一所护士学校。但大多数学校的设备简陋，缺乏基本的教学设施，缺乏专职教师，缺乏统一的教材、教学标准。1909 年创建成立中国的全国性护理机构，也就是中华护理学会的前身。

（二）第二时期（1919—1949 年——中国护理的成长）：1920 年护士会创刊《护士季报》，中国协和医学院建立了协和高等护士专科学校，成为中国第一所具有本科水平的护士学院。1922 年加入国际护士会，成为国际护士会第一个会员国，1928 年第九届全国护士代表大会上，伍哲英担任中华护理学会（中华护士会）会长，这是中国护士首次执政并管理自己的护理队伍。1934 年，"国民教育部"成立"中央护士教育委员会"，将护理教育定为高级护理职业教育。1936 年，国民政府颁布了护士章程，要求全国护士学校统一注册，并进行护士登记工作。1937 年卢沟桥事变后，中国进入了抗日战争和解放战争，广大护理人员出色地完成了各种战伤救护工作，并建立了比较正规的护理制度和护理常规。

（三）第三时期（1949—1978 年——中国护理的起伏）：1949 年新中国成立后，护理事业得到了迅速的发展。为了更快更好地培养护理人才，1950 年第一届全国卫生工作会议将护理教育列为中等专业教育。1952 年全面取消了高等护理教育后，导致护理教师、护理管理人员、科研人员青黄不接，再加上 1966—1976 年十年动乱期间，护理教育备受摧残，全国几乎所有的护理教育基本停滞，致使护理事业后继无人，严重阻碍了我国护理事业的发展。

（四）第四时期（1979—2003 年——中国护理的发展）：1979 年，原卫生部颁发《卫生技术人员职称和晋升条例（试行）》，明确了护士的技术职称级别，使护理专业具有完善的护士晋升考试制度。原卫生部于 1982 年下发的《医院工作制度》中明确指出应根据患者病情划分护理级别，使护理服务内容更加规范和合理。1983 年，教育部与原卫生部联合召开会议，决定在全国高等医学院中增设护理专业及专修科，恢复了高等护理教育。1992 年北京医科大学获批护理学硕士学位授予权，2003 年第二军医大学获护理学博士学位授予权。1997 年原卫生部继续教育委员会护理学组成立，我国的护理学继续教育正式纳入国家规范化管理。

（五）第五时期（2004 年——中国护理的壮大）：2004 年，护理中职、高职高专、护理本科、护理硕士和护理博士开始了全面的招生。继《中华人民共和国护士管理办法》出台 15 年后，国务院于 2008 年又颁布了《护士条例》，从立法层面上维护护士的合法权益，明确护士的权利，规范护理行为，促进护理事业健康发展。2005 年、2011 年公布实施的"十一五"和"十二五"护理事业发展规划纲要进一步明确了护理工作的发展方向和重点任务。2010 年以来，全国护理相继开展了“优质护理服务”活动、护士岗位管理试点工作和进一步改善医疗服务行动计划，临床护理专业也纳入国家临床重点专科的评审。2011 年护理学荣升国家一级学科，2013 年中华护理学会重新加入国际护士会。

二、中国护理事业发展现状

中国护理事业的发展起源于半殖民地半封建社会，经历了上述一百多年的艰难历程。在党和政府的关心下，在护理人员的共同努力下，我国护理事业正呈现蓬勃发展、欣欣向荣的景象。主要体现在以下几个方面。

（一）护士队伍不断发展壮大

随着医学护理模式的改变和广大人民群众对护理水平要求的提高，护理工作的内容和范围不断扩大，护士队伍数量增长迅速，护士学历结构不断优化，专业技术水平快速提升，逐步建设成一支数量规模适宜、素质能力优良、结构分布合理的专业队伍。

图 8-1 至图 8-4 显示，新中国成立后，护士队伍数量增长迅速，尤其是“十一五”和“十二五”时期，是护理事业发展取得显著成效的时期，全国注册护士人数增速明显加大，且城市高于农村。从 2010 年开始注册护士人数超过执业医师人数，2013 年首次医护比达到 1∶1，2014 年该比例达到 1∶1.04，医护比例倒置得到扭转。至 2014 年年底，全国共有注册护士 3004144 人，每千人口注册护士数 2.20 人，其中约 95%的注册护士在医院和基层医疗卫生机构从事临床护理工作（注册护士分布详见图 8-5 和表 8-1）。

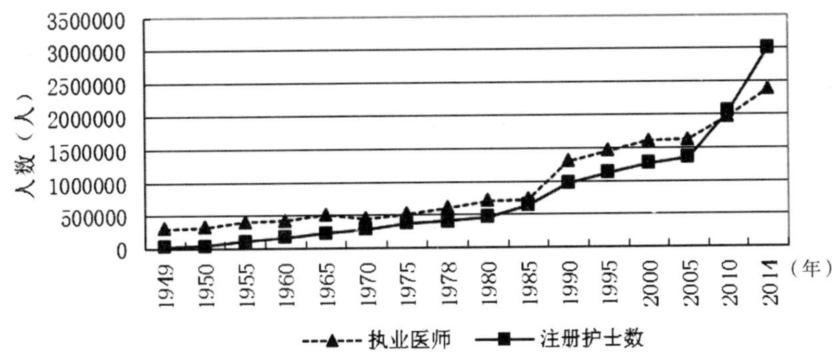

图 8-1　新中国成立后历年执业医师和注册护士人数

数据来源：《2015 中国卫生和计划生育统计年鉴》。

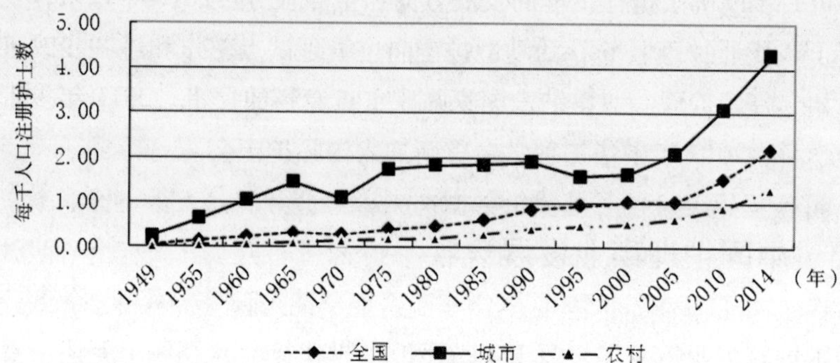

图 8-2　新中国成立后历年每千人口注册护士人数

数据来源：《2015 中国卫生和计划生育统计年鉴》。

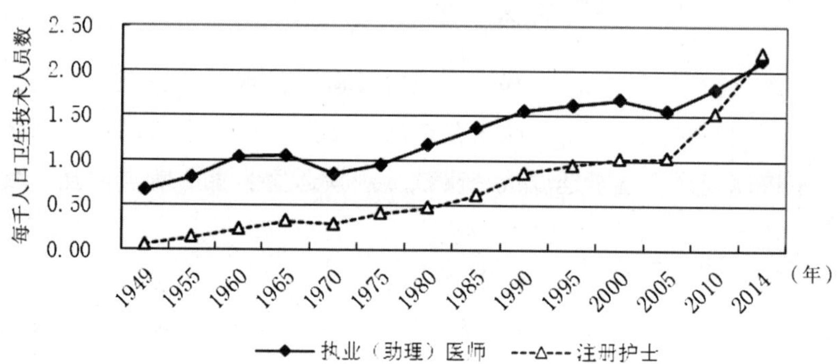

图 8-3　新中国成立后历年每千人口执业（助理）医师和注册护士数

数据来源：《2015 中国卫生和计划生育统计年鉴》。

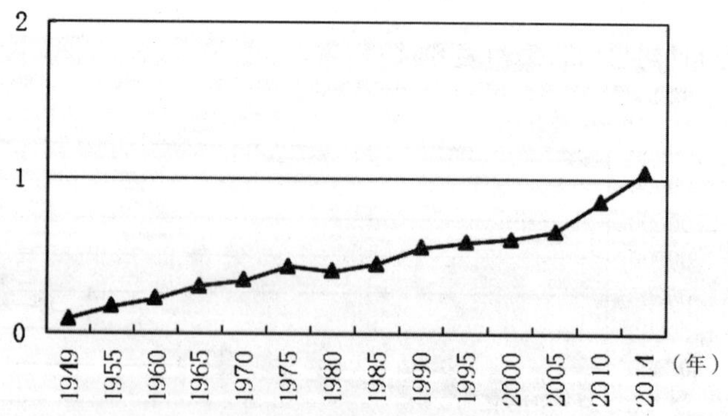

图 8-4　新中国成立后历年医护比

数据来源：《2015 中国卫生和计划生育统计年鉴》。

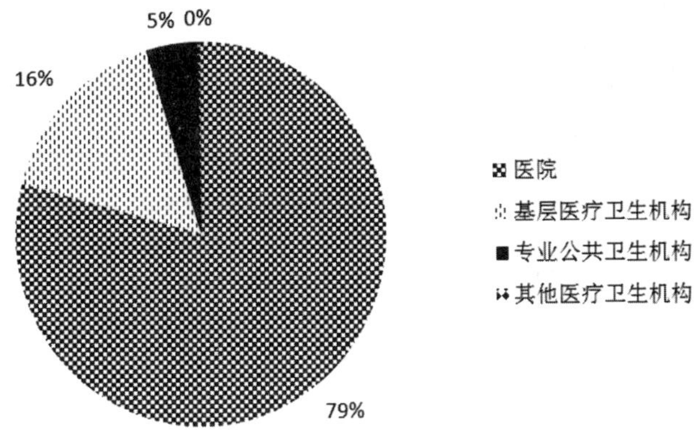

图 8-5　2014 年全国注册护士分布

数据来源：《2015 中国卫生和计划生育统计年鉴》。

表 8-1　2014 年全国各类医疗机构医护人员数及医护比

机构	执业（助理）医师数	注册护士人数	医护比
医院	2892518	3004144	1：1.04
基层医疗卫生机构	1064136	603900	1：0.57
专业公共卫生机构	230173	168782	1：0.73
其他医疗卫生机构	13816	9169	1：0.66

数据来源：《2015 中国卫生和计划生育统计年鉴》。

（二）专科护士培养初见成效

专科护士是指在某一特殊或专门的护理领域具有高水平和专长的专家型临床护士。随着诊疗技术的发展和医学分科的不断细化以及人们对健康需求的增长，培养高素质的专科护理人才，发展专科护理，不仅是护理学自身发展的需要，也是为了更好地发掘护理专科内涵，节省医疗资源，降低成本，减少医疗并发症，最终提高患者满意度的需要。

1991 年，我国香港地区在香港医院管理局的规划下成立了护理专家组，制定了 21 种专科的专科护士培训课程和工作标准。原卫生部于 2005 年颁布了《中国护理事业发展规划纲要（2005—2010 年）》，提出在临床专业性、技术性较强的专科护理领域，有计划地开展专业护士培训，培养一批临床专业化护理骨干。2007 年，原卫生部组织专家针对重症监护、手术室、急诊、器官移植、肿瘤 5 个专科护理领域，研究制定了《专科护理领域护士培训大纲》，就培养对象、培训目标、培训时间、培训内容、考核要点等内容进行规范。

鉴于国外多数国家要求专科护士的培养都必须具有硕士或博士学位，我国护理专科化人才的培养应基于高起点、高要求的原则对专科护士进行科学规范化培养。目前，我国护理队伍整体教育水平正在逐步提高，护理研究生教育（硕士、博士）也形成一定规模，为开展临床专科护士的培养提供了良好的教育环境和教育资源，尤其是专业型护理研究生的培养，是建立以研究生教育为起点的专业型护理专科化人才的培养模式，对培养高质量的专科化护理人才做了积极的探索和有益的积累。

目前，我国各级医院、各大专院校、各级学会组织或卫生计生行政部门纷纷开展专科护士的培养和认证，使得专科护士队伍逐渐壮大，所涉及的学科门类也越来越广阔，包括糖尿病护理、伤口及造口护理、尿失禁护理、静脉治疗护理、重症监护专科护理等近20个领域。这些不同专业领域的临床护理专家，通过护理专家门诊、护理远程会诊、护理网站健康咨询等途径在改善医疗护理质量和提升护理专业水平方面发挥着积极的作用，也为我国护理教育、管理和科研做出了重大的贡献。他们作为护理专家的社会价值进一步体现，作为护理专家的社会角色进一步被确立。

（三）护理理念和工作内涵获得发展

护理理念是护理专业的价值观和专业信念。现代医学模式和新的健康观念对护理理念产生了深刻影响，使护理的内涵和工作模式也发生了重大的变化，使护理工作逐步确立了以人为本，树立了以人的健康为中心的整体护理理念，让“尊重患者、关爱患者、方便患者、服务患者”的人文精神在护理服务的全过程中得到体现。尤其是2010年开展“优质护理服务示范工程”活动以来，广大护理工作者在平凡的工作岗位上，为患者提供全面、全程、专业、个性化的护理服务，获得了社会的认可。

首先是护理在急危重症、疑难病症患者的救治方面发挥着越来越重要的作用，让患者活下来。其次是护理更加关注人的生、心、灵，社会和文化的需求，让患者活得更好。最后是护理不断向家庭、社区延伸，让患者回归家庭和社会。一批专科护士在各自不同的领域中为患者提供了高水平的专业护理，如静脉治疗护理，伤口和造口的护理，糖尿病的护理等，使护理内涵不断深化，使患者对护理人员的满意度不断提升。据原卫生部医院管理研究所2012年对全国112所优质护理服务重点联系医院护理服务调查结果显示，患者对112家医院护理的评分介于81.86—97.87分之间，护理人员的总体满意度高达93.12分，较2011年77家医院的满意度调查结果88.97分有一个大幅的提升。广大患者对护理满意度超过90分的依次为“尊重患者”“体恤患者”“解释疑问”“病情观察”“倾听安慰”和“操作告知”。

（四）优质护理不断深化，护理管理进一步加强

为保证护士队伍基本素质，保障护理质量和病人安全，原卫生部于1993年颁布了《中华人民共和国护士管理办法》，建立了护士执业准入制度。各级各类医院在健全护理管理组织体系，完善护理工作制度、工作标准和规范，建立护理质量评价体系等方面取得了一定成效。2008年国务院颁布了《护士条例》。根据《护士条例》，原卫生部配套颁布了《护士执业资格考试办法》《护士执业注册管理办法》，使护士工作法制化前进了一大步，对维护护士的合法权益、规范护理行为、促进护理事业发展、保障医疗安全和人体健康起到了积极的推动作用。

2010年，原卫生部印发了《2010年“优质护理服务示范工程”活动方案》的通知，广大护理人员积极响应，围绕“夯实基础护理，提供优质护理服务”的主题，不断深化优质护理，护理质量得到了大幅提高。2011年，全国卫生系统开展“三好一满意”活动。自此，“优质护理服务”在全国范围内掀起了新的一轮护理“革命”，护理工作在公立医院改革中发挥着越来越重要的作用。

2012年，原卫生部发布了《关于实施医院护士岗位管理的指导意见》，各医疗机构从护理岗位设置、护士配置、绩效考核、职称晋升、岗位培训等方面进行了积极的探索，提升了护理科学管理水平，也调动了护理人员的积极性。2015年，国家卫生计生委和国家中医药管理局开展为期3年的“进一步改善医疗服务行动计划”，推行了许多改善患者就医感受、深化医疗制度改革、惠民便民的重要举措，各级各类医院在深化优质护理、加强护理管理等方面取得了长足的进步。

（五）护理教育迅速发展，学科地位不断提升

我国高等护理教育开始于1920年，在20世纪50年代停办，自1983年恢复护理本科教育，1992年获批护理硕士学位授权，2003年获批护理博士学位授权，已初步形成了一批具有一定规模、高水平的护理院校和一支高学历、高水平的师资队伍。护理教育从单一层次的中等护理教育逐步转向为中专、大专、本科及研究生教育的多层次护理教育体系。

截至2014年年底，据教育部统计司提供的相关数据，我国有368所普通高校开设专科护理教育，3所成人院校开办了护理普通专科教育，231所普通高校开办护理普通本科教育，78所普通高校开办了护理硕士教育，22所普通高校开办了护理博士教育。同时我国还拥有多层次、多规格、多形式的护士在职教育、护士继续教育系统，其教育形式对提高在职护士的综合素质起到了积极作用。随着护理教育事业的快速发展，护士队伍的学历结构也在不断优化。据统计，截至

2014年年底，我国具有大专以上学历的护士占总数的59.9%，其中本科及以上学历的占12.6%，与2005年相比，大专及以上护士的比例提高了近30个百分点。

经过几代护理人的不懈努力，我国护理学终于在2011年从临床医学下的二级学科改设为一级学科，这表明护理学科将与临床医学等其他学科互补性、平行性发展，对中国护理事业具有里程碑的意义。护理心理学、护理伦理学、护理社会学、护理经济学等一大批代表着护理未来发展方向的护理新兴学科、交叉学科和边缘学科也开始建立并不断完善和发展。

护理研究创新是护理学科发展的根本出路。中华护理学会于1991年专门设立了“护理科技进步奖”。2009年该奖项被中国科协所认可后更名为“护理科技奖”，在全国范围内每两年评选一次。截至2015年年底，我国已经有432项护理研究成果获奖（见表8-2）。不仅如此，中华护理学会还设立研究基金，鼓励全国的护理人员开展护理研究。护理人员还积极申请护理专利技术，据统计，自1985年我国实行专利法以来，至2012年，护理专利的申请总量为8142项（见表8-3）。这些由护理人员主持的护理研究，或是由护理人员开发的非常实用的护理新技术和护理新产品，大大提高了护理的科技含金量，也促进了护理学科的发展。

表8-2　1993—2015年中华护理学会护理科技奖统计　　单位：项

奖项＼年份	1993＊	1995＊	1997＊	1999＊	2001＊	2003＊	2005＊	2007＊	2009	2011	2013	2015	合计
一等奖	4	3	5	5	2	5	3	0	0	4	3	1	35
二等奖	9	8	13	15	9	6	11	4	5	12	7	12	111
三等奖	18	33	30	23	17	22	23	20	15	25	30	30	286
合计	31	44	48	43	28	33	37	24	20	41	40	43	432

资料来源：中华护理学会。

注：＊为中华护理学会护理科技进步奖。

表8-3　中国护理专利概况

专利类型	数量
发明专利	736项
实用新型专利	7406项
合　计	8142项

资料来源：郭丹、刘晓英、刘炯等：《中国护理专利情报分析》，《中国护理管理》2014年第3期。

（六）国际合作与交流不断加强

随着改革开放的不断深入，我国的医护事业迅速与国际接轨。中华护理学会是我国唯一的全国性护理群众学术团体，一直致力于促进国内外的护理专业的学科科研交流，提升了中国护理专业在国际护理领域的影响力和核心竞争力。经历了半个多世纪的努力，2013 年，重新加入国际护士会（International Council of Nurses，ICN），这意味着中国护理事业真正走上了国际舞台，为我国护理事业的发展提供了更为广阔的平台。

中华护理学会除了建立和发展与世界卫生组织、国际护士会、世界灾害护理学会、美国老年学会、欧洲护士联盟等国家和地区的护理学会及中国港澳台护理学会的交流与合作关系外，还积极推进中国护理期刊的国际化进程。建立国际化护理杂志出版集团，于 2014 年成功创办了我国唯一一本英文版杂志 *International Journal of Nursing Sciences*。

在中华护理学会的领导下，越来越多的护理人员走出国门进行长短期研修、参观访问、交流合作，学习和引进国外先进的护理理念、科学理论、技术和实践经验。随着护理国际合作交流日益频繁和纵深发展，我国护理在国际护理学界的影响力也日益提升。南丁格尔奖是护理界的最高奖项，于 1912 年设立，每两年颁发一次。1983 年（第 29 届），我国优秀护理工作者王琇瑛获得此奖，成为我国第一位南丁格尔奖获得者。截至 2015 年年底，国内已有 73 名优秀护士获得南丁格尔奖。

三、中国护理事业发展面临的问题与困境

护理工作作为 21 世纪最有前途、最具挑战、最有价值的工作之一，在其快速的专业发展过程中，存在的问题也日益突出。

（一）护理人力资源数量不足，配置不均衡

虽然我国注册护士人数在新中国成立后持续增加，截至 2014 年年底，我国的注册护士人数已经达到 300.4 万人，但面对 13.7 亿人口，护士的总数仍然不足。以美国为例，3 亿多人口的美国共有护士 270 万。2014 年年底我国每千人口注册护士数达到 2.20，但距离国际平均水平仍有较大差距，许多国家每千人口护士都在 3 人以上，部分发达国家达到每千人口护士 25 人以上。虽然目前我国医护比倒置已经得到扭转，达到 1∶1，而与发达国家相比仍然存在很多的差距。

《中国护理事业发展规划纲要（2011—2015 年）》明确指出：到 2015 年，全国 100%的三级医院、二级医院的护士配置应当达到国家规定的护士配备标准，其中，三级综合医院、部分三级专科医院（肿瘤、儿童、妇产、心血管病专科医院）全院护士总数与实际开放床位比不低于 0.8∶1，病区护士总数与实际开放床

位比不低于0.6∶1。二级综合医院、部分二级专科医院（肿瘤、儿童、妇产、心血管病专科医院）全院护士总数与实际开放床位比不低于0.6∶1，病区护士总数与实际开放床位比不低于0.4∶1。然而，截至2014年年底，我国医院床护比仅为1∶0.45，而英国早已达到1∶1，德国为1∶1.3，美国则高达1∶3.2。首都医科大学护理学院于2014年对全国护士人力资源现状的调查结果显示，达到或超过上述指标的医院仅占25%。其中，三级医院全院护士总数与实际开发床位比为0.66∶1，达标率为16%，二级医院全院护士总数与实际开发床位比为0.55∶1，达标率为35%。

护理人力资源配置呈现明显的地区及城乡差异。如图8-6所示，2014年各地区城市每千人口注册护士数均远多于农村（见表8-4），各地区每千人口注册护士数由大到小依次是东部、西部和中部（2.37、2.12、2.06）。其中，中部农村地区的每千人口注册护士数最低，仅为1.18。

表8-4　全国历年每千人口注册护士人数

年度	全国	城市	农村
1949	0.06	0.25	0.02
1955	0.14	0.64	0.04
1960	0.23	1.04	0.07
1965	0.32	1.45	0.10
1970	0.29	1.10	0.14
1975	0.41	1.74	0.18
1980	0.47	1.83	0.20
1985	0.61	1.85	0.30
1990	0.86	1.91	0.43
1995	0.95	1.59	0.49
2000	1.02	1.64	0.54
2005	1.03	2.10	0.65
2010	1.53	3.09	0.89
2014	2.20	4.30	1.31

数据来源：《2015中国卫生和计划生育统计年鉴》。

护理人力资源配置不均衡不仅表现在城市和农村之间、地区之间，还表现在各个省市之间。如图8-7所示，在全国32个省（直辖市）中，18个省（直辖市）的每千人口注册护士数低于全国平均水平2.20，其中西藏最低，每千人口仅有注册护士0.85人，而每千人口注册护士数最多的北京达到4.11人，是西藏的4.84倍。

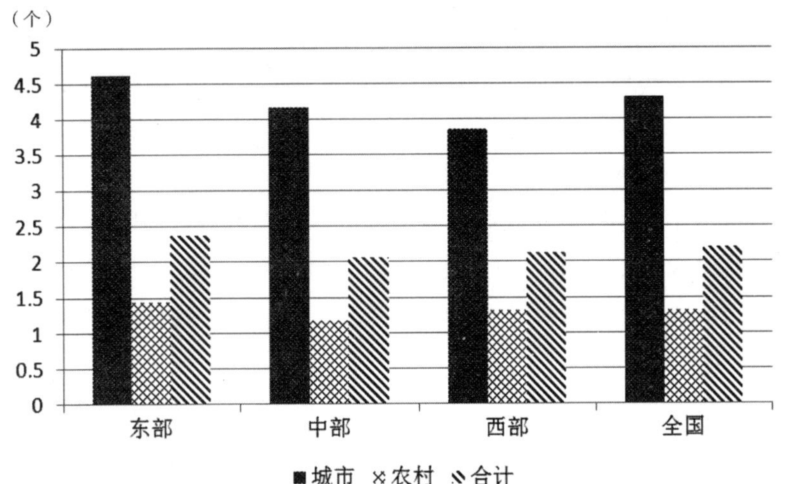

图 8-6　2014 年全国各地区每千人口注册护士数

数据来源：《2015 中国卫生和计划生育统计年鉴》。

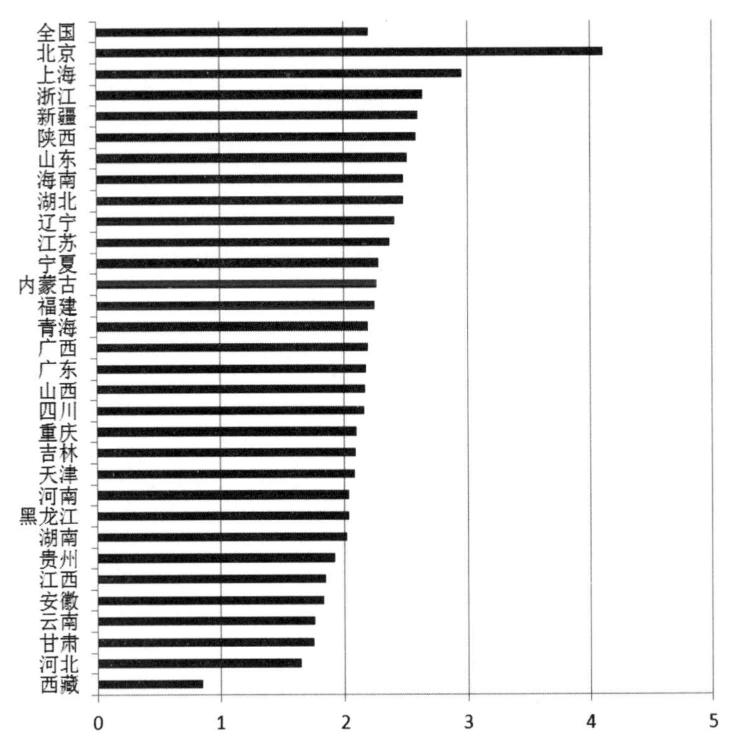

图 8-7　2014 年全国各省每千人口注册护士数

数据来源：《2015 中国卫生和计划生育统计年鉴》。

（二）护士年轻化趋势日益严重，护理队伍建设仍需加强

表8-5显示，2014年医院35岁以上的注册护士占比仅为39.7%，比2010年下降了6.7%。图8-8显示，在工作年限构成比上，2014年注册的护士中工作10年以上的占比仅47.2%。与2010年比较，注册护士整体更年轻、工作年限更短。这一方面与《护士条例》的出台和优质护理服务的开展，各大医院为缓解护理人员缺编的局面而大量招聘年轻护士有关。另一方面也可能是由于护理工作压力大、工作时间不规律、晋升难、工作价值难以体现等，导致有经验的护理人员大量流失所致。

由于护理专业的职业成熟期晚，护士队伍年轻化会带来一些管理问题：年轻护士临床经验不足，职业态度不够坚定，而且这些年轻护士大多是出生于80年代到90年代的独生子女，从小成长环境优越，受教育程度高，自主意识强，就业观念多元化，当面临职业困难、压力和风险时，更容易产生离职倾向，这些都是影响护理队伍稳定、影响护理质量和安全的危险因素。

表8-5　2010年和2014年全国注册护士年龄构成

年龄分组	2010年构成比（%）	2014年构成比（%）
25岁以下	14.1	15.8
25—34岁	39.6	44.4
35—44岁	26.9	23.1
45—54岁	16.9	13.5
55—59岁	2.2	2.1
60岁及以上	0.4	1.0

数据来源：《2015中国卫生和计划生育统计年鉴》。

由表8-5和图8-9可见，与2010年相比，2014年我国医院注册护士的学历构成上，大专及本科学历的注册护士占比明显提高，但研究生比例并无明显提升。由于我国高等护理教育起步晚，特别是护理研究生教育起步更晚，与发达国家相比更是存在较大的差距。美国的注册护士学历均为大专及以上，对高级实践护士、护理教育者、护理科研人员和管理人员的学历，要求最低起点必须是硕士研究生，甚至是博士学历，这些都制约了我们专科护士、护理教育、护理科研和护理管理的发展。

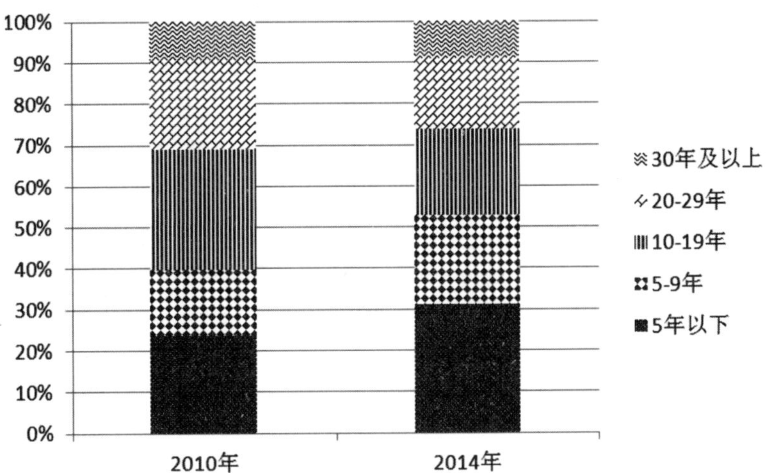

图 8-8 2010 年和 2014 年全国注册护士工作年限构成情况

数据来源：《2015 中国卫生和计划生育统计年鉴》。

表 8-6 2010 年和 2014 年全国注册护士学历构成

学历	2010 年（%）	2014 年（%）
高中及以下	2.7	1.3
中专	46.0	38.0
大专	42.5	47.5
本科	8.7	13.1
研究生	0.1	0.1

数据来源：《2015 中国卫生和计划生育统计年鉴》。

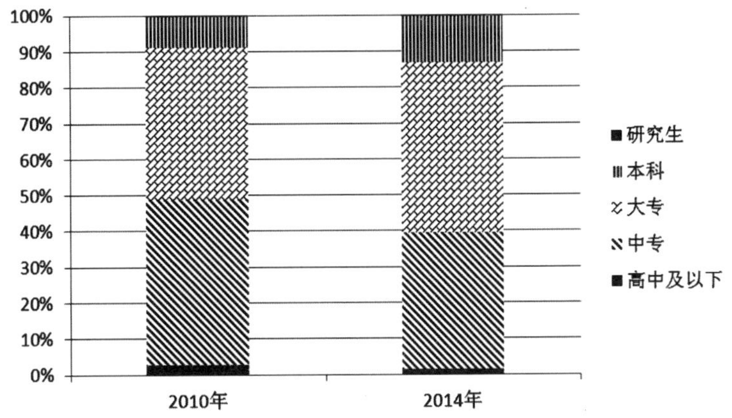

图 8-9 2010 年和 2014 年全国注册护士学历构成情况

数据来源：《2015 中国卫生和计划生育统计年鉴》。

在职称方面，如表 8-6 和图 8-10 所示，2014 年与 2010 年相比，由于注册护士年轻化趋势的影响，待聘和初级职称占比增加。

表 8-7　2010 年和 2014 年全国注册护士聘任职称构成

职称	2010 年（%）	2014 年（%）
待聘	3.7	7.6
士级	39.0	46.0
师级	31.2	25.8
中级	24.4	18.6
副高	1.7	1.9
正高	0.1	0.1

数据来源：《2015 中国卫生和计划生育统计年鉴》。

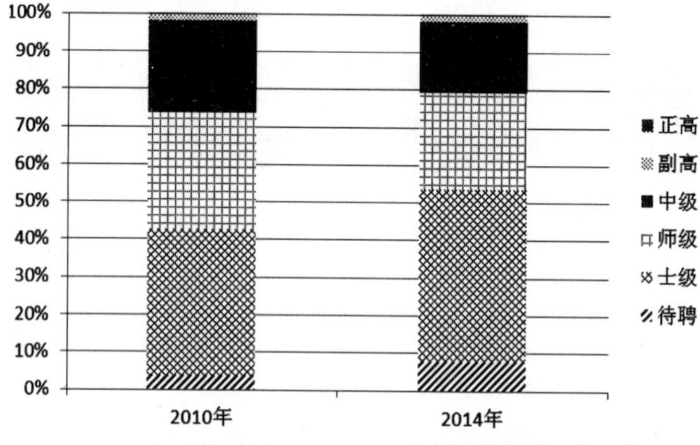

图 8-10　2010 年和 2014 年全国注册护士聘任职称构成情况

数据来源：《2015 中国卫生和计划生育统计年鉴》。

（三）专科护士的角色定位不够明确，护理专科化发展相对滞后

随着医疗专科化的快速发展，护理专业也快步进入专科化发展阶段。然而，由于我国专科、专病护士的起步较晚，目前尚处于初步探索阶段，在专科护士或专病护士的培养和使用方面还存在许多问题，与欧美等发达国家相比，我国护理工作专科化水平还存在一定差距。

首先是我国的护理对专科护士或专病护士的角色定位不够明确。尽管随着疾病谱的变化以及广大人民群众对提高生命质量的追求，护理专业内涵不断延伸，护理工作远远超出了传统的护理领域，已经渗透到治疗、预防、保健和康复等各个方面，已经贯穿到人的身体、心理、社会、文化和精神等各个层面。但将计

费、催账、结账、领物、接待、消防等本不属于护理工作范围的事强加到临床护士身上的现象为数不少。认为护理学仍然从属于医学，护士只是简单地执行医嘱，适时对患者做些健康教育和心理开导的也大有人在，把护理学仅仅定位于奉献为主的服务性行业，将护士的角色仅仅定位在服务者和健康照顾者，忽视了护士也还有其他如计划者、管理者、协调者、咨询者、研究者等专业性角色者，在业内外及社会仍普遍存在。专科护士或专病护士的工作内容和性质与通科护士界限模糊、区分不大，一部分还存在与护士长角色重叠的现象，这些都弱化了专科护士的主动决策权及其专业能力，使护理的专业价值不能得到很好的体现，不利于专科护理队伍的发展。

我国内地于21世纪初才开始专科护士培训的尝试。尽管近几年我国专科护士队伍逐渐壮大，所涉及的学科门类也越来越广阔，但专科护士的岗位培训、资格认证、分类管理、工作职责和具体的临床护理实践指南、人力配置、绩效考核、法律保障等相关问题缺乏统一的认识。专科护士的培训没有相关的全国性规范，培训机构条件参差不齐，培训时间不等，具体实施和标准制定均由各省（直辖市）自主进行，发展不平衡，尚未形成同质化的培训及评价标准和体系。专科护士的认证、聘用和管理更没有统一、成熟的经验，缺乏全国权威性的资格认证机构，缺乏临床指南和护理相关政策发布机构来对专科护理实践进行统一规范。再者，由于体制的关系，专科护士待遇与普通护士无法拉开距离。由于缺少服务平台和价格机制，专科护士的角色职能局限，价值难以体现。由于高等教育起步晚，高学历专科护士不足，缺乏符合资格的本土的专科护理教育人员作为临床导师及角色榜样，国家对专科护士配比没有明确标准等，这些都在一定程度上制约着我国护理的专科化进展。

（四）护理人才流失，严重影响护理学科的发展

卫生事业单位人事制度改革的逐步深化使医院用人自主权进一步扩大，医院用工形式日益多元化和市场化，并出现了“同工不同酬”的现象。再加上护理职业的内在激励缺乏，护理工作高负荷、高风险的特点，以及医闹和伤医伤护事件频发的社会不良倾向，医院员工的离职现象开始增多。其中，护士离职现象尤为突出。有一大样本的调查显示，我国护士离职率为10.2%—11.2%，且有离职意愿的护士高达56.94%。笔者通过广泛研读近年发表的40篇相关文献，对包括内科、儿科、产科、妇幼保健、急诊、肿瘤科、精神科、重症监护病房、手术室、传染科在内的10个护士离职率较高的科室，深入分析各专科护士离职原因，如图8-11所示。

图8-11中呈现的各因素中，福利待遇差、工作负荷过重、工作压力过大、

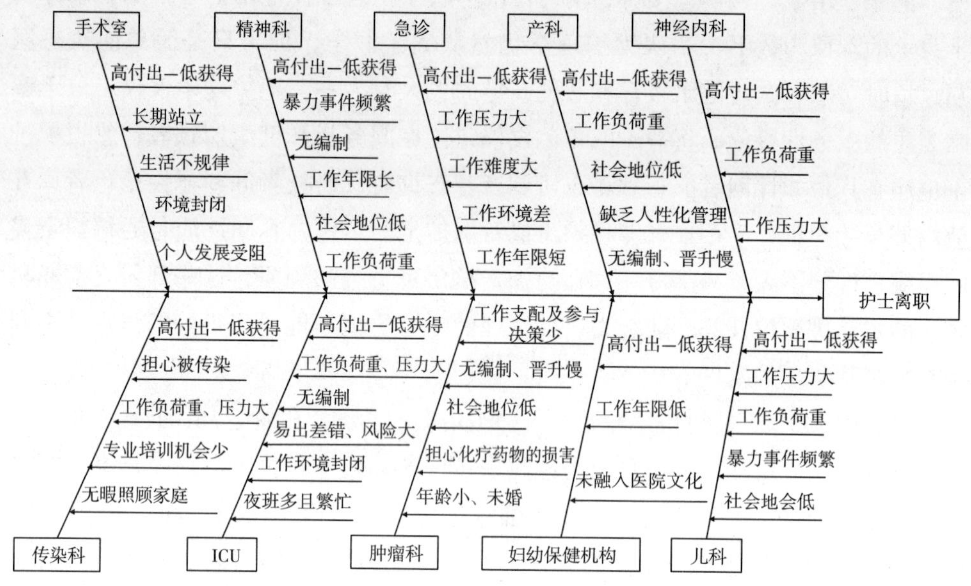

图 8-11　各专科护士离职因素分析图

社会地位低、职位晋升慢是最为常见的前五位原因。而且，随着社会化人才流动机制和渠道的完善以及国内外护理人才竞争的日益激烈，护理人员的流失还会增加。护理人员的流失造成了许多方面的危害：导致在职护理人员专业思想不稳定，影响护理质量和患者满意度，造成国家教育经费及卫生资源的极大浪费等，最终将影响整个护理学科和护理事业的发展。这是社会各界和每一位管理者都必须认真思考的问题。

（五）护理信息化水平有待提升

随着计算机技术、网络技术和通信技术的发展及广泛应用，全社会进入信息化时代。尽管我国护理信息化发展迅速，但仍然存在一些问题。

首先是懂微机、懂专业、懂管理的人才储备不足。由于护理工作繁杂、琐碎，护理管理面宽、微观，涉及患者就诊、入院、在院治疗、出院、进入社区等的全过程，关系医院管理的方方面面。护理信息系统的开发靠人来设计，信息系统中的基础数据靠人来采集，用信息指导临床护理实践和护理管理更靠人来实现。由于受学历及教育背景的影响，护理人员普遍对 IT 技术不熟悉，直接影响到医院护理信息化的建设与发展。

其次是信息化发展不平衡。由于我国各地经济发展水平差异较大和各家医院的级别不等，全国医院信息化建设程度不一，信息化应用的广度和深度差异明显。有研究报道，全国医院信息化管理系统的建设比例已经接近 80%，但西北地区的建设比例不到20%。另有研究者在四川省抽调四类地区了解护理信息化程度，其调查结果显示：有护理信息系统的占30%，有护理工作站子系统的不足25%，且都集中在经济较发达的一类、二类地区。

再者是护理信息化建设缺少顶层设计。大部分医院是自己或联合信息公司开发适用于各自工作需求的信息系统，软件开发没有统一规划和体系。这一方面导致开发水平参差不齐，重复建设、重复开发的现象严重，造成人力、物力、财力的浪费，另一方面使各医院之间、各系统之间无法互通，很多信息资源无法共享，国际化竞争力差。

最后是未充分利用大数据资源。以护理监测系统为例，目前绝大部分医院仅仅重视了其监测数值以及实现阈值报警等功能，而忽略了它在工作过程中所产生的一个综合的、巨大的数据库，没有深入挖掘其中蕴藏的价值。

（六）长期护理服务体系不健全

随着中国老龄化进程的加快和慢性疾病的增多，老年护理、慢病管理、临终关怀、姑息护理、社区护理等长期医疗护理服务也在随着时代潮流顺势发展。但是，在长期医疗护理服务的建立过程中存在长期照护机构区域分布不均、护理人力缺乏的问题。同时，作为专科性质的各类长期护理人员的资质认证、人力配置方案、人员培训内容、服务规范和绩效考核等还有待落实，从医院到家庭和社区的联动性还不够，长期护理服务体系有待进一步改善。

据统计，2012年全国有75家护理院，仅东部地区就占90.67%；有疗养院194所，其中，东部地区占58.24%，中部地区占19.07%，西部地区占22.68%。社区卫生服务机构也呈现出在东部地区分布较多，中、西部地区分布逐渐减少的趋势。长期照护机构区域分布不均导致全国长期护理服务机构总体数量不足，长期护理服务覆盖面有限，不能满足目前我国日益增长的长期照护需求。在我国快速步入老年社会之际，需要大量的长期护理人才来引导和推动长期护理服务事业的发展。然而，截至2012年年底，全国护理院床位总数有11471张，而护士总数却只有1622人，床护比明显不足。据文献调查研究发现，护理院绝大部分护理员工是学历较低、没有资格认证的照护人员，而真正的老年专科护士基本没有。社区卫生服务中心注册护士虽达12万之多，但学历构成普遍较低，中专及以下学历占50.5%，大专占42.7%，本科仅占6.8%，而研究生为0。与此同时，很多长期照护服务还停留在义务性或福利性的服务上，缺乏对老年人实际照护需求的认识，护理等级的确定也有待探讨，不能有效满足老年人的长期照护需求。

《中国护理事业发展规划纲要（2011—2015年）》明确提出，“十二五”期间将逐步建立和完善“以机构为支撑、居家为基础、社区为依托”的长期护理服务体系；要增强医疗机构长期护理服务能力，充分发挥医疗机构专业技术和人才优势，将护理服务延伸到家庭和社区。因此在医院与家庭和社区的衔接上，延续性护理显得尤为重要。国外和我国香港地区早在20世纪90年代就开始积极推行延续性护理服务，并取得了良好的经济和社会效益。但延续性护理在我国起步较晚，目前还有很多问题亟待解决。比如，社区卫生服务中心和护理院等医疗卫生机构的技术力量较落后，医院护士承担的延续性护理任务过多，评估体系不明确，收费机制缺乏，团队协作缺乏，医疗机构、其他社会辅助机构以及社区和家庭之间的联动性不够等，影响了延续性护理服务的质量。因此，为促进患者在不同地点之间或在同一地点不同照护等级之间转移，患者的信息、管理和关系的延续机制和协作机制还有待研究。

（七）护理人才培养和使用机制需进一步完善

改革开放以来，我国的高等护理教育成绩斐然，但在其快速发展的过程中，也暴露了一些问题，主要体现在以下几点。

一是护理教学的办学质量有待提高。在高等护理教育的发展进程中，部分院校基于专科护理教育甚至中等护理教育的基础，通过合并、转制、升格等方式才获得了举办护理高等教育的资格，在高教师资、教学设施、必要支撑条件等方面还存在一些问题。且由于我国高等护理教育发展历程较短，全国各类各层次医学院校的护理教育在学制、组织形式等方面，在培养目标、教育教学基本要求、实践教学设施配置、教师准入标准和教育质量评价体系等方面都没有由国家教育行政部门制定颁发的统一规范。这些均导致我国高等护理教育的质量参差不齐。

二是护理教育的层次结构需要优化。与欧美等发达国家相比，我国护理教育层次偏低，研究生教育规模小，总体质量不高，不能满足卫生服务市场的需求。在国际护理教育体系中，专科护士的准入学历均要求至少为硕士研究生。而目前我国护理教育仍以中专、高职高专教育为主，本科和研究生教育比重较低。如表8-6所示，2014年全国注册护士队伍中，中专和高中及以下学历占39.3%，大专学历占47.5%，本科学历占13.1%，研究生学历仅占0.1%。这样的护理教育层次结构制约了我国专科护理的发展。

三是护理教育体系中各层次结构之间缺乏衔接机制。虽然我国护士队伍已经从以中专为主体转向中职、高职高专、本科、研究生等多层次教育的方向发展。但是，我国护理教育体系尚未实现“中职—高职高专—本科—硕士—博士”相互贯通承接、交叉互通的职业教育路径。尽管教育部目前正在进行以建设现代职业教育体系为突破口，对教育结构实施战略性调整的改革，600多所地方本科院校将逐步转型为职业技术学校，但由于我国分管各培养层次的教育行政部门不同，各教育层次之间培养目标、课程设置等培养方案没有体现承接性。特别是课程设置方面，由于过度重视学科结构的系统性，在中职与高职之间、专科与本科之间，专业基础课和专业课的课程内容差别不大，教学内容只是深浅程度的不同，存在很多的重复。

四是缺乏规范的护理岗前培训和毕业后继续教育。系统、规范的护士毕业后在职培训是促进学校教育与临床护理的有效衔接，是培养临床事业型护理人才的基础。2005 年颁发的《中国护理事业发展规划纲要（2005—2010 年）》就指出“对护理人员要建立和完善包括岗前培训、毕业后教育、继续教育在内的分层终身教育培训体系，形成适合护理工作发展需求的人才培养模式”。2014 年，国家卫生计生委印发了《住院医师规范化培训管理办法（试行）》，正式从国家层面探索建立并完善住院医师规范化培训制度。但目前临床对护士的岗前培训、毕业后教育、继续教育、专科护理岗位培训和护理管理岗位培训等均还没有统一标准，各地区也存在较大差异。

五是护理人才的培养和使用脱节。在人才使用方面也尚未形成市场与教育的对接模式，各培养层次的护理人才相对应的职业领域尚未自成体系。护理专业学生毕业后通过统一的护士职业资格考试后，其从事的临床工作大致相同，岗位职责差别不大，专业区分不明显，专科护士发挥专业特长的服务领域还太局限，既无法体现教育结构多层次和人才培养模式多样化，也无法使护士在职业岗位上实现层级管理和专科化发展。

四、中国护理事业发展建议与展望

护理学科作为生命科学的一部分，护理事业作为我国卫生事业的一个重要组成部分，已经成为国家倍加关注的焦点，将拥有无限广阔的发展天地。

（一）加强护士队伍建设，实现护理人力资源的合理配置

“十一五”和“十二五”时期是历史上护士数量增长最快的时期。截至 2014 年年底，全国注册护士总数已经突破 300 万，每千人口注册护士数已经达到 2. 20 人，全国执业（助理）医师与注册护士比达到 1∶1. 04。这些指标都超过了《中国护理事业发展纲要（2011—2015 年）》的要求。尽管如此，我国每千人口注册护士数在“金砖国家”（巴西、俄罗斯、印度、中国和南非）中仍然处于最低水平。随着中国快速进入老年社会以及疾病结构的变化，注册护士的数量仍然会有一个持续增长。据《医药卫生中长期人才发展规划（2011—2020 年）》（卫人发〔2011〕15 号），至 2020 年我国每千人口护士数应为 3. 14 人，护士总数将达到

450 万。如果用近 14 年数据预测注册护士数，可得预测模型 y = 12377x25－73815x+1E+06，R^2 = 0.999。以此模型推测，到 2020 年注册护士数将超过 490 万，如图 8-12 所示。此结果可能与我国前期公立医院大规模无序扩张等原因有关。

尽管未来注册护士人数仍然会继续快速增长，但是，护理人员配备的相对不足仍然会长期存在，尤其是西部地区和一些经济落后地区的基层医疗卫生机构、乡镇卫生院及养老机构，护理人员严重匮乏。分析原因可能有以下两个方面：一是医疗市场化，医疗机构为了降低成本，对护理人员的配置和培养重视不够；二是护理人员超负荷工作，福利待遇普遍较低，个人发展受限等原因，基层临床一线护理人员的流失比较严重。因此，国家应该从宏观层面对我国护理人力资源的发展结构进行合理地调整，对超出规模标准的公立医院逐步压缩床位，将城市大型医院过剩的护理人员逐步分流转向基层、养老等机构，通过政策、教育、培训等途径推动护理资源的合理分配，真正做到"强基层"。此外，我国还需加强各级各类护理员（Certified Nurse's Aides）的培养和管理，并吸收社会志愿者加入。只有这样，才能共同应对银色浪潮快速到来和慢性病迅速增多所带来的困境。

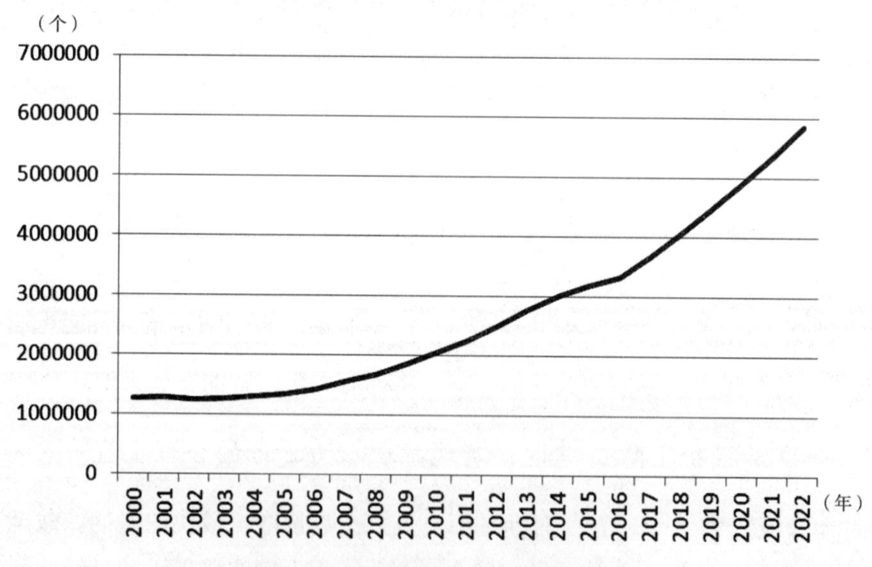

图 8-12 全国注册护士数量预测图

数据来源：《2015 中国卫生和计划生育统计年鉴》。

在护理人员性别结构上，如表 8-8 所示，在 2014 年，我国男性注册护士较 2009 年上升了 0.2%，占到 1.9%，女性注册护士占 98.1%，护理队伍中的女性仍然占据绝对的优势。据美国男护士协会预测 2020 年美国男护士比例将达到 20%，而目前德国男护士的比例已经达到 30%。因此可以预测，未来更多的男性会加入护理队伍，男性注册护士的比例还会持续缓慢增长。在护理人员学历结构上，截至“十一五”末，我国具有大专以上学历的护士占总数的 51.3%，2014 年这一比例上升至 60.7%，护士队伍从以中专为主体转向中职、高职高专、本科、研究生多层次教育的方向发展。护理队伍的整体学历水平将有大幅提升，并随着护理的专科化发展呈现不断提高的发展趋势。

表 8-8　我国注册护士男女构成情况　（%）

性别	2009 年	2010 年	2011 年	2012 年	2013 年	2014 年
男	1.7	1.7	1.7	1.8	1.9	1.9
女	98.3	98.3	98.3	98.2	98.1	98.1

数据来源：《2015 中国卫生和计划生育统计年鉴》。

（二）规范护士岗位管理，完善护士职业生涯规划

将护士从按身份管理逐步转变为按岗位管理是深化公立医院护理管理改革的任务要求，也是深入贯彻落实《护士条例》的具体措施，更是提升医院护理管理水平、调动护士积极性、稳定和发展临床护士队伍的有效途径。

然而目前，在护理人员岗位层级管理中，由于受到各层级比例和岗位数的限制，许多资质较高的护理人员不能被聘到相应的岗位。同样在专业技术职务的聘任问题上，相当比例的护理人员的技术职务处于待聘阶段，聘任高级职称太难。具有相应的能力却没有相应的技术职务和岗位，在一定程度上会影响到护理人员的积极性。因此，根据我国国情，参考发达国家岗位管理的做法，结合我国现有的专业技术职称评定制度，对护士职业生涯规划做了如下的总体设想，如图 8-13 所示。

（1）临床护理岗人员的职业发展途径：注册护士通过实践积累，在具备了一定的专业理论知识和专业技能后，可结合个人的兴趣爱好选择某一专科领域进行深入研究和实践，向高级护理实践方向发展，成为一名临床护理专家。临床护理岗人员的职业发展路径为：注册操作护士（Registered Practical Nurse，RPN）→注册护士（Registered Nurse，RN）→护师（Junior Nurse，JN）→主管护师（Progressive Nurse，PN）→专科护士（Specialist Nurse，SN）→临床护理专家（Clinical Nursing Specialist，CNS）→副主任护师级临床护理专家（Associate Chief Clinical Nurse Specialist，ACCNS）→主任护师级临床护理专家（Chief Clinical Nurse Specialist，CCNS）。

（2）护理教学岗人员的职业发展途径：护理人员在护理工作过程中，不断积累临床经验，提升专业理论知识和技能水平，学习教育教学理论和教学技巧，在

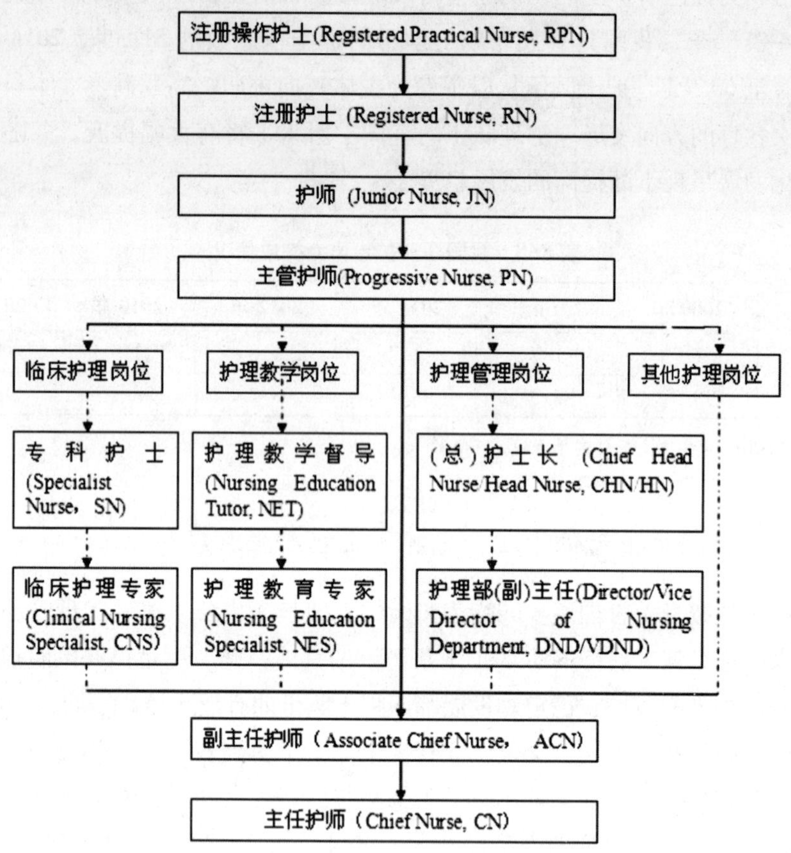

图 8-13 护士职业生涯规划设想图

从事临床护理工作一定时间后，可根据自身能力素质和意愿选择向临床护理教学方向发展。临床护理教学人员的职业发展路径为：注册操作护士（Registered Practical Nurse，RPN）→注册护士（Registered Nurse，RN）→护师（Nunior Nurse，JN）→主管护师（Progressive Nurse，PN）→护理教学督导（Nursing Education Tutor，NET）→护理教育专家（Nursing Education Specialist，NES）→副主任护师级护理教育专家（Associate Chief Nursing Education Specialist，ACNES）→主任护师级护理教育专家（Chief Nursing Education Specialist，CNES）。

（3）护理管理岗人员的职业发展途径：护理人员在积累了一定的专业知识和管理知识后，可根据自身能力素质和个人意愿选择向护理管理者方向发展。护理管理人员的职业发展路径为：注册操作护士（Registered Practical Nurse，RPN）→注册护士（Registered Nurse，RN）→护师（Junior Nurse，JN）→主管护师（Progressive Nurse，PN）→护士长（副主任护师级/主任护师）（Head Nurse，HN）→总护士长（副主任护师级/主任护师）（Chief Head Nurse，CHN）→护理部（副）主任（副主任护师/主任护师级）（Director/Vice Director of Nursing Department，DND/VDND）。

（4）其他护理岗位人员可参照上述职业生涯规划的发展执行。如图 8-13 所示，将专业技术职称评定和岗位管理相结合，通过规范护士岗位管理，细化和完善护士职业规划发展路径，打破临床护理人员从主管护师到副主任护师的职业晋升壁垒，让每一位护士都能找到满意的职业发展归宿，使所有护理人员在其整个职业生涯过程中，每进阶一个层级都有明确的、可企及的目标指引，从而激发广大护理人员的积极性。

（三）积极创建磁性文化，不断提升护士专业自主权

由于社会生活水平不断提高，人口老龄化加剧，护士短缺已经成为一个全球性的问题，尤其是欧美等发达国家。为了解决“护士荒”现象，美国护理学会（ANA）护士认证中心（ANCC）于20世纪90年代开展了“磁性医院认证项目”，使得在护士极度短缺的情况下，各家医院能够保持较低的离职率并对护士有磁铁一样的吸引力。中国是一个人口大国，面对护士短缺的全球危机，许多国际人力资源公司纷纷将目光瞄准了中国市场。尽管我国的注册护士总量在逐年增加，但是护理人力资源配备标准还不能满足目前护理工作模式的转变和人们护理需求的增长。护理人才外流会使我国本来就短缺的护理人力资源更是捉襟见肘。因此，随着护理人才国际化竞争的日益激烈，如何将优秀的护理人员留住，如何稳定护理队伍并激发其潜能，我们还需要学习国外“磁性医院”认证的理念和做法，营造护理磁性文化。

提升护理专业的“独立性”“自主性”和“创造性”也是留住护理人才的一个重要方面。发达国家在提升护士专业自主权方面做出了不懈的尝试和努力，迄今已经形成一套较为规范的系统和制度来确保护士的专业自主权，其突出表现是允许护士在一定范围内具有处方权。如高级实践护士被美国国家护理局赋予了药物、治疗仪器设备、治疗方案方面的合法的处方权。在临床患者的照护上，护士不需医生的监管或与医生合作，就享有很大程度的治疗和护理决策权。英国具有补充处方权的护士可以开具英国国家药品目录规定的全部药品（包括管制药品和未经注册登记的药品），这种处方权尤其适用于病程长的患者或患有慢性病的患者。在我国，临床护士对医嘱的依赖制约了护士的思维，使其在专业的独立性、自主性和创造性受到很多限制，难以留住护理队伍中的高级人才。因此，加强对护理专业实践环境的支持，逐步制定保障护士处方权实施的相关法律法规，为高级实践护士（APN）提供可以发挥专业作用的平台，允许其在工作范围内拥有一定的自主权和独立性，以确保向人民群众提供更加专业、安全、经济的护理服务。

（四）构建新型多层次培养模式，完善终身护理教育体系

护理大计，教育为本。教育是一个学科的先行与基础。中国护理要振兴，首先要提高护理教育。由于历史原因，我国曾将护理教育定位于中等教育，导致了中国护理与国际脱轨。

近年来，我国护理教育规模显著扩大，教育层次显著提高，但随着社会经济的发展、人民群众对卫生保健服务要求的提高、临床诊疗技术日趋复杂、护理职能不断扩展，要求护理专业教育提高起点。鉴于目前我国大多数注册护士的学历都为大专和中专层次，我们需要继续缩减中等护理教育规模，开展多层次、多渠道的护理教育，积极发展高等护理教育，适当增加硕、博士研究生教育，并加强在职护士教育，逐步过渡到所有护理从业人员都达到大专以上的水平。在教育国际化的大趋势下，护理教育已经跨越传统的国界，互联网和信息技术的发展以及慕课平台的开发等使这一切成为可能并快速发展，护理正在成为一门全球性的专业，建立共同的护理教育标准和相互认可的护理专业人员执业资格认证体系和执照颁发过程也是广大护理人员需要努力的方向。

由于我国高等护理教学起步晚，相当一部分护理院校仍沿用“医学+护理学”的教学模式，医学知识没有真正融入到护理学科中。因此需要重新构建护理教育课程体系，淡化学科界限，增加人文交叉课程，建立综合性护理课程板块群，充分发挥课程群的整体育人功能，从而使课程设置既具有科学性和合理性，又能反映护理专业特点，还能体现不同学历层次之间的承接性。在教学安排上，强调早期接触临床，理论与实践相结合，将人（包括病人和健康人群）的健康需求同护理教育相结合，除了注重本学科坚实的基础理论和系统的专业知识外，还要有相关学科的前沿知识和临床实践体验的学习和积累，为未来培养专科护士提供必要保证。同时，还要利用互联网技术，建立慕课平台，整合全球优秀的教学资源为我所用，培养宽口径与专科化相结合的复合型创新型人才，为其毕业后继续深造和在各类医疗卫生机构执业奠定坚实的基础。

护理专业毕业生胜任临床工作的专业能力主要是依靠毕业后教育、继续教育以及持续护理实践而逐渐形成和提高的。建立和完善包括岗前培训、毕业后教育、继续教育在内的护理终身教育体系，形成适合护理工作发展需求的多层次人才培养模式已经刻不容缓。借鉴发达国家的做法，综合我国护理教育的现状，为体现不同护理层级和岗位要求，同时反映护理专科化和职业认可以及进阶的需要，笔者对中国护理专业教育多层次培养模式构想如表 8-9 所示。

表 8-9 中国护理专业教育多层次培养模式

教育层次	岗前培训	岗位设定	职称晋级	继续教育
中专教育	短期岗前培训	注册操作护士	注册操作护士（RPN）→注册护士（RN）→护师（JN）	专题培训（注册要求）；在职学历教育
大专教育	短期岗前培训	注册护士	注册护士（RN）→护师（JN）→主管护师（PN）	专题培训（注册要求）；在职学历教育
本科教育	规范化岗前培训	注册护士护师	护师（JN）→主管护师（PN）→专科护士（SN）	专题培训（注册要求）；专科护士资格培训；在职学历教育
硕士研究生教育	规范化岗前培训	注册护士 护师 主管护师	主管护师（PN）→专科护士（SN）→临床护理专家（CNS）→副主任护师级（ACCNS）	专题培训（注册要求）；临床、教学和管理官方认证培训；在职学历教育
博士研究生教育	规范化岗前培训	注册护士 主管护师 专科护士	专科护士（SN）→护理管理专家（APN）及相应层级→副主任护师级（APN）及相应层级→主任护师级（APN）及相应层级	专题培训（注册要求）；临床、教学和管理官方认证培训

（五）建立护理学科体系，规范护理人才培养和使用

2011 年 3 月，国家技术监督局发布新的学科分类与代码，将护理学列为一级学科。一级学科地位的确立和落实亟须建立一个科学、完善的护理学科体系，以确定各知识体系之间的内在逻辑关系，构建既符合护理学科发展规律和我国实情，又与国际接轨的二级甚至是三级学科层次结构。目前可以考虑设置以下二级学科：母婴及新生儿护理学、儿童护理学、成人护理学、老年护理学、急救和危重症护理学、精神卫生护理学、感染性疾病护理学、康复护理学、社区护理学等。

专科护士和专病护士的培养和使用是护理专业化、专门化的标志，不仅体现护理专业在卫生保健服务中的独特价值和贡献，也为广大临床护士提供了一条全新的、广阔的职业发展道路。为了加速我国护理专业化进程、缩小与国际先进护理水平的差距，我们需要从以下几个方面努力：首先加强临床实践指导教师的培养和临床培训基地的建设，严格实行临床实践指导教师和临床培训基地准入；其次制订全国统一的各专科护士培训大纲、培训方案和培训标准，形成同质化的培训和评价标准及体系；再次建立全国权威性的资格认证机构、临床指南和护理相关政策发布机构，规范专科护理实践；另外还需加大护理专业学位硕士的培养力度，改善我国专科护士学历起点偏低的现状，根据护理学二级学科体系，构建以

专科护理为导向、与 CNS 接轨的护理专业硕士（MNS）培养模式，为高级护理实践奠定基础；最后在专科护士或专病护士的使用方面，需要厘清不同岗位和不同层级的护理人员的发展路径，充分体现人尽其责、岗职对应、能级匹配、群体优化，优先重点发展一批专科专病领域，如急危重症、老年、糖尿病、手术室、骨科、肿瘤等专科护士，再逐渐扩大专科、专病护士的服务领域，可从医院扩展到家庭、社区，从综合性医院扩展到专科医院、公共卫生机构、康复医院、临终关怀机构、养老机构等，充分发挥其在整个卫生保健体系中的专业价值与贡献。同时，还将专科护士或专病护士的培训和使用列入《护士法》或《护士条例》中，明确规定专科护士的准入资质、进阶机制、培训机构、认证条件、认证机构、监管部门等，以利于护士专科化进一步健康发展，逐步走出一条适应我国特点的、与世界同步的护理专科化发展道路。

（六）护理专业学会实现新发展，共同促进护理内涵提升

随着社会经济的快速发展，政府的部分职能向社会组织转移已是大势所趋。护理学会是护理科技工作者的群众组织，具有学术权威性、地位超脱性和行为公正性的特点，它作为社会组织的地位和作用正日益显现。

政府应该出台相应的法律法规，明确学会生存发展的空间和条件，规定学会的权利和应负的责任，确立学会承接政府职能的法律地位，赋予学会承担“继续教育与培训”“科技成果评审”“技术鉴定和认证”“专科护士培训和认证”“对外交流和合作”等职能。各级护理学会应充分认识政府职能转变为自身发展带来的机遇和挑战，积极适应需求，抓住政府职能转移的时机，把承接政府职能当作改革工作中的一项重要内容来抓，占领属于自己的市场。各级护理学会还要不断完善自身建设，积极推进学会工作科学化、规范化和制度化，重视对办事机构工作人员的知识和技能培训。各级护理学会更要进一步集合各类护理专家和技术人才，建立学会专家库并成立专家委员会，为政府和医疗机构出谋划策，积极组织专家开展决策咨询和建言献策活动，通过整合护理学会的智力资源，积极争取并认真完成好政府委托的任务，努力实现学会工作和护理行业的新发展。

2013 年，国家卫生和计划生育委员会发布《静脉治疗护理技术操作规范》（WS/T433—2013）与《分级护理》（WS/T431—2013）两项推荐性卫生行业标准，对规范护理人员的行为，促进医院临床护理工作起到了积极的作用。要促进护理学科的发展，提升护理专业水平，各专业护理学会除了充分借鉴国内外社团组织的成功经验，努力构建关于承接政府职能的协调有效的组织体制、运行机制和工作方式外，还要围绕护理学科的发展和人民群众健康需求中遇到的热点、难点问题，组织各自专业的护理专家，运用循证护理学的方法，开展系统评价、指

南构建、证据应用和知识转化，并进行循证护理人才培养，通过网络平台或专业期刊传播最佳实践证据或临床实践指南，共同促进护理内涵的提升。

（七）完善护理立法，创造良好的护理执业环境

在护理立法方面，1993 年 3 月 26 日，我国以部长令颁布了《中华人民共和国护士管理办法》。2008 年 1 月 23 日，国务院第 206 次常务会议通过了《护士条例》并以国务院第 517 号令颁布，规定自 2008 年 5 月 12 日起开始施行。自该条例实施以来，对保障护士合法权益、规范护士职业行为等发挥了积极作用。但伴随着我国护理事业的迅速发展，社会健康照顾环境急速改变以及护理国际交流范围的日益扩大等，我国的护理法律体系还相对滞后，亟须进一步完善。

首先，加强护理立法研究。在严格执行《护士条例》的基础上，以现有立法现状为平台，借鉴国际护理立法经验，从各个层面开展护理立法研究，明确当前护理立法的盲点和缺陷：如注重完善护理相关法律间的有效衔接，提高护理相关法律的可操作性；进一步明确护士的工作职责和工作范围；明确护理行业自治组织的法律地位和职责规定；更好地规范护士的保险保障、资源配置、编制等一系列问题；规范境外护士学历、执业资格的认证和考核；增加提供老年护理、慢病护理、临终关怀为主要内容的护理服务机构的设置与管理等相关内容，力求为完善护理立法、促进护理法制的发展提出有价值的建议。

其次，提高立法层次。由于条例是行政法规，其强制性和约束力较差，在维护护士的人格尊严和人身安全方面尚缺乏法律保障。近年来，医疗场所发生的暴力事件有逐渐增加的趋势，伤害护士的暴力事件时有发生。2009—2010 年一项对北京、辽宁、河南、四川、湖南、广东和江苏等 8 个省市 40 家医院的 3311 名护理人员的调查结果显示：67. 3%的护士感到工作压力大，7. 7%的护士在调查前的一年中遭遇过患者及家属的肢体冲突。这严重伤害了护士的身心健康和工作热情。因此，在《护士条例》实施的基础上，国家要尽快完成《护士法》的调研起草工作，尽早出台《中华人民共和国护士法》，维护我国护士的合法权益，创造良好的护理执业环境，促进护理事业的可持续发展。

（八）加强护理信息化建设，努力构建全新的护理服务模式

加强信息化建设，可以借鉴国外经验开展信息护士的培养；进行信息化标准研究，如护理诊断分类法、护理干预分类、护理相关结果分级等标准；建立规范化的护理信息化标准，如护理术语的标准化、护理操作流程的标准化以及护理数据的标准化等；开发统一的护理信息化体系（NIS），与国际接轨，实现医疗卫生资源合理有效利用和信息资源共享。在“大数据时代”背景下，政府、卫生机构

和护理组织加大对护理信息化的投入，尤其是对经济不发达地区和基层的投入，提高对大数据的分析利用能力，深层次挖掘护理数据的内在规律，最终形成护理知识库，用于指导临床实践工作，并充分发挥其在预防院内感染、疾病防治监测、避免护理不良事件发生、杜绝医疗浪费等方面的巨大作用。

在临床护士操作信息化方面，要进一步完善病人管理信息化、病区护士处理医嘱信息化、护理电子病历信息化、护士对病人日常护理的信息化等工作，提高护士的工作效率。在护理管理信息化方面，要进一步提升护理质量管理信息化、护理人力资源管理信息化、护理绩效管理信息化水平，让护理信息技术产品与护理管理携手发展。在护理后勤支持系统方面，进一步优化护理物资管理系统和科室订单系统，让护理人员获得更加方便、快捷的后勤保障服务。在此基础之上，将逐渐形成以患者为中心的临床信息平台，平台中医疗、护理、药品、检验、检查等系统将形成无缝连接，并建立医院—社区—家庭一体化的病人管理信息系统。在护理教育和培训方面，医院网站的全面开通和办公自动化（OA）系统的应用，激发护士学习掌握技术的热情。开放局域网图书馆，建立一套完善的、涵盖各学历层次和各个专业领域的网络远程教育体系和护理慕课平台，为护士的学历教育和继续教育提供有利的条件。

通过移动互联网和远程医疗，将护理服务延伸到基层、社区、家庭，建立新型服务模式。构建远程会诊和健康教育平台，设置网络挂号或在线解答的形式，专科护士借助视频、语音、文字等形式，对患者进行护理干预、护理随访和健康教育等，提高患者自护水平。运用互联网技术与智能手机，构建医疗机构 APP 护理平台，打造“互联网+”健康服务模式，专科护士对活动不便、倾向于居家疗养的慢性病患者、老年人或者有特需需求的人群，提供个性化、全方位的上门护理服务，促进护理产业的发展。

（九）积极应对老年和慢性病趋势，护理服务领域不断扩大

国家卫生和计划生育委员会主编的《2015 中国卫生和计划生育统计提要》中显示，2014 年全国 65 岁及以上老年人口的比例已经达到 15.5%，较 2013 年的 9.7%升高了 5.8%。2014 年统计部分地区居民前十位疾病死因的构成中，恶性肿瘤、心脏病、脑血管病和呼吸系统疾病排在前四位。老年、肿瘤和慢性病患者的增多决定了他们需要的不是短暂的急性期住院治疗服务，而是包含长期照料服务和医疗服务在内、健康与社会服务共存的持续照顾，护理作为提供专业助人服务的一门学科，能够发挥更为重要的作用。护士将进一步走出医院，深入家庭、社区，从患者个体扩展到社会人群，从注重疾病、患者护理扩展到关注健康、提供生命健康全程护理。

面对这一服务模式的改变，我国需要学习国外的先进做法。瑞典、德国等国家很早就提出了长期护理（Long Term Care，LTC）概念，即“在一个较长的时期内，持续为患有慢性疾病或处于伤残状态下，即功能性损伤者提供的护理服务”，它包括医疗服务、社会服务、居家服务、各种运送服务和其他支持性服务。WHO也将长期护理定义为“由非正规照料者（家庭、朋友、邻居等）与专业人员（卫生和社会服务人员）进行的照料活动体系，以保证不具备完全自我照料能力的个体，能继续得到个人喜欢的、较高的生活质量，获得最大可能的独立、自主、参与、个人满足及人格尊严”。护理人员要注重患者的延续性护理和康复，构筑无缝隙护理模式，积极探索建立长期护理服务体系，加强相关领域专科护士，如老年专科护士、社区高级实践护士的培养，提高对长期卧床患者、晚期姑息治疗患者、老年慢性病患者等人群提供长期护理、康复、健康教育、临终关怀等服务的能力，不断拓展自己的服务领域，满足人们不断增加的多元化的服务需求。

国家需要制定各种相应的法律、规范和政策，大力加强基层卫生服务机构的建设，社区卫生服务机构和乡镇卫生院对适合在家庭条件下进行护理的老年患者、慢性病患者、卧床患者等人群提供居家的长期护理服务，符合条件的可为其开设家庭病床服务，同时通过存量调整和增量引导等方式，新建、改扩建和扶持一批护理型或康复型医院，共同承接康复期、老年慢性病和姑息治疗的患者，并不断加强各类机构之间的紧密协作，建立病例资料共享的互联网平台和一个无缝的长期照料系统。国家还要制定相关的服务收费政策，给予适当的财政补贴，允许老年和社区的APN具有一定的处方权，能够独立开业，开发互联网+健康护理服务新模式。社区护士逐户建立健康档案和开展定期诊察，了解并监测老年群体健康状况及慢性病患者的护理服务需求；开业的APN到社区、到家庭进行相关专科疾病患者的指导和护理。同时，积极搭建信息化平台，引入社会力量，特别是专业社会工作组织的参与，还可借鉴发展私人护理（Personal Home Care Worker）这个职业，共同应对老年化和慢性病的挑战。

（曾铁英、张霄艳）

改革篇

* 本篇系国家自然科学基金重点项目《基于利益均衡和制度整合的我国全民医疗保险体系构建和制度安排研究》(713300065)阶段性研究成果，及国家卫生和计划生育委员会重大问题研究项目《中国特色现代医院管理制度研究》研究成果。

CHAPTER 9 **第九章**

中国县级公立医院改革与实践

公立医院改革是医改中最艰巨、最复杂的任务，将县级医院改革作为公立医院改革的突破口，有利于从实质上缓解公立医院的服务压力，特别是城市公立医院“看病难”的问题。县级公立医院是整个公立医院体系的网底、县域医疗卫生体系的龙头，是连接城乡医疗卫生服务体系的枢纽。县级医院是临床疑难常见病、多发病以及急危重症病人的救治中心，其目标任务是保证“大病不出县”。县级医院除了承担对危重病人的治疗和抢救，还承担着对乡村卫生机构的业务技术指导和培训的责任。县级医院医疗水平的提高对于占我国绝大多数的县域居民来说至关重要。因此，加强县级公立医院建设是落实医药卫生体制改革各项任务的重要环节。国务院办公厅印发《关于县级公立医院综合改革试点的意见》（国办发〔2012〕33号）以来，经过三年多的试点，改革取得了初步成效，积累了有益经验，同时一些深层次的矛盾和问题逐渐突显。

一、中国县级公立医院概况

新中国成立后，我国建立了遍布城乡的三级公立医疗卫生服务体系，保障全体人民享受基本医疗服务的公平可及。随着六十余年的发展，目前在农村已基本形成横向以县医院、县中医院、县妇幼保健院为纬，纵向以县级医疗机构、乡镇卫生院及村卫生室为经，纵横交叉、各级各类医疗机构功能明确的县、乡、村三级医疗卫生服务网络。

（一）县级公立医院改革是公立医院改革的突破口

首先，优先发展县级医院，将县级医院改革作为公立医院改革的突破口，有利于从实质上缓解公立医院的服务压力，特别是城市公立医院“看病难”的问题。据《2015 中国卫生和计划生育统计年鉴》统计，截至 2014 年年底，全国 1927 个县（县级市）共设有县级医院 12365 家，占全国医院总数的 47.82%①，覆盖 9 亿多人口，服务着占全国总人口 70%的县域居民②。随着广大农村全民医保体系的建立，人民群众的医疗服务需要转化为医疗服务需求，而且随着收入水平的提高，人民群众对初级医疗服务需求逐步升级为对较高质量和技术含量的医疗服务的需求。在此形势下，县级公立医院必须实现跨越式发展，以满足日益增长和多样化的医疗卫生服务需求。

其次，县级公立医院是整个公立医院体系的网底、县域医疗卫生体系的龙头，是连接城乡医疗卫生服务体系的枢纽。县级医院是临床疑难常见病、多发病以及急危重症病人的救治中心，其目标任务是保证“大病不出县”。县级医院除了承担对危重病人的治疗和抢救，还承担着对乡村卫生机构的业务技术指导和培训的责任②。县级医院医疗水平提高对于占我国绝大多数的县域居民来说至关重要。因此，加强县级公立医院建设是落实医药卫生体制改革各项任务的重要环节。

再次，政府作为县级医院的主要办医主体，在推行公立医院改革的过程中占绝对的主导地位，相比于城市大型公立医院，改革的推进力度大，阻力少。因此，优先发展县级公立医院，推进县级公立医院改革，有利于全面落实医改的各项任务，为整体推进公立医院改革积极探索，积累经验。同时通过县级公立医院的改革和发展，缓解城市公立医院的服务压力，为城市大医院改革创造条件，提供改革经验③。

基于以上几个方面的原因，县级公立医院综合改革逐渐成为我国公立医院改革的突破口。

（二）目前我国县级公立医院存在的主要问题

1. 医疗服务体系尚不完善

（1）医疗联合体仍以松散为主，许多地方仅仅是单纯的技术合作

现在许多地方的医联体呈现的仅仅是单纯的技术合作，并没有在管理制度、人事制度、财务制度或是方便患者就医方面产生太大改变，在制度层面变化更微。这种技术合作、制度不联合的形式不能被认为是真正意义上的联合体。这可能会造成基层没带动、大医院被拖垮的现象，且存在上转容易下转难的问题。

---

① 国家卫生和计划生育委员会编：《2015 中国卫生和计划生育统计年鉴》。

② 曹荣桂：《积极推动综合改革整体提升县级医院能力和水平》，《中国医院》2011 年第 7 期。

③ 朱士俊：《关于县级公立医院改革的思考》，《医院院长论坛》2012 年第 5 期。

（2）人才梯队不尽合理，中坚骨干人才不足

县级公立医院的人才队伍主要由本科学历及其以下学历人员构成。由于城市三级医院的极速扩张，大量人才涌向城市医院，优秀医学毕业生难以进入到县级公立医院，县医院近年吸收的新鲜血液大部分都是第二批本科院校毕业，一本及以上学历的医务人员所占比例很小，拥有职业医生证的医务人员所占的比例也很小，且高级职称严重缺乏，业务骨干流失比较严重，人才队伍不稳定，而外流的多是医院培养多年、技术已成熟的业务骨干。

（3）县级区域卫生规划有待完善

县级医院规模定位不清晰，在趋利动机下，部分县级医院存在规模不合理扩张甚至向银行借贷巨款来负债扩张的问题，由此带来土地、房屋、设备、人力、决策等运营成本大幅增加，反过来又由患者买单。

（4）远程会诊工作开展不顺畅，作用发挥效能低

远程会诊未制定新的收费标准和上下联动机制，存在"下面医院热，上面医院冷"的情况，导致远程会诊工作开展不顺畅，作用发挥效能低。县级医院与基层医疗卫生机构、城市三级医院还未建立起长期稳定的分工协作机制。还没有有效的政策引导，卫生、医保部门应相互协调，制定医保制度与双向转诊衔接的政策，包括拉开报销档次，降低起付线等。

2. 补偿机制建设尚不完善

（1）当前医疗服务价格结构调整不合理，缺乏系统性

一方面，挂号费、服务费、护理类及诊察类等较能体现医务人员劳动价值的医疗服务价格水平偏低，严重偏离成本，医务人员的劳动价值无法得以体现；另一方面，大型设备检查费用过高。此外，县级公立医院在调整医疗服务价格的过程中存在医疗收费价格调整速度缓慢的状况，价格调整周期较长，缺乏时效性，这些都导致了医疗服务收费标准的相对滞后。

（2）政府对公立医院财政补助政策不到位

许多县级公立医院的基础建设、设施老旧，已不能满足日益增长的医疗服务需求，大多数县级公立医院亟待改建和扩建。一方面，由于县级财政能力有限，无法负担更大的财政投入到基建和设备采购中，无法完全保障医院新建或扩建的资金投入，若没有建立财政分担机制，就县级财政目前状况而言压力巨大。另一方面，县级财政对于公立医院的投入欠缺长效机制，取消药品加成后政策性亏损补偿、人员经费等方面均需财政补给，缺乏有效、规范的测算。

（3）县级公立医院负债问题仍然存在，且仍存在创收压力

随着卫生服务需求的大量释放，县级医院为了满足需求和留住县域内的患者，必须对其基础设施建设进行改善和提高，因此许多地区开始规划新建和扩建

项目。由于地方财政和医院财政均有限，县级公立医院负债问题仍然存在，且短期不易消除。

3. 现代医院管理制度没有真正建立起来

部分地区仍存在着卫生行政部门监管权限不明晰、职责定位模糊等问题。如医疗机构的管理者是具有行政级别的，县级卫生行政部门领导的级别与其可能是同级甚或低，一定程度上阻碍了卫生行政机构对于医疗机构的有效监管。随着县级医院综合改革的推进，政府投入增加，个别地区政府存在干涉医院自身经营管理、“侵权”卫生局监管职能的现象。这说明现代医院管理制度并没能真正建立起来，仍然停留在文件阶段。这都是不利于完善监管机制和加强卫生行政部门监管的。

4. 在人事分配制度上存在问题

医务人员收入与医疗收入挂钩的现象仍然存在。虽然试点医院在实施绩效考核中增加了医疗服务数量、质量和患者满意度等指标的权重，但都或多或少、或直接或间接的存在将医务人员收入与医疗收入挂钩的现象。

绩效激励不够与工资总额制制约了医务人员收入待遇的提升。县级医院医务人员的工资性收入中，绩效工资占40%左右，其中的40%为基础性绩效工资，60%为奖励性绩效工资，绩效工资的激励作用发挥不够。

二、中国县级公立医院改革试点概况

（一）县级公立医院改革的目标及切入点

根据《意见》的要求，县级公立医院改革的原则是依据“保基本、强基层、建机制”的精神，构建“上下联动、内增活力、外加推力”的制度，通过改革实现医院的发展，统筹县域医疗卫生体系发展，使县域内就诊率提高到90%，基本实现“大病不出县”。结合我国县域医疗服务体系的实际发展情况，县级公立医院综合改革要始终把握以下两点作为改革的具体切入点。其一是加强医院自主经营管理权，全面提高县级公立医院综合服务能力。其二是改革补偿机制，从根本上破除“以药补医”。将试点县医院补偿由服务收费、药品加成收入和政府补助三个渠道变为服务收费和政府补助两个渠道。从各级政府医药卫生体制改革的部署安排中可以看出，目前县级医院改革的基本目标是通过改革创新体制机制，实现县级公立医院公益性，充分体现医院的生产性和经营性，健全激励机制和薪酬制度，最终为县域居民提供安全、有效、方便、价廉的医疗卫生服务。

（二）中国县级公立医院改革发展历程

为了积极稳妥推进县级公立医院改革试点，贯彻落实党的十八大和十八届三中全会精神，深入推动实施《中共中央 国务院关于深化医药卫生体制改革的意见》（中发〔2009〕6号）和《国务院关于印发“十二五”期间深化医药卫生体制改革规划暨实施方案的通知》（国发〔2012〕11号），国家相继提出了县级公立医院改革的方案。国务院办公厅印发的《2013年公立医院改革试点工作安排》中指出：“要优先建设发展县级医院，将县级医院综合改革作为公立医院改革的突破口。”《关于县级公立医院综合改革试点的意见》（国办发〔2012〕33号）指出要从“明确功能定位、改革补偿机制、改革人事分配制度、建立现代医院管理制度、提升基本医疗服务能力、加强上下联动、完善监管机制”这七部分积极稳妥推进改革试点。

为进一步推进医药卫生体制改革，指导各地加快县级公立医院改革步伐，巩固扩大改革成效，2014年3月26日，国家卫生计生委等5部委联合下发了《关于印发推进县级公立医院综合改革的通知》。2014年5月13日，国务院办公厅印发了《深化医药卫生体制改革2014年重点工作任务》，提出了6个方面的重点任务：一是加快推进公立医院改革，把县级公立医院改革作为重中之重，推进公立医院布局调整，建立科学补偿机制，理顺医疗服务价格，建立适合行业特点的人事薪酬制度，完善县级公立医院药品采购机制，建立和完善现代医院管理制度，健全分级诊疗体系，完善中医药事业发展政策和机制；二是积极推动社会办医；三是扎实推进全民医保体系建设；四是巩固完善基本药物制度和基层运行新机制；五是规范药品流通秩序；六是统筹推进相关改革。

国家相继出台的县级公立医院综合改革相关政策，按照政事分开、管办分开、医药分开、营利性和非营利性分开的要求，坚持保基本、强基层、建机制的基本原则，使县级公立医院综合改革的重点、措施和路径日趋清晰，为试点地区探索公立医院改革的具体措施和做法提供了指导。

（三）县级公立医院改革的进展及阶段性成果

目前县级公立医院改革工作正处于起承转合的过渡时期。各级政府在新医改顶层设计的指导下，自上而下积极主动推动医疗保障制度、医院信息化平台等方面的建设，为我国公立医院的改革奠定了较好的物质基础，改革取得了一定的阶段性成果，正在逐步进入“深水区”。实际上自2009年新医改启动后，县级公立医院改革作为建设基层医疗卫生体系及公立医院改革的一部分，在全国各地试点地区已经同步展开。经过评估，县级公立医院综合试点改革取得了一定的阶段性成果，具体成果如下：

第一，县级医院运行状况得到改善。卫生投入大幅提升，国家财政对医疗卫生投入占财政支出的比例，从 4.4%提高到了 5.7%[①]。国家开展县级公立医院建设专项，2200 多所县级医院得到改造[②]。地方财政投入由过去的单纯拨付人头经费，扩大到了基本建设、设备购置等诸多方面，多管齐下，扭转了改革前县级公立医院大部分运行较为困难的局面，县级公立医院运行状况显著好转[③]。

第二，通过取消药品加成，改革补偿机制，逐步破除“以药补医”。各地县级试点公立医院在规范药品采购供应的情况下，均已实施药品“零差率”。各地根据实际情况不同，在改革补偿机制方面都采取了一定的探索和实践：有些地方着重依靠调节医疗服务价格，改革服务及药品定价方法，提高技术含量较高的医疗服务项目的价格，体现医疗技术服务合理成本和医务人员技术劳动价值，促进县级公立医院改革；有些地方以地方财政补偿为主，按照要求对 15%的药品加成部分进行财政补贴，弥补政策性亏损；有些地方则采取了调节医疗服务和药品定价与政府财政补偿二者并重的方式进行改革。

第三，医疗服务质量和服务能力较以前有较大提升。通过开展城乡对口支援，建立城市与县级公立医院长期对口协作关系；各试点县市采取招聘专业卫生技术人才、鼓励人才继续教育等方式加强县级医院人才队伍建设，积极开展优质护理等医疗服务建设工程，改善就医环境，提高县级医院的服务能力和水平。

第四，探索政事分开，管理体制得到完善。试点各地在县级公立医院改革中，积极探索实行政事分开，强化卫生行政部门医疗服务监管职能，加强医疗服务监管能力建设。完善医疗服务机构、人员、技术、设备的准入和退出机制，完善县级公立医院院长聘任制，健全医疗服务标准、规范和质量评价体系，加强医疗服务行为、质量安全和医疗卫生机构运行监测监管。

第五，深化人事和收入分配制度改革，调动医务人员工作的积极性。根据县级医院功能、工作量和现有编制使用等因素，合理调整县级医院编制，完善卫生人员岗位绩效工资制度，并在卫生人才引进方面给予相关优惠政策，积极努力吸纳人才。调整绩效工资结构，改革试点地区医院医务人员收入均明显高于当地事业单位工作人员平均工资水平，一定程度上较好地体现了医务人员的劳动价值。

第六，加快推进医院信息化建设，积极开展远程医疗。试点地区政府加大对

---

① 王保安：《十二届全国人大一次会议医药卫生体制改革领导小组负责人答医药卫生体制改革》。http://lianghui.people.com.cn/2013npc/n/2013/0314/c358962-20793761.html。

② 方鹏骞、李璐、李文敏等：《我国公立医院改革进展、面临的挑战及展望》，《中国医院管理》2012 年第 1 期。

③ 方鹏骞、李璐、李文敏等：《我国公立医院改革进展、面临的挑战及展望》，《中国医院管理》2012 年第 1 期。

县级医院信息化建设的资金投入，积极探索建设基于电子病历的医院信息平台。

三、中国县级公立医院改革案例分析——以湖北省为例

2014年，笔者全程参与了湖北省对县级公立医院改革的基线调查工作，本次试点工作在以下县（市）开展：房县、郧西县、松滋市、石首市、远安县、宜都市、枣阳市、老河口市、沙洋县、蕲春县、云梦县、汉川市、崇阳县、来凤县、鹤峰县。该调查分析县级公立医院改革的总体思路、了解已有的政策措施和目前存在问题等，建立示范作用和效应，推进县级医院改革进一步深入，并对此次试点县市公立医院改革基本情况进行全面、准确了解。

（一）湖北省县级公立医院综合改革试点地区基本情况

1. 人口情况

根据收集资料发现，2013年15个县级公立医院综合改革试点地区户籍人口数平均值为60.9万人，农村人口所占比均值为75%，说明各试点县主要还是以农村人口为主，着力加强基层医疗卫生机构服务能力尤为重要。

2. 经济情况

2013年县级公立医院综合改革试点地区平均国内生产总值达到177亿元，2011—2013年国内生产总值年平均增长率为17.6%，这说明经济发展速度明显加快，经济实力与日加强。2013年县级公立医院综合改革试点地区平均城镇居民人均可支配收入为17502元，年平均增长率为12.4%。平均农村人均纯收入为8608元，年平均增长率为13.8%。2013年县级公立医院综合改革试点地区事业单位工作人员年平均工资为32000元，年平均增长率为12.4%。

通过比较发现，各试点地区的社会经济状况有一定差异，今后应注重从如何保持城乡居民收入稳定增长、不断改善收入分配制度等方面促进地区经济的整体发展，促使地区经济差异逐步缩小，使人群的收入增加，满足人群日益增加的医疗服务需要转化为需求，增加群众的就医可及性。

3. 医疗资源情况

（1）试点地区2011—2013年医疗卫生机构数量变化情况

由表9-1可知，2011—2013年辖区内医疗卫生机构总数相对稳定，其中专业公共卫生机构数量保持不变，基层医疗机构数量和二级医院数量呈轻微减少的趋势，而三甲医院数量呈轻微上升趋势，说明目前试点地区医疗卫生机构数量三年来总体呈相对稳定的状态。

表 9-1 2011—2013 年 15 个县级公立医院改革试点地区平均医疗机构数变化

年份	三级医院	二级医院	基层医疗卫生机构	专业公共卫生机构	辖区内医疗卫生机构总数
2011	0.00	2.47	353.67	2.00	328.87
2012	0.00	2.47	338.88	2.00	313.93
2013	0.15	2.40	340.84	2.00	318.93
年均增长率（%）	—	-1.43	-1.83	0	-1.51

（2）各试点地区卫生机构人员数情况

2013 年 15 个县级公立医院改革试点地区医护比均值为 0.7，国务院办公厅印发的《关于县级公立医院综合改革试点意见的通知》（国办发〔2012〕33 号）明确提出“医护比不低于 1∶2”。调查显示，15 个试点地区只有 2 个县市的医护比达到 1∶2 的水平，其余地区相对于医生，护士的人数欠缺。这说明在目前的县级公立医院人员配置结构上，注重医师的数量，但相对忽视护士的配置数量。随着生活水平的提高，患者对卫生服务质量的需求增加，都希望在医疗过程中享受到更好、更全面的护理，但是在试点地区现有的县级医院人力资源配置结构下，护士数已显然不能适应公众医疗需求的变化。

表 9-2 2013 年县级公立医院综合改革试点地区县级公立医院卫生技术人员情况

	医护比	占辖区内卫生机构人员数比值
房县	0.57	0.41
郧西县	0.65	0.53
松滋市	0.66	0.37
石首市	0.89	0.23
远安县	0.59	0.43
宜都市	0.54	0.39
枣阳市	0.83	0.28
老河口市	0.93	0.32
沙洋县	0.38	0.28
蕲春县	0.48	0.26
云梦县	0.62	0.28
汉川市	0.75	0.37
崇阳县	0.75	0.36
来凤县	1.16	0.39
鹤峰县	0.73	0.31
均值	0.70	0.35

（3）各地区医疗卫生机构床位数情况

①试点地区医疗卫生机构床位数情况

2013 年，15 个县级公立医院改革试点地区编制床位数平均为 1933 张，实际开放床位数平均为 2168 张，医院实际开放床位数明显大于医院编制床位数。每千人口编制床位数为 3. 47 张，2013 年全国每千人口医疗卫生机构床位数为 4. 24 张，湖北省每千人口医疗卫生机构床位数为 4. 38 张，只有 3 个试点地区达到了国家水平，2 个试点地区达到湖北省水平。每千人口医疗机构床位数反应了一个地区卫生资源的充足性以及患者住院的可及性，从总体上看，试点地区的床位资源稍显不足。

②试点地区县级公立医院床护比情况

按照 2013 年的统计数据，将 15 个试点地区县级公立医院编制（实际开放）床位数除以县级公立医院注册护士总数得到县级公立医院床护比及排名。2008 年 5 月，国务院颁布出台《护士条例》，对护理人员数量配备作出明确要求，并要求全国各级医疗机构在 3 年内逐步达到床护比 1∶0. 6 的标准。15 个试点地区县级公立医院床护比（实际床位）均值为 1∶0. 22，护士人数严重不足。

（4）问题的发现与提出

①试点地区卫生资源分布存在较大地区差异

通过调查分析显示，2013 年 15 个县级公立医院试点地区辖区内医疗卫生机构极差为 465 个，县级公立医院每千人口卫生技术人员数均值为 1. 73，说明了卫生资源在各个试点地区存在较大的差异，试点地区卫技人员、床位数等资源大多集中经济发展水平较好的地区，而贫困县资源相对较少。

②试点地区人才队伍建设相对薄弱

试点地区医护比不合理。随着生活水平的提高，患者对卫生服务质量的需求增加，都希望在医疗过程中享受到更好、更全面的护理，但是在试点地区现有的县级医院人力资源配置结构下，护士数已显然不能适应公众医疗需求的变化。同样，卫生技术人员与床位比不合理的直接后果是医务人员处于超负荷工作状态，不仅严重影响医务人员的身心健康、工作满意度和队伍的稳定性还可导致病人满意率、医疗质量下降，最终造成不和谐的医患关系。

（5）政策与建议

①根据当地实际卫生服务需求，合理配置卫生资源

较大的地区差导致卫生资源配置失衡，促使患者进一步选择到大城市就医，形成不合理的就诊流向。各个试点地区应当针对县域群众主要健康问题，根据人口数量和分布、地理交通等因素，制订县域卫生规划和医疗机构设置规划，合理确定县域内医院的数量、布局、功能、规模和标准。

②加强试点地区人才队伍建设

我国社会主义市场经济的发展和医疗卫生事业的不断深入，对医院传统的管理体制带来了严峻的挑战。为了能使医院在新形势下继往开来、与时俱进、科学创新、加快发展，医院必须加速人才的引进、储备和培养，并通过学科建设达到全面提升医院医疗水平的目的。各个试点地区应该根据当地的卫生服务需求，合理配置护理人员和医师人员数量，通过出台人才培养与学科建设规划等政策，达到环境育人、环境留人和环境造就优秀临床人才梯队的目标，从而保证各个地区的卫生人员数量和结构达到国家规定要求。

4. 试点地区医疗服务情况

（1）2011—2013 年试点地区主要医疗业务量变化情况

2011—2013 年，试点地区门急诊总人数和出院总人次数逐年增加，其年均增长率分别为 11.98%和 18.39%。县级公立医院门急诊人次数和出院人次数也逐年增加，其年均增长率分别为 16.38%和 18.86%。说明人们医疗服务需求日益增加，试点地区的医疗卫生机构医疗业务量也呈逐年增长趋势。

表 9-3　2011—2013 年县级公立医院改革试点地区主要医疗业务量平均值变化情况表

指标	门急诊总人次数	出院总人次数	县级公立医院门急诊人次数	县级公立医院出院人次数
2011 年	1661191	52076	327887	25305
2012 年	2021392	65008	409465	31075
2013 年	2082997	72996	443345	35748
年均增长率（%）	11.98	18.39	16.38	18.86

（2）试点地区医疗服务效率情况

根据卫生部印发的《二级综合医院评审标准》（卫医管发〔2012〕2 号），二级医院病床使用率适宜范围为 85%—90%，平均住院日 ≤10 天。根据统计显示，2013 年 15 个试点地区县级公立医院病床使用率均值为 98.6%且都在 90%以上，均高于 2013 年全国二级医院病床使用率 90.7%，且超出了病床使用率的最适宜范围，有 33%（3 个）的试点地区县级公立医院病床使用率高于 100%，最高达 154%（枣阳市）和 127%（远安县）。病床使用率过高说明床位负担过重，临时加床过多，极易造成医院感染，加大病房管理难度，对医疗、护理安全造成不利影响。

（3）试点地区双向转诊基本情况

由下图分析得知，2011—2013 年试点地区基层医疗卫生机构向县级医院上转人次数、县级医院下转基层医疗卫生机构人次数、县级医院向县域外医院转诊人次数以及县域外医院转回县级医院转诊人次数都呈逐年增加趋势。

基层医疗卫生机构向县级医院上转人次数远远大于下转人次数，县级医院向县域外医院转诊人次数远远大于转回人次数，说明试点地区基层医疗服务体系的建设过于注重单体医院建设，忽略了县级公立医院与乡镇卫生院（社区卫生服务机构）之间的分工协作。

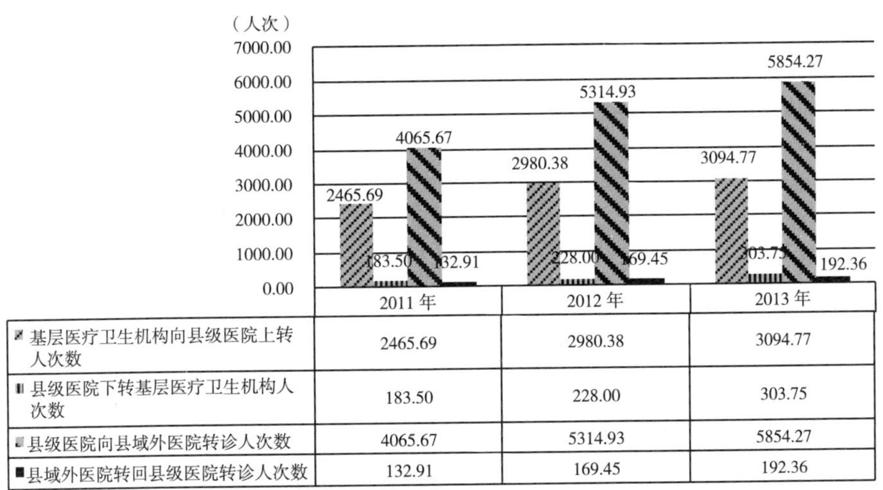

	2011 年	2012 年	2013 年
基层医疗卫生机构向县级医院上转人次数	2465.69	2980.38	3094.77
县级医院下转基层医疗卫生机构人次数	183.50	228.00	303.75
县级医院向县域外医院转诊人次数	4065.67	5314.93	5854.27
县域外医院转回县级医院转诊人次数	132.91	169.45	192.36

图 9-1　2011—2013 年试点地区双向转诊基本情况

（二）卫生事业发展状况

1. 政府卫生投入及流向情况

2011 年至 2013 年 15 个县级公立医院改革试点地区政府卫生投入逐年增长，分别为 16694 万元、18536. 38 万元和 22712. 6 万元，年平均增长率为 16. 8%。其中医疗保障支出逐年显著增长，且在卫生支出方面占较大比例，可见试点地区卫生支出主要与医疗保障有关，加大了医疗保障力度。中医药支出逐年缓慢增长，说明政府逐年加大了对中医的投入倾斜力度。但医疗服务支出和疾病预防控制支出所占均较小，试点地区应该加强在这两方面的投入，提高疾病的预防控制和诊疗服务能力，更好地为提高居民健康做出努力。

2. 政府卫生投入资金来源情况

政府卫生事业投入结构主要包括中央财政投入、省级财政投入、市级财政投入和县级财政收入。2013 年试点地区政府卫生投入资金均值为 22804 万元，其中中央财政投入均值为 11600 万元，所占比为 49%，省级财政投入均值为 4607 万元，所占比为 20%，市级财政投入均值为 9. 8 万元，所占比为 2%，区、县级财政投入均值为7353万元，所占比为29%。可以看出，试点地区政府卫生投入主要以中央财政投入为主。2011—2013年，各级财政卫生投入都逐年增加。中央财政投入平均年增长率为20.6%。

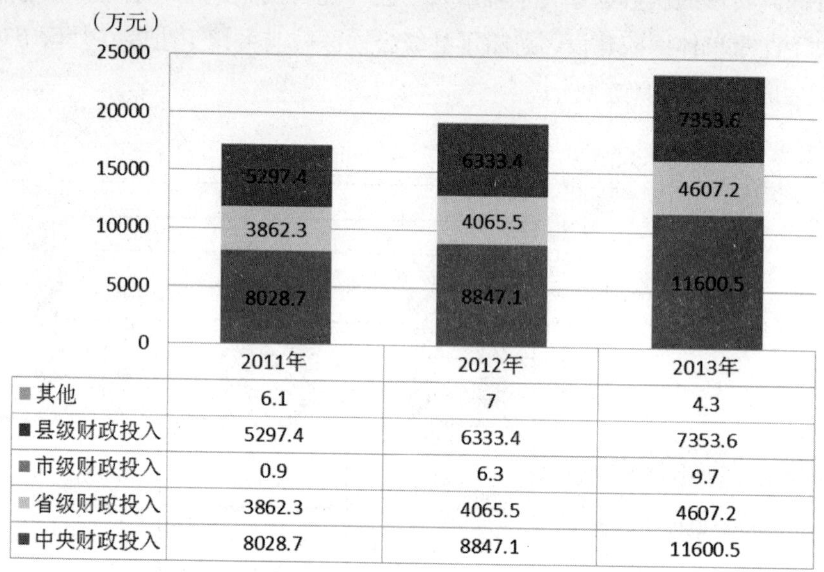

	2011年	2012年	2013年
■其他	6.1	7	4.3
■县级财政投入	5297.4	6333.4	7353.6
■市级财政投入	0.9	6.3	9.7
■省级财政投入	3862.3	4065.5	4607.2
■中央财政投入	8028.7	8847.1	11600.5

图9-2　2011—2013年试点地区政府卫生投入资金来源情况

（三）改革进展情况与探索

1. 试点地区县级公立医院改革组织领导情况

自湖北省开展公立医院试点改革以来，各试点地区政府非常重视改革工作，进行了许多创新和探索。有9个试点地区（松滋市、石首市、远安县、老河口市、蕲春县、云梦县、崇阳县、来凤县、鹤峰县）专门成立了公立医院改革试点领导机构负责全县改革的领导和协调，分别由市长或县长作为组长，副组长由分管副市长或副县长担任，成员单位包括发改委、卫生局、财政局、市编办、人事局、商务局等单位。同时这9个地区设立专门公立医院改革试点领导或协调机构。有1个试点地区（老河口市）成立了县级公立医院改革试点专家咨询小组（公立医院改革领导小组）。

2. 试点地区县级公立医院改革工作部署与准备情况

15个试点地区都已组织对国务院办公厅2012年33号文件《关于县级公立医院综合改革试点意见》的精神进行学习和培训。

成立组织领导机构是推进县级公立医院改革的核心任务，各试点地区由于自身经济、政策环境等因素在改革开展项目和进展情况上存在一些差异，各自也在一些改革项目上面临困难，在一定程度上制约了改革的进展。试点地区的各级政府要充分认识县级公立医院改革试点工作的重要性、紧迫性和艰巨性，切实加强组织领导，把公立医院改革作为重大民生工程列入重要议事日程。试点县（市）政府是责任主体，要结合本地实际制订实施方案，形成一把手负总责、分管领导具体负责、相关部门抓落实的工作机制，细化分工，落实责任，精心组织，扎实推进试点工作。

3. 试点地区县级公立医院改革实施方案及配套政策措施制定情况

10个试点地区正在起草本县公立医院改革试点实施方案；3个地区（松滋市、石首市、宜都市）已经形成征求意见稿等相关草案；云梦县已经提交县级领导机构审议，2013年11月县委县政府常务会议审议通过实施方案，并含有1个相关配套方案；来凤县进程最快，已经由县委县政府正式下发公立医院改革试点实施方案（来政办发［2013］57号），2013年10月正式印发实施方案，且该方案包括4个配套方案。试点地区改革进程相对缓慢，但也都在逐步形成本县的公立医院改革实施方案及配套政策措施，希望试点地区加快进程，切实推动县级公立医院改革。

4. 试点地区县级公立医院改革领域和范围及进展情况

（1）完善公立医院服务体系情况

试点地区制定区域卫生规划的有10个地区；12个地区制定了本县（市）区域医疗机构设置规划；6个地区制定了本县（市）公立医院设置与发展规划，且都是包含在区域卫生规划中或区域医疗机构设置规划中；13个地区采取各种方式优化县级公立医院结构布局，其中包括迁建、整合、改扩建等方式；7个试点地区建立了县级公立医院之间的分工协作机制，并实行同级医疗机构检查结果互认和同级医疗机构检验结果互认；12个试点地区建立了县级公立医院与乡镇卫生院（社区卫生服务机构）之间的分工协作机制；8个试点地区的县级医院在国家县医院标准化建设中获政府财政专项投入。

（2）公立医院管理体制、治理及监管机制改革情况

针对公立医院治理机制和监管机制改革，目前，各个试点地区并未成立专门承担政府办医职责的县级公立医院管理机构，也并未建立法人治理结构。6个地区建立了有关县级公立医院院长的竞聘资格制度；4个地区建立了有关县级公立医院院长的公开选聘制度；3个地区建立了有关院长职业化专业化培训制度；5个地区与院长签订多种形式的绩效管理合同；9个地区实行院长问责制；9个地区建立政府对县级医院绩效考核制度，其中7个地区绩效考核结果与院长任免、奖惩挂钩、3个地区绩效考核结果与政府的财政补贴挂钩。通过对各个地区的比较得知，老河口市的公立医院治理机制相对先进，其他地区还需要继续完善。同时发现，法人治理结构在目前的县级公立医院改革进程中发展缓慢，各个试点地

区都应加大力度推进政事分开，建立和完善法人治理结构，明确县级医院举办主体，探索建立以理事会为主要形式的决策监督机构。

（3）公立医院内部管理改革情况

调查显示，只有5个地区已经实施药品零差率；10个地区建立了医院和医保经办机构的谈判机制并签订协议；各个试点地区平均建立医院信息公开制度的县级医疗机构数为3家，且大部分地区都已建立医疗服务质量安全监测体系以及医疗质量安全控制评价体系。这些说明目前试点地区县级公立医院改革取消药品加成的进展较慢，应加快落实取消药品加成政策，破除“以药补医”机制，探索“医药分开”的多种形式，并建立完善医保经办机构和医疗机构的谈判协商机制与风险分担机制，通过谈判确定服务范围、支付方式、支付标准和服务质量要求。

（4）公立医院政府投入政策改革情况

4个试点地区全面落实了国务院《关于县级公立医院综合改革试点意见》规定的基本建设等政府投入政策，其中只有来凤县出台了其他公立医院财政补助政策并包括人员经费补助。

（5）民营医院改革和注册医师多点执业情况

调查显示，试点地区纳入基本医保和新农合定点范围的民营医疗机构数平均为3家。来凤县和鹤峰县出台了实施注册医师多点执业实施方案，并有30位医师提出多点执业申请，该方案要求只能是主治医生及以上的才具有申请资格并且需要获得医生所在医院的批准。医师多地点执业对于更好地统筹调配医疗卫生资源，调动医务人员积极性，促进区域间、机构间人员和技术的交流，提高基层医院诊疗技术水平，方便人民群众特别是基层群众看病就医，减轻群众就医负担等方面都具有积极作用。开展医师多地点执业试点工作必须在全面深化医药卫生体制改革和推进公立医院改革试点工作的整体框架下，立足我国的基本国情和医疗卫生事业发展的客观规律，有计划、有步骤地稳步实施。在总结试点经验的基础上，逐步探索建立符合我国国情的医师多地点执业管理制度，并对医师的执业行为进行有效监管。

（6）医保相关政策改革情况

大部分试点地区都采用多种新农合支付方式，4个试点地区采用按诊次支付，12个试点地区采用按病种支付，6个地区采用按床日支付，2个地区采用按人头支付，14个地区采用总额预付制。为了进一步完善新农合制度，提高新农合基金使用绩效，并通过新农合支付方式的引导和制约，进一步推动农村医疗卫生机构运行机制改革和服务模式转变，从而规范医疗行为，提高服务质量，控制医药费用的不合理增长，各个试点地区必须不断深化支付方式改革，在开展医保付费总额控制的同时，加快推进按病种、按人头付费等为主的付费方式改革。

15个试点地区均实行大病医保政策，支付大病商业保险的资金大部分来源于医保资金，平均所占比例为85%，较小部分来源于政府专项资金或个人。报销比例均为当费用大于8000元、小于30000元时，报销50%；当费用大于30000元、小于50000元时，报销60%；当费用大于50000元时，报销70%。

5. 问题发现与提出

（1）湖北省地方政府对公立医院财政补助政策不到位

本次调查的15个县级公立医院改革试点地区，鲜少有本级地方政府对医院全面落实了《指导意见》规定的基本建设投入、大型医用设备购置投入、重点学科发展投入、离退休人员费用投入和政策性亏损补偿这5项投入政策。而对于本地政府是否出台了其他公立医院财政补助政策这一项目，回答“没有”和“不知道”的比例达85.0%，这从一定程度上反映出地方政府对公立医院财政补助政策不到位的现象。只有来凤县明确表示本地政府出台了其他公立医院财政补助政策。这提示我们有必要进一步督促湖北地方政府落实对公立医院的财政补助政策。

（2）县级公立医院法人治理结构实施缓慢

本次调查的15个县级公立医院改革试点地区均未建立理事会、管理委员会等多种形式的法人治理结构，且也均未成立县级公立医院管理机构。《关于印发推进县级公立医院综合改革意见的通知》（国卫体改发〔2014〕12号）明确指出要“合理界定政府和公立医院在人事、资产、财务等方面的责权关系，建立决策、执行、监督相互分工、相互制衡的权力运行机制，落实县级公立医院独立法人地位和自主经营管理权”。所以建立和完善法人治理结构是深化县级公立医院改革的核心任务之一。

（3）药品零差率制度推行缓慢

调查显示，15个地点地区中仅有5个地区实施药品零差率，且缺乏统一的补偿政策。《关于印发推进县级公立医院综合改革意见的通知》（国卫体改发〔2014〕12号）明确提出要“破除以药补医，完善补偿机制。县级公立医院补偿由服务收费、药品加成收入和政府补助三个渠道改为服务收费和政府补助两个渠道，取消药品加成政策。”所以，全面推行药品零差率销售政策是深化县级公立医院改革系带解决的问题之一。

（4）注册医师多点执业制度实施缓慢

调查显示，15个试点地区中只有来凤县和鹤峰县出台了实施注册医师多点执业实施方案，多数试点地区尚未实现注册医师多点执业的工作。医师多地点执业对于更好地统筹调配医疗卫生资源，调动医务人员积极性，促进区域间、机构间人员和技术的交流，提高基层医院诊疗技术水平，方便人民群众特别是基层群众看病就医，减轻群众就医负担等方面都具有积极作用。但是多点执业也存在可能对医院发展不利、难以保证医疗质量和医疗安全、不利于专家本人的身体健康和业务发展等弊端。新医改文件中关于加快推进医师多点执业的改革初衷是好的，但是具体执行时一定要有计划、分步骤地有序进行，要防止政策执行出现偏差。

6. 思考与建议

（1）落实和完善政府投入政策

根据文件《关于县级公立医院综合改革试点意见》的要求，应该全面落实和完善政府投入政策。中央财政应该承担顶层设计责任，财政从上至下，中央、省、市、县应该明确各级间的分工，规范财政投入责任，将财政投入纳入政府财政预算。国家层面应进一步明确和加大财政投入力度，特别是对试点公立医院以及贫困地区县级医院的补偿力度，分担县级财政压力。基建、设备购置、人才引进和培养等投入应列入国家整体规划，实行差异性投入，按照县级综合示范医院建设标准，由国家资金统筹。

（2）推行医院法人治理结构

①建立以理事会为法人治理结构主体的基于政事分开的现代医院管理制度

成立县级医院理事会，积极推行政事分开。成立县级医院理事会作为县级医院管理的决策机构，负责推进县级医院管理体制、运行机制改革和现代医院管理制度建设。理事会决定县公立医院发展规划、章程拟订和修订、财务预决算、重大业务、院长选聘与薪酬制度等重大事项，审定县级医院绩效考核、资产运营和年度工作报告。

②推进以理事会为主体的公立医院法人治理结构的建立

一是厘清法人治理的概念，统一认识。

二是建立实现公立医院法人治理的可操作实务规则。政府应组织相关领域专家明确法人治理模式下公立医院的治理原则，构建公立医院法人治理准则（包括：行为准则、绩效评价与激励约束机制、相关者利益保护规则等），制定公立医院法人治理章程指南，以期为公立医院提供参考。

三是注重利益相关者的利益平衡。目前，由多方利益的相关者组成理事会，承担医院法人治理结构的主体，代表政府和社会公共利益，行使医疗的重大决策，是我们可以努力尝试的公立医院法人治理结构的方式之一。

四是公立医院经营者的正确选择。理事会是资产的所有者，是决策者；院长是医院的经营者，是权力的执行者，对理事会负责，严格执行理事会的决策。因此，任命合适的院长，选拔好人才是建立法人治理结构的关键，应当明确院长的权、责、利，做到权责利的统一。

五是摒弃固定模式，鼓励地方探索，注重实效。我们鼓励各地在遵循公立医院法人治理结构“权利制衡”以及医院经营者“权利和义务风险共担”的原则和理念下，依据国家的顶层设计，依托现有环境和资源充分发挥当地的主观能动性来设计公立医院法人治理结构方案，同时要给予不同模式足够的时间去调整、去完善，这样有利于降低社会成本。

（3）推进取消药品加成，完善补偿机制

应在试点地区推广实施药品零差率销售，破除以药补医，完善补偿机制。县级公立医院补偿由服务收费、药品加成收入和政府补助三个渠道改为服务收费和政府补助两个渠道，取消药品加成政策。

药品利润是医院生存和发展的重要来源，实行医药分离令县级医院承受很大的经济压力，影响医院的生存和发展。所以应该适当增强政府的补偿力度，调动医院的积极性，体现县级医院公益性，产生良好的社会效应，使县级医院的服务能力能适应医药分开改革的需要。但是，一旦全面推广医药分离，财政压力增加，补偿可能不会完全到位，因此应该在合理预算县级医院成本的基础上建立多方筹资制度，应考虑从医院医务人员绩效考核、工作量、工作效率等进行补偿，不但可以提高医务人员工作积极性，还能为县级医院财政给予合适的补偿，保障县级医院的有效运行。总之，不能因药事管理的变革影响医院的正常发展，还要保证医院日常运营收支达到平衡，逐步改变以药养医的局面，减少就医患者的实际医疗费用。

（4）有序推行注册医师多点执业

各试点地区应加大开展医师多地点执业试点工作，在全面深化医药卫生体制改革和推进公立医院改革试点工作的整体框架下，立足我国的基本国情和医疗卫生事业发展的客观规律，有计划、有步骤地稳步实施。

建议试点地区卫生行政部门尽快完善制定相应的许可制度，以确定许可多点执业的方针、原则、方式、对象、流向以及供需双方应享有的合法权益，处理可能出现的争议问题，以防范可能出现的医疗不安全隐患。并且应当根据医院级别适用相应的执业范围，实行“区域化”管理，即在某一个地域范围内、医疗集团内或医疗联合体内可以实施有限制的多点执业。总之，试点地区应当在完善公立医院各类岗位责任制度、人事管理制度和医疗管理制度的前提下，进行注册医师多点执业工作的试点和经验总结，并通过稳步推进该项政策和相关配套制度的实施来解决基层患者看病不方便、看病难的实际问题。

四、中国县级公立医院改革案例分析——以陕西省为例

笔者曾参与对陕西省榆林地区公立医院综合改革进行的基本情况调查和评

估。整个调查在国家卫计委督导下完成，调研组严格按照相关要求，严格遵循调研设计方案，认真履行调研职责，了解和掌握公立医院综合改革试点地区县域医疗卫生服务体系综合改革的进展情况。

（一）陕西省榆林地区县域医疗卫生服务体系改革与建设

榆林市位于陕西省最北部，全市总面积43578平方公里，辖1个市辖区、11个县，共222个乡镇，截至2010年年底总人口365万人。

2010年榆林市地区生产总值达到1756.7亿元，且与上年相比同比增长34.9%，经济发展速度明显加快，经济实力与日加强。2010年榆林市地区财政收入达到400.8亿元，与上年相比同比增长33.6%。

榆林地区2010年城镇居民人均可支配收入为17545元（高于陕西省全省城镇居民人均可支配收入15695元），农村居民人均纯收入为5113元（高于全省农民人均纯收入4105元）。

1. 陕西省榆林地区公立医院综合改革进展评价

（1）陕西省榆林市公立医院改革主要特点

榆林市公立医院改革试点在探索改革途径中做出了许多努力，进行了一些颇具特色的改革创新实践，并取得了显著成绩，其改革的设计思路和实践经验具有一定的借鉴意义。经过一定时间的探索和实践，榆林市公立医院改革主要呈现4个特点：

①政府主导。各级政府对公立医院的支持力度明显加大，财政投入由过去的单纯拨付人头经费，扩大到了基本建设、设备购置等诸多方面。

②以县公立医院试点改革作为重点突破，然后逐步推开，做到循序渐进。榆林市确定府谷县、神木县、靖边县、绥德县、米脂县为全市公立医院综合改革和卫生管理县镇一体化改革试点县，政府财政投入力度显著加大，不断加强医院内部管理的科学化水平。各县区通过完善聘用制度和岗位管理制度，取消个人收入同医疗收入挂钩的考核办法，实行绩效考核制度，创新医务人员激励举措。

③因地制宜。针对榆林市实际情况，确定了整合市级、改革县级的基本思路，县级层面突出整合资源，将几所县级医院进行整合，组建大型医疗集团，县级层面突出管理创新，在县级公立医院中推行管理体制和运行机制等改革。

④统筹兼顾各方利益，加大政府投入力度，在保证公立医院事业经费和对社会公众医疗费用进行合理补偿的情况下，科学吸纳了民间资本支持医疗卫生事业，既调动了医务人员的工作积极性，又有效减轻了政府和群众的负担，在政府满意、医院满意、群众满意之间找准了结合点。

（2）陕西省榆林地区公立医院综合改革试点县进展评价

自陕西省榆林市确定府谷县、神木县、靖边县、绥德县、米脂县为全市公立医院综合改革和卫生管理县镇一体化改革试点县以来，目前各项试点工作正在稳步推进中。各试点县和试点公立医院在国家卫生部、省级公立医院改革方针的指导下，密切结合地区实际和本院特色，从内部运行机制、信息化建设、临床路径、优质护理、惠民便民措施、医疗质量与安全、人才建设等多方面展开改革的探索。经深入调研，同时对收集的政策文件资料等进行情报分析发现，在各试点地区和试点医院的改革举措中，不乏有一些创新举措值得借鉴与推广。

①完善公立医院服务体系、管理体制和补偿机制

府谷县等五个试点县在公立医院改革试点实施方案中明确制定了公立医院发展与设置规划，建立公立医院之间、公立医院与基层医疗卫生机构之间的分工协作机制，实行城乡医院对口支援，通过加强基础设施建设、人才培养与引进以及临床专科建设等提升县级医院能力建设，确定了本级政府在举办和管理公立医院方面的职责，确定政府作为出资人与医院管理者之间的权责，并制定院长任职资格和选拔任用等制度，同时探索政事分开的有效形式。对公立医院的补偿机制改革，政府加大投入，医院员工工资收入的70%由政府进行补助，同时医院的基础建设、设备、人才引进等政府也加大投入。如府谷县政府卫生投入资金来源如下表。

表 9-4 府谷县政府卫生投入资金来源

指标（万元）	2008 年		2009 年		2010 年	
	数值	构成比%	数值	构成比%	数值	构成比%
合计	3883		8923		22553	
其中：中央财政投入	195	5.0	1000	11.2	245	1.1
县级财政投入	3678	94.7	7595	85.1	22308	99.0
其他	10	0.2	328	3.7	—	—

②医院内部运行机制方面的改革与探索

5家县级试点医院在内部运行机制和管理方面的改革主要表现在管理制度的制定、分配方式、岗位设置和聘用制度以及绩效考核等方面。5家试点医院均实行了绩效考核管理制度，实行了院务公开。试点公立医院中，米脂县人民医院和绥德县人民医院探索建立独立的法人治理结构。

府谷县人民医院全面推行绩效管理，制定出台了《府谷县县级公立医院综合目标考核管理暂行办法》和《府谷县县级公立医院财务管理暂行办法》，每年核定绩效考核指标；建立以聘用制为基础的用人制度，全面推行聘用制度，建立解

聘辞聘制度，加强聘后管理，建立选人用人实行公开招聘和考试的制度。另外，府谷县人民医院院长职权发生了一些变化，政府上收医院大型设备购置权，同时下放了职工薪酬确定的权力。

神木县医院加大绩效量化考核力度，强化多劳多得、合理分配的激励机制，实行综合目标管理责任制。提出推行全员岗位聘用方案，改革人事制度，2010 年年末制定《神木县医院全员聘用制实施方案（试行）》。与原县中医院进行了医疗资源整合，积极探索和完善全民免费医疗的医疗费用管理方式。

靖边县人民医院在完善人事分配制度改革方面，率先推出定编定岗的分配制度改革，偏重于临床一线工作人员和高风险临床科室，实行多劳多得、按劳分配的机制，设立院长基金和临床科主任奖励基金。

③医院信息化建设的改革与探索

各试点地区政府加大对县级医院信息化建设的资金投入，积极建立满足门急诊管理、收费管理、药房管理、财务管理、医疗保障结算等工作需要的医院管理信息系统。在此基础上，逐步探索建设基于电子病历的医院信息平台。同时，根据自身实力和医疗服务需求，加强远程医学信息系统建设，逐步实现远程会诊和远程教育等，充分发挥优质医疗资源的共享与辐射作用。

近年来，5 家试点医院在信息化建设方面均开展了一系列工作，有了一定的信息化基础。目前都建立了不同程度的 HIS 系统，为医院管理科学化、现代化服务。如神木县医院利用与国内知名三甲医院的对口支援合作，推动县级医院与城市三级医院开展远程医学活动，计划实现远程会诊、远程诊断、远程检查、远程教育和信息共享等，充分发挥优质医疗资源的辐射作用。

④临床路径和单病种质量管理的改革与探索

在临床路径和单病种质量管理的改革与探索方面，府谷县医院、神木县医院、靖边县人民医院和绥德县医院 4 家试点医院开展了临床路径管理，并结合实际开始尝试实施了一定数量的病种。

府谷县医院成立了临床路径委员会及临床路径指导评价小组，实施的病种为 10 个。神木县医院在 7 个科室开展 11 个病种的临床路径试点工作，并制定了《神木县医院临床路径管理实施方案》《神木县医院单病种临床路径管理制度和工作规范》。

⑤优质护理方面的改革与探索

根据卫生部要求和榆林市医改方案工作安排，5 家试点医院相继开展了“优质护理服务示范工程”活动，并制定了一系列相关文件。

府谷县医院拟定了“优质护理服务示范工程”活动方案，并在全院开展“星级护理单元”“星级护士”评比活动，并制定“分级护理原则”，成立“优质护理服务示范工程”领导小组和“基础护理督导组”，开展优质护理示范病区。引入患者和社会参与评价机制，科室每月进行一次临床护理服务满意度调查，并提出改进措施。神木县医院制定了《神木县医院“优质护理服务示范工程”活动实施方案》，靖边县人民医院制定了《“优质护理服务示范工程”活动实施方案》并确定了试点科室。

⑥惠民便民措施方面的改革与探索

在惠民便民措施实行方面，5 家试点医院开展的工作既有部分相似之处，也不乏特色。试点医院在为方便群众就医方面，加强导医咨询服务，实行“无假日”医院、优化服务流程以及神木县医院的“一日清单”告知制度等多种方式方便患者。

在惠民方面，试点医院通过实施降低医药费用措施，让利于民。试点医院逐步取消药品加成政策实施效果明显。2008 年至 2010 年，府谷、米脂、神木县医院药品收入占业务收入比重基本上呈逐年降低趋势。与全国相比，府谷县医院药占比持续保持较低水平，2010 年仅为 37. 66%。

同时，还通过加强对口扶贫工作，提升威胁农村居民大病的服务保障和费用统筹能力。绥德县医院和米脂县医院在院内设置“扶贫病床”，靖边县人民医院三年来，对黄蒿地台村大路沟乡大队近八百位居民实行除药品费外，检查费、住院费、治疗费实施全免政策。

2. 陕西省榆林地区整体医改进展情况

（1）基本医疗保障方面

①从 2011 年起，整个榆林地区农民基本筹资标准提高为 300 元，实现了市级统筹，与城镇居民医疗保障水平相比（310—320 元），这一举措明显缩小了城乡差异，在为解决二元社会带来不公平性的道路上迈出一大步。

②榆林地区新农合筹资以县为基础统筹，乡镇报销比例为 90%，县级医院报销比例为 85%，县中医院报销比例 80%，市级医院报销比例为 50%—55%，均明显高于全国平均水平，说明榆林地区医疗保障实力已经基本达到保障水平。

③榆林地区市、县、乡、村四级新农合管理和服务机构横向到边、纵向到底的计算网络信息管理系统的建立，在医疗费用控制、医院管理规范化、病人诊疗动态实时监控等多方面发挥重要作用。

④由于榆林地区南北经济社会发展差异较大，利用新实施的新农合市级统筹优势，可以明显解决经济水平较差的南六县的筹资压力。通过分类别、分层次筹资和统一报销标准的杠杆调节作用，实现“富”帮“穷”，让“南六县”农民切实享受医改成果。

（2）基本药物制度

①榆林地区的乡镇卫生院全部实现药品零差率，村卫生室也正在积极推广这一制度。

②榆林地区对推行零差率的村卫生室每年补助10000元，具体细则由县级制定，积极探索激励与奖励机制兼顾的机制，补助发放与工作量挂钩。

③基本药物制度实施的管理流程：省级统一招标、统一定价，市级统一配送企业，县级直接与药品企业购买，并进行二次论价。

④基本药物制度的实施、药品种类及大型检查等报销范围的扩大，使得农民（居民）的平均医疗负担降低了40%，真正做到让惠于民。

（3）县试点公立医院综合改革

2011年榆林市确定府谷县、神木县、靖边县、绥德县、米脂县为全市公立医院综合改革和卫生管理县镇一体化改革试点县以来，各项试点工作正在稳步推进。主要举措体现在：①加大政府财政投入力度，保障公立医院的公益性。②加强医院治理结构和内部运行机制方面的改革与探索。③不断加强内部管理。各县区通过完善聘用制度和岗位管理制度，取消个人收入同医疗收入挂钩的考核办法，均实行绩效考核制度，各县区分别制定了《卫生管理一体化改革试点工作实施方案》。

3. 问题及建议

（1）国家基本药物制度在实施中反映出了一定的问题。例如基本药物目录药物品种欠缺，相关部门针对这一问题进行试行评估后，又重新扩大基本药品目录用药范围，一定程度上缓解了用药种类需求。由于药物采购清单的报送流程是由村到乡，由乡镇卫生院向县级医疗机构报送，再由县级医疗机构与配送的药品公司购买，安排配送，存在报送时间消耗过长或配送不及时的问题。再则基本药品目录虽然品种品规范围扩大，但是目录内药品仍存在不符合基层老百姓用药习惯等问题，依然存在部分药价虚高的情况，甚至比实行统一招标前的价格更高，反而加重医疗机构经济负担。建议加强药品招标管理过程，在药品价格确定或议价时给予一定的弹性空间，使基层医疗机构在议价时发挥更多的作用；优化药物采购、配送流程；有关部门进一步完善基本药物目录制度，考虑药品可及性、实惠性以及居民的用药习惯。

（2）县、乡、村三级医疗服务机构均暴露出卫生人才严重缺乏的问题，严重地制约了乡镇和村卫生室的发展。建议对于县、乡、村三级医疗机构卫生人才缺乏的问题，应由省市级与相应高等医学院校进行合作，鼓励医学人才到基层服务工作，并且尝试开展吸引人才的优惠政策，为各县统一吸引和输送人才，并提供相应的经费支持；在提高医务人员积极性方面也应努力寻求解决办法，绩效考核制度推广的同时应注重激励机制和医院文化氛围的整体营造等。

（3）政府财政投入的加大与保障公立医院经营自主权的问题，以及对公立医院机构性质的重新认识，如何充分理解公立医院所具有的生产性和经营性的特点，同时制定符合我国公立医院特点的医务人员薪酬体系，以调动医务人员参与公立医院改革与发展的积极性。

（4）政府对基本医疗保障体系的财政投入的可持续性问题，以及由于可能存在的医疗消费诱导导致医疗费用上涨。这是需要有关部门合理对医疗保障基金的风险因素进行筛选，并对基金总额进行科学测算，实行时间动态管控，同时在费用支付和补偿过程中确定费用控制指标，改革费用支付方式。

（二）试点公立医院综合改革调研中的主要发现

1. 榆林地区5家试点公立医院改革的基本情况分析与发现

（1）在医院能力建设方面

主要从临床重点专科建设和科研情况探讨医院的能力建设情况，在临床重点专科建设方面，各家医院都在积极开展。相比较而言，神木县医院在5家医院中临床重点专科建设工作较为突出，有2个省级临床重点专科，2个市级重点专科。其次，绥德县人民医院有4个市级临床重点专科。另外，神木县医院、米脂县人民医院等试点公立医院都开展了一些科研项目。能力建设对于县级医疗机构的医疗水平提高、医院潜力的有效发展具有重要意义，各家医院都在改革中积极探索适合自身的发展模式，激励和促进医院整体的能力建设。

（2）卫生人力资源配置方面

针对试点公立医院卫生人员的数量、结构、培训情况等多方面进行数据整理分析发现，除靖边县外，其他试点公立医院的床护比水平显示其基本满足住院患者的医疗卫生服务需求，但各试点公立医院的医护比都没有达到1∶2的要求，有的医院甚至医护比例倒挂。各试点医院多年没有增加编制，而且由于管理体制的原因，医院在人员招聘、选拔、任用方面没有自主权，人员编制数远不能满足其医院的人才队伍正常规划与发展，且政府多是按编制人员数对医院进行人头经费补助，非编制人员的队伍过大加重了医院自行的运营成本人员，年龄结构不尽合理，部分医院存在医务人员老龄化的趋势。

在5家试点公立医院，专职管理人员培训教育得到广泛的重视，卫生管理人才队伍在医疗卫生机构中承担着越来越重要的角色，加强管理人员的引进、培训教育都有着重要意义。在人才引进方面，经济水平较高的神木县、府谷县、靖边县，也越来越重视到卫生人才作为医疗卫生发展的主要能动力这一重要因素，在人才引进方面采取积极举措，一方面完善卫生人才队伍的梯队建设，另一方面也是为了更好的满足县域内居民对医疗卫生服务的需求。

（3）卫生服务能力方面

由于医疗质量和医疗安全的持续改进，使得在门急诊量、病理检查人数和住院危重病人抢救人次数三个方面的医疗业务量有较大幅增长。同时，试点医院的服务效率也有较大提升。如府谷县医院病床使用率 94.8%，术前平均住院日 1.3 天，出院者平均住院日 7.6 天。

门急诊量年增长率最高的是绥德县医院，达到 41.31%；入院人数和出院人数增长最快的是靖边县人民医院，分别为 31.08%和 26.11%；急诊抢救人次数年平均增长率最高的是 90.63%，为神木县医院。

（4）公立医院综合改革试点县的收入与支出情况、资产与负债状况、经济运营状况

2008 年至 2010 年，五家县医院的业务收入和财政补助收入均处于上升趋势，其增幅基本上与各地经济发展水平差异相符，府谷县医院的财政补助收入最高，神木县医院业务收入最高且显著高于全国平均水平，绥德县医院职工平均业务收入最高（27 万元）。在财政投入方面，虽然各县三年来均有较大幅度的增加，但从其占医院总收入比例来看，并无明显变化。从药品收入占业务收入比重的分析来看，县级医院以药养医的状况依然存在。府谷县医院在此方面工作较有成效，药占比逐年降低，且控制在 50%以下。

通过改革，在内部经济管理方面取得了较好成效，5 家县级医院的住院收益率均明显高于门诊收益率。

2. 榆林地区 5 家试点公立医院门诊患者反应性和满意度的分析

（1）就诊流程需要进一步优化，提高门诊服务效率

大部分患者就诊的原因为“看病”，占 78.7%；其次是“购药”，占 5.9%。大部分患者选择当天挂号，患者挂号平均花费了 10.84 分钟，平均每个患者等待医生的时间是 12.06 分钟，平均每个医生给每个病人看病花费的时间是 19.42 分钟。挂号形式以到医院现场挂号为主，网上、电话、社区预约等挂号方式尚未完全开展和实际运用。

（2）患者对医院的总体满意度较高

患者对医院环境（很满意 39.8%，比较满意 44.1%）、候诊时间的评价（83.1%的患者认为候诊时间“很短”或“较短”）、医生和护士服务态度的评价（好和很好的总比例，医生为 86.7%，护士为 80.7%）、个人隐私的尊重（很好 55.9%，较好 33.5%）、病情的解释清晰程度（很好 47.6%，较好 37.4%）、医生技术水平的信任程度（很信任和较信任为 42.5%和 43.3%）等方面的评价较高。

（3）看病贵得到一定程度的缓解

在本次调查中，患者认为医疗费用很昂贵或比较贵的比例一共为 35.4%，认为不太贵或很便宜的比例一共为 21.3%。

（4）患者对医院环境评价较高

患者对医院环境很满意为39.8%，比较满意为44.1%。

（5）对府谷县人民医院的评价较高

通过对每个试点医院的分析发现，府谷县人民医院门诊患者的总体满意度较高，尤其是在病情解释清晰程度、个人隐私尊重患者、医生和护士服务态度、候诊时间等方面。

3. 试点县基本医疗保障制度的创新思路

（1）试点县基本医疗保障机制运行状况分析

2008年至2010年，试点县的合作医疗基金总额均呈现逐年上升趋势，其中神木县2009年合作医疗基金总额较2008年增长了268%，说明农民成为"全民免费医疗"的重要受益群体。同时，各试点县合作医疗基金总额逐年上升，显示新型农村合作医疗规模正在逐年扩大，但是医疗服务诱导需求、医疗费用的控制也应引起重视。

榆林市各试点县各级财政计划筹集基金到位情况良好，各试点县计划筹集基金均已实际到位。实际到位的基金中，经济较发达的南部三个试点县（府谷县、神木县、靖边县），县两级财政基金均以县财政为主，其中经济实力雄厚的神木县，县财政所占比例达到83%，而经济欠发达的北部两个试点县（米脂县、绥德县）则以市财政为主。

（2）试点县新型农村合作医疗受益情况存在差异

试点县中神木县新型农村合作医疗受益面较广，为33.63%，米脂县受益面较窄，为11.12%。受益面与参合人口就医次数、参合人口数有关，可能原因为很多参合农民并没有使用新农合统筹基金支付门诊医疗费用，从而直接影响了新农合的受益面，各试点县均有待扩大新农合的受益面。

（3）试点县新型农村合作医疗基金使用率有待进一步提高

数据显示，府谷县、靖边县与米脂县基金使用率分别为74%、75%和72.25%。根据2008年财政部、卫生部《关于印发新型农村合作医疗基金财务制度的通知》规定，统筹基金累计结余一般不应超过当年筹集的统筹基金总额的25%，其中当年统筹基金结余一般不应超过当年筹集的统筹基金总额的15%（含风险基金）。因此，一般而言，新农合基金每年的使用率以85%—95%之间为宜。这三个试点县资金使用率均低于合理水平，造成基金结余过多的原因可能是补偿方案不合理，保障水平存在波动等。新农合基金规模与保障水平间存在着内在的数量平衡关系，必须通过健康保险的精算体系科学地确定新农合的保障程度，从而制定科学合理的补偿方案。

（三）榆林医改模式的思考

1. 榆林地区医改的经验与创新举措

我国榆林地区在探索医疗卫生体制改革的路途中做出了许多努力，进行了一些颇具特色的改革创新实践，并取得了显著性的成绩。其改革的设计思路和实践经验值得认真总结，同时，榆林医改模式的借鉴意义也需要深入讨论和分析。

（1）县级公立医院综合改革的经验与创新举措

榆林市确定府谷县、神木县、靖边县、绥德县、米脂县为全市公立医院综合改革和卫生管理县镇一体化改革试点县以来，目前各项试点工作正在稳步推进。

①加大政府财政投入力度，提高经费预算额度

随着近年来公立医院改革的不断持续推进和深入，榆林地区各级政府对公立医院的支持力度明显加大，财政投入由过去的单纯拨付人头经费，扩大到了基本建设、设备购置、人才引进等诸多方面。总体上，榆林地区试点公立医院的财政补助收入三年来增幅较大，除个别县外，无论对试点公立医院财政投入的绝对数量还是其占医院总收入的比重均高于全国平均水平。政府财政资金的有力支持为试点医院降低负债率、减小财务风险、经济运营健康发展提供了保障。

②健全管理体制，积极探索实行管办分开和政事分开。

榆林地区县域公立医院在改革试点的重大体制机制改革中，做了一些有益的尝试与探索，积极探索实行管办分开不分离，强化了卫生行政部门医疗服务监管职能，完善其机构、人员、技术、设备的准入和退出机制，健全医疗服务标准、规范和质量评价体系，加强医疗服务行为、质量安全和医疗卫生机构运行监测监管。

总体上，试点医院在资产负债方面财务风险较小，从资产收益率方面看，各试点医院的资产收益率三年中保持增长趋势，资产利用效果较好，在固定资产利用效率方面，尽管各试点医院在资产总额和业务收入水平上存在较大差异，但在医院百元固定资产收入指标上差异不明显且均保持良好状态。

③改革以药补医机制，减轻居民就医经济负担，使基层医疗机构回归公益性。

榆林地区运用综合改革的办法，包括推进管理体制、人事制度、分配制度、药品采购供应制度和经费保障制度等多种具体途径和配套改革措施来破除以药补医的旧机制。对公立医院由此减少的合理收入，通过调整部分技术服务收费标准和通过增加政府投入为主的形式予以补偿。

《米脂县县级公立医院综合改革试点工作实施方案》中规划对县级公立医院药品实行统一配送、“零差率”销售，县财政按实际销售额的50%给予补贴。

④不断加强公立医院内部治理的创新，深化人事和收入分配制度改革

根据县级医院功能、工作量和现有编制使用等因素，合理确定县级医院编制，实行定编定岗不定人。全面推行县级医院人员公开聘用，由医院自主择优聘用、竞聘上岗、合同管理，实行全员聘用制。完善卫生人员岗位绩效工资制度，并在卫生人才引进方面给予相关优惠政策，积极努力吸纳人才。

（2）基本医疗保障制度的创新——以新型农村合作医疗为例

榆林市在总结神木县“全民免费医疗模式”和府谷县“双补双管四结合”医改模式的基础上，在较为雄厚的财力基础和组织保障下，正式启动实施以市为统筹单位的筹资、管理、补偿的运行模式。

①榆林地区实行新型农村合作医疗市级统筹

榆林地区实行新农合市级统筹，整合了分散在各县区的新农合基金，通过统一全市新农合补偿标准，确保了新农合保障制度的公平性，实现了全市“参合农民平等受益，新农合保障制度均等化”的目标。总的说来，榆林地区市级统筹的实施内容可概括为“六统一”“三机制”。

实行市级统筹后农民群众的医疗保障水平得到有效提升，有效平衡了县域间的经济发展矛盾，体系的健全有效加强了新农合运行的整体管理，新型管理体制的建立促使基金使用更加安全，运行模式的转变促使医疗机构监管得到进一步加强，信息平台的建立促使就诊服务更加便捷规范。

②榆林地区基本实现城乡统筹

榆林地区新农合实行市级统筹后，个人筹资水平达到 300 元，接近了城镇居民医疗保险和城镇职工医疗保险的筹资水平，为实现城乡统筹奠定了前提条件。在榆林地区神木县，新型农村合作医疗与城镇居民医疗保险都统一由一个经办机构管理，只是保险基金的账户不一样，而新型农村合作医疗、城镇居民医疗保险、城镇职工医疗保险采取了一样的报销比例、报销程序。这种制度设计打破城乡二元结构，加快城乡了一体化的进程。农民、居民所享受的基本医疗保障与县长一样，充分体现了公平性。

③卫生管理县镇一体化工作

榆林地区卫生管理县镇一体化改革以政府主导为主，各级政府为卫生管理县镇一体化改革提供了财政保障。积极探索卫生管理县镇一体化改革的多种形式，以托管为主要模式。

④遵循“大方案、小补充”的原则

由于榆林地区南北县区经济实力差距大和医疗技术水平发展不均等特点，在医改政策推行中，榆林地区政府积极探索，鼓励各县区在榆林市各项工作实施规划的“大方案”下，根据自身特点积极探索适合当地实情的“小补充”，即允许

根据县区特点在“大方案”基础上，进行自我创新和改进。

五、中国县级公立医院改革存在的问题

纵观县级公立医院改革的历程，各级政府推出一系列把握准、见效快的政策措施的推行，使得改革取得了一定的阶段性的成效。随着改革的不断深入，隐藏在“平静湖面”下的各类问题逐渐浮现出来，成为困扰各级改革者至关重要的难题。笔者认为，县级公立医院改革要想取得更进一步的进展，突破改革困境，必须解决好以下几个方面的问题。

1. 顶层设计存在缺陷，多元化、多层次的顶层设计尚未形成

县级公立医院改革是一项涉及多部门、多方面的系统改革。因此，笔者认为，县级公立医院综合改革的顶层设计思路应该是在多元化、多层次视角下，由中央出发进行的系统化设计：横向上，以中央顶层设计为指导，与医药卫生体制改革相关的各个政府职能部门都应在中央顶层设计的指导下拟定配套的各职能部门的顶层设计；纵向上，以中央及各职能部门的顶层设计为指导，省级、市级和区县级层面在各自领域内，根据自己的实际情况制定各区域内的顶层设计。

在推进县级公立医院改革试点工作的过程中，虽然中央顶层设计对改革的总体目标及重点任务进行了明确阐述，但是在实际推行过程仍然存在一些问题：各职能部门并没有完善配套的顶层设计，在顶层设计的过程中各职能部门对改革的认识不统一，目标不一致，仍然存在相会推诿的问题，阻碍了改革的整体推进；省级、市级和区县级层面的顶层设计存在空白与漏洞，对于体制机制改革的顶层设计，地方政府改革方案大多只是笼统照搬国家方案的原则、内容，而国家方案本身还存在着不同的改革路径，导致试点地区改革路径不明确，减慢了改革步伐。

2. 补偿机制不健全，医院发展受到制约

县级公立医院改革的目的是通过改革推动县级公立医院的发展，建立起维护公益性、调动积极性和保障可持续性的公立医院运行机制。而改革实施至今，县级公立医院发展却有苦难言。一方面是“零差率”全面铺开后，补偿机制没有跟上。虽然地方政府对药品收入部分按照15%的标准进行补偿，但现实中医院采购药品与出售药品间的加成率远大于15%，医院的亏损缺口并没有完全补上，医院的实际收入减少。由于药品的收入从医院业务收入中直接剔除，直接影响到了医务人员的效益工资，医务人员的工作积极性难免不受到打击。而采取统一定价、统一采购、统一配送的“三统一”药品招标制度，定点一家或者固定几家药品公

司进货，长久发展可能会出现垄断，损害医院和患者利益[①]。

另一方面，由于我国90%县级医院负债经营[②]，部分县级医院的债务在改革前即已存在，而地方财政的能力水平不济，无法全额还清，仍需要政府财政与医院收支结余共同偿还。而取消药品加成和新基建的运行成本提高，使得医院的利润明显下降，负债的问题仍然是阻碍医院发展的一大困扰。

3. 地方财政负担加重，投入持续性难保证

县级公立医院改革要求加大政府投入。面对县级公立医院规模的不断扩大，医疗服务需求的不断增加，中央财政300万元的补助资金对于县级公立医院的改革可谓是杯水车薪。在县级公立医院改革过程中，由于部分地区缺乏有效的测算，在医疗服务价格调整不到位的情况下，取消药品加成后的政策性亏损补偿、人员经费等方面都由财政买单。在中央、省、市三级财政投入的责权范围、力度、比例等分配不明确的情况下，这种补偿方式给地方财政造成了严重的负担，明显拖慢了改革的脚步。另外，《意见》中明确指出“县级政府对所办医院履行出资责任，禁止县级医院举债建设”。为了满足日益增长的医疗服务需求，县级公立医院必须进行建设，而资金上的压力同样全部转嫁到政府财政上，无疑加重了县域财政的运转压力。同时，前期政府财政投入后，缺乏相应的资金运转监管和评估机制，严重影响了财政投入的良性循环，政府的投入能否持续令人深忧。

4. 县级公立医院管理制度改革策略和措施未能同步，对改革的认识不到位

建立现代医院管理制度作为县级医院改革的任务之一，从目前的改革进程来看，各地虽然或多或少地进行了改革的尝试，但是由于改革策略和措施未能形成协同趋势，改革难有实际突破，导致总体滞后于其他方面的改革推进速度。

管办分开、政事分离是公立医院管理体制改革的核心和难点[③]。各地在医改中均把管办分开、政事分开作为原则性内容，写进当地医改操作性方案中。而与之相配套的可操作性举措却出现了集体性的“缺失”，各地不同改革模式的区分更多的仅限于成立了不同名称的机构，而后续的构建决策、执行、监督相互分工、相互制衡的权力运行机制方面仍不够健全。

在医院管理机制改革进一步推行之前，各利益相关方仍存在顾虑，地方医院管理层也多持观望态度。调查中地方政府的主要领导谈道：“实施公立医院法人治理后，势必会强调追求经济效益的目标，用业务量、年营业收入等指标来衡量

---

① 方鹏骞、陈婷：《以药补医历史、现状及后以药补医时代的政府责任》，《中国医院管理》2012年第6期。

② 曹荣桂：《积极推动综合改革整体提升县级医院能力和水平》，《中国医院》2011年第7期。

③ 赵鲁平、黄毅：《实现公立医院管办分开的可行性与形式》，《中国医院管理》2010年第10期。

公立医院的绩效，这样会影响公立医院社会责任的承担，可能会弱化其公益性。”县级医院管理层的改革理念较为落后，对于建立和完善法人治理结构的认识仍然停留在“法人治理会破坏医院公益性，导致医院出现严重的逐利行为”。

5. 医疗价格与医疗服务价值不对等，定价机制未能发挥应有的作用

当前医疗服务价格调整不到位，定价机制缺乏创新性。现行的医疗服务价格不仅远远落后于CPI的上涨速度，更重要的是远低于医疗服务的成本，医务人员的专业技术价值被低估。而与之相比，大型设备检查、诊疗费用过高，存在着高额利润。定价机制方面，目前国家执行的仍然是省级物价局进行定价，下一级负责执行的要求。县级财政没有足够的权限，无法及时根据县域内医疗服务需求和医务人员的具体情况进行价格调整。由于自身专业水平限制，地方政府在对医疗服务价格定价政策的理解不到位，甚至出现“误解”，技术含量较高的服务项目、服务价格并未得到应有的提高。政府没有抓住医疗服务价格调整的契机，使其真正服务于县级公立医院改革。

6. 医保基金漏洞明显，对县级公立医院服务需求的引导不足

医疗费用的不断攀升、医疗报销比例的大幅提升、上转病患的增加导致医保基金大量外流。通过调查显示在许多改革试点地区，由于城市医院、县级医院、乡镇卫生院（以新农合为例，报销比例分别为60%、75%、90%）的报销比例梯度差别不大，对于患者分级诊疗起不到正确的诱导作用，县域患者大量外流到就近的城市大型医院就诊。由于县域外三级医院就诊费用明显高于县域内，直接导致了农合基金外流。试点地区医保负责人在访谈中指出，据估算，一年约有30%的患者县外就诊，而正是这30%的患者消耗了70%的农合基金。与此同时，医保部门作为医疗服务的支付方却没有充分代表参保人的利益，未发挥有效购买的作用，具体表现为：没有通过建立与供方的谈判机制有效控制医疗服务的数量、价格和监控医疗服务的质量；对医院监控力度不足，对于医生“诱导需求”现象未加干预。

7. 医疗服务队伍建设滞后，基本医疗服务能力亟待“升级”

县级医院人才开发、培养不足，人才队伍梯队建设差。县级公立医院人员主要来自二本院校本科毕业生，具有研究生学历的医务人员则是凤毛麟角。由于长期以来资源配置的不均衡，我国80%的优质医疗资源都集中在城市大型医院，人力资源也不例外。落后的生活条件和差强人意的工资待遇，使优秀医学毕业生难以下沉到县级公立医院。某县级公立医院负责人在访谈时指出，以其所在医院为例，医院现有职工1400人左右，三分之二的职工为业务能力较差的医务人员、内退人员、工勤人员、行政人员和乡镇卫生院的上调人员，真正能为患者提供医疗服务的医务人员仅占三分之一。医务人员业务水平较低，部分县级公立医院的业

务能力较差，不能满足当地居民日益增长的卫生需求，很多患者流失到城市的大型医院。

8. 人事分配制度不健全，医务人员积极性和利益保障难实现

较差的工资待遇和生活条件与实际情况严重脱节的人事分配制度，导致县级公立医院人才稳定性较差，业务骨干流失问题严重。受国家财力所限，加之取消药品加成后补偿机制不到位，人事制度、薪酬分配、激励机制改革缓慢，医务人员工作热情不高，对改革的持久性和稳定性持怀疑态度。另外，医患关系紧张也使医务人员的积极性受到影响。

9. 医院盲目扩张，分工协同机制亟待健全

公立医院分工协作是加强各级医院及医疗机构上下联动的重要举措，是医疗机构设置和区域医疗规划的重要组成部分。县级医院在县域医疗卫生服务体系中定位不明确，对本身功能的履行力度不足，盲目扩张现象明显，暴露出资源优化可持续性不强、合作动力不足、县与乡（镇）医疗机构间无序竞争以及县级医疗机构间横向合作机制缺乏等问题。

六、中国县级公立医院改革发展方向及路径展望

《意见》中明确提出了“保基本、强基层、建机制”的基本方针，“保基本、强基层”应当是中国新医改的目标与要求，而“建机制”是实现上述目标的方法和手段，纵观县级公立医院改革的举措，公立医院管理体制和运行机制方面的改革还处于试点破土阶段，配套政策有待跟进。我国公立医院的改革将逐渐跨入“深水区”，将会更多地触及公立医院管理体制、运行机制和补偿机制等方面的改革。

（一）加强县级公立医院改革顶层设计，明确多层次、多元化的顶层设计思路

对于县级公立医院改革推行过程中出现的种种问题，笔者认为，不是中央顶层设计做的不好，而是各职能部门配套的顶层设计和地方顶层设计没有与之协同。县级公立医院改革作为一项系统的改革，改革涉及多部门、多领域，要协调好各方利益，需要一系列配套改革的同步推进，这些改革环环相扣，任何一项改革步伐落后或偏离预期目标，公立医院的改革步伐便难以推进。因此，县级公立医院改革所需要的顶层设计，不应仅限于中央顶层设计，还应制定多元化、多层次的顶层设计方案：横向上需要多部门配合，在中央顶层设计的指导下将相关部门都纳入顶层设计，明确各部门任务并配合中央顶层，形成各职能部门的顶层设

计；纵向上各省、市、区县根据实际情况制定自己区域内的顶层设计，使改革更贴近实际需求。只有在多元化、多层次的顶层设计思路的指导下，我国的县级公立医院改革的步伐才会越走越稳。

1. 行政体制改革将影响分级医疗体系服务范围

行政管理体制改革是政治体制改革的重要内容，是上层建筑适应经济基础客观规律的必然要求，贯穿我国改革开放和社会主义现代化建设的全过程。从行政体制改革的视角来看，省直管县是实现政府扁平化的一个重要契机，借此机会加快行政层级改革，由五级政府变成三级政府，省以下县、市分治，解除隶属关系，乡镇变成派出机构，从而地方政府变成省、市县两级政府。在此趋势下，加上分级医疗服务体系应突破行政区划这一限制，县域医疗服务体系的覆盖区域势必更加广泛。

2. 县乡村一体化在未来 5—10 年内将成为常态

改革开放 30 余年来，中国卫生总费用稳步增长，卫生总费用筹资总额从 1978 年的 110. 21 亿元增长为 2013 年的 31868. 95 亿元，增长了 289. 17 倍，快于同期 GDP 增长幅度（156. 05 倍）。由于经济发展速度的放缓，卫生费用的上涨势必会给政府财政造成巨大的负担。同时，由于老龄化问题的加剧，分级医疗体系将会更加完善。在县域医疗服务体系中，由县医院、乡镇卫生院和村卫生室组成的医疗联合体的形式将变得更为紧密。

（二）明确医院定位，坚持县级公立医院公益性与公立医院的经营效益相结合

回顾我国“看病难、看病贵”现象，除去医疗保障制度不完善等因素，在公立医院的医疗服务中，造成“看病难、看病贵”的主要原因在于医疗资源配置的不合理，对医院的定位认识不足，错误理解了医院作为社会公共服务提供者的公益性，以及医院作为运营组织所固有的生产性和经营性。要解决这些问题，保证县级公立医院改革的健康发展，关键是要对公立医院的性质和功能进行明确定位，进一步明晰公立医院的权与责，始终坚持县级公立医院公益性发展方向不放松，保护医院运营的生产性和经营性。

综上所述，我国公立医院的改革起因于“看病难、看病贵”，公立医院改革的一定要坚持创新体制机制的要求，实现医院公益性，体现生产性和经营性，健全激励机制和薪酬制度，最终为县域居民提供便捷、安全、有效的医疗服务。

需要着重强调的是，县级公立医院综合改革工作作为公立医院改革的突破口，是新医改的攻坚任务。同时，公立医院作为事业单位，对其组织属性的探讨和体制机制改革，是事业单位改革中不可或缺的组成部分。创新医院的管理机

制，建立当代县级公立医院管理制度，以改革促发展，不应该自成体系，而应该紧跟事业单位改革的步伐，把握事业单位分类管理改革的动向，与事业单位体质机制改革同步进行。

（三）增加改革的创新性，完善县级公立医院的现代管理制度，是下一步改革的具体实现路径

“十二五”规划中明确要求，要把县级公立医院改革放在突出位置，以破除“以药补医”机制为关键环节，统筹推进管理体制、补偿机制、人事分配、采购机制、价格机制等方面的综合改革。以县级公立医院功能定位为基础，坚持医院发展公益性为目标，完善改革制度设计，是扩大县级公立医院改革现有成果、全面推进县级公立医院改革的具体实现路径。

1. 改革补偿机制，做好改革配套政策

加强服务收费和政府补助两个渠道的建设，推进后“以药补医”时代补偿机制建设。对于县级公立医院取消药品加成的损失，应当同时采取服务收费和政府补助两条渠道配合改革。在充分考虑当地群众和医疗保险基金的承受能力的基础上，对政府补助和调整医疗服务价格两种渠道的选择上略有侧重：承受能力差的地区以财政给予补助为主，调整医疗服务价格为辅；承受能力较好的地区则以调整医疗服务收费标准为主，政府补助为辅。

充分发挥医疗保险补偿和控费作用。通过科学的测算确定付费标准，适当降低部分地区医保报销比例，合理诱导患者正确就医；推动支付方式改革，如总额预付、按病种付费、按服务单元付费等，充分发挥医疗保险合理控费的作用；完善医保经办机构对医院的监管机制、风险分担机制以及谈判协商机制，确定县级公立医院的服务范围、服务质量要求，医疗服务的支付方式、支付标准，控制基本医疗保障范围外的医药服务。

在医疗服务定价方面，抓住改革的契机，充分尊重技术、尊重市场，建立起一套在政府宏观调控下，市场调节为主，兼顾政府补偿的医疗服务定价机制，逐层下放定价管理权，给予基层物价部门以调整价格的权限，保证医疗服务价格的灵活性和实际性。

加强政府投入长效机制的同时引入第三方组织参与补偿机制改革，保障医院“公益性”兼顾经营效益。无论是在经济发达地区还是经济落后地区，政府的长效投入机制是医疗机构“公益性”的基本保障，各地可以根据财政情况进行投入，将医疗投入列入当地经济社会发展总体规划中，建立长效的政府投入机制。同时，从国外丰富的卫生管理经验来看，为了保证政府投入的稳定性和合理性，保证补偿机制的科学性，应鼓励第三方对医疗机构进行“差额”补偿。

2. 充分调动医务人员的积极性，切实保障医务人员的利益

第一，改革激励机制，注重绩效考核，充分调动医务人员的工作积极性。推行全员岗位聘用制，加快科学核定人员编制等问题，积极探索实行县级医院编制备案制，建立动态调整机制，实行岗位绩效工资制度。在维护医院公益性的同时，不能以牺牲医院的经济效益、降低生产性为代价。通过改革激励机制，重新核定技术含量较高的医疗服务价格，真正提高医务人员的工作待遇，正视医务人员的服务价值。对于经济收益较差的县级医院，政府可对其加大绩效工资部分的投入，取消设定绩效总额制度，鼓励医院优化内部分配机制，使绩效分配真正起到激励作用，合理反映医务人员的服务价值，激发医务人员的工作积极性。

第二，调整医疗服务价格。按照总量控制、结构调整的原则，降低药品和高值医用耗材价格，降低大型医用设备检查、治疗价格，合理提高中医和体现医务人员技术劳务价值的医疗服务项目价格，引导县级公立医院通过提供优质服务提高医院收入。

3. 建立县级公立医院现代医院管理制度，深入推进法人治理结构

要加强县级医院能力建设，建立现代医院管理制度，必须要更新改革理念，地方政府领导及医院管理者只有在充分认识了解公立医院法人治理结构的基础上，建立具有可操作意义的法人治理规则，才能在管理机制改革中平衡各利益集团的利益，并保证公立医院的公益性的实现。完善院长职业化进程，选拔好人才是建立法人治理结构的关键，明确院长的权、责、利，则是保证人才不变质的重要保障。尽快建立现代医院管理制度，可尝试采取“院长聘用制”与“党委领导下的民主选举院长制”相结合，在管理自主权不断下放的同时进一步加强监督，这样既有利于考虑现行政治体制的实际需要，又有利于院长管理积极性的发挥。目前，由多方利益的相关者组成理事会，承担医院法人治理结构的主体，代表政府和社会公共利益，行使医疗的重大决策，是我们可以努力尝试的公立医院法人治理结构的方式之一。让政府和公立医院合理分工、各司其职，既能更好的使公立医院体现其公益性，同时也能医院获得更大的发展空间和更快的发展速度。

4. 完善监管机制，实现政事分开

在监管机制方面，要进一步明确公立医院的监管主体、监管内容和监管程序，建立公立医院的长效监管机制。公立医院的监管涉及行业行政监管和医保基金监管两大部分。行业行政监管的主体是卫生行政部门，完善行业监管，意味着卫生部门必须要从原有上级主管部门命令式的管理方式向现代意义上的依法监管转变，这就要求相关法律法规的建立、细化与可操作性。需要说明的是，完善县级公立医院的监管机制，推行政事分开是为了明确公立医院出资人的角色，对国有资产进行评估和监管。在县域内公立医院数量较少（一般为人民医院和中医院

1—2 家医院），无需为它们独立成立一个专门体现出资人办医的管理机构，加重政府运转负担。可以通过在相关卫生行政部门内设立相应部门来履行政府举办公立医院的职能，负责公立医院的资产管理、财务监管、绩效考核和医院主要负责人的任用等。医保基金的监管主体是医保付费机构，在加强医保部门监管的同时，将具有专业知识背景和涵盖多方利益集团的第三方引入到医院的审计和财务考核中，对费用使用的恰当性等方面进行专业评估，保障县级公立医院的正常运行。

5. 加强人才梯队建设，提高县域医疗服务水平

长期以来人才问题制约着农村卫生发展，虽然试点各地区在突破高素质卫生人才缺乏的瓶颈时采取了各种积极有效的举措，以为实现人才能够“下得来，留得住，用得上”的目标造就良好平台。但是，县域医疗卫生机构高素质人才短缺问题难以在短时间内从根本上解决。因此，必须要打破常规，探索可行的办法，积极加强专业卫生技术人才队伍的建设。除了要通过政策引导，加强对优质人才的吸引，更重要的是对现有人员的再培训。注重继续教育培养，加强人才交流。抓住“万名医师支援农村卫生工程”和城乡医院对口支援的机会充分发挥支农医务人员的作用，与支援单位建立全面、长期持久的关系，既借外力又加快自身人才培养的力度。加强对人才队伍建设的投入力度，增加人才培训经费投入，将人才引进和培养等投入列入国家以及各级政府的整体规划。

6. 加快医院信息化建设步伐，为构建信息共享平台创造条件

医院信息化是医院现代化的重要标志，医院应用信息系统效益的提高是综合性的。改革试点地区要注重信息化建设，加强财政保障力度，加快建设步伐，逐渐发挥信息共享优势，切实服务于民。同时，充分利用与国内知名三甲医院的对口支援机会，通过开展多种远程医疗活动提高自身医疗水平的同时，使县域内居民不出县即可享受到高水平的医疗服务，充分发挥优质医疗资源的辐射作用，为实现大病不出县的目标创造条件。同时，医院的管理者和决策者应充分看到信息系统在其中的作用，不仅要看到对信息系统所投入的人力与经费，还要看到它所带来的各方面的效益，积极合理地安排这方面的投资，使医院得到最佳的发展。

（白雪、方鹏骞）

CHAPTER 10 第十章 中国公立医院医疗联合体创新与实践

医疗联合体的提出有其深刻的社会背景。长期以来，我国医疗卫生资源分布不均衡，并且医疗资源利用效率十分低下，造成了医疗卫生不公平对的现象。公立医院现有的分布结构影响了医疗资源的利用效率和公平性，导致服务广大人口的基层县级公立医院无法发挥相应的作用，也导致大型三级公立医院没有发挥更大的作用。

自 1997 年国家首次提出医院社区联动的概念以来①，我国医疗联合体的发展经历了一个从无到有的过程。20 世纪 90 年代初期，医疗联合体逐步发展起来，此时的医疗联合体具有"自发组织、市场导向、横向联合"的特点。而随着 2009 年以来新医改方案的实施、医疗服务公益性的回归，目前已走入"政府引导、患者导向、纵向联合"的新阶段。

2009 年实行的新医改提出②：完善以社区卫生服务为基础的新型城市医疗卫生服务体系。加快建设以社区卫生服务中心为主体的城市社区卫生服务网络，完善服务功能。建立城市医院与社区卫生服务机构的分工协作机制。城市医院通过技术支持、人员培训等方式，带动社区卫生服务持续发展。同时，采取增强服务能力、降低收费标准、提高报销比例等综合措施，引导一般诊疗下沉到基层，逐步实现社区首诊、分级医疗和双向转诊。整合城市卫生资源，充分利用城市现有一、二级医院及国有企事业单位所属医疗机构和社会力量举办的医疗机构等资源，发展和完善社区卫生服务网络。更进一步指出有条件的大医院按照区域卫生规划要求，可以通过托管、重组等方式促进医疗资源合理流动。这是我国新医改

① 中共中央、国务院：《关于卫生改革与发展的决定》，1997 年 1 月 15 日，见 http：//www.people.com.cn/item/flfgk/gwyfg/1997/112708199730.html。

② 中共中央、国务院：《关于深化医药卫生体制改革的意见》，2009 年 3 月 17 日，见 http：//news.xinhuanet.com/newscenter/2009-04/06/content_11138803_7.htm。

政策对医疗联合体的肯定，也为我国医疗联合体的发展奠定了政策基础。

2010年2月，原卫生部等五部委联合发布了《关于公立医院改革试点的指导意见》。意见强调“鼓励通过托管、重组等方式对医疗资源进行整合，利用医疗服务价格等因素引导一般诊疗下沉到基层，逐步实现社区首诊、分级医疗和双向转诊”。[①] 这是时隔一年后我国卫生政策对建立医疗联合体的再次肯定。

2012年3月14日我国通过了“十二五”规划，医疗联合体是“十二五”规划的重大举措之一，从2012年开始在我国推行，致力于解决大医院人满为患与社区群众就医难的矛盾。规划再次强调加快推行分级诊疗、双向转诊制度，形成各类城市医院和基层医疗机构分工协作格局。[②]

2015年国务院办公厅印发《关于城市公立医院综合改革试点的指导意见》（国办发〔2015〕38号）指出：推进城市公立医院改革，要坚持改革联动。促进区域内公立医疗机构同步改革，强化公立医院与基层医疗卫生机构分工协作，与社会办医协调发展，营造良好的公立医院改革环境，增强改革的系统性、整体性和协同性。[③]

一、中国医院医疗联合体现状

（一）医疗联合体现况与发展[④]

1. 医疗联合体概念

医疗联合体（以下简称“医联体”），又被称为“医院集团”“医院联合体”“医院集团体系”“医疗共同体”等。关于医疗联合体的概念，目前国内尚无统一认识。一般认为医联体主要特征有：由三所或以上的医疗机构联合构成，联合体有共同的特定目的或目标，彼此之间有一定的隶属关系或联系。从广义上看，医

① 原卫生部等五部委：《关于公立医院改革试点的指导意见》，2010年7月22日，见http：//www. gov. cn/ztzl/ygzt/content_ 1661148. htm。

② 国务院：《国务院关于印发“十二五”期间深化医药卫生体制改革规划暨实施方案的通知》（国发〔2012〕11号），2012年3月14日，http：//www. gov. cn/gongbao/content/2012/content_ 2106854. htm。

③ 国务院办公厅：《国务院办公厅关于印发全国医疗卫生服务体系规划纲要（2015—2020年）的通知》（国办发〔2015〕14号），2015年3月6日，见http：//www. gov. cn/zhengce/content/2015-03/30/content_ 9560. htm。

④ 谭中生、范理宏、周晓辉：《医疗资源纵向整合的实践与体会》，《中华医学管理杂志》2006年第11期；刘谦、代涛、王小万：《我国医院与社区卫生资源互动整合模式与政策研究》，《中华医学管理杂志》2007年第10期；王杉：《整合型医疗卫生服务体系研究与实践——医疗卫生服务共同体（x+x）试运营两年》，《医学与哲学》2009年第12期；高卫益、赵列宾、袁克俭：《区域卫生资源纵向整合的实践与思考》，《中国医院》2008年第12期；鲍勇、徐卫国：《新医改视角下的医院社区联动体制与机制探索》，《中华健康管理学杂志》2012年第5期。

疗联合体是由一所三级医院，联合一定区域范围内的二级医院和社区卫生服务机构，组成“医疗联合体”，医联体内各合作单位实施双向转诊。而狭义上则认为，医疗联合体就是加强医院的规划布局，加强城乡对口资源的上下联动机制，实现县医院对乡镇卫生院、城市医院对社区医院、城市医院对县医院的对口支持，实现病人双向转诊，做到小病在社区，大病在医院，合理分流病人。

综上所述，笔者认为，医疗联合体既是区域内不同层级医疗卫生服务机构之间通过组织内部各联合单位间双向转诊、技术协作、信息共享等方式，相互协作、相互发展，以提高优质医疗资源利用率、降低服务成本，扩大优质医疗服务。

2. 医疗联合体发展和演变

（1）萌芽期

改革开放初期，随着公立医院自主权的下放，我国大中城市的大型公立医院为了医院自身运营，开始探索公立医院的资源整合，通常也被认为是我国医疗联合体的萌芽阶段。其实“医疗联合体”这个词在我国的医疗卫生领域并不陌生。早在 1984 年，在改革开放政策以及企业横向经济联合背景的双重助推下，沈阳等地开始创办医疗协作联合体。而且据不完全统计在仅仅两年时间里就建立了 984 个医疗协作联合体。可以说在当时，医疗协作联合体在一定程度上缓解了医疗资源匮乏的困境，起到了一定的效果。但此后，由于缺乏行政部门的支持，此种横向合作并没有成为医疗机构发展的主流选择。1996 年 12 月，南京市 3 家市属三级医院，鼓楼医院、儿童医院与口腔医院合作组建了全国第一家医院集团：南京鼓楼医院集团。当时的鼓楼医院党委书记承认医院集团的发展最初的目的是为了迎接三级医院检查，由此可见初期的医疗联合体多是医疗机构在发展需要和避免资源浪费的考虑下做出的无奈选择。但无论如何，借着这一契机，全国各地纷纷通过医疗机构集团化对现有的医疗资源进行了整合。

2003 年 9 月，由南京市卫生局、财政局、人事局、体改办联合推出《南京市政府关于进一步深化全市卫生改革的若干意见》中，明确提到了对城镇医疗卫生服务体系的调整，包括采取“上靠、下沉、转行、改制”等方式进行改革，促进城区医疗机构由三级医疗网络向医疗中心和社区卫生服务机构的二级医疗网过渡。至此，医疗机构的纵向合作首次被卫生行政部门正式提出。

（2）形成期

2008 年 10 月 14 日，国家发改委全文公布《关于深化医药卫生体制改革的意见（征求意见稿）》①，要求建立城市医院与社区卫生服务机构的分工协作机制。

---

① 国家发改委：《关于深化医药卫生体制改革的意见（征求意见稿）》，2008 年 10 月 14 日，见 http：//www. gov. cn/gzdt/2008-10/14/content_ 1120143. htm。

城市医院通过技术支持、人员培训等方式，带动社区卫生健康持续发展。同时，采取改善服务能力、降低收费标准、提高报销比例等综合措施，引导一般诊疗下沉到基层，逐步实现社区首诊、分级医疗和双向转诊。整合城市卫生资源，充分利用城市现有一、二级医院及国有企事业所属医疗机构等基层医疗资源，发展和完善社区卫生服务网络。2009 年，随着《关于公立医院改革试点的指导意见》出台，在 16 个国家级公立医院改革试点城市中，有 8 个选择了医院的集团化合作作为其改革方案。医院集团规范化发展，更多合作方式出现。我国公立医院对医疗机构协同发展的探索逐步推开。

（3）发展期

《国务院办公厅关于印发全国医疗卫生服务体系规划纲要（2015—2020 年）的通知》（国办发〔2015〕14 号）明确要求，未来五年要建立并完善分级诊疗模式，建立不同级别医院之间，医院与基层医疗卫生机构、接续性医疗机构之间的分工协作机制。同时，要控制公立医院普通门诊规模，支持和引导病人优先到基层医疗卫生机构就诊，由基层医疗卫生机构逐步承担公立医院的普通门诊、康复和护理等服务。推动全科医生、家庭医生责任制，逐步实现签约服务。鼓励有条件的地区通过合作、托管、重组等多种方式，促进医疗资源合理配置。[①] 而公立医院要通过技术支持、人员培训、管理指导等多种方式，帮扶和指导与之建立分工协作关系的基层医疗卫生机构。至此，以公立医院医疗联合体为代表的医疗资源整合、协同发展迎来快速发展期。

3. 发展医疗联合体的必要性

从 2009 年开始新一轮医药卫生体制改革至今，我国新医改工作稳步推进，百姓就医满意度有所提高。但任何改革都不是一蹴而就的，目前的医疗服务领域依然存在医疗卫生资源失衡，城市卫生资源过于集中，农村优质医疗卫生资源较匮乏、城乡医疗卫生服务管理水平差别较大等诸多问题。医院联合体的建设对于缓解医疗市场主要矛盾，实现新医改的主要目标起到了十分重要的作用。

（1）发展医疗联合体是政府促进民生发展的必然要求

从 1997 年《中共中央、国务院关于卫生改革与发展的决定》到 2015 年国务院印发《全国医疗卫生服务体系规划纲要（2015—2020 年）》，18 年来国家颁布数个文件，一致强调要实施医疗联合体，真正探索出一条适应国情的医疗联合体的新理念、新模式和新机制。同时“看病难、看病贵”是困扰广大人民群众的民生问题，国家投入不足，医疗资源分配失衡，基础医疗保障的矛盾成为举国关注

① 国务院办公厅：《国务院办公厅关于印发全国医疗卫生服务体系规划纲要（2015—2020 年）的通知》（国办发〔2015〕14 号），2015 年 3 月 6 日，见 http://www.gov.cn/zhengce/content/2015-03/30/content_9560.htm。

的热点问题。对民生问题的解决关系到政府的威信和社会主义制度的稳定。

（2）发展医疗联合体关系到医疗卫生服务机构的发展

目前基层医疗卫生服务机构发展的现状是：医疗资源使用率低，效益低；从业人员素质偏低，医疗技能较差；医疗设备与大型医院间存在显著差距。如何充分发挥基层医疗卫生服务机构“六位一体”的功能，真正实现“小病进社区、大病进医院、康复回社区”，成为基层医疗卫生服务机构发展过程中亟待解决的问题。

而对于城市大型医院，同样存在着医疗资源紧张、使用效率低的情况。由于相比于基层医疗服务机构，城市大型公立医院往往汇集了优质的医疗资源，大量农村、外地患者涌向城市大医院，大医院忙于处理常见病，不能发挥其解决疑难重症的优势，优质医疗资源浪费现象严重。如何提高中心医院服务效率、降低服务成本、保持公益性，将重装备、重人力资源配备的医疗机构服务于“疑难急重症和突发公共卫生事件”，重新回归公立中心医院的原有职能也成为新一轮医改重点解决的问题。

通过医疗联合体的建设，共享各成员的医疗技术和医院管理经验等资源，集团规模效应降低医院运营成本。医院的上游是市场经济行为，供给的药品、耗材基本上是市场定价，不管采用什么手段（比如集中招标采购、多次药品降价等）都没有明显效果。而医联体的发展首先可以减少行政管理机构，各个医疗机构重复的部分职能部门可以集中，进而减少行管人员。各个医疗机构的物资可以由集团统一招标采购、集中配送。人才成本、物资成本降低后医院运行成本下降，病人费用进而降低。

（3）发展医疗联合体符合疾病谱变化的要求

自20世纪60年代以来，威胁人类健康的疾病和死亡构成发生了变化，由以前主要是传染性疾病转变为慢性病、老年病和各种退行性疾病。

①慢性病及其防治的需要。根据2015年大数据，中国慢性病以及与慢性病有关的健康问题越来越需要分级诊疗服务体系。我国高血压患者有1.6—1.7亿人，高血脂患者有1亿多人，糖尿病患者达到9240万人，超重或者肥胖症患者7000万—2亿人，血脂异常的1.6亿人，脂肪肝患者约1.2亿人。

②合理用药的需要。目前有三分之一的病人死于药物的不良反应。普通疾病的误诊率高达27%左右，重大疾病的误诊率高达40%左右。

③老年疾病的需要。目前我国骨质疏松症已跃居常见病、多发病的第七位。60岁以上的人群患病率为56%，女性发病率为60%—70%。其中骨折率发生率接近1/3，每年医疗费用按最保守的估计需要人民币150亿元。中国老年痴呆患者约占全世界病例总数的1/4，平均每年增加30万的新发病例。

由于各种慢性病、老年病和退行性疾病的发病周期长、病情进展多较为缓慢，病人一味地聚集在大型公立医院，只会加重优质医疗资源的浪费。通过医疗联合体的建设，打破部门之间界线和卫生部门内部垂直分化倾向，使卫生资源更加合理配置。因此，实行医疗联合体协同运作可以进一步扩大医疗市场，降低运营成本，提高医疗机构的经济效益，同时能够为群众提供更加安全、有效、方便、价廉的医疗卫生服务，提高成员机构的社会效益。实行医疗联合体协同运作是促进公立医院进一步发展以及更好实现公立医院公益性的切实可行的途径。

（二）中国医联体的模式与主要内容

1. 医疗联合体的主要模式

目前，我国实行医疗联合体的地区主要集中在大城市，各地区的模式主要为纵向整合模式——不同级别的医疗机构之间的协作整合，即若干个大型医院与社区卫生服务机构通过临床技术、信息等进行双向合作，整合后的区域性的医疗团体可称为“医疗共同体”。根据整合后医疗联合体的管理模式，可将医疗联合体分为以下几类。

（1）紧密型医疗联合体

紧密型医联体是指联合体内医疗机构由核心医院直接举办或者通过购买、兼并等多种形式由联合体直接经营管理。医联体内所有医疗机构的人、财、物统筹管理，在核心医院和其他各层次医院、基层社区卫生服务中心之间，形成利益共同体和责任共同体，以实现优质医疗资源的合理流动①。主要形式为院办院管的模式。

院办院管模式主要是由城市医院直接出资举办社区卫生服务机构，对社区卫生的人、财、物实行统一管理。在这种模式下，城市医院对社区卫生服务机构的帮扶和支援是全方位的，社区卫生服务机构不仅能够获得人员、技术、服务和管理支持，而且在设施设备、资金支持上能够得到医院的帮扶，实现资源共享，提高设备利用效率。这种医联体合作模式使得核心医院与基层医疗服务机构人员交流比较畅通，而且医联体内资源可以高度共享，比如若某些病人需要进行大型设备的检查，可以直接向上转诊到医院。

（2）半紧密型医疗联合体

半紧密型医联体是指联合体内部医疗机构资产所属关系不变的前提下，由医联体核心医院与各医疗机构签订经营管理合同，负责医联体内所有医疗机构的运

---

① 裘炯华：《紧密型医联体经验分享》，《医药经济报》2013 年第 2 期。

营管理。主要采取医院托管模式。①

医院托管模式是指医联体成员机构（社区及其他）将经营管理权交由经营管理能力强并能承担相应经营风险的核心医院。一般按照“三统一、三不变”的原则，即人员、财务财产、医疗业务等统一管理；机构设置和行政建制不变，医联体成员机构（社区及其他）承担的公共卫生服务职能和任务不变，财政投入供给机制不变，把核心医院及其医联体成员机构（社区及其他）两级医疗机构连为一体，实现统一管理、资源共享、机构优化、合理分工、相互促进、共同发展。

（3）松散型医疗联合体

松散型医联体模式较为普遍，它是指联合体内核心医院与其他医疗机构无经营管理上的联系，仅仅采取合作联营的模式，在技术、设备、人才培训等方面资源共享，共同发展。这种医联体的作用主要是核心医院向下级医院提供专家和技术支持，实现联盟内的信息互认、转诊等，但在人员调配、利益分配等方面并未统一，相对独立。这种方式主要采取技术协作模式，即医联体中的核心医院与医联体成员机构（社区及其他）之间以协议或契约的方式建立协作经营关系。核心医院在人力、技术等方面对医联体成员机构（社区及其他）进行引导、支援，并负责对医联体成员机构（社区及其他）的人员进行培训，医联体成员机构（社区及其他）可以共享核心医院的大型医疗检查设备。技术协作模式是医疗机构纵向合作的常用模式，多表现为技术交流和人员培训等形式，在操作层面也较为方便。核心医院与医联体成员机构（社区及其他）之间就是通过技术合作模式实现医疗机构的协同管理。② 这种方式主要采用医疗集团模式。

医疗集团是指以技术、服务、经营管理等要素为纽带，由一所三级医院为核心，联合若干所二级医院、社区卫生服务中心，组成以集团章程为共同规范的联合体组织。在该组织中实行双向转诊，三级医院对二级医院进行技术上的指导，二级医院又对社区卫生服务中心进行指导。

（4）其他分类模式

也有学者将目前我国大型医院与社区医疗资源互动整合的模式分为以下几种：一是按照医联体的推动主体的不同可以分为以政府推动为基础的模式（如北京西城区）、以社区为基础的模式（如上海市闸北区）和以医院为主体的模式。二是按照整合目的和方式的不同可分为以医院和社区双向配和的模式、以疾病管理为基础的模式、以资产整合为基础的模式，以成员单位区域划分可分为城区医

① 方鹏骞、林振威、陈诗亮等：《医联体联动模式及其核心医院改革前后综合效益分析——以武汉市为例》，《中国医院》2014 年第 7 期。

② 方鹏骞、林振威、陈诗亮等：《医联体联动模式及其核心医院改革前后综合效益分析——以武汉市为例》，《中国医院》2014 年第 7 期。

疗联合、县域医疗服务一体化、城市大医院与县级医院的对口帮扶和省域医疗机构的联盟等。

2. 医疗联合体涉及内容

（1）主要协同内容

从目前各地的实践来看，医疗联合体各成员单位之间的协同内容主要包括：①病人的双向转诊；②健康档案/电子病历共享；③预约检查；④医务人员的继续教育；⑤医务人员的进修、学习、培训；⑥社区健康教育；⑦检验、检查项目的互助；⑧会诊及急诊；⑨开展医学科研合作；⑩康复病房的建立。

① 首诊负责制

首诊负责制是指患者在就医前应该先到社区卫生服务中心进行初步确诊，由社区医生筛出重症病人和一般病人，一般病人在社区就医，这样既能减轻患者的就医负担，还可以分流大医院的患者。在这种社区首诊模式下，社区全科医师才能真正发挥“守门员”作用。社区医生首诊负责制是新医改政策重要组成部分，但其在实行过程中面临的问题不容忽视。

② 双向转诊制

双向转诊制指社区卫生服务机构与区域大中型综合医院、专科医院签订协议，小病在社区卫生服务机构治疗，大病转向二级以上的大医院，而在大医院确诊后的慢性病治疗和手术后的康复则可转至社区卫生服务机构。患者倾向去大医院就诊的现象不仅造成大医院就医人数过于集中，而且在一定程度上也意味着卫生资源的浪费。与此形成对比的是，许多国外大医院几乎没有门诊部，到大医院看病的人都是从社区卫生服务机构转诊，社区医生能根据每名居民的实际情况找到更合适的医院和医生。

（2）不同机构的责任与义务

按照我国不同等级医疗卫生服务机构的功能定位，以及资源整合的要求，大致可以将医疗联合体所涉及不同组织（机构）的责任与义务概括如下。

表 10-1　各级机构承担的责任与义务

各级机构	承担的责任与义务
政府卫生部门	统一规划区域卫生资源配置，组建区域医疗中心；建立信息平台；制定各种统一的标准、程序、原则等。
二、三级医院	为疑、难、重、危、急病人的转诊开设绿色通道；对需要协助诊治的病人提供会诊和急会诊；为医务人员的进修、学习和培训提供方便；为医务人员的继续教育提供帮助；为社区不能开展的检查、检验项目提供服务，并予以预约；对建有康复基地的社区卫生服务中心，派医生查房；派出专家教授为社区医师授课；派专家到社区坐诊。

续表

各级机构	承担的责任与义务
社区卫生服务机构	接受病情稳定病人的转诊，配合随访；提供康复病房，接受仍需住院治疗的康复病人，并配置相关医护人员；病人病情变化应采取对症治疗措施，并及时报告；按基本医疗要求提供医疗用房和设施；派出进修、学习和培训人员应符合相关条件。

二、公立医院医疗联合体实践与创新典型案例分析

长期以来，我国医疗卫生资源的分布很不合理，80%的卫生资源集中在大医院，仅有20%的医疗卫生资源在基层。随着我国医药卫生体制改革的不断深入，相关部门逐渐认识到这一问题，并出台了一系列政策引导医疗机构建立各种形式的医疗联合体（以下简称“医联体”）。在一系列政策的鼓励和引导下，各地相继建立医疗联合体。考虑到各地实际进展不一，并结合笔者自身的前期调查研究，故选取北京市、上海市、武汉市作为典型案例进行分析。

（一）北京市①

继上海开始组建医疗联合体之后，北京市也于2012年正式启动区域医疗联合体的试点工作。2012年5月，北京市按照医疗资源分布和群众医疗服务需求，以北京朝阳医院、友谊医院、世纪坛医院为龙头，组建了“北京朝阳医院医疗联盟”“北京友谊医疗共同体”“北京世纪坛医院医疗联合体”3个区域医疗联合体。

1. 基本情况介绍

2013年，北京市卫生计生委、北京市发展与改革委员会、北京市人力资源和社会保障局联合颁发《北京市区域医疗联合体系建设指导意见》，从顶层设计出发，加快北京市医疗联合体建设。

各区县卫生行政部门应按属地管理、全行业管理和卫生资源配置宏观管理的原则，有秩序、有规划建立辖区内的医联体，实现医联体地域内居民医疗服务的全覆盖。医联体建设以提高辖区居民健康水平为始终目标，通过医疗体系整合，加强医联体成员间的沟通和信息共享，以辖区居民为基本服务对象，实现“首诊在社区，康复在社区”的要求，使辖区居民“未病早防，有病早治，就近就医，方便照顾”。

---

① 北京市卫生局、北京市发改委、北京市人社局：《关于印发〈北京市区域医疗联合体系建设指导意见〉的通知》，2013年11月30日，见 http：//zhengwu. beijing. gov. cn/gzdt/gggs/t1332793. htm。

2. 医联体的构成

医疗联合体由核心医院和合作医院共同组成。医联体内各成员单位可保持独立的医疗业务管理，也可以采取统一的医疗质量控制和患者安全管理控制标准等，各成员单位原则上应承担相应的医疗责任。

核心医院通过建立全科医学科或会诊中心等管理部门，负责与合作医院有效对接辖区病人的接、转诊等管理工作。同时，核心医院组织制定体系内各项工作制度，完善双向转诊、重点专科对口扶持、区域信息联网、绿色通道等工作机制。探索统筹协调体系内各医疗机构床位的使用和管理，有效做好医务人员的上下交流和出诊工作。核心医院可根据情况建立一体化管理机制，确保医疗服务顺畅高效，并做好工作信息、数据收集、汇总等其他工作，及时向辖区主管部门报送。各医联体内三级医院或区域医疗中心医务人员到社区服务的时间可视为支援社区和卫生支农的工作时间。

各成员医院按职能分工做好体系内相应的医疗工作，积极协助核心医院开展医联体的各项工作，主动完成本单位在医联体中承担的相应职能，研究医联体工作中各类问题的解决办法。

3. 主要模式

（1）北京大学人民医院医疗联合体

2006年北京市西城区提出：在区域内将同一区域内的三级医院、二级医院和社区医院等医疗资源整合在一起，实现医疗服务的协调持续和联通共享，即“医疗服务共同体”。2008年，作为医改试点单位的德胜卫生中心与北京大学人民医院建立了“共同体”。2015年，该“共同体”已扩大至北京西城区十多家二三级医院，实现了病人健康档案、检查诊断等信息的互联共享。

医疗联合体成员间的双向转诊使得医疗服务变得更加有秩序和有效率。患者可直接在基层就诊，看病开药无需集中到大医院，即便是需要手术的患者，也可通过转诊至大医院，转诊过程中患者的健康档案、诊断信息会先传至就诊医院，给治疗赢得时间。而且由于实现了检验结果互认，患者到医院后可以直接进行手术，无需重复检查。

（2）北京世纪坛医院医疗联合体

北京世纪坛医院按照《北京市医院管理局关于开展区域医疗共同体试点工作的通知》要求，从医院实际出发，本着功能互补、分层医疗、资源共享、互惠互利的原则，与海淀区卫生行政部门签订医疗卫生合作协议，与2家二级医院、8家社区卫生服务中心签订“医疗联合协议书”。联合体内的11家医疗机构包括：北京世纪坛医院（三级）、北京市羊坊店医院（二级）、北蜂窝社区卫生服务中心、甘家口社区卫生服务中心、万寿路社区卫生服务中心、玉渊潭社区卫生服务中心、八里庄社区卫生服务中心、田村路社区卫生服务中心、丰台二七北社区卫生服务中心、卢沟桥国医社区卫生服务中心，以及对口支援郊区县区域医疗中心建设的北京市房山区良乡医院（二级）。

医联体建成后，北京世纪坛医院将充分发挥三级甲等医院的技术优势和资源优势，通过在联合体内建立"一个平台、一个体系、一个团队、一个机制"的方式，逐步提升联合体内成员单位的医疗服务水平。"一个平台"，即建立远程医疗会诊平台，实现北京世纪坛医院对联合体成员单位的业务指导和技术支持。"一个体系"，即建立区域内国际化、规范化的肿瘤早期筛查体系，指导联合体成员单位开展肿瘤早期筛查。"一个团队"，即组建北京世纪坛医院专家团队，对联合体成员单位定期查房、出诊和会诊。"一个机制"，即建立免费接收联合体成员单位医务人员进修学习、参加医学继续教育项目、医疗培训的教育培训机制，并定期组织专家到联合体成员单位社区开展健康大课堂讲座等。

同时，加强区域医疗信息共享。医联体将建设医疗信息网络平台，包括病人医嘱信息、病人诊断信息、病人社区健康档案信息、病人检验检查数据等信息，可在 11 家成员单位间实现一体化共享，既方便医生了解病情提高诊疗质量和效率，也方便患者就近就医适时转诊。同时，医疗体内成员将利用这个信息平台，建立"3 个绿色通道"，进一步促进分级诊疗秩序的建立，实现患者方便、快捷、有序就医。第一个是预约挂号绿色通道。患者首诊在联合体内的社区卫生中心或二级医院，需进一步到北京世纪坛医院就诊，可走预约挂号绿色通道，方便快捷地预约到合适的专家。第二个是双向转诊绿色通道。无论是康复期患者要从北京世纪坛医院转到家门口的二级医院或社区卫生服务中心，还是需进一步治疗的患者从社区向上转诊，均可走双向转诊绿色通道，联合体内的 11 家医疗机构都将优先安排及时接诊。第三个是检验、大型设备检查绿色通道。在联合体内的社区卫生服务中心、二级医院就诊的患者，可根据需要走检验、大型设备检查绿色通道，到北京世纪坛医院尽快检验检查，减少等待时间，方便快捷。

4. 北京市医疗联合体发展的建议

（1）制定切实有效的"双向转诊"保障制度

医疗联合体的构建是出于共同的利益诉求，大医院为社区医院提供技术帮扶和后续服务，社区医院为大医院提供病人资源。但现实中，很多大医院存在挑肥拣瘦（即挑病人）的情况。因此应尽快出台双向转诊相关政策，对转诊患者权益进行保障，约束大医院的行为，保证所有转诊患者均可到高层级医院就诊，而且，在转诊时间上应有明确规定。

（2）家庭医生激励政策

在英国等西方国家，只有通过所签约的全科医生的转诊，病人的看病费用才能由政府支付或报销，且全科医生的收入与其签约病人的多少和服务质量挂钩。但国内由于没有类似政策的支持和引导，社区居民签约全科医生的积极性并不是很高。因为不论是否通过所签约的医生，他们在大医院的费用报销情况不会有任何区别。建议按照全科医生签约人数的多少（即按人头），由医保基金拨付给社区全科医生资金。这意味着，社区医生服务的病人越多，其收入就越高，可以激励他们把更多的病人留在社区，并提高服务水平以吸引更多的病人签约。

（二）上海市

在公立医院改革方面，上海一直是领跑全国的典范，在公立医院医疗联合体方面做出了极大的努力，为我国医疗改革事业做出较大贡献。上海市是全国最早建立医疗联合体的地区之一，2011 年 3 月，上海首个医疗联合体——卢湾区医疗联合体正式成立。卢湾区医疗联合体共由 7 家医疗机构组成：三级医院为瑞金医院，二级医院 2 家，为瑞金医院卢湾分院（卢湾区中心医院）、卢湾区东南医院，一级医院 4 家，为五里桥街道社区卫生服务中心、打浦桥街道社区卫生服务中心、淮海中路街道社区卫生服务中心、瑞金二路街道社区卫生服务中心。建立医联体后，社区居民可以签约在医联体内就医，也可以持医保卡在全市各医院就医。但是，医联体内就医的便捷性更为突出，如有完整的健康档案，可以优先享受门诊、住院的转诊通道，可在社区预约专家门诊等。

1. 公立医院医疗联合体模式

上海市公立医院整合由三级医院牵头，形成了不同形式的医疗集团。按照经营方式和产权的不同具体又可分为以下五种模式。

（1）资产重组型。从运作模式来看，该模式以一家法人持股为基础，由不同所有制医院组建资产重组型医疗集团。

（2）松散协作型。该模式以地域优势和学科专业优势为纽带，集团内部实行检查、转诊、会诊等合作，核心医院与被整合医院没有隶属关系，被整合医院的法人、产权关系、医院级别、人事归属、收费标准不变，经营上独立自主。

（3）委托管理型。这种模式是指医院的所有者通过契约形式，将医院的经营管理权交由具有较强经营管理能力，并能够承担相应经营风险的法人按照公司化管理有偿经营。集团中的核心医院输出管理、技术、人才，负责被托管医院的经营管理、资产保值增值、医疗业务发展。

（4）联合兼并型。该模式中，被整合医院纳入核心医院统一管理，建制撤销，产权转移。核心医院派员参与被兼并医院的管理，并在学科建设、人才培养、医疗技术方面给予指导、支持。

（5）连锁经营型。这种模式以专科特色为纽带，以连锁经营的方式设点，实施统一的医疗服务、医院管理和经营活动。该种模式不涉及医院内部运行机制和管理体制问题，经营效率主要取决于核心医院既有的管理模式。

表 10-2　上海市公立医院医疗联合体类型

名称	组建时间	核心医院	整合模式	成员医院
川沙医疗中心	1988. 11	无	松散协作	川沙县人民医院、浦东新区中医院、浦东新区妇幼保健医院
瑞金医院集团	1999. 10	瑞金医院	联合兼并	市政医院
			资产重组	卢湾区中心医院
			委托管理	闵行区中心医院
			松散协作	台州市中心医院
华山医院神经外科集团医院	2000. 5	华山医院	连锁经营	浦南医院、普陀区人民医院、伽玛医院、杭州市萧山区第一人民医院
上海市第一人民医院医疗集团	2000. 7	上海市第一人民医院	委托管理	上海市第四人民医院、松江区中心医院、吴淞中心医院
			松散协作	扬州洪泉医院、阜阳第九人民医院、嘉兴中医医院、衢州人民医院
上海龙华医院集团	2000. 7	龙华医院	松散协作	长宁区天山中医医院、普陀区中医医院、上海第三钢铁厂职工医院、嘉定中医医院、奉献中医医院
上海市第六人民医院医疗集团	2000. 8	上海市第六人民医院	委托管理	上海市第八人民医院（托管 5 个科室）、金山区中心医院、奉贤区中心医院
			松散协作	普陀区中心医院
中山医院	2002. 6	中山医院	委托管理	青浦区中心医院
			联合兼并	上海纺织第三医院
上海仁济医院集团	2003. 6	仁济医院	委托管理	嘉定区中心医院、长宁区同仁医院、上海海员医院、青浦朱家角人民医院等 20 家
上海新华医院集团	2005. 1	新华医院	松散协作	上海市第三人民医院、崇明县中心医院、崇明县中心医院、杨浦中心医院

2. 医院社区医疗联合体联动机制

医疗资源整合一个重要的内容就是医院社区联动，上海市在公立医院整合的同时也进行医院社区联动机制的不断探索，提出 3 种不同的联合体模式，分别简称为“3+2+1”“3+2，1”和“3，2+1”。其中“3+2+1”表示以一家三级医院牵头，纵向整合区域内若干家二级医院和社区卫生服务中心，组建紧密型医疗联合体；“3+2，1”表示一家三级医院牵头，纵向整合若干家二级医院，进行紧密型联合，同时通过协议与社区卫生服务中心建立松散型医疗联合体；“3，2+1”

表示以二级医院为核心，纵向整合区域内的社区卫生服务中心，形成紧密合作关系，同时与对口三级医院建立松散型医疗联合体。

3. 上海市公立医院医疗联合体建设情况

徐汇区 2005 年 3 月，上海市第六人民医院与区内 11 家社区卫生服务中心签约，建立了“双向转诊”的医疗服务机制，并全面合作共建。上海市第六人民医院利用自身的医疗、教学、科研优势主要为社区医院提供服务：一是提供社区医院在诊治中有困难需解决的急、难、重、危病人的会诊、急会诊，普通会诊 48 小时内完成，急会诊 6 小时内完成。二是提供在社区医院诊治中无法解决的疑难复杂病人的转诊，专家、特需门诊为此提供预约服务，病房提供绿色通道。三是提供在社区医院不能开展的大型仪器检查（CT、核磁共振等）的预约服务。四是派医务人员到社区医院查房指导。第六人民医院还在社区医院开设医学知识讲座，开展培训，提供国家继续教育 I 类及 II 类学分，为社区医院医务人员的进修、学习、参观提供方便，并在科研方面提供指导，支持社区的健康教育工作。

杨浦区 新华医院与区域内全部 12 家社区卫生服务中心和区外 4 家社区卫生服务中心通过协议合作，实行“双向转诊”已有 5 年的历史。新华医院—崇明为主体的“3+2+1”紧密型区域医疗联合体的试点工作正在进行。

宝山区 复旦大学附属华山医院、上海市第一人民医院、上海中医药大学附属曙光医院和上海交通大学医学院附属第三人民医院 4 家三级医院共同参与医疗联合体服务。采用理事会制度进行运作管理，三级医院院长担任理事长、二级医院院长担任副理事长、社区卫生服务中心主任担任理事，每季度召开一次理事会，由三级医院派出协调能力强的医生出任办公室主任，负责联合体的日常事务。

长宁区 辖区内所有社区卫生服务中心与中山、华山、长宁区中心医院、同仁医院等建立起了转诊关系。区内开出沪上首个家庭医生工作室——“陈华工作室”，实行家庭医生与居民签约制，由家庭医生作为居民健康的守门人。

松江区 辖区内共设 1 所三级医院，7 所区级医院，14 所社区卫生服务中心以及 21 所社区卫生服务站和 149 所村卫生室。以卫生信息化建设为基础，以项目合作为载体，建立区域影像诊断中心、临床检验中心、肿瘤疾病诊治中心、远程心电图诊断中心、远程视频会诊中心等多个中心。在区域医疗中心设立“社区医疗网络服务中心”，24 小时开放各级医疗机构双向转诊绿色通道，并对转诊患者实行免收挂号费，优先就诊、住院等措施。

中山医院医联体 医联体由中山医院牵头，联合若干二级医院以及社区卫生服务中心，形成“联动云加端”物联网医学的全新诊治模式，开展对患者的早期诊断以及治疗后的跟踪管理，将传统的“病发后到医院”的被动就医模式改为

"及早预警和及早主动治疗"的现代医学模式。这一全新的医学模式已在大华社区、漕河泾社区、青浦中心医院、嘉定中心医院和闸北中心医院推广。

上海第十人民医院医联体 上海第十人民医院组建医院社区联动网络组织架构，成立护理专业协作小组，与彭浦新村街道、北站街道、临汾社区、宝山社区等11个社区医院成立由第十医院护理部主任、社区总护士长共同协作下的慢性病管理社区联动网络，下设糖尿病、肠内外营养、PICC维护、伤口与造口护理、冠心病护理、母婴保健、社区急救护理等若干个护理专业协作小组。根据联动工作计划，护理专业协作小组工作每月至少举行活动1次，每2周委派1名临床护理专家、高级专科护士下社区，为社区居民提供义诊或健康讲座，或上门为社区家庭提供专业指导及健康教育，针对现存问题，及时和社区护士沟通，共同制订护理干预方案。除了制度化的定期互动，社区护士可实时通过电话、传真、电子邮件等方式得到第十医院护理专家的技术支持。

4. 上海市公立医院医疗联合体发展建议

（1）以现有医院集团为单位，完善医疗资源整合

上海市公立医院整合从20世纪90年代开始，由9家三级医院牵头，已形成9个医疗集团，与11个二级医院进行整合，对上海市的医疗卫生资源的合理利用起到了一定的作用。医院社区联动可以借助公立医院整合这个契机，与医院集团进行合作转诊。但上海市仍有40个二级医院未参与整合，而本地区总共有38家三级医院，仍可形成一定规模的医疗集团，进一步合理整合利用卫生资源，在带动基层医院发展的同时，与社区卫生服务中心及社区医疗站之间进行患者的转诊。

（2）加强全科医生培养

2011年7月7日发布的《国务院关于建立全科医生制度的指导意见》提出，我国将把全科医生培养逐步规范为"5+3"模式，即先接受5年的临床医学（含中医学）本科教育，再接受3年的全科医生规范化培养。在过渡期内，3年的全科医生规范化培养可以实行"毕业后规范化培训"和"临床医学研究生教育"两种方式，具体方式由各省（区、市）确定。全科医生规范化培养以提高临床和公共卫生实践能力为主，在国家认定的全科医生规范化培养基地进行，实行导师制和学分制管理。要适应全科医生岗位需求，进一步加强临床医学研究生培养能力建设，逐步扩大全科方向的临床医学专业学位研究生招生规模。同时对从事全科事业的医生采取一定的激励机制，如提高薪酬，增加培训、进修的机会，不断提高其社会地位，这样才能鼓励更多的医生成为全科医生。

（3）完善医疗保险制度，引导患者合理就医

一方面，通过调整医保支付方式和支付比例，引导患者合理就医。新加坡卫

生服务体系以社区卫生服务为基础，社区卫生机构不仅要承担基础保健服务，还要承担部分公共卫生的职责。除急诊外，患者原则上要就进先到社区医院或私人诊所就医，较难治疗的疾病才转入大医院。为鼓励患者到社区医院首诊，向社区首诊后再转入大医院的患者提供 10%—20% 的优惠，而对于直接到大医院首诊的患者则需额外加价。患者在大医院治疗后，病情稳定了即可转入社区医院康复，对此也有相应的标准从利益上进行鼓励。在我国，城镇居民医疗保险、农村合作医疗保险、社会医疗保险对卫生室、社区卫生服务中心、二级医院、三级医院规定了不同的报销比例，越往上级医院报销的额度就越小，旨在鼓励患者到基层医院进行就医，但这并没有体现出转诊的特点，可以考虑学习新加坡的服务体系，通过医保局、卫生行政部门和医院共同协商，提供由社区首诊再转入上级医院的患者一定比例的优惠，对直接到上级医院就诊的患者增加一定比例的诊疗费用，以此引导患者到社区卫生服务中心进行首诊。

另一方面，增加社区医保药品种类。首先，医保部门应当及时将符合要求的社区卫生服务机构纳入医保范围，并对暂不符合的社区卫生服务机构进行指导督促，或者联合其他相关部门，使之尽快也能进入医保范围。其次，加大社区医院医保药品的覆盖范围，特别是常用药、常见药，保证基层医保药品目录与综合大医院的医保药品目录的一致性，为居民在社区医疗卫生机构“首诊”提供便利。

在此基础上，政府还应致力于将医疗保险逐渐转变为健康保险，把公共卫生服务纳入保险范围，充分发挥社区预防保健、计划生育、康复治疗、健康教育等的“健康守门人”作用。

（4）加强制度创新，促进医生多点执业

我国医疗事业发展不均衡的一个重要的原因是我国医院人事制度不合理。我国医院的人事制度决定了医学生毕业到某医院后，多会一直在该医院工作（公立医院医生终身制），这样就使基层医生的水平赶不上大型医院的医生，这也导致毕业生不愿到基层工作，从而阻碍了社区卫生服务中心的医疗水平的发展。可以成立医生执业中心，将医生的人事关系转入此中心，医院、社区卫生服务中心、社区医疗点对医生采取聘任制，鼓励医生多点执业。执业中心同时负责对转诊制度的监督和评价。转变传统“定编定岗定人”的观念，将医生的人事关系统一由执业中心管理，由此部门根据医生的执业情况，统一发放医生的薪酬，管理医生的培训、职称的晋升，医生与医疗单位只存在聘任的关系，这就解决了医生不愿下基层的问题，从而也解决了多点执业所遇到的困境。同时，综合考虑供需双方多方面因素，制定相关配套政策，如制定医生薪酬标准、建立医生多点执业管理体系，以及转诊的规范性条例，以保证医患双方的权益。

（5）加强信息化建设

尽管居民电子健康档案在部分地区开始使用，但并没有覆盖到所有医疗单位，这不仅增加了患者的经济负担，而且造成了转诊的局限性，这对医院社区联动的发展是不利的。建立健全居民电子健康档案管理中心，全面实行“健康信息网”，覆盖全市医院、社区卫生服务中心、社区医疗点，每个医生拥有一个访问的账号，输入患者的身份证号或者医保卡号码便可以随时随地调阅患者的健康及医疗信息。

（三）武汉市

作为中部中心城市以及公立医院改革试点城市，武汉市在国家相关卫生政策的指引下结合湖北省的具体情况，对医疗联合体的形式和内容进行了积极且富有成效的探索。截至2013年5月底，全市形成了以14个三级医疗机构和14个二级医疗机构为主导，120个基层医疗卫生机构参与的28个医疗联合体。截至2013年上半年，武汉市共有卫生机构数5959家，床位7.87万张，平均每千人拥有床位数7.07张，病床使用率95.02%（病床使用率为2012年数据）。共有医院260个，其中综合医院138个（占53.1%），综合医院中三级医院25个，二级医院23个，一级医院90个。随着国家中心城市和“1+8”城市圈的建设，武汉常住的非户籍人口在“十二五”时期有较大的增长，特别是随着医疗保障制度的进一步完善，武汉居民和外地来武汉就医人员对武汉市医疗资源的需求会有新的增加，从而为武汉市医疗资源的配置带来新的要求。

1. 武汉市医联体的基本情况

新华医院医联体　以湖北省新华医院为核心医院，成员单位包括汉兴街第二社区卫生服务中心（原民航分院）、新华街社区卫生服务中心、花桥街第一社区卫生服务中心、长城医院、孝昌县人民医院等。湖北省新华医院，1953年建院，属省级差额拨款事业单位，是一家集医疗、预防、教学、科研为一体的国家三级综合性医院，拥有“湖北省脑科中心”“湖北省体检中心”“国家化学中毒救治（湖北）基地”以及“湖北省职业病医院”等匾牌。医院实际开放床位508张（含分院155张），设临床医技科室30个，辖中山、江北、民航3个分院。自2005年开始组建医疗联合体，新华医院以“直接承办”的形式建立了“汉兴街第二社区卫生服务中心”（原民航分院）。2007年以“直接管理”的形式接管了政府举办的“新华街社区卫生服务中心”，并以“技术协作”的模式，先后与“花桥街第一社区卫生服务中心”（民办社区卫生服务中心）、“长城医院”、“孝昌县人民医院”签订技术合作协议，订立契约，定期提供免费的人员进修、培训，专家协助等。医疗联合体覆盖了武汉市硚口区、江汉区、江岸区等主要人口密集区域。

第五医院医联体 其核心医院是武汉市第五医院，成员单位包括汉阳区委区政府辖区内的二桥街、琴断口等6家社区卫生服务中心。武汉市第五医院位于汉阳区，是区域内唯一一所三级甲等医院，始建于1923年，现有在岗职工1240人，担负着区域内100万人口的医疗任务。2008年，二桥街等6家政府主办的社区卫生服务中心的人、财、物交由武汉市第五医院“直管”。政府主导整合区域卫生资源，在保持社区卫生服务中心机构公益性质、独立法人身份、“六位一体”职能不变的前提下，将社区卫生服务中心的人、财、物统一移交给大医院，由第五医院代政府行使“办医”的职能，形成“1+N”的区域医疗协作体，政府实现“管办分离”，卫生行政部门加强政策引导、宏观调控和行业监管。初步形成第五医院与基层医疗卫生机构“人通、财通、医通”。截至2013年年底，第五医院已接受96名社区医务人员来院进修，为社区举办各类培训讲座152次，培训社区专业技术人员3128人次。作为湖北省第一批认定的“全科医学住院医师培训基地”，通过规范化培养、转岗培训等方式，加强全科医生队伍建设，从2010年起三年内培养了10名全科医生。

新洲区人民医院医联体 其核心医院是新洲区人民医院，医联体为非法人组织，内部设理事会，负责医联体的统一管理。联合体按照自愿、互惠、互利、共赢、友好协商的原则，保持各自行政隶属、资产权属、债权债务、职工身份、医院功能、财政投入政策等“六不变”。新洲区人民医院始建于1951年，是非营利性综合医院，是新洲区医疗和卫生技术指导中心、新洲区全科医师培训基地。医院现有在职职工580人，开放床位605张，设有17个病区20个临床一级科室。新洲区人民医院医联体与上级医院建立帮扶合作关系。协和医院派出副书记夏家红同志、武汉市中心医院派出原院长孔庆志同志，分别担任武汉市中心医院与新洲区人民医院院长、法定代表人，全面负责医院行政及业务管理工作。同时，新洲区人民医院为了扩大优质医疗服务的覆盖面，先后与潘塘、徐古、道观、旧街、辛冲、邾城、三店、凤凰、李集、汪集、仓埠、涨渡湖、双柳、龙王嘴、阳逻15家街道卫生院以及邾城、阳逻2家社区卫生服务中心协商，签订医联体合作协议，建立了“国家队”帮扶“地方队”、“地方队”帮扶“县级队”、“县级队”帮扶“网底”、“一帮到底”式的帮扶链。构建以区人民医院为龙头，基层医疗机构为基础的运转协调、高效的三级医疗服务网络，服务于全区百万人口。医疗服务范围辐射到黄陂、红安、黄冈、麻城等邻近县（区）市。

黄陂区人民医院医联体 黄陂区人民医院医疗联合体成立于2013年3月，其核心医院是黄陂区人民医院，成员单位包括黄陂区委区政府辖区内盘龙卫生院、横店卫生院、李集卫生院、祁家湾卫院、罗汉卫生院、天河卫生院、滠口卫生院、武湖卫生院、三里卫生院、前川卫生院10个卫生院，以及鲁台社区卫生服务中心。人民医院对接管单位实行统一行政管理、统一人员管理、统一业务管理、统一药械管理、统一财务管理，真正实现人通、财通、医通，引导区级医疗服务机构优质医疗资源向基层延伸。基层医疗机构推行“首诊负责制”，利用各种医疗保障机制，贯彻落实政府对基层医疗机构的各项惠民政策，双方实现合理的双向转诊与技术协作。区人民医院共向医联体成员单位派驻四批次共 59 人，接诊 65048 人次（其中含盘龙城院区 45833 人次），完成了常规外科手术 1284 例（其中含盘龙城院区 1074 例），对基层医务人员进行 40 余次培训，受训人员达 5800 余人次，免费接收基层进修人员 42 人次，通过医疗联合体双向转诊工作，共转诊 8092 人，其中上转 5182 人，下转 2910 人（含转至盘龙城院区 2563 人）。

汉口医院医联体　医联体依托于汉口医院的优势专业——康复医学，以汉口医院为核心医院，先后与同济、协和等上级医院康复科达成协作协议，以及同金桥等 4 个社区卫生服务中心建立了联动关系，建立了以康复为主的医疗联合体。汉口医院（原汉口铁路医院）建院于 1897 年，现以康复专科为优势专科，集医疗、急救、保健、科研和教学为一体的三级综合医院，为武汉市卫生局直属医院、武汉市城镇职工医保定点医院、武汉市城镇居民医保定点医院、武汉铁路局医保定点医院、武汉市医保重症慢病鉴定医院单位、武汉市卫生局干部保健医疗定点医院、新型农村合作医疗定点医院、武汉市工会会员优惠医院、农民工孕产妇分娩定点医院。2013 年 9 月，被省卫计委正式批准增挂“武汉市康复医院”第二院名。康复医学作为医学领域的新兴方向，在现代医学体系中，已把预防、医疗、康复相互联系，组成一个统一体。康复医学的发展是人类医学事业发展的必然趋势，也是现代科学技术进步的结果。汉口医院的康复建设得到了市卫计委及各相关部门的高度肯定与认可，正在致力于打造湖北省乃至整个中部地区的康复龙头品牌。医院总建筑面积 39000 余平方米，现有职工 830 人，其中卫生技术人员 688 人，中高级卫生技术人员 225 人。医院核定病床 800 张，实际开放床位数 808 张。康复医学科（武汉市工伤康复中心）建设占地面积达 10000 平方米，其中康复治疗区 3500 平方米，康复及相关病房床位设置 370 张，规模居国内前列。

2. 武汉市医联体改革中的亮点

（1）得到政府重视与支持，保障医疗联合体建设工作稳步进行

从以上实例我们可以发现，成功的医联体建设案例离不开国家政策的引导和卫生行政部门的支持。政府在组建医疗联合体中的主要作用，是通过建立规范化、制度化、法制化的宏观调控体系，实行卫生全行业管理，引导医疗机构发展规模服务，促进医疗服务资源要素向优势医院集中，淘汰或激活部分不良资产，促进医疗联合体的形成与健康发展。各医疗联合体自启动医联体建设工作以来，得到了各级政府的高度重视与大力支持。武汉市卫计委作为业务主管部门，在出

台一系列相关政策时，充分考虑了武汉市医疗联合体建设的特殊性，勇于创新，在医联体改革前对医院进行指导，提供建设意见，在合作中对医院给予相应的帮助，在合作后对医院进行政策上的支持，使得武汉市医疗联合体建设工作得到积极稳步的推进。正是由于国家及各级政府出台了灵活的医疗资源配置方案，由具有开放思想的行政部门领导者和医院管理团体的共同协作，医疗联合体的构想和具体实施才能最终得以实现。

（2）尊重医疗市场规律，以多元运用模式满足居民需求

武汉市多年来采取的是面向市场的，以医疗服务需求为导向的改革政策。在政府支持下，充分尊重市场规律，根据各医疗机构的医疗功能、服务定位、面临市场需求的不同，在双方公平协商的前提下，采取适合医联体各成员组织的不同运作模式。主要表现为：以连续性分工协作模式、专科资源整合模式、资源共享模式、托管式为主的横向整合模式，以及以双向转诊模式、技术协作模式、资产重组模式、区域内整合为主的纵向整合模式等多种运营模式。理论分析和医联体的实证研究表明，医疗联合体的发展为公众提供了安全、有效、就近、廉价的医疗服务，有力地缓解了“看病难、看病贵”的问题。另外，通过提供优质医疗服务，为医联体内部各成员机构自身的发展也带来了好处，提升了成员机构的管理水平，降低了管理成本，共享了市场资源，获得了服务的一致性，实现了社会效益与经济效益的“双赢”，满足了新医改对公立医院改革的要求，印证、贯彻了十八届三中全会的会议精神，积极促进优质医疗资源的整合和高效利用，使得改革后的各成员医疗机构能够很好发展。

（3）以核心医院强大的能力和技术水平带动医联体整体水平的提升

从理论研究和实例研究来看，我们可以发现，医疗联合体的经营需要有一个成员医院作为整个医疗联合体的核心。这个核心医院自身需要有强大的运营能力、管理能力以及较高的医疗技术水平，能作为整个医疗联合体的品牌、技术、管理资源的输出者。正是以这个医院为核心，才能把各成员医院的各项水平提升上去，从而提高医联体品牌的市场占有率，通过医疗技术水平吸引病人，培养受益人群和患者群体的忠诚度，服务社会，增加收益。

同时，通过医院信息化建设，将单体医院的信息化建设推广到区域信息化建设，从而完成核心医院对成员机构的技术支持和指导，保证辖区内居民医疗服务的全覆盖，通过加强社区首诊、双向转诊的建设，保障医疗联合体整体运用的连续性，从而带动医联体的整体水平提升。

（4）保证队伍的稳定性，提高成员医院的服务能力，努力适应社会医疗服务的需求

通过医疗联合体的实证研究发现，武汉各家医疗联合体在优质医疗资源扩散

方面具有优势。经过医联体建设之后，各成员机构高学历，特别是基层医疗结构的高学历医务人员比例有较大幅度提高，有效地缓解了基层医院人才队伍结构问题。高效优质的医疗服务依赖于优秀的医疗团队和精湛的医疗技术。各医疗联合体核心成员机构以改革为契机，引进高层次人才，为人才提供更好的职业发展空间，成员机构则更多的是重视医疗人才队伍的稳定性建设，通过“请进来”和“送出去”的方式，加强对在职医务人员的服务能力培养。不论是核心机构还是成员机构，各医联体都在努力提高医疗技术服务水平，贴近社会医疗服务需求，打造优势专科，加强适宜性技术的开发，努力抓好医务人员继续教育，不断提高医联体的医疗服务水平，满足优质资源覆盖范围内居民的就医需求。

（5）调动医务人员积极性，改革人事分配制度

武汉各医疗联合体在建设过程中，不约而同地采用了更为科学合理的人事分配制度。创新对员工的激励约束机制，调整薪酬结构，将医务人员的薪酬与绩效、医疗质量与安全、患者满意度等直接挂钩。在干部管理过程中，采用了符合医疗服务市场规律的岗位聘用制，医院员工可上可下、可进可出，充分调动了医务人员的积极性。加强人才建设，重点培养学科领军人物，抓准医院特色，掌握医疗服务的市场容量，进行骨干培训等。在改革人事制度方面，以紧密型医疗联合体机构建设最为完善。紧密型医联体由于在管理、组织、运营上的统一化优势，可以真正做到改革各成员机构人力资源现状，特别是基层人力资源现状，已达到激励的目的。

（6）明确医联体的性质，增强社会对医疗联合体的认可度

多数人认为医院集团、医疗联合体的建立是出于对经济利益的追求而形成的一种趋利性为，是对医疗服务市场的一种变相垄断。武汉市在推行医疗联合体建设过程中，通过政府、核心医院以及医联体成员机构的共同努力，不断塑造良好的形象，切实做好医联体的管理运作，在联合体建设过程中统一正常的机构运作，规范联合体成员的就医流程，充分利用社区以及医疗机构的就医便利性以及核心医院的优质医疗，加强联合体的形象塑造，使患者得到方便，以实际行动增强社会对联合体的信任度和认可度。

（7）完善医疗联合体管理方式，促进医疗联合体健康发展

医疗联合体的建设，通过协同化的管理，将不同人事激励、财务管理、医疗技术、机构运营的医疗机构聚集在一起。打破原有的传统管理模式，破除公立医院、医疗机构部分职工“等、靠、要”，吃“大锅饭”的不良习惯，改变部分医务人员改革意识淡薄，改革承受力脆弱，改革动力不足的现状，以优化管理方式作为医疗联合体发展的突破口。组建医疗联合体，管理已经不仅限于一家医院，而是不同隶属关系不同功能的医疗机构。建立科学的领导体制和完善的管理机

制，成立权利机构、经营管理机构和监督管理机构，健全规章制度，形成监督的良性循环。通过医疗联合体理事会等医联体统一管理、正确处理集权与分权的关系，处理好医疗联合体内部的相关利益。

三、医疗联合体发展中存在的问题

（一）组建过程中存在的困难及原因

1. 行业垄断和医联体发展困局

行业垄断问题具体可分为两个方面：一是指基层医疗卫生服务机构和大中型医疗服务机构之间互相选择权力的不均等。多数区域内只有少数几所大中型医疗服务机构，而基层卫生机构数量相对较多。所以大中型医疗服务机构很可能只根据自己的市场利益需要来选择，相对的基层卫生机构选择余地较少，使得医疗联合体从组建开始，组建双方就处于不平等地位，使基层卫生机构受制于大中型医疗服务机构。二是指医联体之间缺乏竞争。组建医联体的一个很重要的原因就是适应市场竞争的需要，以把联合体做大、做强为目的，具体表现即业务量和市场占有度的提升。但是如果市场份额过高，即同区域内别的医疗服务机构难以对医联体组织构成实质性威胁的时候，那么该联合体很可能向患者提供垄断性医疗服务，出现垄断性收费等问题，同样不利于医联体外部医疗质量的提升和服务态度的改善。

2. 管理制度无法适应规模扩张的需求，导致管理效率下降

部分医院联合体管理者陷入了这样一个误区：认为医院联合体的规模越大越经济，效果越好。但从实际情况上看，由于目前大多数医联体管理者多为技术专家出身，本身就缺乏科学管理医院的经验，对于医疗联合体的理解和管理甚至更少。医疗联合体规模过大，则管理层级增加，管理难度加大，管理成本增加，在管理的过程中往往会导致运行效率下降，发生办事效率低下、沟通协调不通畅等问题，造成管理失控。

3. 政府过度干预市场化选择

医疗联合体的快速发展，经历了从政府引导到集团主动扩张的过程，从始至终都离不开政府的正确引导，但不是将政府意愿强加于医疗市场的。从目前各地医疗联合体的实践尝试中不难发现，多数医疗联合体在形成过程中都有卫生行政部门的干预因素，体现政府的意愿而不是医疗机构主动适应市场竞争，这种违背市场经济规律的行为导致部分医疗联合体在组建以后，因为“水土不服”而很快解体。

（二）医疗联合体运作过程中的困难及原因

1. 管理体制及运行机制不完善

医疗联合体发展需要与之相对应的管理体制、法律地位和其他配套政策，但是目前我国的医疗联合体大多仍处在合作初期，管理体制尚未成熟，当前的体制、机制不利于建立真正协同的医联体。由于相关体制、机制的约束，医联体内并没有达到真正的协同，人、财、医的合作流于形式，严重制约着医疗联合体的健康发展。比如集团与卫生行政部门的行政隶属关系、财产关系，核心医院兼并成员医院后的医院隶属关系、医院编制、财政拨款等，都是亟待解决的问题。此外，还包括医疗联合体能否作为独立法人实体进行登记，医疗机构在登记时如何看待医疗联合体内部的各个不同所有制的医疗机构等。另外，组建医疗联合体后，原成员医院土地、财产的处置，一般由原成员医院的上级管理机构，包括卫生行政部门、财政局、国土资源局等机构和集团核心医院沟通处置，需要医院多次和这些相关部门沟通，造成沟通成本大幅上升，沟通难度增加。

（1）人事制度不统一，人员安置问题亟待解决

由于政府强调在整合过程中核心医院要对成员医院所有人员（包括离退休人员）进行稳妥处置，核心医院往往需要接管原成员医院所有人员，工资待遇按照核心医院标准解决，因此很多医疗联合体背上了沉重的财政负担。同时，联合体内不同级别医院职工往往学历层级、技术水平相差较大，造成安置难度大，人员出口小的局面。具体来讲，医联体内各医疗机构的人事管理制度是不同的。目前医联体成员机构（社区及其他）一般为定编定岗定人，人员不能自由流动。而医联体内的核心医院一般为差额拨款单位，医院可按自身情况进人。但是医联体要发展，需要人财物统一，建立相互协同的医联体更是需要人事部门、财政部门等多部门的支持和协作。只有医联体的核心医院获得被联合的医联体成员单位院级层面干部的人事权，医联体内的协作机制才能顺畅，而目前的现状是被联合的医疗机构院级层面干部的人事权在卫生局，医联体内部的发展受到的行政干预太多。

（2）医院财务不统一，阻碍医联体各成员进一步合作

再比如财务制度，大多数医联体根本无法做到医联体内的“财通”。由于大多数医疗联合体采取的是各成员单位财政单独核算，对于处于优势地位的大中型医院而言，保持原有机构的财务独立性，单独核算，有利于保护医院本身的利益不会因为医联体的组建而减少，而对于基层医疗机构和处于劣势的医院，由于单独成本核算，各医疗机构间仍然存在着竞争关系，利益分配问题也并没有得到充分解决，根本没有能力同大中型医院进行抗衡，影响了医疗机构的运行和发展，

医联体成员之间差距越来越大，更难以形成协同发展的局面，长此以往，医联体必将名存实亡，面临解体危机。

（3）缺乏合理有效的利益分配机制

在市场趋利因素的影响下，各级医疗机构都在争夺医疗市场，想方设法扩大市场占有率，而不能按照各级医疗机构的分工定位来完成其职责范围内的医疗工作，因此在没有有效调整利益机制或建立相应补偿机制的前提下，市场的趋利因素也是制约双向转诊工作开展的重要因素之一。各级医院间的利益分配问题难以协调，如果采取资金跟着病人走的分配方法，社区卫生服务中心往往不愿将病人转向上级医院，存在截留病人的趋势。如果资金不跟病人走，社区卫生服务中心往往存在过多转诊病人到上级医院的趋势。

2. 相关卫生政策不利于医联体的发展

首先，配备药品政策不利于医联体的一体化。现阶段药品按层级配置，基层医疗卫生机构以基本药物为主，大医院则不以基药为主，医联体内核心医院所使用的药医联体成员机构（社区及其他）不一定有。其次，医保和新农合也不利于医联体内的协作。比如转诊病人要交两次门槛费，医保和新农合担心骗保，所以规定乡镇卫生院不能超范围行医报销。另外医保也没有引导小病在社区，不利于医联体内的双向转诊。

3. 医联体资本投入成本问题

无论组建那种类型的联合体都需要资本投入，这些资本包括人员、时间、费用、技术以及经营自主权的改变，其中，最容易忽略的是妥协成本和缺乏弹性成本。妥协成本（Cost of Compromise）指为达成合作的目标，联合的各医疗机构被迫执行一些一致性的经营项目和模式，而这些经营项目或模式对任何一个独立存在的医疗机构而言并不是最优化的，但为了共同利益不得不做出让步和妥协。缺乏弹性成本（Cost of Inflexibility）不是一直存在于医院联合体内部之间，而是当面临新的竞争者或者医疗市场发生变化需要重新组合定位时才会发生。通常，联合程度越深，缺乏弹性成本就越高。

4. 医联体内利益共享的问题

医联体内的协作和联动要有利益关系作为纽带，医院不可能无偿的将资源用来发展其他医疗机构。这之间必然存在利益共享的问题、投入和回报问题等。由于利益不好协调，双方都没有积极性。医联体内的核心医院在帮扶医联体内成员机构（社区及其他）的过程中没有得到太多的回报，也导致其没有积极性。

5. 医联体内分级诊疗的问题

由于人们长期形成的思想——大医院优于基层医疗卫生机构，所以在医联体内推行双向转诊制度的过程中，上转是很方便的，患者也很乐意。但是，康复病人转下的工作就很难做。例如在调查中笔者发现，武汉市第五医院医联体中，武汉市第五医院在 2012 年总共将 279 个病人转到其 5 个医联体成员机构中，而仅仅琴断口和二桥两家社区卫生服务中就往第五医院上转了 322 个患者。从上述数字可以看出下转患者人数和上转患者人数的差距是比较大的，这表明双向转诊制度并没有很好地在医联体内开展。一方面由于患者的传统观念难以转变，另一方面在于医联体内的核心医院不愿意将自己的病源下转。

6. 医院文化冲突问题

医疗联合体的成立意味着不同医疗机构的文化会融合在一起。由于原先各个医疗机构的组织文化不尽相同，医疗联合体化后在短时间内难以形成统一的医院文化，甚至在文化融合的过程中会出现医院文化和医务人员行为之间的冲突，加剧医疗联合体的内耗。

四、中国医疗联合体发展的建议与趋势展望

（一）医疗联合体发展的相关建议

1. 加强医疗联合体建设，合理规划联合体发展布局，增强内在发展动力

实践总结发现，目前医疗联合体管理结构包括紧密型、半紧密型和松散型三种模式，部分医疗联合体的管理结构仍然处于松散型，联合体内的医疗机构仍保留着原单位各自的法人地位，原有利益补偿渠道并未完全改变，人、财、物等各项管理权限暂时保留在区域内各单位及上级主管部门，联合体内的医疗机构各自为政，资源的优化和医疗功能的调整就显得十分有限。

其次，对医疗联合体来说，能否持续健康发展，还需各级财政的主动参与和投入。按照公立医院改革的要求，地方政府要加大对基层医疗卫生单位综合改革的投入，多渠道化解基层医疗卫生单位的历史债务，属于并购性质的，应纳入国家和省级财政支持化解专项补助资金的范围。如果筹资机制不完善，区域医疗联合体就会出现运行效率低下甚至有解体的可能。因此，在医疗联合体的建设和管理运行过程中，要注意：

（1）理清医院产权关系，明确医疗联合体身份和地位

理清医疗联合体的产权关系是目前医疗联合体改革的一个重点和难点。由政府主办的公立医院进行整合，要强调公立医院都是国家资产，要撇清地方政府对公立医院所有权的误解。为了实现 1+1>2 的效果，务必要强化资产联结纽带，加大联合体的控制力及成员医院的向心力，发挥联合体内部核心医院和成员医院各自市场的布局优势和技术、品牌特点，通过在医疗联合体内部建立纵向和横向的资产联系网，明确各自的责、权、利，使医疗联合体真正成为一个兴衰与共的利

益共同体，从而增强医疗联合体的凝聚力。

（2）提高和完善医疗联合体内部管理机制和运行机制

医疗联合体要求更新的管理理念、更高水平的管理者和管理模式。联合体集团化的管理有别于以往的单体医院管理，而是由不同地区、不同规模、不同级别、不同隶属关系的医疗联合体组成。因此，如何提高和完善相应的内部管理机制和运行机制是医疗联合体成立之后的核心问题。首先，要设立科学的医院最高管理团体，强调分工协作，各司其职，再根据医院实际情况形成完善的管理机制配置。要建立权力机构、经营管理机构和监督管理机构，强调统一管理，避免多头控制。健全规章制度，形成权利分配、经营、监督的良性循环。其次，要明确医院发展目的，合理规划医院发展战略和相关的人力资源、财务战略，建立合理的组织架构和绩效指标体系，实行科学的绩效工资体系，在此基础上理清医院管理相关流程，进行流程优化，并且对其进行持续改善，提高医院整体管理水平。

（3）医疗联合体规模应当符合区域卫生规划，追求合理化发展

医疗联合体化规模不是越大越好。规模大代表服务能力强，服务覆盖面广，承担风险能力强，但是相应的管理层级增加，管理难度加大，管理成本提高。所以，要提倡规模合理化，其基本点就是要使医院能最大限度地得到规模效益和规模水平，并随情况变化来调整联合体整体规模。在组建医疗联合体以前，首先要对医疗联合体所在的区域展开充分的市场调研，把握整体医疗市场和其发展趋势。通过调研，掌握医院的现有服务人群和预测潜在的服务人群，获取服务对象的服务层次和需求，然后结合医疗联合体及联合体内各医院的特点和专长确定目标市场，其次要确定合理的医院发展规模和服务定位。

（4）加强联合体双向激励机制建设，增强内在发展动力

医疗联合体内部各成员单位隶属关系不一，缺乏持续有效的利益平衡机制，工作的开展多依赖于外部政策，急需解决内在发展动力欠缺的问题，同时需要及时调整医保等相关政策，充分发挥医保政策对联合体的重要支撑作用。社保局可以根据医疗联合体内各家医院上一年度的服务量、服务内容、考核结果以及当年批准的规划，统一下达当年的预付指标，由医疗联合体管理办公室全面管理，合理分配。同时，在联合体运行中加强改革创新，使联合体能够持续、健康、蓬勃地发展。

2. 坚持政府主导兼顾市场调节，为医疗联合体创造宽松的成长环境，推动区域整合

实践表明，医疗联合体的健康发展离不开政府主导和市场调节。对区域医疗联合体而言，既要重视市场这只无形的手来引入市场机制，推动区域整合，同时也要重视政府这只有形的手来加强宏观调控，为公立医院改革创新提供宽松的政

治环境、经济环境和法律环境，促进医疗联合体的发展。由于体制和所有制转变，部分医疗联合体会涉及所有权转变，会要求与之相对应的人力资源匹配和国有资产匹配，原来的部分员工会因为跟不上医院发展要求而面临失业风险，对人员处理不当也容易造成社会不安定，所以政府应该在引导、鼓励医疗联合体的同时，协助解决部分原有员工的安置问题，为医疗联合体减包袱，更好促进其自身发展。医疗联合体一体化过程中，政府应当积极引入权威认证机构参与国有资产的评估，保证国有资产不流失。根据文献和实际案例情况调查来看，联合体内核心医院与成员医院法律地位不明确，审批多头等都是阻碍我国医疗联合体发展的重要因素。因此，政府应该尽快建立健全医疗联合体相关法律体系，将医疗联合体建设纳入法制轨道。同时，发展区域规划，完善分级诊疗，推动联合体内各级医疗机构切实落实功能定位，以管理为纽带，以技术、人员、流程和信息方面的业务整合为切入点，平稳推进区域内不同医疗机构间的整合，提高社会群体对医疗联合体的认可度。

3. 规范法人治理，加强对医疗联合体的监管力度

继续探索医疗联合体管理机制的转变，如联合体的业务流程、学科及人才队伍建设、运行规范等，然后在运行过程中实现人、财、物的统一管辖，完善法人治理结构，同时还应通过引入第三方考评机制，组建专家考评团队，对区域医疗联合体的服务质量和水平进行综合评定，加强行业监管。

在为医疗联合体经营提供宽松环境的同时，也要强调组建医疗联合体的目的是为了更好地适应新医改的变化和更好地为公众提供高效、有效、廉价的医疗卫生服务，公立医院的公益性不能丧失。所以，政府要通过建立规范化的全行业管理，引导医疗机构适应市场竞争，优胜劣汰，促进医疗服务资源要素向优势医院集中。实行医疗联合体后，特别是部分地域实施全地域的医疗联合体，单独的医疗联合体可能对医疗市场进行垄断，反而提高患者的就医成本。因此，政府应加强对医疗联合体的监控，并重点在价格和医疗行为上进行控制，促进医疗联合体履行集中优势医疗资源提供优质服务的义务和责任，正确地看待和对待市场竞争，强调竞合观念。

4. 拓展服务模式，调整医疗功能，加强信息化建设，扩大优质医疗服务覆盖面

在医疗联合体的不同医疗机构中存在医疗水平、人力资源、管理水平、服务水平以及经济水平发展不均的问题。大型公立医院和社区卫生服务中心、县级医院与乡镇卫生院在业务流程和医护人员的工作习惯上都存在很多差异。因此，区域医疗联合体内不同医疗机构的业务整合尚需一定的时日，不同级别医院间的检验结果互认也存在一定的难度。而同时，要想实现区域优质医疗资源的合理、高

效利用，扩大优质医疗服务的覆盖面，建立区域医疗的大格局，必然离不开信息化。然而对不同区域、不同级别的医疗机构来说，信息水平尚存在参差不齐和标准不一的现象。同一家医院不同部门采用的信息系统软、硬件平台也各有不同，导致整个医院数据的兼容、流通都很不方便，这也是目前区域医疗联合体运行中存在的最大问题。

因此，医疗联合体要根据所在区域的服务需求，适当地拓展服务模式，完善三级覆盖网络，调整各级医疗机构的功能，统一管理标准，逐步提高整合能力和协同能力。改变现有的医疗信息化格局，使医院信息化建设遵循统一的标准，缩小区域内二、三级医疗机构与社区卫生服务中心之间的水平差异，为患者提供更便捷的医疗服务。加强区域性的健康教育，强化医疗咨询与指导，依托信息网络技术，打破传统的条线分割，建立一个保存居民健康档案和电子病历的区域信息平台，注重居民健康监测和慢性病的预防与管理，承担起区域内治疗、预防、健康教育、康复、保健、计划生育指导等各项医疗和公共卫生职能。同时根据医疗联合体内各医疗机构的专业特点和实际情况合理划分医疗功能，通过统一的服务接口，以统一的界面来提供不同的医院信息服务，实现个人与医院之间的信息交流和卫生资源共享，形成自下而上的分层次协作服务方式，实现治疗在医院、康复在社区、健康在家庭的合理分工，使整个医疗体系得到高效、低成本的运行。

5. 促进医疗联合体文化整合，提高医联体软实力

每个医疗机构都有自己的发展历史和文化积淀，由于专业特色、员工构成和地理环境的不同，联合体内的不同医院在自己的发展中形成了不同的文化特色和价值理念。法人实体结构容易改变，但文化理念差异却难以磨合。医疗联合体运营意味着多种医院文化的融合，如果处理不妥，很容易在医院内部引起矛盾，阻碍医疗联合体的健康发展。所以，这就要求建立适应医疗联合体各成员自身发展又具有统一化的联合体文化。如何统一思想，形成联合体医院共同的价值观也是必须考虑的问题。

新组建的医疗联合体，需要建立与时俱进的联合体文化，研究团队建议将文化整合的重点放在开发卫生人力资源潜能、提高员工内在素质这两个方面，体现医疗联合体内部以人为本的思想和同工同酬的理念，排除不良思想的干扰，将各种优秀文化观念整合。同时，要重视医院中非正式组织的作用，在任何医院中都存在着各种类型的非正式组织，针对不同重组形式采取不同的融合方式。

在医疗联合体的管理实践中，要注重医院精神和核心价值观的塑造。通过文化建设推动不同医疗机构管理理念和文化内涵的提升。科学凝炼医院精神和核心价值观，不断提高医疗联合体内各医疗机构的软实力。通过确定统一的联合体文化，统一的制服，统一的标识等，对联合体成员进行文化渲染，着眼提高员工的

素质，开展各项有关医院文化的活动，让联合体内成员参与进来，在活动中提升对联合体的认同感；通过建立各种保障机制和长效激励机制，增强成员对联合体一体化化管理的理解度、认可度。根据不断变化的环境调整经营发展战略和文化需要，牢固树立公立医院的公益性理念，围绕公众需求准确定位自身的发展思路，将市场化经营理念和公益性服务理念进行整合，从而保证文化整合的成功和医院价值的实现。

6. 加强媒体等宣传力量的支持

加强宣传教育方面。各级卫生行政部门和城市二级以上公立医院要加大宣传教育力度，使广大医务人员充分认识公立医院支援社区卫生服务工作的重大意义，明确自己应当承担的责任和义务，增强自觉性、主动性和积极性。要加强信息交流，建立定期上报制度，及时反馈工作进展情况和典型事例。要主动与新闻媒体联系，加强宣传，充分发挥舆论宣传作用，营造良好的社会氛围，树立卫生系统全心全意为人民服务的良好形象，推动公立医院支援社区卫生服务工作的深入开展。

（二）医联体发展的展望

区域医疗服务网络协同功能是医联体建设的本质特征。设计良好、高效运作的医疗服务传递系统必然是结构互补、功能协调的协同网络，协同功能则是网络良好运行以及结构稳定重要决定因素。服务网络协同能力的大小不但决定了服务网络达到和实现卫生保健目标的程度，也左右着网络中资源运用的效率与规模，同时还决定了网络中服务机构的互补性和稳定性。

医疗联合体的目的是进一步密切各级医疗机构之间的分工协作，促进各级医疗资源的整合协同，加强疾病预防和健康管理，提升基层医疗机构的服务水平，充分发挥区域医疗资源的整体利用效能，降低管理运营成本。

加强区域医疗联合体的建设，必须将医院的功能调整与基本医疗服务提供体系的构建同步进行，注重发挥医院在基层机构建设的重要作用，建立运转良好的转诊制度，加快提升基层医疗机构的技术水平，通过标准化建设提高基层机构的服务能力，要循序渐进淡化医院的门诊功能。加快政府职能的转变，明确政府的监管与支持职能，综合运用集权与分权的方法，增强区域卫生规划实施，发挥政府卫生项目计划、财政支持的作用，落实医院经营自主权，引导区域卫生机构与资源的整合，逐步完善分级医疗与双向转诊，使整个医疗服务体系更加面向服务区域内的健康需求，重点解决主要健康问题。

根据目前国务院医疗卫生改革的指示精神，结合笔者多年的研究经验，在医联体的建设和发展过程中要做到“54321”发展模式。即五定内容、四方付费、三方监督、双向转诊和年度考核。

1.“五定”内容

“一定”首诊医疗机构（包括医院和社区）。医疗联合体、辖区内居民与医保付费方以自愿的形式签订协议。医联体内实行基层首诊制，将基层医疗机构作为群众健康的守门人。医联体内的基层医疗机构有义务向参保居民免费提供健康咨询、健康教育、建立健康档案，医联体负责转诊、转院等级。对于医联体覆盖范围内的居民，除急诊、危重病人外，一般疾病在社区首诊，直接到医院就诊的，医保不予报销。居民转诊治疗中可以选择医联体内机构转诊，享受一定的医保优惠、医疗费用减免等政策。这样，可能会减少大医院的门诊收入，但可以增强大医院收治疑难危重患者的能力，充分发挥大医院医教研的作用，促进医院人才结构调整，组织医务人员下基层、进社区，提高基层服务水平。

“二定”基本医疗项目质量和费用。报销基本医疗服务费用的理由，并不是因为它是公共卫生服务，而是因为参加医疗保险的人员已经缴纳了医疗保险费用，所以他们有权要求医疗保险机构在他们发生医疗费用风险时提供保险理赔。

“三定”公共卫生项目质量和费用。通过基层卫生机构向城乡居民提供疾病预防、免疫接种、妇幼保健、健康教育、职业卫生、精神疾病管理治疗等基本公共卫生服务，逐步缩小城乡居民基本公共卫生服务差距。

“四定”医疗保险为健康保险。我们希望今后的医疗保险费用变为健康保险服务，其中最重要的是将健康体检工作纳入医疗保险。

“五定”服务人群。服务人群确定后，并按照人头付费。

2. 四方付费

单病种付费作为支付方式改革的趋势，指通过统一的疾病诊断分类，科学地制定出每一种疾病的定额偿付标准，社保机构按照该标准与住院人次向定点医疗机构支付住院费用，使得医疗资源利用标准化，即医疗机构资源消耗与所治疗的住院病人的数量、疾病复杂程度和服务强度成正比。按病种付费的特点是，医疗机构的收入仅与每个病例及其诊断有关，而与医疗机构治疗该病例所花费的实际成本无关。简而言之，就是明确规定某一种疾病该花多少钱，从而既避免了医疗单位滥用医疗服务项目、重复项目和分解项目，防止医院小病大治，又保证了医疗服务质量，而且操作十分简便。单病种付费制度实施后，变三方付费（政府、医保、个人）为四方付费（政府、保险机构、医疗服务机构、个人）。政府主要支付基本医疗和公共卫生服务费用，这就要求要充分研究基本医疗的项目质量和费用，给政府非常明确的信息。同时要测算成本效益，什么样的投入才能产生最大的效益。保险机构主要支付健康保险费用，就是从基本医疗保险变为健康保险。医疗机构也要有费用意识，避免过度医疗。按照共付原则，个人在健康管理方面也要缴纳5%左右的费用。

3. 三方监督

建立政府、居民（患者）、社会三方监督体系。政府监督主要在体系、机制、经费使用、人才培养方面。在国家深化医疗卫生体制改革会议上，卫生部官员要求深入整顿和规范医疗服务、药品生产流通秩序。加强对药品、医疗服务的价格监管。规范医院、医生的医疗和用药行为，加强医德医风建设，提高医疗服务质量，控制医药费用。居民（患者）监督的重点在满意度和反应性方面。满意度是一个传统的评价方式，反应性是一个比较新的方式。社会（第三方）监督主要指由第三方机构或评价机构进行评价监督。

（鲍勇）

CHAPTER 11 第十一章 中国公立医院改制案例分析

公立医院是利用国有资产举办的，为了社会公益目的从事医疗卫生活动的社会服务组织。[①] 为了贯彻落实《中共中央国务院关于深化医药卫生体制改革的意见》（中发〔2009〕6 号）、《关于促进健康服务业发展的若干意见》（国发〔2013〕40 号）的要求，各地对公立医院改制进行了一定的探索，卫生行政部门和地方政府相关支持政策也陆续出台，各地涌现出不同形式的公立医院改制案例。

在我国公立医院改革过程中，借鉴企业改革的路径所出现的股份制、股份合作制等类型医院，无论国有股份是相对控股还是绝对控股，从其资本结构性质上来说，仍具有国家所有的性质。在目前的公立医院改制过程中，尚无明确的思路和固定的改革模式，如何改，改什么，改多少，都需要在实践中逐步探索。对于公立医院改制中出现的热点和发展所遇到亟待解决的难点，笔者通过案例研究对其进行深入剖析，以期为公立医院改制提供思路，促进公立医院改革进程。

一、公立医院改制的政策支持

改制的概念起源于国有企业改革，是我国 20 世纪 80 年代初期为了解决国企低效、亏损运营的局面，进行借股份制和私有化改造实现国企和职工进入市场机制的一种改革方式。回顾我国公立医院改革的几十年历程，自 20 世纪 90 年代初期的医院承包责任制开始，到目前的医院集团、股份制医院等，[②] 公立医院产权制度改革也早已进入实际操作阶段。特别是 2000 年国务院办公厅八部委联合发布的《关于城镇医药卫生体制改革指导意见》，要求建立健全社区卫生服务组织、

① 方鹏骞、白雪：《我国公立医院改制的内涵及其类型解析》，《医学与社会》2014 年第 5 期。

② 方鹏骞、白雪：《我国公立医院改制的内涵及其类型解析》，《医学与社会》2014 年第 5 期。

综合医院和专科医院合理分工的医疗服务体系，位于城市的企业医疗机构要逐步移交地方政府统筹管理，纳入城镇医疗服务体系。

2006年，党的十六届六中全会通过《中共中央关于构建社会主义和谐社会若干重大问题的决定》指出：要高度重视医疗卫生事业在构建社会主义和谐社会中的重要地位和作用。①

2007年10月，党的十七大报告中指出：坚持公共医疗卫生的公益性，建立基本医疗卫生制度，深化医疗卫生体制改革，深化公立医院改革，为群众提供安全、有效、方便、价廉的医疗卫生服务。②

2009年1月，国务院常务会议通过《关于深化医药卫生体制改革的意见》，新一轮医改方案正式出台。其中明确指出：鼓励和引导社会资本发展医疗卫生事业。积极促进非公医疗卫生机构发展，形成投资主体多元化、投资方式多样化的办医体制。抓紧制订和完善有关政策法规，规范社会办医疗机构包括外资办医疗机构的准入条件，完善公平公正的行业管理政策。国家制定公立医院改制的指导性意见，积极引导社会资金以多种方式参与部分公立医院改制重组。③

2012年11月，党的十八大报告指出：要毫不动摇巩固和发展公有制经济，推行公有制多种实现形式，深化国有企业改革，完善各类国有资产管理体制，推动国有资本更多投向关系国家安全和国民经济命脉的重要行业和关键领域，不断增强国有经济活力、控制力、影响力。④

2013年10月，国务院印发的《关于促进健康服务业发展的若干意见》（国发〔2013〕40号）提出要加快形成多元办医格局，大力支持社会资本举办非营利性医疗机构、提供基本医疗卫生服务；优化医疗服务资源配置，公立医院资源丰富的城市要加快推进国有企业所办医疗机构改制试点，引导非公立医疗机构向高水平、规模化方向发展，鼓励发展专业性医院管理集团。⑤

推进公立医院改革是新医改方案确定的五项重点改革内容之一，公立医院是我国医疗服务体系的主体，属于医改的关键部分，公立医院改革进程直接影响到

---

① 中国共产党第十六届中央委员会第六次全体会议：《中共中央关于构建社会主义和谐社会若干重大问题的决定》，2006年10月18日，见 http：//cpc. people. com. cn/GB/64093/64094/4932424. html。

② 新华社：《胡锦涛在党的十七大上的报告》，2007年10月24日，见 http：//news. xinhuanet. com/newscenter/2007-10/24/content_ 6938568_ 1. htm。

③ 中共中央国务院：《关于深化医药卫生体制改革的意见》，2009年3月17日，见 http：//news. xinhuanet. com/newscenter/2009-04/06/content_ 11138803. htm。

④ 新华社：《胡锦涛同志在党的十八大上的报告》，2012年11月19日，见 http：//www. xj. xinhuanet. com/2012-11/19/c_ 113722546. htm。

⑤ 国务院：《关于促进健康服务业发展的若干意见》，2013年10月18日，见 http：//www. gov. cn/zhengce/content/2013-10/18/content_ 6067. htm。

医改成败。

二、目前公立医院改制的主要类型

改制的概念起源于国有企业改革，随着市场经济的进一步深入，我国的社会也发生了深刻的变化，在事业单位的改革中也逐渐引入了改制的概念，但是由于事业单位和企业的性质和承担的社会功能不同，事业单位内涵与国有企业改制的方式方法应有一些不同，但是事业单位的改制的内涵到目前为止尚未见有权威的共识。

从现有研究文献来看，对医院改制的内涵，即医院要改的到底是什么“制”是仁者见仁，智者见智。笔者认为，应该把对“医院改制”放在公立医院改革历程的大背景下进行理解。我国的公立医院改制始于 20 世纪 90 年代中期。在国家宏观经济体制已经确立的情况下，围绕公立医院改革，提出了公立医院通过怎样的制度安排来适应社会主义市场经济体制的问题，当时人们更多的考虑是在怎样的制度约束下将市场的作用引入公立医院，到 90 年代后期，部分公立医院开始转换经营机制，扩大医疗机构的经营自主权，一些地方政府进行医院产权制度改革的探索，出现了把中小型医院改制为股份制医院和私人医院的情况。① 2009 年“新医改”启动后，随着我国医药卫生体制改革进一步深入，各地对公立医院改制都进行了不同程度地尝试与探索。结合“改制”概念的起源和公立医院改革的历程，本文认为公立医院的改制应该有一个更为宽广的内涵，即医院所有权、经营权的变更和自主权的下放都应属于医院改制的范畴。②

“改制”一词中“制”可以理解为管理体制、运行机制或是所有制，根据其不同的内涵，可以把公立医院改制分为以下 3 种基本类型。

（一）管理体制变更型

该类型下改制的医院是在保持公有制前提下，对医院原有管理体制进行改革。对企业医院而言，是指企业医院由原来的国有企业所有变更为政府所有（全民所有）或事业单位所有。1997 年，随着我国企业制度改革的深入，国有企业按照中央的改革要求，企业医院相继开始与母体“剥离”，这种形式分为两种情形：一种是国有企业医院经过改制对社会开放，变为全民所有；另一种是原来政府所

① 李卫平：《公立医院的体制改革与治理》，《江苏社会科学》2006 年第 5 期；冯显威、黄严：《公立医院产权制度改革理论与模式分析》，《医学与哲学》2005 年第 26 期。

② 白雪、方鹏骞：《武汉市国有企业医院改制模式探索与思考》，《医学与社会》2014 年第 5 期。

有的公立医院交由国有企业或是某一事业单位进行管理，实行属地化管理或者成为地方高校的附属教学医院。医院仍是公有制的。

比较明显的是铁路系统的许多职工医院随着社会的发展逐渐都划归给了地方政府，如西宁铁路医院、北京铁路总医院、武汉市武昌医院等。

案例：武汉市武昌医院（原武昌铁路医院）

武汉市武昌医院由原武汉市武昌医院和武汉市颐和医院两院整合而成，原武汉武昌医院前身为武昌铁路医院，始建于1918年，是湖北省首批国家二级甲等医院；武汉市颐和医院前身为铁道第四勘察设计院职工医院，始建于1953年，是国家二级乙等医院，两院于2004年完成由企业医院向市卫生局直管医疗机构的转变，成为政府主办的非营利性医院，于2009年6月25日正式整合，现已成为一家集医疗、预防、教学、科研、急救于一体的综合性医院。

对于政府办公立医院而言，将医院管理权转交给国有企事业单位，这一形式是希望通过资本融合，吸引投资者，改变管理结构，最终成为股份制医院。如宿迁市人民医院，医院的股本结构为南京金陵药业占63%，宿迁当地政府占27%，鼓楼集团占10%，医院实行董事会领导下的院长负责制①。这种情况虽然改变了医院的所有者，但是公有制的形式没有发生变化。云南省城市建设投资有限公司与昆明市第一人民医院联合成立了云南城投甘美医疗投资管理有限公司，医院以固定资产价值占40%股份，云南省城市建设投资有限公司以现金出资占60%股份。目前，这家三级甲等医院在甘美医疗投资管理有限公司的运营下，采取了新的管理体制与运行机制②。

（二）运营机制变更型

1. 变更经营主体

医院变更运营主体，由一种“公有”完全变为另外一种“公有”的形式。此种形式的变更特点是在原来国有企业医院基础上，通过资本联合，有实力的国有战略投资者将企业医院改制成为公立的股份制医院，如武汉市华润武钢总医院。

案例：华润武钢总医院（原武钢总医院）

治理结构：武钢集团以医院部分实物资产出资，中央企业华润医疗集团以现金出资，分别持股49%和51%，成立华润武钢总医院。设立董事会、经营管理机构和监事会。董事会由武钢委派两名、华润委派三名组成，董事长由武钢委派，

① 王长青：《试论公立医院产权改革过程中公益性的实现——以江苏省宿迁市为例》，《中国医院管理》2008年第3期。

② 沙迪：《潍坊：管与办从一体走向分离》，《中国医院院长》2011年第3期；曹艳林、魏占英、王将军：《公立医院独立法人地位探讨》，《中国医院》2010第12期。

经营管理机构是由总经理领导下的财务总监、财务总经理和副总经理组成，监事会由武钢代表、华润代表和职工代表组成。

2. 经营自主权下放

这种类型的特点是改变公立医院的人、财、物和收入分配机制，不同程度地下放经营自主权，但经营的主体没有变化。通过医院干部制度改革实现医院宏观管理和微观管理间的分离，从而加强医院的医疗服务责权，给予医院充分的自主权力。例如潍坊市在公立医院的经营权归属不进行变更的前提下，通过强化卫生局内部的医院经营职能，实现公立医院的改制，在卫生行政主管部门内部实行管办分开的做法，将医院多头管理中分散的权力重新归于统一部门，使得医院只用对卫生部门负责，尽可能地减轻了医院的负担。

（三）所有制变更型

一般认为，公立医院改制是指通过产权制度改革整体或部分出让医院的国有资产，将其产权由国家完全所有制转变为国家和社会共同所有或社会完全所有，即由一种“公有”完全变更为“公私合营”或“私有”的形式。这种类型的公立医院改制的主要特征是公立医院所有权部分或全部的归属发生了变更。根据变更的主体，具体可以分为以下几种形式。

1. 转变为公私混合所有

这种形式一般是政府或国有企事业单位将公立医院的部分所有权转让给其他私营企业，变为部分混合所有制。医院成立董事会、监事会，实行董事会领导下的院长负责制，明确将医院的所有权和经营权分离。这种改制方式将国有企业医院改制成为投资主体多元化的非营利性医院。

2. 转变为私有形式

这种形式在国内又表现为以下几种方式：①整体转让。一般是将医院通过招标或是拍卖，将产权转让出售给个人或是私营企业，个人或是私营企业对医院的人事、财务有支配权，同时承担经营风险。②内部职工持股。以这种方式改制是为了解决内部职工工作积极性不高，管理、激励机制缺失等问题，而将医院的部分股份以认购的方式转让给内部职工持有。这一方式有利于增强职工积极性，加强组织凝聚力，打造医院人才队伍。③股份合作。是以合作制为基础，医院职工共同出资入股，吸收一定比例的社会资产投资组建，实行自主经营、自负盈亏、共同劳动、民主管理、按劳分配和按股分红相结合的一种集体经济组织。④管理层收购。是指医院的管理者购买医院的股份，通过改变管理结构，进而重组医院。

三、公立医院改制案例分析

（一）国有企业医院改制——以武汉市为例

企业医院主要指各类工业及其他部门办的医院，伴随着建国初期的“仿苏潮”应运而生，是我国医疗卫生事业发展史上的特定产物，主要涉及铁路、煤炭、钢铁、石油、石化、电力、邮电、纺织、重汽、交通、建筑等国有企业，它是计划经济时期的产物。20 世纪 50 年代初期，国家建立了劳保医疗制度和公费医疗制度，使得企、事业医院得到了一定的发展。20 世纪 80 年代中期出现的“看病难、手术难、住院难”的现象，促使政府鼓励企、事业医院向社会开放，促进了企、事业医院的进一步发展。

作为企业的组成部分，企业医院曾对我国社会医疗保健事业起到了积极的作用，较好地解决了企业职工及其亲属看病就医问题，为企业的稳步发展解除了后顾之忧。然而，随着市场经济的转换，作为计划经济产物的企业医院已逐渐不能适应社会的发展，甚至出现了阻碍企业主体发展的趋势。我国企业医院依托企业而建立，在建立初始并未能有一个整体的规划，导致企业医院过于集中，造成布局不合理、重复建设进而资源浪费的局面。企业医院大都附属于企业的生活后勤服务系统，一般没有人、财、物力的自主权，工资、福利、奖金由企业统一规定，各项保险由企业统一办理，离退休人员由企业统一管理。其生存和发展主要靠企业拨款，这就使得企业医院必须牢牢地依附于企业，企业医院没有自己的奖励、惩罚措施，这就抑制了企业医院的积极性和活力，使其难以充分发挥自身的优越性。在企业医院中，往往有床位与医、护比不合理的现象，同时企业医院的病人来源一般就是企业职工和家属，病种单一难以提高业务水平，进而导致业务骨干的流失。此外，企业医院筹资渠道过于单一，仅依靠企业主体的拨款和少量对外服务收入，远远不能满足企业发展的需要。因此为适应市场经济发展，企业医院必须进行改革。

改革开放以来，党中央、国务院出台了一系列相关文件和政策，旨在促进我国医疗卫生事业改革，从而加强企业医院改制工作，切实解决企业医院改制过程中出现的难题。企业医院改制作为公立医院改革中重要的组成部分，由于其既往特定的管理体制和运行机制，其改革方法和模式为其他公立医院的改革路径提供了具有重要现实意义、可供借鉴以及可操作的改革经验和范式。

近年来，武汉市卫生与计划生育委员会在武汉市委、市政府的领导下，依据党中央国务院以及省委省政府的有关医药卫生体制改革指示精神，稳步推进国有企业医院改制工作，在政府的有力推动和监管下，探索了多种有效、符合市场规律的改制形式。武汉市率先在国内开展了国有企业医院改制的公立医院改革工作，在管理体制和运行机制方面勇于探索和创新，形成了一系列具有示范性的国有企业医院改革经验与模式，在国内公立医院改制方面产生较大的社会影响力和政策诱导作用，实现了经营效率和社会效益的同步发展。笔者曾参与武汉市卫生计生委课题《武汉市公立医院改革现状调查》研究，根据改制模式和运行机制的特点，选取武汉市企业医院作为典型案例进行较为系统的调查研究，通过全面了解和分析企业医院改制前后的状况和绩效以及存在的问题，为政府制定国有企业医院改制的政策提出策略和建议，研究结果可为武汉市乃至全国国有企业医院的顺利改制提供科学依据。

1. 武汉市医疗资源整体情况

武汉市是湖北省的省会，共有 13 个行政辖区（7 个中心市区和 6 个郊区）。全市总面积 8494 平方公里，2011 年末共有常住人口 1002 万，户籍人口 827.24 万。武汉地区卫生资源丰富，截至 2012 年，全市共有各级各类医疗卫生机构 5619 家：医院 221 家，其中三级医院 39 家，城乡基层医疗卫生机构 2366 个，专业公共卫生机构 43 个，其他门诊部、诊所（室）等医疗机构 2989 个。15 分钟社区卫生服务圈和农村三级医疗卫生服务网络建立健全、覆盖全体城乡居民。每千人口床位数、执业（助理）医师数、注册护士数分别达到 7.07 张、3.3 人、3.4 人。人均期望寿命 79.58 岁，孕产妇死亡率 10.63/10 万人，婴儿死亡率 3.75‰，城乡居民主要健康指标改善速度均超过全国平均水平。

2. 武汉市企业医院改制基本情况分析

综合分析武汉市企业医院改制实践，主要分为以下几种方式。

（1）改制方式 A：建制整体移交地方政府

按照国家相关政策要求，2004 年 8 月 31 日，原武汉铁路分局举办的汉口铁路医院（武汉市汉口医院）、武昌铁路医院（武汉市武昌医院）、结核病防治医院以及原铁道部第四勘察设计院职工医院建制整体移交市人民政府，纳入差额拨款事业单位管理，与市属政府办公立医院同等对待。

（2）改制方式 B：资产整体有偿转让（兼并），实现资本重组

2009 年 11 月 3 日，东风汽车有限公司神龙医院资产整体有偿转让给华中科技大学同济医学院附属协和医院（以下简称总部），组建“华中科技大学同济医学院附属协和医院（西区）”。改制后，西区在总部党委和行政领导下开展工作，各部门和科室纳入总部各部门和科室统一管理，实行总部党委和行政领导下的院长负责制、独立核算。

（3）改制方式 C：董事会领导下的股份制组织形式，实行企业化运作

2005 年 5 月 18 日，中铁大桥局职工医院进行了股份制组织形式的改革，中

铁大桥局集团有限工公司持有30%股份，湖北和润联投资管理有限公司持有70%股份，设立了董事会、监事会，实行董事会领导下的院长负责制，正式更名为武汉市汉阳医院。

（4）改制方式D：管理体制变更—— 地方高校附属教学医院

武汉天佑医院创建于1983年，前身是武汉市铁路中心医院，2004年经过企业医院改制，由创建之初的职工医院转型为集医疗、教学、科研、预防为一体的武汉科技大学直属附属医院。改制后，医院坚持“科教兴院、人才强院”的方针，引进了一大批高学位、高职称人才，立足重点专科建设，大力发展特色专科，消化内科、心血管内科、神经内科、骨科等学科发展迅速。

（5）改制方式E：公共卫生与基本医疗并重的城市基层医疗机构—— 社区卫生服务中心

在体现分级医疗、急慢分治、社区首诊的医疗卫生服务体系中，根据自身的服务能力、规模、经营特点和未来的发展路径，改制为城市基层医疗卫生机构（社区卫生服务中心），如武汉市青山区武东街东区社区卫生服务中心。该社区卫生服务中心前身系武汉船用机械有限责任公司职工医院，成立于1987年。2007年4月经医院职代会通过，由武汉市普仁医院、武汉船用机械有限责任公司、湖北一杨医药公司三家股东共同参股，成立了新的股份制医院——青山区武东街东区社区卫生服务中心（武汉市普仁广惠医院）。其中，武汉市普仁医院为控股股东，负责新医院的经营管理工作。

3. 武汉市企业医院改制案例研究

本案例研究依据改制方式、运行机制的特点、医院经营绩效与社会效益，政府和患者认可度，选取武汉市企业医院改制中较为典型及有特色的三家医院：华润武钢总医院、武汉市汉阳医院（以下简称汉阳医院）、武汉市青山区武东街东区社区卫生服务中心（以下简称武东街东区社区卫生服务中心）。

（1）华润武钢总医院

华润武钢总医院是一家三级甲等非营利性大型综合性医院，成立于1958年，是青山区唯一的三甲综合医院。华润医疗集团于2011年10月20日在中国香港成立。华润医疗作为华润集团下属的一级利润中心，与华润医药并行，向华润集团直接汇报，致力于打造医疗产业发展大平台。2012年4月18日，华润武钢医院管理有限公司正式成立，随后成立华润武钢总医院。

1 管理体制及运行机制

治理结构 武钢集团以医院部分实物资产出资，华润以现金出资，分别持股49%和51%，成立华润武钢总医院，华润武钢总医院实行总经理领导下的院长负责制。合资公司设立董事会、经营管理机构和监事会。董事会是合资公司的最高权力机构，决定合资公司的重大事宜。董事会由五名董事组成，其中武钢方委派二名，华润方委派三名，经双方共同提名。其中董事长一名，由武钢方委派，董事长是合资公司的法定代表人。董事长和董事任期四年，经委派方继续委派可以连任。经营管理机构是由总经理领导下的财务总监、财务总经理和副总经理组成。监事会由三人组成，双方各派一名，职工代表一名。监事会主席由全体监事过半数选举产生。董事、高级管理人员不得兼任监事。

人力资源 高管层由合资公司董事会选举产生，中层管理人员由院长任命，医院有自主招聘权。

表 11-1 华润武钢总医院人力资源情况表

项目	2008 年	2009 年	2010 年	2011 年	2012 年
编制人数	1818	1707	1621	1608	1322
在岗职工数	1765	1638	1560	1551	1287
卫生技术人员	1486	1425	1372	1373	1147
执业医师	576	573	544	539	445
执业助理医师	179	202	201	197	117
注册护士	553	505	500	506	435
药师（士）	111	105	97	97	82
检验技师（士）	67	67	64	63	47
影像技师（士）	36	36	41	41	27
其他卫生技术人员	15	15	15	15	11
管理人员	128	124	111	112	100
离退休人员	1394	1470	1537	1585	1642
其中：年内退休人员	90	106	62	60	56

图 11-1 显示华润武钢总医院近几年来不断寻求人员结构的突破，逐步加大医务人员的比例，缩减管理和后勤人员规模。

财务制度 按照武钢集团公司企业会计准则执行，配合薪酬绩效方案进行全成本核算，为考核和评价医院业绩提供基础；完成过渡期审计，保证华润、武钢合资资产的顺利交接；完成首期资本出资，协调双方股东完成出资条件；与武钢集团商洽资金结管理及落实投资协议财务管理交接事宜；分账建账。最大的转变是改制医院的资产折旧从过去的 14 年变成现在的 8 年，成本降低了，也有利于设备更新和医疗发展。

医院经营状况 2012 年门诊量 87 万人次，出院病人 3.5 万人次，收入 4.4 亿元，平均住院天数 11.4 天。其经营目标是：合资公司将保证职工收入不低于现有

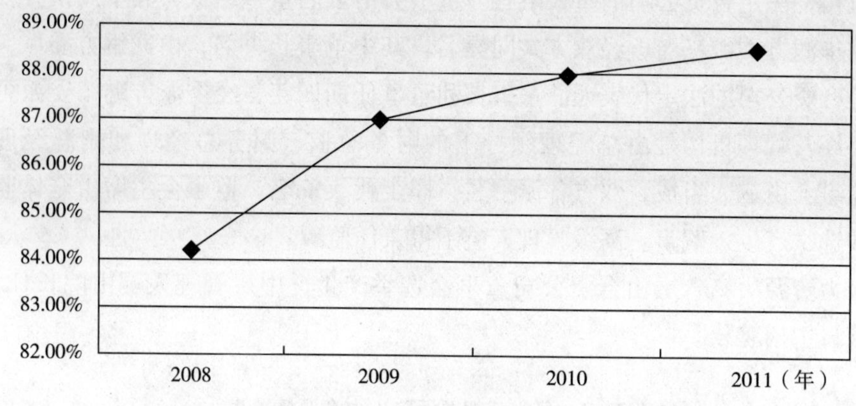

图 11-1 华润武钢总改革前后医院卫生技术人员百分比

收入水平；三年内的工资增长水平不低于武钢集团公司当年工资的增长水平；三年后随着企业效益增长而相应增长，由合资公司经营管理机构报董事会确定。

表 11-2 华润武钢总医院改制前后业务量统计表

项目	2008 年	2009 年	2010 年	2011 年	2012 年
总诊疗人次数	992532	1041808	934459	923446	874083
其中：门诊人次数	893658	986467	876914	865496	817085
急诊人次数	98874	55341	57545	57950	56998
出院人数	27872	27759	29428	30752	34389
患者平均住院日（日）	13.8	13.1	12.5	12.3	11.4
病床使用率（%）	106.8	101	101.8	104.9	109.3
住院手术人次（人）	5013	3908	3063	4225	4410

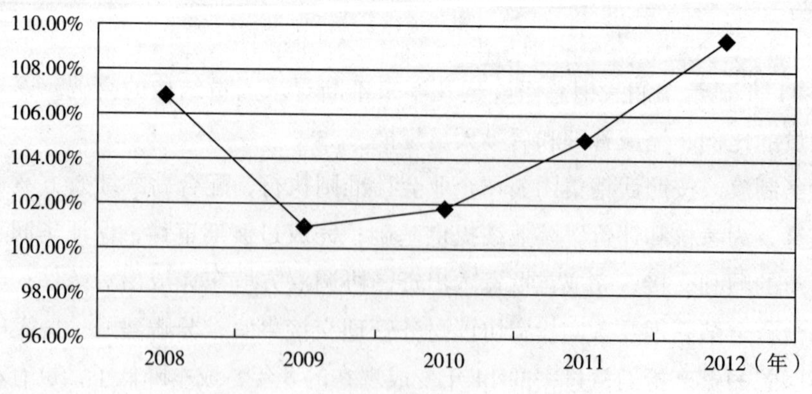

图 11-2 华润武钢总医院病床使用率

图 11-2 显示华润武钢总医院病床使用率在 2009 年下降后，逐步呈上升趋势。

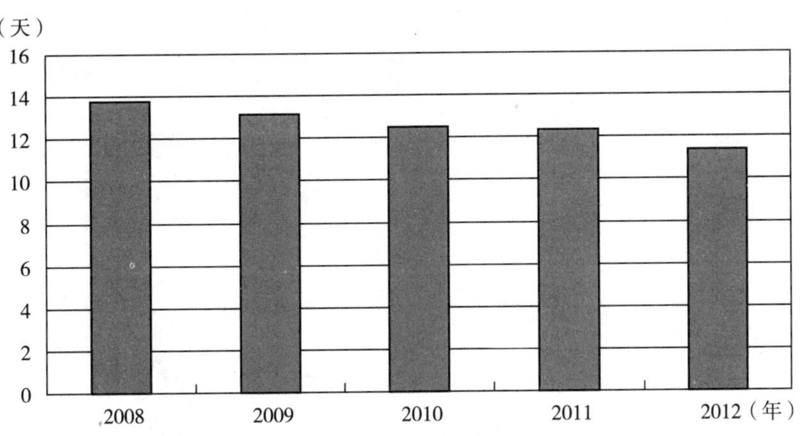

图 11-3 华润武钢总医院患者平均住院日

图 11-3 显示华润武钢总医院改制后平均住院日呈下降趋势，无效和低效住院日降低，说明华润武钢总医院的医疗技术水平和管理水平在提高。

(2) 汉阳医院

汉阳医院始建于 1953 年，长期靠国家补贴维持基本运行。八年前，医院破烂不堪，人员机构臃肿，技术力量差，服务质量低，连职工的基本保险都欠缴。借着 2002 年国务院八部委文件，主辅分离，经国资委批准，中铁大桥局审时度势引入社会资本实施改制。

1 管理体制及运行机制

治理结构 改制后的汉阳医院由中铁大桥局持股 30%，湖北和润联公司持有 70%股份。企业实现了主辅分离、政企分开。股东之间产权清晰、权责明确。医院改制后，按照《公司法》和现代企业制度的有关要求成立了医院董事会、监事会，实行董事会领导下的院长负责制，制定了《医院章程》，明确将医院的所有权与经营权进行分离。董事会是医院最高决策机构，负责制定医院中长期发展规划、年度财务的预决算方案，制定薪酬管理制度，决定重要的人事任免和奖惩、制定医院内部管理制度等，把握医院发展的大方向。院长直接对董事会负责，负责医院日常经营管理工作，接受董事会年度目标考核，做到责权明确。建立了医院党、团和工会组织，各司其职，各负其责，进一步完善了法人治理结构。

人力资源 在人事制度上实行竞聘上岗、效益优先、奖惩分明原则。针对性制定人才引进政策，做到以事业留人、以环境留人、以待遇留人、以情感留人。在收入分配机制上，医院拟定了医院薪酬体系。薪酬体系根据每个工作岗位的技术含量、所承担的风险大小制定，坚持向临床、向一线医疗技术骨干倾斜，适当地拉开医务人员之间的收入差距。

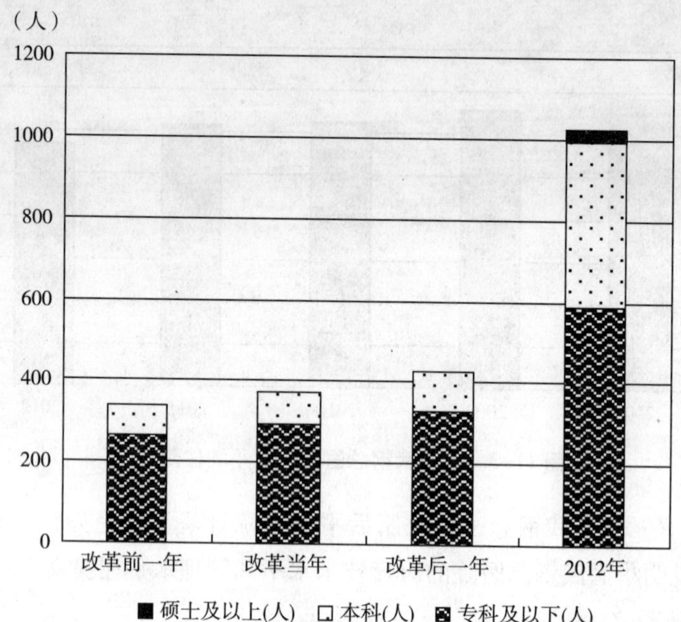

图 11-4　汉阳医院人力资源学历结构图

图 11-4 显示汉阳医院人才队伍在改制后本科学历占比有明显增加，2012 年的数据显示引进了硕士及以上学历的人才，人才队伍往高学历方面发展。

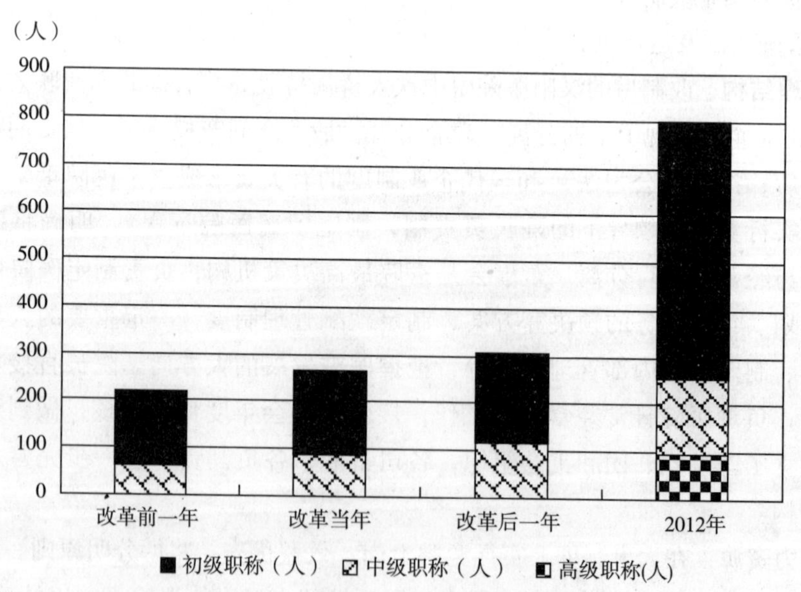

图 11-5　汉阳医院人力资源职称结构图

图 11-5 显示汉阳医院高级职称人才数量从过去的个位数，在经过改制、确定新的人才引进和培养方案后，增幅有了较大的变化。

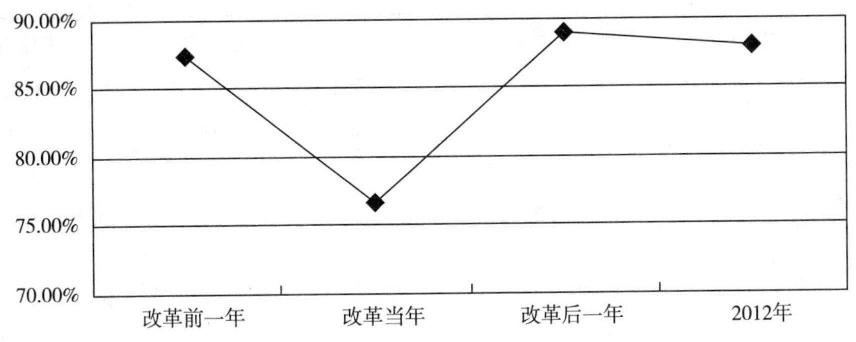

图 11-6 汉阳医院改制前后卫生技术人员百分比

图 11-6 显示汉阳医院在改制当年卫生技术人员明显下降，改制后又逐步回升至平稳。原因在于改制初始为安抚员工情绪，保留了原后勤部门及员工；改制后积极优化人员结构，使得卫生技术人员比例上升。

财务制度 对科室实行全成本核算，重点监控可变动成本，考核临床科室的人均收入、床均收入、收支结余率、收支成本率、药品比率、辅助检查比例、治疗费比例、材料费比例等指标，并与绩效工资直接挂钩，增强了广大医务人员的成本意识和服务积极性。在资金使用方面，实行严格的预算管理，坚持“先立项—做预算—再审批”的工作流程。医院收入稳健增长，即便原单位的拨款停止了，大量社会资本的入股保证了医院快速发展，财务每年结余，内在动力强健，设备采购、人力资源成本、高资耗材等的成本比公立医院低。改制过程规范操作、选择合格的资产评估单位进行评估，是改制成功的必要条件。

医院经营状况 医院实际开放床位数由改制前的 210 张提高到 880 张，增幅达 319%，床位使用率保持在 90%左右。年门诊工作量由 8 万人次，提高到 2012 年近 40 万人次，增幅近 400%。改制前，医院人均年收入 2 万多元，2012 年，医院人均收入达到 7 万多元，比改制前增长了 3 倍多，其中，医疗技术和管理骨干的收入，比改制前增加了 5 倍以上。

表 11-3 汉阳医院改制前后业务量统计表

项目	改革前一年	改革当年	改革后一年	2012 年
门诊量（人次）	9044	87371	119703	440000
急诊量（人次）	11165	13294	14811	56140
出院人数（人）	4589	4725	6475	31000
出院者平均住院日（天）	11.15	9.8	10.42	11.79
实际开放总床日数（天）	76860	77018	94678	322080
实际占用总床日数（天）	50627	48828	68150	270752

续表

项目	改革前一年	改革当年	改革后一年	2012 年
病床使用率（%）	65.87	63.4	71.98	84.06
住院手术人次（人）	1235	1304	1563	4333

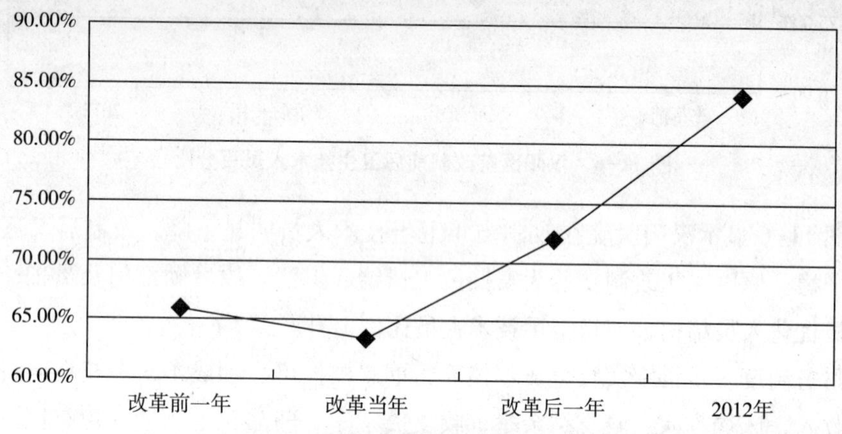

图 11-7　汉阳医院病床使用率

图 11-7 显示汉阳医院在改制当年病床使用率有略微降低外，之后一直处于上升趋势。

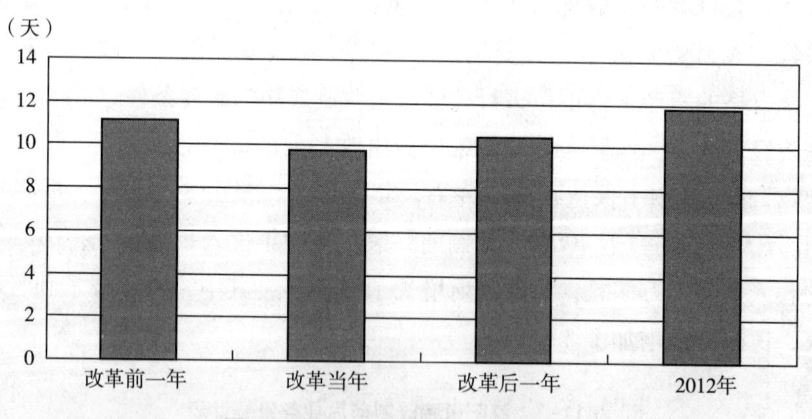

图 11-8　汉阳医院患者平均住院日

图 11-8 显示汉阳医院在改制当年患者平均住院日下降，改制之后呈上升趋势，反映在组织较为稳定时，管理效率提高。

（3）武东街东区社区卫生服务中心

武东街东区社区卫生服务中心，前身系武汉船用机械有限责任公司职工医院，成立于 1987 年。2006 年公司为实现企业脱困，在行业内率先实行主辅分离、辅业改制。2007 年 4 月经医院职代会通过，由武汉市普仁医院、武汉船用机械有限责任公司、湖北一杨医药公司三家股东共同参股，成立了新的股份制医院——青山区武东街东区社区卫生服务中心（武汉市普仁广惠医院）。改制后，医院以“生存和发展”为中心进行艰苦的实践和探索，从服务企业职工到服务居民，医院不论在硬件设施还是服务能力上都取得了较大的提升。

1. 管理体制及运行机制

治理结构 由武汉市普仁医院、武汉船用机械有限责任公司、湖北一杨医药公司三家股东共同参股。其中，武汉市普仁医院为控股股东，负责新医院的经营管理工作，实行董事会领导下的院长负责制。

人力资源 通过每年引进素质好的实用型人才不断充实中心的人才队伍。聘请院内外专家坐诊、讲学、指导医疗业务，提升社区卫生服务中心的业务技术水平。制定政策及奖励机制鼓励职工自学岗位成才，注重业务学习，定期开展专题讲座及提供进修机会，提高医务人员的理论与实际水平。逐步形成了各专业作风严谨、医德高尚、技术精湛的学科带头人和一支老中青相结合的稳定的技术人才队伍。

表 11-4 武东街东区社区卫生服务中心人力资源情况表

		改革前一年	改革当年	改革后一年	2012 年
医院在岗正式职工总数（人）		39	40	42	43
学历结构	硕士及以上（人）	0	0	0	0
	本科（人）	14	12	15	12
	专科及以下（人）	25	28	27	31
职称结构	高级职称（人）	7	4	4	4
	中级职称（人）	14	12	12	9
	初级职称（人）	10	10	10	8
	尚未评职称（人）	9	14	16	22
岗位结构	医生（人）	12	10	15	14
	护士（人）	13	16	13	15
	医技人员（人）	7	8	8	8
	行政管理人员（人）	4	4	4	4
	工勤人员	3	2	2	2
医院临时工人（人）		0	0	0	0
离退休职工（人）		0	1	0	1
年内解聘正式职工（人）		0	0	0	0
年内新招聘正式职工（人）		5	7	8	8

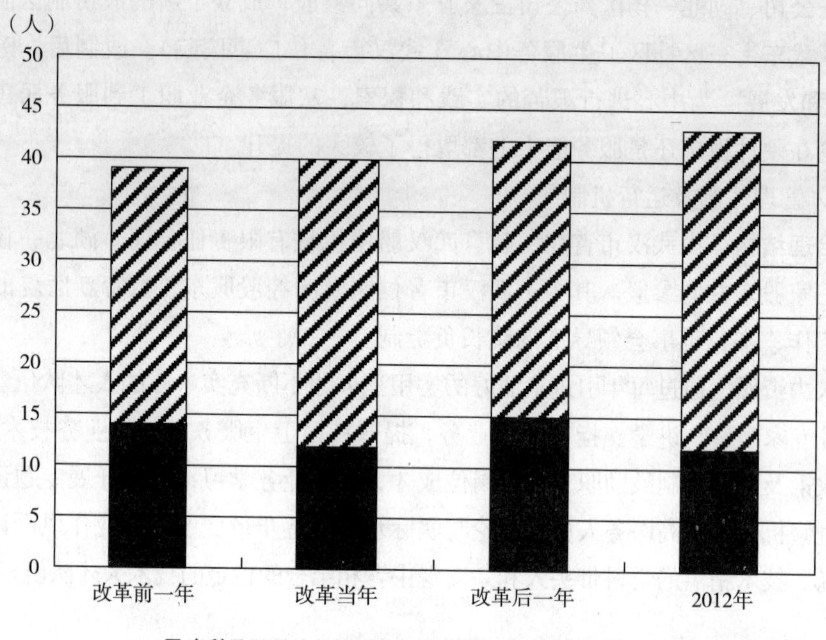

图 11-9　武东街东区社区卫生服务中心人力资源学历结构图

图 11-9 显示武东街东区社区卫生服务中心员工数量保持较为平稳，甚至呈缓慢增长趋势，且学历层次也无较大改变，仍以专科为主要劳动力，硕士学历无。

图 11-10 显示武东街东区社区卫生服务中心中、高级职称比例变化不大，需要政府给予相应政策提高人员待遇以留住人才。

图 11-11 显示武东街东区社区卫生服务中心卫生技术人员百分比呈上升趋势，人员结构不断优化。

财务制度　改制之前，医院所需物资由厂里负责管理分发，改制之后，药品出库入库，有严格的财务控制。医院自负盈亏，医院的营业额按照每年 20% 的比例增长。2008 年，医院年收入为 225 万元，2012 年为 1007 万元。而这几年间人员几乎无变动。员工的积极性、病人满意度等也比以前有了明显提高。员工的工资与医院一样按照每年 20% 的比例增长，中级职称医生工资（60% 基本工资 + 40% 绩效）5—6 万元每年，高级职称 8—9 万元每年，护士 3—4 万元。目前医院自上至下具有较强的节约意识。

医院经营状况　医院床位数由改制前的 30 张扩展到 80 张。目前，服务人群已经扩大到社区周边的城乡结合部，市场进一步向外围辐射和延伸。2010 年，在政府的支持和帮助下，争取到了中央专项补贴用于中心基础设施改造，加上自筹配套的资金新建了近 2000 平方米的综合楼，并对原来的旧楼进行了维修改造。

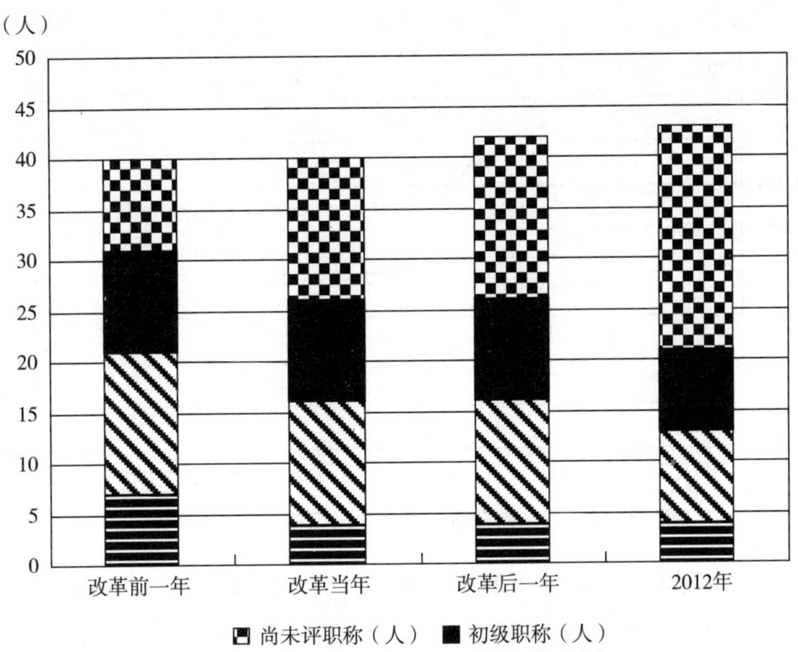

图 11-10　武东街东区社区卫生服务中心人力资源职称结构图

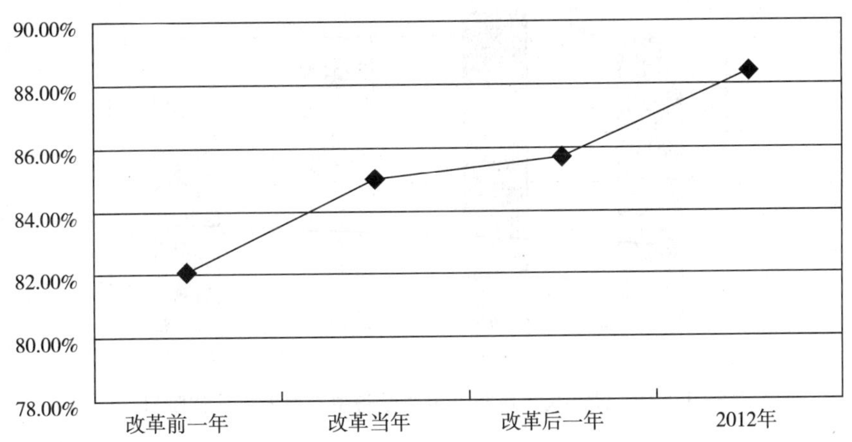

图 11-11　武东街东区社区卫生服务中心卫生技术人员百分比

表 11-5　武东街东区社区卫生服务中心改制前后业务量统计表

项目	改革前一年	改革当年	改革后一年	2012 年
门诊量（人次）	29826	29519	34424	32140
急诊量（人次）	1739	3511	3580	2704
出院人数（人）	250	857	1502	1933
出院者平均住院日（天）	12	13	12	10
病床使用率（%）	16	65	85	82

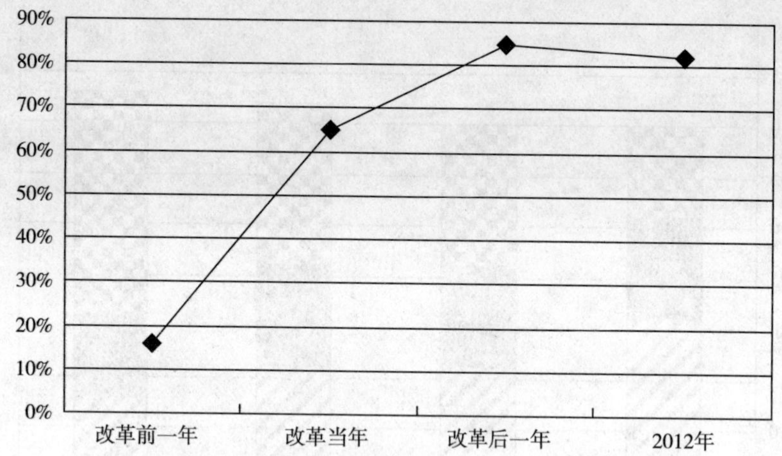

图 11-12　武东街东区社区卫生服务中心病床使用率

图 11-12 显示武东街东区社区卫生服务中心在改制后病床是利用率显著提高，床位利用效果增加。

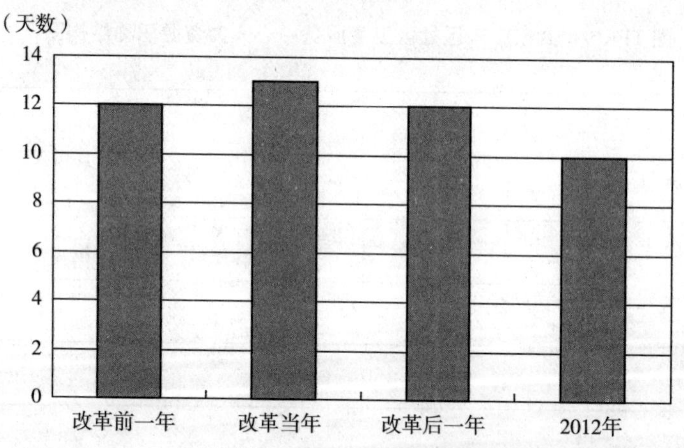

图 11-13　武东街东区社区卫生服务中心患者平均住院日

图 11-13 显示武东街东区社区卫生服务中心在改制后患者平均住院日呈下降趋势。武东街东区社区卫生服务中心在转制后主要为周围居民提供中医、康复、保健等周期较短的医疗服务，因而患者平均住院日下降。

在实际调查过程中，华润武钢总医院的改制是改变了医院的运行机制，并没有改变产权所有制，而汉阳医院和武东街东区社区卫生服务中心属于公私合营的股份制医院。各家企业医院在改制后，纷纷采用新的人事制度和激励机制，力图引入高学历、高水平人才，优化组织结构，精简后勤和行政组织部门，灵活用人机制，在提高医疗技术水平的同时，逐步提升医院的运转效率和管理水平。但是医院改制过程中仍然面临诸多困难。

（二）政府办公立医院改制——以洛阳市为例

洛阳位于河南西部、黄河中游，因地处洛河之阳而得名，是全国首批公立医院改革试点城市。笔者曾参与国家卫生计生委课题《现代医院管理制度研究》，对河南洛阳市公立医院改革进行现场调查。据调查，目前洛阳市区人口将近170万人，却拥有各类医院高达80家，平均每家医院服务的人口仅2万人左右。洛阳市区内共有二级及以上公立医院29家，其中省属三级甲等综合、专科医院各1家，部队三级甲等、二级甲等综合医院各1家，央企二级综合医院5家，省企二级综合医院2家，市属公立医院18家。如此众多的公立医院，即便是按照各级公立医院每年各项财务支出的10%的比例进行补贴，也会给该市带来巨大的财政支出压力。例如，洛阳市2010年市级财政收入仅142亿元，其中医疗卫生支出高达17.24亿元，占该年度财政收入的12.15%①。

按照全市统一部署，自2011年1月开始，14家公立医院实施产权制度改革。这14家医院分别是：市第一人民医院、市中心医院、市第三人民医院、市第二中医院、市妇女儿童医疗保健中心、洛阳东方医院、洛轴医院、市商业职工医院、市洛耐医院、市洛铜医院、市机车医院、市白马医院、市洛钢医院和市第二商业医院。在公立医院产权制度改革中，洛阳市根据各医院的实际情况分步进行，首先以市中心医院、洛轴医院为试点，又分两批启动了其余医院的改制工作，并根据实际建立工作台账，坚持公开公正、阳光操作。②

1. 洛阳市中心医院

洛阳市中心医院（郑州大学附属洛阳中心医院，原洛阳市第二人民医院）始建于1950年6月，编制床位1456张，固定床位1380张，在职医务人员2166人，加上后勤大概2600人。作为洛阳市大型综合性“三级甲等”医院，是洛阳市紧急救援中心所在地，全科医师培训基地以及住院医师规范化培训基地，也是郑州大学附属医院、华中科技大学同济医学院、新乡医学院等省内外10余所高等医药院校的教学医院。

（1）管理体制及运行机制

改制后的洛阳市中心医院实行股份制，目前共120多名股东代表，医院于2011年6月完成资产评估，固定资产净资产1.6个亿，9月份医院正式挂牌（面向社会，个人集体都能买股份），2013年完成全部股份购买。股权设计了六类十

---

① 李超：《“洛阳样本”打造公立医院改革多元办医格局》，《21世纪经济报道》2011年8月4日第3版。

② 洛阳网：《洛阳市14家公立医院实施产权制度改革》，2012年3月13日，见http：//news.lyd.com.cn/system/2012/03/13/010053948.shtml。

一档，股金有上限没下限。院长股权 0.6%，医院领导班子成员六人，股份一共占 4.6%，政府持股 10%，职工持股 90%。

股东大会选举产生了三会一层：董事会、监事会、职代会（出资人代表大会）和管理层（高管层）。院长兼董事长、党委副书记，书记兼副董事长。重大活动的决议需要通过董事会。董事长由董事会选举产生，院长实行聘任制，由董事会聘任院长，聘任的院长需在卫生行政部门备案。董事会由五位院领导（院长、书记、三个副院长）、院长助理及卫生局相关科室负责人组成监事会。监事会由主席（党委副书记兼纪委书记）、三个科长或科主任以及财政局的相关科室科长组成。监事会主要监督程序，没有决策权。如果院长违规，监事会有向董事会提出罢免院长的权利。

医院运营状况 通过改革，职工入股，充分调动了职工的积极性。门诊量比改制前（2011 年）提高了 40%—50%，2011 年住院量 3—4 万人，2014 年增长至 5 万人。2014 年收入 7.6 个亿，2015 年上半年医院收入比去年增加了近 6 千万。职工收入也明显增加。医院的医疗质量数据、次均费用、平均住院天数、周转次数、手术量等均逐年增加。2014 年全年医院出院病人 49900 人，门诊量为 89 万人次，平均住院日 11.1 天。

股份分红，即股息，由于医院的非营利性，不能分红，因此称之为“奖励”。前两年为 8%，2014 年开始 10%，比银行的利息高两个点。股份跟个人绩效不挂钩，只跟股权多少挂钩，而股权是跟岗位挂钩的，所以分红与岗位有关。绩效考核跟职工奖金挂钩，按原来的不变。退休三年之后医院收回股权，股本归还本人，按照当时医院净资产评估归还股本。新人进来要购买股权，都是按照当时资产评估价购买。随着医院资产的增长，股权也在不断增长，目前估计每股已长到 7—8 元（最初每股 1 元）。

目前医院的改制只完成了一半。医院 2011 年改制以后，政府支持医院改制，给予每张床 4000 元的补贴，按照梯度递减模式，前三年 100%，第四年 50%，第五年 30%，第六年开始取消。因此，医院要想进一步发展，引进人才、提高技术、购进设备、新建大楼等，必须引进社会资本（外部资本）。一方面是让职工可以通过股权出卖，收回最初的股本，由于股本的增值，甚至有更多的回报，使他们真正体会到改制带来的好处；另一方面是医院发展需要资金，长期发展必须要有长期的资金投入。但是社会资本和医院的价值观要统一，“周期长、回报慢”的特点使医院的发展不能急功近利。社会资本与医院的使命感要一致，医院是以维护人民群众的健康为目的。但是通过实地调查，目前医院的进一步改革，通过引进社会资本发展医院的计划已经被政府叫停了。

（三）公立医院改制过程中面临的困难

在实际调查过程中，各家医院在改制后，纷纷采用新的人事制度和激励机制，力图引入高学历、高水平人才，优化组织结构，精简后勤和行政组织部门，灵活用人机制，在提高医疗技术水平的同时，逐步提升医院的运转效率和管理水平。但是医院改制过程中仍然面临诸多困难。

1. 人力资源合理调整的问题

（1）原职工的思想观念转变问题。在改革过程中遇到的最大问题是职工思想观念的转变，职工对改制后医院的前途非常担心，对改制多抱有悲观态度，改制以后医院能否维持运营状况，自己能否在这个医院继续工作是职工最为关心的问题。职工在改制时的情绪波动与思想上的不统一给医院改制的起步工作造成巨大的阻力。主要可以概括为两个方面：一是富余人员的安置问题，受计划经济时代的“大锅饭”“铁饭碗”等思想观念影响，部分改制医院存在非卫生技术人员与卫生技术人员的比例失衡、员工缺乏竞争意识的现象，这部分人的安置问题势必会给医院改制造成巨大阻力。二是现有职工的编制和待遇问题。改制势必会带来职工编制的变动和待遇的变动，对改制后的医院现有职工的身份定位将会直接影响职工对医院的归属感。

（2）改制后的人员流失与人才引进问题。改制后的医院由于人员编制的变动，医院培养的有经验的、优秀的人才在摆脱原有身份限制后，为了自身的利益、更好的工作收入或者是为了自身的发展，去寻求更好的单位，导致医院人才流失严重。护士尤其是年轻护士相对而言流动速度过快，主要原因是年轻护士更倾向于到公立医院或者工作比较轻松的专科医院就职，另外一部分人因为生存压力等选择回家乡而流失部分人才。

2. 政策导向不明晰，配套政策不完备

体制机制上的障碍使得政策制定的初衷与执行实际情况不一样，让改制的企业医院感觉到了差别对待。政策制定后到了基层，并没有产生多大的实际作用，反而在一些方面制约了医院的发展，包括行政审批、开会座次、先进名额、政府购买医疗服务等。例如汉阳医院下属有一个大的社区卫生服务中心，该社区卫生服务中心在规模、能力上都比汉阳区其他公立的强，但是政府的公费医疗项目却只能定点公立社区卫生服务中心。

3. 法人治理结构不明晰

公立医院的改制，尤其是与其他国有企业的共同持股，存在着法人性质不明晰的问题。如华润武钢总医院，医院不是独立法人单位，这涉及一个矛盾问题，医院的身份是什么，要么是事业法人，要么是民办非企业法人。该医院不是事业单位，无法办理事业法人，如果办民办非企业法人，该医院的两个注资者都是央企，都是国有资本，根本不是民办。现在医院连法人都办不下来，医院管理公司可以办企业法人，可是医院不能办企业法人，这也是国家在企业医院改革中没有考虑到的问题。

4. 转制过程中的产权和国有资产问题

在医院改制过程中涉及的首要问题，也是各利益相关集团最关心的问题就是医院的产权归属和医院国有资产处置问题。

（1）医院产权归属是医院转制过程中职工最关心的问题。通过前期研究发现，职工最希望出现的情况是医院整体由当地政府接手，变成事业单位。但是当地政府资金有限，不可能无条件地接手医院，它会提出一系列的条件，例如要求医院的土地使用权等。在这种情况下，企业就不会愿意将医院划转给当地政府。

企业则更倾向于将企业医院全盘转让给集团或公司，因为集团或公司可以一次性的付清全部的款项，而且对于企业医院也分离得很彻底。集团资产容易盘活、增值，集团也不用为改制后承担任何相关责任，最终有利于企业医院成为独立核算、自负盈亏、具有事业法人资格的医疗卫生服务实体。

医院则最愿意归属于具有较强的医院运营能力，较强的市场掌控能力、拥有专业管理团队和资金雄厚的组织。因为这样公司或集团就可以购买医院急需的仪器设备，并对医院整体布局进行规划，改善病人诊疗环境和医院的硬件设施，对医院人员进行培训，提高医生的技术水平，充盈医院流动资金，偿还医院所有外债等。

（2）国有资产的处置是否妥当则是政府最为关心的问题。在医院发展过程中，国有资产流失情况就比较严重。一方面，为了体现医院的竞争力，医院通过购买大型高精尖设备来促进医院发展，然而不论从医疗服务需求还是医疗技术使用条件来看都不合实际，导致这些仪器购买回来后闲置、变旧，间接造成了国有资产的流失。另一方面，由于医院国有资产管理意识缺乏，再加上传统会计制度的缺陷，医院在将非经营性国有资产转为经营性国有资产时并多未进行资产评估、重新作价，造成一些资产的流失。目前对国有资产有偿经营活动缺乏有效的监管和约束机制，不仅造成国有资产产权的流失，也导致国有资产收益权的流失。

同时，国有资产的流失还发生医院的改制过程中。有的医院改制过程不够规范，缺乏公开竞争，导致医院改制过程存在暗箱操作。出现医院改制不够透明的原因可能是：对于部分经营不善的医院，急于将医院转让出去，这样就使得有并购需求的公司或集团等压低价格，或者是由于政府的操纵或是人为的介入，导致并购效率降低，这样使得医院在与有意接手组织进行价格谈判时处于不利地位，从而使企业医院产权甚至造成国有资产损失。

5. 如何处理公益性与生产性之间的关系

医疗卫生事业必须要体现公共利益的价值理念，公益性是公立医院的根本属性。随着我国市场经济体制的完善和医疗卫生体制改革的不断深入，医疗卫生工作的内外部环境都已发生重大变化，医院要在竞争中求发展，无疑要注重经营管理方式改革，提高生产效率，从这个角度讲，生产性是中国特色现代医院管理制度的本质之一。然而，现有医院产权属性与管理体制矛盾以及政府与市场职能的冲突与缺位，造成了医院公益性与生产性的不协调。经过改制的医院由于其自身属性的“非营利性”限制，如何正确处理公益性与生产性之间的关系，既坚持公益性又保持医院的生产积极性，是医院实现可持续健康发展的重要保证。

（四）建议及展望

1. 妥善解决人员的安置问题

从以上几点可以看出，医院改制过程中，将原有职工进行妥善安置的确是一个很艰难的工作。在医院改制的过程中，决策者和管理者必须要明确以下几点。

（1）认真领会和贯彻国家相关政策。在医院转制过程中，对医院职工进行人员安置要遵循的原则有：一是“依法安置”，改制过程中调整医院与职工的劳动关系要依法进行，保护职工的合法权益，妥善处理好医院与职工间经济补偿金、偿还职工债务等问题，实现劳动合同的平稳过渡；二是要坚持“公平、公开、公正”的原则，规范操作程序，实施改制前要做好政策的宣传和解释工作，改制过程中，要坚持民主程序，职工分流安置方案要经同级职工代表大会审议通过，改制医院要积极与当地政府有关部门联系，做好党团组织关系转移、社会保险接续等工作；三是要考虑到大多数职工的承受能力，在多数职工还不接受或不理解的情况下，不能强行推行。

（2）对于在医院改制过程中出现的卫生技术人才严重流失的情况，医院要制订适合的措施来留住人才：对卫生技术骨干力量多做思想工作，同时在福利待遇方面要充分体现职工的劳动价值和个人成就感，要保证这些卫生技术人才的自我价值的实现。

（3）妥善安排转制医院的富余人员是至关重要的。对于医院富余人员，可以通过各种手段进行安置：一是企业与医院之间内部消化，对于企业医院，可以将部分工作能力强的富余人员安置于企业内其他岗位；二是充分尊重职工意愿，对于有离职意向的员工，尊重其个人选择，医院和其解除劳动关系，并进行相应补偿。

2. 合理引导医院转制，保护国有资产

作为公立医院改制的核心环节和关键因素，医院产权合理变更和国有资产的保值关系到公立医院改革的成败。在医院改制的过程中，要坚持公开、公正、公平的原则，依法改制，避免国有资产的流失，杜绝腐败现象。

（1）为了使各方面对于医院的改制方式都较为满意，并能够最大限度地维护医院职工的合法权益，在确定医院的转制模式的时候，必须要通过职工代表大会的审议，不能依靠管理层或某位领导的个人主观意志做决定。如果进行的职工代表大会同意了转制领导小组提供的转制模式，则医院转制可以继续进行下去；但如果职工代表大会并没有通过转制领导小组提供的转制模式，那么转制领导小组不能避开职工代表大会，继续进行医院转制，而是应该从新订转制方案，再进行医院职工代表大会的审议。

（2）对医院做好产权界定工作。产权是财产的所有权、使用权、支配权、经营权、索取权、继续权、不可侵犯权等一组权利的集合体。我国经济学家认为，产权就是财产权，广义的产权是指法律上的所有权和经济上的所有权，狭义的产权专指经济上的所有权，又称法人产权。产权是财产关系的法律表现，是建立在一定生产资料所有制基础上的财产归属和运用的行为权利的总称。产权界定则指按照国家的法律、法规和政策，对由于各种原因造成所有权关系模糊不清的资产进行划分，明确资产所有权归属关系，以保护资产所有者的合法权益，对于公立医院进行产权界定，明晰医院的产权问题，才能够保护医院所有者的合法权益。保证国有和集体资产的价值，维护职工权益，促进安定团结。

（3）做好国有资产产权登记工作。国有资产的产权登记是国有资产管理的一项重要的基础管理工作，是理顺产权关系、进一步维护国有资产所有者权益、防止国有资产流失的重要工作。企业医院应在其机构内专门设置一个负责国有资产管理的部门，专门负责企业医院国有资产的产权登记工作，并将其及时上报给企业，让企业能够清楚地了解企业医院国有资产的数量、分布、构成、使用情况和使用效益等。

（4）做好医院资产评估工作。资产评估是一种依据特定的目的，遵循法定或公认的标准和程序，运用科学的评估方法，对被评估资产的价值进行评判、估算和报告，为资产业务提供价值尺度的行为。它对于界定国有资产产权、优化医院卫生资源配置、促进医院国有资产的科学管理等都具有重要的意义。

根据《国有资产评估管理办法》及《国有资产评估管理办法施行细则》等规定，产权转让不论是采取哪一种转让方式，国家事业行政单位占有的非经营性资产转为经营性资产等，都必须按照法定的评估程序、评估标准和评估方法进行资产评估。属于转让全部财产所有权或转让经营权的应进行整体资产评估，对转让的有形资产和权利进行评估，还要对转让的无形资产特别是商誉等进行资产评估，不得漏评翻估。

医院的资产评估应委托具有资产评估资格的资产评估机构和注册资产评估师进行，在对医院进行国有资产评估后，资产评估机构和资产评估师应对资产评估结果出具资产评估书。

（5）在企业医院转制过程中，应避免出现利用转制之际，企业医院管理人员或是企业管理人员牟取暴利的情况。在2005年我国《关于进一步规范国有大中型企业主辅分离辅业改制的通知》（国资发分配〔2005〕250号，以下简称《通知》）[①] 中指出：主辅分离辅业改制过程中，企业管理层参与改制的，管理层不得参与资产转让方案的制订以及与此相关的清产核资、财务审计、资产评估及底价确定等重大事项；不得以各种名义低价出售、无偿转让量化国有资产；管理层应当与其他拟受让方平等竞买，并提供其受让资金来源的相关证明，不得向改制企业及主体国有企业借款，不得以这些企业的资产为管理层融资提供保证、抵押、质押、贴现等；管理层要取得改制企业绝对控股权的，国有产权转让应进入国有资产管理机构选定的产权交易机构公开进行，并在公开国有产权转让信息时对有关事项进行详尽披露。

由《通知》中可以看出，国家对于企业管理者通过辅业改制牟取暴利的现象是坚决抵制的。在《通知》的规范下，企业管理者将很难在企业医院转制过程中，通过各种手段来压低国有资产的价格，从中牟取暴利。

（6）企业医院与母体脱钩势必牵扯产权问题。要做到既明晰与医院的产权关系，又保证国有资产不流失。国有资产的处置办法要随不同医院的多种分离形式而定，可以分别采取资产划拨、资金联合、股份合作、职工内部持股、整体转让、租赁承包、出售拍卖等多种方式。

企业医院在转制过程中，不免涉及产权的问题和国有资产的流失问题。要处理好这两方面的问题，一定需要企业和即将要转制的企业医院严格遵守国家的有关法律法规，既要使企业医院产权明晰，又要使企业医院国有资产不流失，保证企业医院国有资产的保值增值，盘活企业资产，同时也要维护企业医院职工的合法权益。要同时做到以上几点，需要企业和企业医院花费心血，使企业医院国有资产安全平稳地划转与处置。

3. 改制程序透明化、公开化问题

医院的转制过程漫长而又复杂，但这个转制过程却处处都涉及国家、政府、医院、职工的切身利益和合法权利。所以笔者认为，改革者应该采取相应的措施，使得企业医院转制过程更加公开、透明、公平、公正、民主。

---

① 国务院国有资产监督管理委员会：《关于进一步规范国有大中型企业主辅分离辅业改制的通知》，2005年9月20日，见http：//baike.baidu.com/link？url=ESxctVBoiYUxbXorBmi30pi7nAZdm3dsdmgpYYB2IskZh9ARHowZCajS9jqSvUDmd0qDycEF02K9103kg2DaaK。

（1）医院转制领导小组在制订转制方案时，要广泛征求职工代表的意见，对于合理的、公正的意见要采纳，对于职工所提的不能采纳的意见要给予耐心地解释，做到转制过程民主化。在转制期间要做好职工的思想工作，注意职工的思想动态。

（2）在医院转制过程中，要定期向包括职工在内的社会各界通报医院转制进程，做到转制过程公开、透明化。一方面可以让职工了解改制的进程，抵消职工的不安因素，另一方面可以通过社会监督和约束，杜绝改制过程中的腐败问题和国有资产流失现象。

（3）公立医院的改制方案的制订，不能单纯是政府、企业、医院的决策而将广大医院职工排除在外。在医院的转制过程中，制订的人员安置方案要为广大医院职工的切身利益着想，不能仅仅只考虑到企业的方便、转制的快速和国有资产的不流失等，还要考虑到医院职工在转制后的生活和工作安置情况等，做到人员安置方案公平、公正。既要考虑医院职工的卫生技术水平和素质，还要考虑医院职工的年龄和家庭情况等。

（4）在制订医院转制方案的过程中，要杜绝暗箱操作。要做到公开、透明、民主、合理。方案的制订不仅仅是几个人的事情，还需要向广大职工代表征求意见。要建立监督机制，把领导小组内部监督和外部监督结合起来，以保证医院转制方案的公开、透明、民主、合理。

4. 改制后的医院市场定位问题

改制后的医院同样应纳入当地政府的区域卫生规划中去。考虑到目前我国的医疗卫生服务体系仍然是由公立医疗机构做主导，改制后的医院不仅要在完善的城市的社区卫生服务网络和新型农村合作医疗的推行中找准自身定位，开始适应竞争的医疗市场，还要面对城市卫生体系的冲击。

从宏观政策来看，随着分级诊疗制度建设的逐步推进，我国将逐步弱化现有的城市三级医疗服务体系，大力发展社区卫生服务，推行基层首诊，拓展慢性病防治、医养结合等领域的空间，形成“大病进医院，小病进社区”的局面。

（1）对于规模较大的且具有竞争力的医院，在转制后可以开拓市场，加强专科建设，提高医疗技术水平。在市场经济时代，我们不但要完善现有的医疗技术，占领原市场（患者都是本企业职工、家属），还必须积极开展新技术，占领新市场。医院要加强重点专科建设，大力吸引病人，形成医院的专科特色。采取多种形式筹集资金，用于医院购买好的诊疗设备，以吸引患者前来就医。因此，要大力提高医疗技术水平，加强重点专科建设，积极引进先进的诊疗设备，三者相辅相成，相得益彰。切实做到对有优势、有特色的重点科室重点扶持，形成品牌，并以此带动全院的学科建设。

(2) 对于规模较小且经营不善的医院，可以针对周围社区居民的服务需求，开拓自己的市场，转变服务重点，通过提高职工的技术水平和引进人才等方式方法，将重点转向社区卫生服务、慢性病健康管理以及老年护理、康复等领域发展，面向社区居民提供质优价廉并且可及的医疗服务以及预防保健服务。

通过对转制后的医院重新进行市场定位，笔者认为，医院转制后要转变观念，摒弃以前的旧思想，改变以往的医疗服务模式，把握发展的契机，依照自身特色，打造适合自己的发展之路，而非盲目扩张，形成“小综合、大专科”的模式，以优质服务和定制需求等亮点吸引更多的服务对象来医院就诊。一是重点向社区卫生服务以及老年护理等领域发展，面向社区居民提供质优价廉并且可及的医疗服务以及预防保健、老年护理服务等，以“保护和增进人民健康”为指导思想，建立一个集预防、医疗、保健、康复、健康教育、计划生育为一体的社区卫生服务中心。二是借助“互联网+医疗”的发展机遇，打破传统的发展理念，借助互联网打造线上和线下服务产业链。

5. 改转制后的政策导向问题

公立医院转制之后，无论选择何种发展模式，走什么样的发展道路，它作为医疗卫生体系中一种资源的本质不会变，它致力于为全人类的健康服务的初衷不会变，转制后医院能够发展到什么程度，关键在于转制之后医院在运行时所处的政策环境。

党的十八届三中全会会议精神表示，经济体制改革是全面深化改革的重点，核心问题是处理好政府和市场的关系，使市场在资源配置中起决定性作用和更好发挥政府作用。市场决定资源配置是市场经济的一般规律，健全社会主义市场经济体制必须遵循这条规律，着力解决市场体系不完善、政府干预过多和监管不到位问题。必须积极稳妥地从广度和深度上推进市场化改革，大幅度减少政府对资源的直接配置，推动资源配置依据市场规则、市场价格、市场竞争实现效益最大化和效率最优化。政府的职责和作用主要是保持宏观经济稳定，加强和优化公共服务，保障公平竞争，加强市场监管，维护市场秩序，推动可持续发展，促进共同富裕，弥补市场失灵。国务院《关于促进健康服务业发展的若干意见》中提到，要落实政府办医责任，合理制定区域卫生规划和医疗机构设置规划，明确公立医疗机构的数量、规模和布局，坚持公立医疗机构面向城乡居民提供基本医疗服务的主导地位。同时，鼓励企业、慈善机构、基金会、商业保险机构等以出资新建、参与改制、托管、公办民营等多种形式投资医疗服务业。大力支持社会资本举办非营利性医疗机构、提供基本医疗卫生服务。可以预见，在未来的改革中，社会资本必将更加广泛深入地参与到公立医院改制进程中。以PPP模式(public-private-partnership) 和混合所有制医院为代表的公立医院改制将成为社会资本参与医疗服务市场的焦点。而社会办非营利医院数量将会逐步增多、规模将逐渐扩大，继而发展成为健康服务业的支柱。由于社会资本的“逐利性”，为了保证资本效益，顺应市场需求，改制医院的重点将从有特色的专科医疗服务、高端医疗服务，逐渐扩大到儿科、产科、康复、老年照护、健康咨询、临终关怀等医疗服务稀缺的领域，参与改制的医院最终会发展成为跨区域、有特色的医疗产业集团。而同时，随着市场机制的不断完善，医疗服务市场的竞争必将更加激烈，多元化办医格局的行程将会成为不断促进公立医院的发展的外部助力。

公立医院在改制后若想进入快速发展时期，融入当地卫生事业的发展，需要医院自身与业务行政主管部门的共同努力。首先，医院在改制后，要根据自身情况，引入先进的管理理念，找准自己的市场定位，突出特色专学科，走差异化发展道路，努力将医院打造成健康服务产业链中充满活力的一环；其次，还需要卫生行政部门及其他相关政府部门尽快出台相关配套政策，在市场准入、规划布局及用地保障、投融资、税收及相关法律法规方面给予公开、透明、平等、规范的平等待遇，适当提供优惠政策，以正确引导医疗服务市场朝着健康、有序的方向发展。

（闵锐、方鹏骞）

CHAPTER 12 **第十二章**

中国公立医院院长职业化改革

院长是公立医院的重要领导和管理者，是公立医院发展规划和战略目标的制定人和监督执行者，承担着医院经营管理、稳健发展、实现社会和经济效益的重要职责。医院院长是医院管理的核心人物和决策者，管理水平的高低在很大程度上决定着医院的生存与发展。医院如何在竞争中始终保持优势，医院院长的管理理念、管理技术和方法对医院的发展至关重要，因此其职业化要求程度应该更高。目前来看，公立医院院长大部分为业务出身，是医疗领域的权威，在管理上大多为半路出家，靠的完全是经验管理，进行过专业化管理教育和管理职业培训的寥寥无几。而从医护人员走向院长岗位的大多数管理者既要充当医生角色，同时又要扮演院长管理角色，更重要的是扮演人的角色，这是当今公立医院院长的典型。另外公立医院院长大多是具有行政级别的官员，其任职缺乏稳定性和长期性。

一方面，随着我国经济社会的发展和“新医改”的推进，人民群众的生活水平大幅提高，就医需求将日益增长，这对公立医院的管理和运营水平提出了更高的要求。另一方面，美国及其他国家研究证明，在结构、人员不变的情况下，改变医院管理模式可以提高50%的效益①，随着大量社会资本和民营医院进入医疗服务市场，将引起医疗市场结构的重大变化，医院之间的竞争会日趋激烈，公立医院不得不全面提升竞争能力，才能更好地生存。在这样的背景下，我国公立医院院长职业化的问题被提上了日程。

---

① 陈南升、张创成：《部队医院管理职业化必要性的思考》，《福建医药杂志》2003年第3期。

一、公立医院院长有关内涵与政策

（一）公立医院院长的内涵

1. 公立医院内涵及其院长定位

在我国，公立医院一般是指政府举办的、其经济类型为“国有”或“集体”的医院。《医院财务制度》（2013 版）中指出：“公立医院是公益性事业单位，不以营利为目的。”公立医院院长是为公立医院发展和运营承担战略性方向的决策者。作为医院中重要的领导岗位，公立医院院长是把握公立医院市场竞争主流的关键因素，是医院经营战略目标和发展规划的制定者和执行者，担负着医院经营管理、协调发展、实现医院可持续发展和医院效益的重要职责①。

2. 公立医院的职能和院长职业化的要求

公立医院院长的职能与公立医院的职能相对应。由于医院按照职能定位可以划分为三级十等。为了与基层医疗机构相区别，一般意义上的公立医院，特指二级或二级以上的公立医院（包含综合医院和专科医院）。从外部特征看，公立医院是政府为整个社会和医疗服务体系所构建的“安全网”的重要组成部分，其主要任务是为患者提供基本医疗服务，是政府实现收入再分配的手段和途径。从产权组成结构看，公立医院产权包括财产所有权、处分权、收益权以及使用权。公立医院的终极性财产归属权由国家享有，使用权属于人民，收益权和处分权属于出资人。从出资人的作用和地位看，资本结构为国有独资或是国有控股的医院，其基本特征为体现国有资本意志，具有社会公益性质，承担着提供基本医疗卫生服务、维护社会公平、保护人民健康等社会责任。

因此，根据我国公立医院的功能，可将公立医院院长岗位的职责定义为两项外部职责（执行政府指令、履行社会责任）和两项内部职责（管理医院经营、建设医院能力）②。医院院长集医院管理者、国有资产的代表、医院法人代表、单位与员工的代言人等多重角色于一身，对医院的发展起着至关重要的作用。

具体来看，公立医院院长外部职责的基本定位有以下五项：突发公共卫生事件应急处置、支援协作管理、医疗质量与安全管理、医疗费用管理、服务品质管理。内部职责的基本定位有四项：医院战略管理、医疗效率管理、资产运营管理、可持续发展能力建设。

---

① 崔德行：《公立医院院长职业化发展策略研究》，华中科技大学 2012 年博士学位论文，第 13 页。

② 孙东屹、徐凌忠：《我国公立医院院长胜任力标准研究初探》，《中国卫生人才》2012 年第 7 期。

3. 院长职业化的概念和内涵

（1）职业化一般理论

① 职业

作为一种社会现象，职业是与生产内部的劳动分工和社会大分工相联系的，应该满足以下三个条件：一是赋予就业者某种社会角色，使其在履行职责和义务的过程中个性、智慧和才华得以发挥；二是为应该就业者支付合理的工资、保证相关待遇，为就业者的基本生活提供保障；三是为就业者提供体现其个人真实价值的机会，使其在工作中赢得社会声誉和影响力、获得社会肯定并维护其尊严，最终达到自我价值的实现①。

② 职业化及其要素

在组织管理学领域，职业化是指任职者为了从事某一职业，需要进行的以智能改造为特质的岗前训练，获得不同于纯粹技能的知识，并扩充某些学问②。布朗德士（Brandeis）认为，“职业化与纯粹的技能不同，职业化使得任职者为了从事某一职业，必须进行以智能为特质的岗前训练，以获取知识和某些扩充的学问。”职业者的特点是“全日制从业，拥有深奥的知识和技能，获得知识和技能的方式可以说教育和训练”③。美国职业社会学垄断学派代表人物理查德·埃贝尔将职业化定义为“通过一系列职业生产、准入和训练等举措来控制行业队伍从而实现这一职业目标的过程”。④ 相对应地，职业化就应具备一系列要素：职业准入、职业资格、职业待遇，以及从业方式等。

③ 职业经理人的内涵

“职业经理人”是一个起源于美国的概念。指在一个所有权、法人财产权和经营权分离的企业中承担法人财产的保值增值责任，全面负责企业经营管理，对法人财产拥有绝对经营权和管理权，由企业在职业经理人市场（包括社会职业经理人市场和企业内部职业经理人市场）中聘任，而其自身以受薪、股票期权等为获得报酬主要方式的职业化企业经营管理专家⑤。上海市劳动与卫生保障局将其界定为“运用全面的经营管理知识和丰富的管理经验，独立对一个经济组织（或一个部门）开展经营或进行管理。”⑥

（2）医院管理中的职业化理论

“医院院长职业化”中的“职业”，在英文中对应的是“profession”，按照

① 姜荀：《职业化》，经济管理出版社 2009 年版，第 1 页。

② Brandeis, L. D., & Poole, E., *Business——a Profession*, Boston: Small, Maynard.

③ Brandeis, L. D., *Business——a Profession*, Boston: Hole, Cushman and Flint.

④ 埃贝尔·理查德·L：《美国律师》，中国政法大学出版社 2009 年版，第 24—25 页。

⑤ 徐海涛：《感悟职业经理人的职业操守》，《现代企业文化》2008 年第 7 期。

⑥ http://www.labournet.com.cn/shanghai/zypx/8i.asp.

《牛津英语词典》的解释，“职业的核心元素是工作，主要基于对复杂知识和技能的掌握。是建立在某种科学，某种知识，或某门艺术的实践基础上的职业，并用于为别人服务的。胜任职业者需拥有竞争力、诚信、道德、利他主义，并能够在其职业领域内促进公共利益。这些承诺基于职业和社会之间的社会契约，反过来在实践中赋予职业拥有者行业自治和自律的特权。职业及其拥有者需对他们的服务负责，并对社会负责”①。但在我国语言和文化背景下，我们很难在汉语中找到和“profession”相对应的词。因为“职业”一词，汉语的定义很简单，仅指“个人在社会中所从事的，作为主要生活来源的工作，是专业的，非业余的”。不能全面表达“profession”的涵义。而“专业”虽然在日常使用上常常和专门学科（specialty）相混淆，但“专业”主要指的是拥有高超的专业知识和技能，注重道德观念以及严格的职业纪律等，与“profession”也不完全对应。医学领域的“profession”主要包括以下基本特征②：

①复杂知识和技能。掌握复杂的知识和技能。这种知识和技能一般需要长期的学习和训练积累得来，而非短期内可以掌握的。

②服务。为他人提供服务，并对服务对象直接负责。

③利他。其成员有确保自身的能力水平、诚实和利他性，以及在本领域内提高公共利益的义务。

④自治。医生具有充分的自主权，来对他们的患者采取最佳行动。

⑤职业联系。包括执业的许可以及对保护职业成员的权益。

⑥责任。需要对患者和该职业负责。在医疗卫生领域，医方所作出的决定，需要对其产生的经济后果、人群的健康和福祉负责。

⑦道德和正直。职业被期待为有道德的、遵从美德的，职业行为是正直的。

⑧伦理准则。所有的职业都要求设立伦理准则以规范从业者的行为。

职业医院院长是获得医院产权人契约形式的聘任，得到医院法人财产相应的使用权，其终身职业为对医院的经营管理，其目标为实现医院社会效益和经济效益，个人的人力资源即为资本获得个人收益，并获得职业业绩的人③。所以，公立医院院长职业化的过程是指公立医院院长通过一定的努力逐渐转化为上述职业院长的发展过程。职业化的管理需要依靠法治而不是靠人治，在任何一个法治的社会里，最重要的是对统治者和政府的约束④。同理，医院内部是法治的组织而

---

① *Oxford English Dictionary*. 2nd. Oxford：Clarendon Press；1989.

② Cruess，Sylvia Retal “*Professionalism for Medicine*：*Opportunities and Obligations*，*The Iowa orthopaedic journal*”，Vol. 24，No.，2004，pp. 9-15.

③ 曾建国：《公立医院院长职业化研究》，南华大学管理学系 2011 年博士学位论文，第 5 页。

④ 张维迎：《企业家与职业经理人：如何建立信任》，《北京大学学报（哲学社会科学版）》2003 年第 40 期。

非人治的组织。因此，需要着重强调的是对医院院长本身的约束。在一个职业化管理的医院，最重要的是对院长的约束。

（3）公立医院院长职业化的特点

由于医院是一个技术性和专业性非常强的机构，在世界各国都存在由临床医师转变为“职业化”的医院管理者的现象，而医院院长也隶属此类。在我国，院长来自医师的现象更为普遍。Guglielmo 曾提出，医师和职业的医院管理者存在着5种明显的角色差异：临床技能和管理技能的差异；工作任务的明确性和模糊性的差异；处理关系从局限到广泛的差异；视角定位从微观到宏观的差异；思维方式直觉性和系统性的差异[①]。

所以，可将医院的职业化院长定义为以经营管理医院为终身职业，以契约的方式接受医院产权人的聘任，取得医院法人财产的使用权，以经营者的合法身份经营管理医院，实现医院经济效益和社会效益目标，以自己的人力资源为资本获得个人收益，并取得职业业绩的人[②]。根据这一定义，结合职业化的职业准入、职业资格、职业待遇、从业方式等要素，公立医院职业化的院长就需要具备区别于以往的“行政型院长”或“专家型院长”，具有专职化、认同化、规范化和制度化等特点[③]。其中，专职化和认同化是同公立医院院长的胜任力密切相关的，涵盖了职业准入和职业资格两个要素。而规范化和制度化则与职业化院长的保障、激励与退出机制提出了更高的要求，是需要着重从政策层面去解决的问题。

①职责的明确性

公立医院院长职业活动以追求公立医院效益的最大化为目的，职业化院长通过付出自己的有效劳动为公立医院出资人（产权人）的资产保值增值负责，为社会提供就业机会，创造社会物质和精神财富，最终实现其“自我价值”。

②职业的认同性

公立医院院长这一职业得到社会的认可，表现在两个方面：一是社会其他职业群体对公立医院职业化院长的认可，即在另外一些社会成员看来，职业化的院长是一个独立的专业领域的身份，其职业身份得到了社会的确立，并逐步走向规范化；二是职业化院长自身形成一个与他人有别的群体，可以进入人才市场、受聘于公立医院。

---

① Guglielmo，Wayne J：《MBA 值得医学吗》，转引自许栋等：《中外医院管理队伍职业化研究差异》，《中国医院》2013 年第 1 期。

② 陈绍福、徐捷：《如何做一名真正的职业院长（上）》，《当代医学》2002 年第 11 期。

③ 曾建国：《公立医院院长职业化研究》，南华大学社会医学与卫生事业管理系 2011 年硕士学位论文，第 13 页。

（4）公立医院院长胜任力

胜任力是能区分在特定工作岗位和组织环境中绩效水平的个人特征，美国心理学家麦克兰德（Mcclelland）将其定义为能将某一工作中有卓越成就者与普通者区分开来的个人的深层次特征，它可以是动机、特质、自我形象、态度或价值观、某领域知识、认知或行为技能等任何可以被可靠测量或计数的并且能显著区分优秀与一般绩效的个体特征。①

随着医疗保健服务内涵和外延的深刻变化，医院不仅要为患者治疗疾病、救死扶伤，也要关注患者的心理健康，改善医患关系；不仅需要改进和合理利用"硬件"设施，改善诊疗环境、提高技术水平，也要改进"软件"条件，提高服务能力、增进管理水平。我国公立医院在服务特点上具备社会职能和经营发展双重属性。一方面要追求经济效益，维持医院高效运转，另一方面要建立公益性，提供"安全、有效、方便、价廉"的医疗卫生服务。

对山东和江苏30家公立医院的研究结果表明，最高频次的院长胜任力特征依次是决策能力、创新力、沟通能力、竞争意识和社会责任感②。基于模糊集的定义比较法研究发现，执行能力都是医院院长必须具备的一种特征，而制度创新却不是③。另一项针对200多位公立医院院长的能力特征和态度价值观研究认为，规划能力、决策能力、创新能力、综合分析能力、沟通协调能力、激励下属、分权和授权7项为公立医院院长应当具备的能力特征，真诚正直、社会责任感、公平公正、职业精神、团队精神、服务意识、竞争意识7项为公立医院院长应当具备的特质和态度价值观④。而随着公立医院从过去"生产需求导向"向"消费需求导向"的转变，从"方便医生工作"向"方便患者就医"的"以人为中心（people centered）"的理念转变，对于现代医院管理，除了医疗技术管理之外，还提出了对患者关系和服务质量管理的新的要求。这为公立医院院长提出了领导艺术和管理技能等多方面的要求。

（二）公立医院院长职业化政策分析

近年来，国家对中国公立医院的职业化问题越来越重视。在国家的医改政策和大政方针方面有较为明显的体现。《关于深化医药卫生体制改革的意见》（2009年3月）明确指出，要"规范医院管理者的任职条件，逐步形成一支职业化的医

---

① Mcclelland David C, *Testing for Competence Rather Than for "Intelligence"*, *American psychologist*, Vol. 28, No. 1, (1973), pp. 1-14.

② 尹爱田等：《30所医院院长胜任力研究》，《中华医院管理杂志》2006年第10期。

③ 黄自发、鲁翔：《大型公立医院院长胜任力研究》，《医学与社会》2010年第5期。

④ 孙东屹、徐凌忠：《我国公立医院院长胜任力标准研究初探》，《中国卫生人才》2012年第7期。

疗机构管理队伍”。在国务院发布的《关于医药卫生体制改革近期重点实施方案（2009—2011 年）》中，也有“鼓励各地积极探索政事分开、管办分开有效形式。完善医院法人治理结构。界定公立医院所有者和管理者的责权。推进人事制度改革，明确院长选拔任用和岗位规范”的要求。2010 年，原卫生部、中央编办、国家发展改革委、财政部和人力资源社会保障部制定的《关于公立医院改革试点的指导意见》将“推进医院院长职业化建设”作为一个明确的要求。

其实早在 2004 年，就有相关的文件涉及医院院长的管理培训问题。如表 12-1 所示。

表 12-1 涉及公立医院院长职业培训的国家政策文件

时间	政策内容
2004 年 4 月 14 日	原卫生部下发《关于开展卫生管理干部岗位培训的通知》。
2004 年 4 月 30 日	原卫生部发布《卫生部关于贯彻落实〈中共中央、国务院关于进一步加强人才工作的决定〉的意见》。
2009 年 3 月 17 日	新医改方案提出，规范医院管理者的任职条件，逐步形成一支职业化、专业化的管理队伍。
2010 年 2 月 23 日	原卫生部等五部委联合发布了《关于公立医院改革试点的指导意见》，将院长职业化作为公立医院改革的重要内容之一，明确提出要制定公立医院院长任职资格、选拔任用等方面的管理制度，推进职业化、专业化建设。
2011 年 5 月 26 日	由原卫生部组织的公立医院院长专业化职业化培训项目正式启动。

资料来源：刘文生：《院长职业化之变——院长，你培训了吗?》，《中国医院院长》2015 年第 1 期。

可见在我国新一轮的医药卫生体制改革中，公立医院院长职业化问题是改革和发展的一个重要方向。国家政策透露出来的信息让我们意识到：推进院长专业化、职业化建设，是维护公立医院公益性的重要保障，也是推动公立医院改革向纵深发展的重要推力。只有通过建立健全包括选拔、任用、考核、薪酬、奖惩等在内的资格管理和激励约束制度，加强院长经营管理能力的培训，才能保证公立医院公益性目标落到实处①。

（三）院长职业化的重要意义

1. 我国公立医院的地位

十年以前，我国公立医院完全占据医疗市场的主导地位。但是近年来，民营医院数量不断发展壮大，在数量上有着迅猛的发展（图 12-1）。公立医院作为政

① 杨伟祥：《院长职业化之痛》，《中国卫生人才》2013 年第 7 期。

府举办、需要完成公益性任务的非营利性医疗机构，势必要不断改善管理方式，才能更好地承担重要的社会使命。

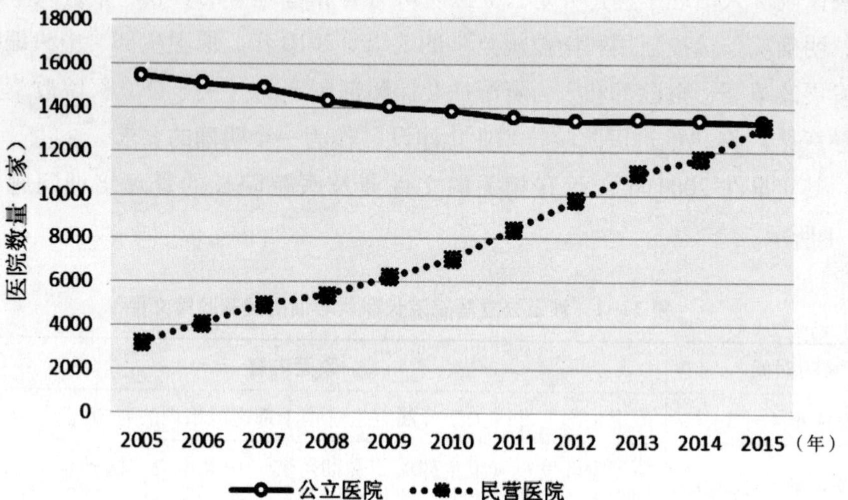

图 12-1 我国公立医院和民营医院的数量对比

资料来源：《2014 年 11 月底全国医疗卫生机构数》《2015 年 5 月底全国医疗卫生机构数》《2013 年中国卫生统计年鉴》。

但从医院规模（图 12-2）和服务量（图 12-3）上来看，公立医院仍然占有大部分市场份额，承担着大部分的医疗服务工作。在医疗市场上，公立医院仍然居于主导地位。

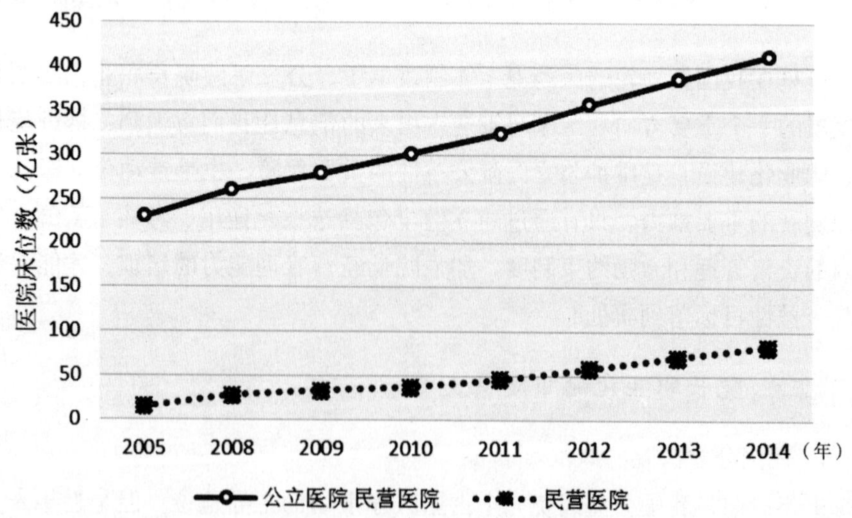

图 12-2 我国公立医院和民营医院的规模对比

资料来源：《2013 年中国卫生统计年鉴》。

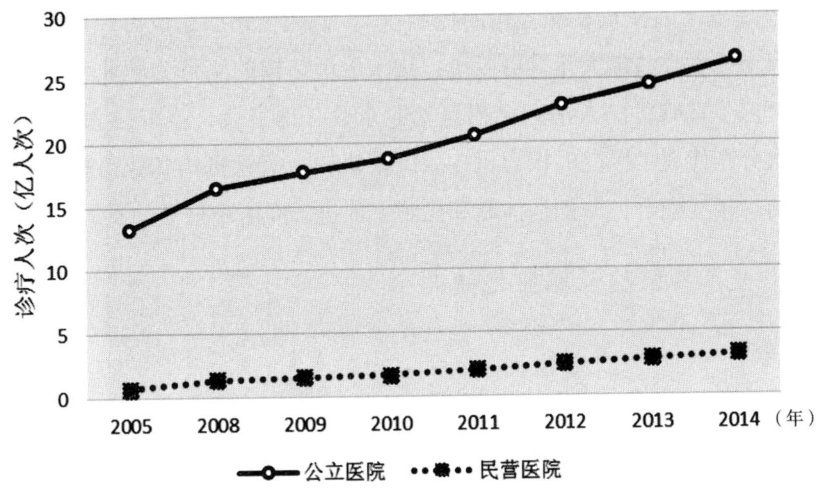

图 12-3 我国公立医院和民营医院的服务量对比

资料来源：《2015 中国卫生和计划生育统计摘要》《2013 年中国卫生统计年鉴》。

2. 院长职业化的理论基础

（1）委托—代理理论的启示

作为制度经济学契约理论的主要内容之一，“委托—代理”理论研究的是授权者或称委托人（Principal）与被授权人或称代理人（Agent）之间的关系。指的是一个或多个行为主体根据一种明示或隐含的契约指定或雇佣另一个或多个行为主体为其服务，授予后者一定的决策权利，并根据后者所提供的服务数量和质量支付其相应的报酬①。它对院长职业化有着重要的启示意义。一方面，根据“委托—代理”理论，如果企业所有者兼具经营者的双重身份，则会影响企业提高生产效率。所以，该理论主张实现企业所有权和经营权进行分离。另一方面，企业所有者和经营者是委托人和代理人的关系，代理人为委托人目标服务，同时委托人也须将一定的决策权力授予代理人，保障其充分地行使经营权。

（2）法人治理理论的启示

法人治理是指，通过制度安排合理地配置所有者与经营者之间的权责关系，具体表现为股东会、理事会、经理层、监事会等，这种公司机关分权与制衡的结构安排是所有者对经营者的一种监督与制衡机制，主要是为了防止经营者背离所有者利益，保证所有者利益的最大化②。现代企业制度要求财产经营权与所有权分开，以便形成一种资产经营的委托—代理关系，经理人通过一系列契约确定自己的角色定位，以其专有的经营管理能力被公司理事会雇佣为企业经营管理人

---

① 林国红等:《我国医院管理人员职业化必要性及可行性研究》,《中国卫生经济》2002 年第 8 期。

② 赵杰:《我国国有医院产权制度相关问题研究》,武汉理工大学管理科学与工程系 2008 年学位论文,第 14 页。

员，并通过理事会的授权掌握公司的控制权①。同时公司股东也可以借助经理人的专业能力谋求投资收益最大化。可以说，法人治理结构的实行为职业化经营管理人员的产生奠定了基础。法人治理结构包括股东会、理事会、监事会和医院管理层，这四个层次分别代表了医院的权力机构、决策机构、监管机构和执行机构，它们之间相互制衡、相互配合，分别在体制和机制上促进公立医院稳健的发展②。

（四）世界各国院长职业化概况

1. 欧美模式

以英国为例，由卫生大臣代表英国政府部门授权医院董事会主席，然后由董事会主席组建董事会集团，并对公立医院的运营进行监管。董事会集团作为公立医院管理的上层，其主席和代表政府部门的卫生大臣共同决定董事会的其他非执行董事。这些非执行董事任期为 4 年，其工资水平由政府部门制定。公立医院的内部组织构建程序是相互循环的，首先由董事会主席和非执行董事从市场招纳公立医院总经理，然后公立医院总经理再与董事会主席和非执行董事一道共同决定其他执行董事（图 12-3）。在这样的机制下，公立医院内部的筹资管理者与医疗服务提供方被分开，在不改变公共卫生服务部门本质属性的前提下，依靠市场来实现资金筹集与服务提供的分离，政府主管部门仅仅成为医疗服务的购买者，而公立医院的管理权则转嫁给那些公立医院的投资方，从而使得医院服务投资方在整个医疗服务体系中也有了更大的领导管理权。

以美国为代表的欧美职业化院长模式，主要采用董事会形式，董事会是医院最高权力机构，医院院长由董事会任命，一般为董事会成员，院长全面主持医院各项管理工作并对董事会负责，下设 2—4 名资深副院长（Senior Vice Director）或院长助理（Assistant Director），分别主持医疗业务和行政、财务管理工作。一般由医疗业务资深副院长领导副院长主持医疗、护理、医技等医疗工作，行政深资副院长领导院长助理负责行政工作。院长、资深副院长、副院长和院长助理组成医院院务委员会，讨论决定医院重大管理事宜。在这样的模式下，院长虽不直接负责医疗，也一般不由临床医学专业出身，但其内部有一个完备的医疗业务管理体系，保证了医疗业务高效有序地开展和医疗质量稳步提升。③

---

① Alexander, J. A., Morlock, L. L., & Gifford, B. D. *The effects of corporate restructuring on hospital policymaking*, *Health Services Research*, Vol. 23, No. 2 (June 1988), p. 311.

② Eeckloo, K., Van Herck, G., Van Hulle, C., & Vleugels, A. *From Corporate Governance To Hospital Governance: Authority, transparency and accountability of Belgian non-profit hospitals' board and management*, *Health Policy*, Vol. 68, No. 1, (April 2004), pp. 1-15.

③ 田柯等：《医院院长职业化的思考》，《现代医院》2010 年第 11 期。

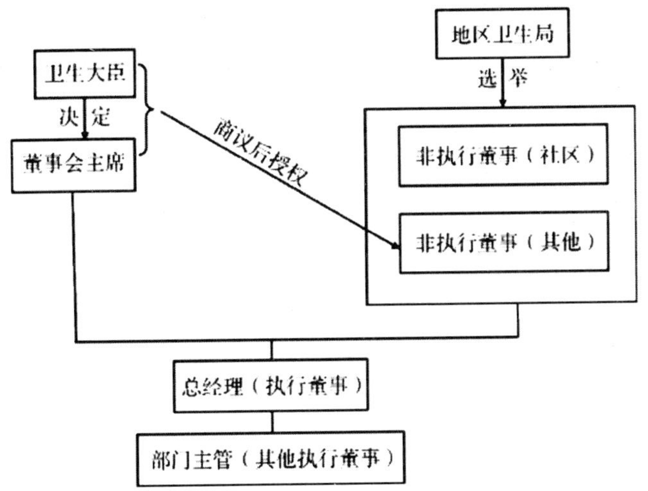

图 12-3　英国公立医院内部市场化治理结构示意图

资料来源：李全利、代志明：《我国公立医院的内部治理机制改革研究——基于变革型领导理论的视角》，《郑州轻工业学院学报（社会科学版）》2014 年第 5 期。

2. 日本模式

日本医院院长的管理体制是直线式的，即从理事会到院长直至一般管理者和工作人员。其院长职业化的特色主要表现在院长拥有一支独具特色的事务长下属阶层，他们是专修经济和管理学的专职人员，分管总务科、财务科、供应科、人事科和一部分医务科工作。在对外事务上，院长是医院的象征，代表医院，事务长则是院内事务的总管，对内部管理而言，院长是统帅，负责院内重大事务的决策和发展方向的规划，而事务长是除了医疗工作外的具体事务的总负责，具体实施经营管理。根据日本法律对事务长的规定，使其专心致志从事管理工作，正是这支院长的专业队伍构成了日本的职业化管理现状①。另一方面，日本虽然规定院长必须由高级医师担任，但同时也要求院长必须熟知管理学基础知识，并经过专业的医院管理培训。

3. 澳大利亚模式

澳大利亚的医院是一种分权式、水平管理的组织结构。与美国类似，采用事会领导下的院长负责制。董事会任命院长，院长全面管理医院，并向董事会负责。院长的主要精力是放在医院的战略决策和经营管理上，而医学专家主要担任医务部门的负责人。澳大利亚医院院长称为 CEO，是职业化的管理者。所有的院长都具有卫生管理硕士（MHA）或工商管理硕士（MBA）学位。他们当中大约有 10%的人有医学背景。当他们一旦走上管理工作岗位，就专职从事管理工作，不再参加或从事

① 王励：《日本医院的职业化管理》，《当代医学》2002 年第 12 期。

临床医疗工作。澳大利亚对医院院长有着任职资格的要求，其必须是皇家医院管理学会的成员。而医院管理学会成员必须经过 MHA 或 MBA 的学习①。

（五）中国院长职业化的现状

1. 医院院长职业化的现况

（1）医院院长的任命和卸任

我国公立医院院长的选拔和任职主要采用以党委和政府直接任命的"医而优则仕"的医院院长选拔、任用模式。公立医院院长由政府任命，院长作为公立医院法人代表负责经营管理医院②。"医院院长"这一职位往往作为一种奖赏，奖励的是临床专业技术能力较强的医师③。但是公立医院院长的任期一般最长只有 10 年，而国家并没有对卸任后院长的去向和出路做出明确的规定。

2011 年，一项对国务院医改领导小组确定的 16 个国家试点城市分层抽样的调查结果显示，试点地区的 60 所公立医院中，通过政府任命方式产生的有 47 人，高达 78.3%，而公开招聘的却只有 10 人，占 16.7%，副院长队伍通过政府任命方式产生的也有 62.2%，公开招聘的就更加少只占 8.9%④。

2012 年，一项对 17 个国家级联系试点城市的全部二、三级公立医院（其中北京市和上海市为市本级公立医院）为调查对象，1312 份院长、副院长、书记、副书记的研究发现，我国公立医院院长的选拔方式主要有 6 种，包括社会招聘、院内选拔、卫生系统内选拔、组织部门安排、卫生局任命、国资委任命等。但很少有管理者通过公开招聘进入到管理岗位（表 12-2），但是大多数管理者却认为公开招聘是一种非常好的院级领导选拔方式⑤。

表 12-2 医院管理者走上管理岗位的方式

	社会公开招聘	院内选拔	卫生系统内选派	组织部门安排	卫生局任命	国资委任命	其他	合计
人数（人）	71	691	340	90	25	2	39	1258
百分比（%）	5.64	54.93	27.03	7.1	1.99	0.16	3.1	100

资料来源：古晓意：《我国公立医院院长职业化建设现状分析》，北京中医药大学社会医学与卫生事业管理学位论文，2012 年，第 23 页。

① 苏维、裴丽昆：《从中澳两国医院管理者的差异看职业化管理》，《中华医院管理杂志》2005 年第 8 期。

② 王励：《日本医院的职业化管理》，《当代医学》2002 年第 12 期。

③ 苏维、裴丽昆：《从中澳两国医院管理者的差异看职业化管理》，《中华医院管理杂志》2005 年第 8 期。

④ 董恒进：《医院管理学》，上海医科大学出版社 2000 年版，第 43—48 页。

⑤ 许栋等：《中外医院管理队伍职业化研究差异》，《中国医院》2013 年第 1 期。

与其他国家相比，我国公立医院院长的任命呈现出“层层递进”的状况。以区级行政治理模式为例，区县所属二级公立医院均由医院所在区县卫生局直接管理，并对医院主要负责人具有聘任权（图 12-4）。在这种任命方式下，院长的管理职责受到了较大的行政化制约，缺乏职业激励机制、合理分配机制、科学决策机制和持续发展机制。另外，院长的职业生涯缺少完备的退出机制。院长任期制的实行，使多数院长只有 10 年时间，不足以实现其职业化发展，难以保证医院的良性运转。若卸任时未满足退休条件，专业性的生疏又致其难以回归技术岗位①。

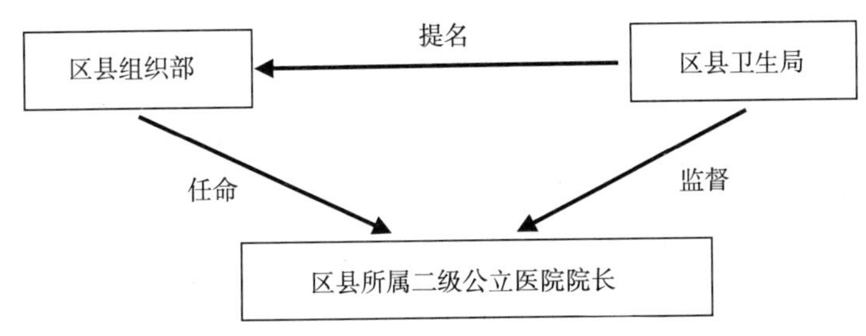

图 12-4　区县级二级公立医院院长任命

资料来源：张冬慧：《上海市公立医院治理结构研究》，复旦大学社会医学与公共事业管理系学位论文，2012 年，第 56 页。

（2）医院院长的专业程度

近年来，我国公立医院院长职业化程度尚待提高。主要表现在管理学的专业知识、技能与理论背景的欠缺方面。虽然中国医院协会在 2014 年公布的“中国医院院长职业培训情况调研”调研结果表明，绝大多数医院管理者认为院长职业化、专业化道路是大势所趋，职业化培训是必经之路。但比较重视医院管理者的专业化管理素质的培养的毕竟只是卫生行政部门，而医院管理者自身学习管理专业知识的主动性和学习意识仍有不足。

2010 年 6 月，卫生部医疗服务监管司曾委托上海市卫生局政策法规处，就医院院长的职业化现状进行前期调查。在上海市受调查的名院级管理者中，第一学历是管理学的仅占 10%，在任期间兼顾专业和管理工作的达 85%。即便如此，与其他地区相比，上海院长的管理学占比已属较高。

2011 年一项调查研究针对国务院医改领导小组确定的 16 个国家试点城市，通过分层抽样，每个城市抽取全部三甲公立医院和随机抽样的二级公立医院 10 所，共 60 所公立医院现任院长、副院长、中层管理人员和卫生行政相关人员。

① 曾建国：《公立医院院长职业化研究》，南华大学社会医学与卫生事业管理系 2011 年硕士学位论文，第 24 页。

结果发现，88.3%的院长是从临床医疗技术工作转行从事医院管理工作的，而拥有研究生学历的只占36.7%，有37名是临床、管理“双肩挑”，占61.7%，且都出自所在医院临床重点科室或学术带头人，只有23名院长放弃临床医疗专门从事管理工作，占38.3%①。

2014年，一项以湖北、湖南和江西160名公立医院院长和书记为样本的调查中，发现对于院长工作后参与的管理培训情况，大约80%的医院院长在职业生涯中参加的首次管理培训通常是医院或卫生局组织策划的。调查中管理者主动要求参加管理培训活动的只占18.2%。②。

根据2015年的最新数据，以我国南方某省会城市的调查结果为例，50家市属的公立医院院长全部为医学背景，其中，参加过系统管理培训的仅占16%③。

（3）公立医院院长的管理权限

2000年3月30日，中共中央组织部、人事部、卫生部《关于深化卫生事业单位人事制度改革的实施意见》指出：“卫生事业单位实行并完善院（所、站）长负责制。要建立和完善任期目标责任制，明确院（所、站）长的责、权、利。要充分发挥党组织的政治核心和监督保证作用，依靠职代会实行民主管理和民主监督，建立有效的监督保障机制”。

现行的院长负责制是院长以法人代表的身份作为医院行政负责人，在上级行政主管部门领导下，对医院的工作负全面责任。党委作为政治核心，除努力提高全体党员党性和全员政治水平外，对“重大问题进行讨论和做出决定，同时保证院长充分行使自己的职权，与院长共同承担责任”。具体而言，院长的职责主要归纳为决策权、人事权和奖惩权。院长对医院日常工作中出现的行政事务性问题做决策；对所属各级专业技术人员和中层以下（含中层）行政管理人员进行聘用、解聘、任免；根据有关奖惩规定，对职工进行奖惩。其中，院长在重大问题决策中，应由党组织参与，听取并尊重其意见。

对于我国公立医院的院长来说，除了政府卫生部门对医院的监管之外，许多其他政府部门仍保留着监管公立医院的许多权力。例如，政府国有资产部门对医院国有资产的监管、发改委对于大型项目投资和价格的监管、劳动人事部门对于人事编制和工资的管理、财政部对于医院国有资金使用的监管④。

---

① 古晓意：《我国公立医院院长职业化建设现状分析》，北京中医药大学社会医学与卫生事业管理学位论文，2012年，第23页。

② 张瑞：《院长职业化迷途》，《中国医院院长》2013年第1期。

③ 曾建国：《公立医院院长职业化研究》，南华大学管理学系2011年硕士学位论文，第19—21页。

④ 姚洪武：《中国公立医院院长职业化模式及其评价体系研究》，华中科技大学社会医学与卫生事业管理系2014年博士学位论文，第43—44页。

2. 院长对职业化的态度与认知

2014年，一项研究对我国三个省共160名公立医院院长和书记进行了调查①。

（1）院长职业化的了解程度

数据显示，公立医院“一把手”们对公立医院院长职业化这一问题的了解程度令人担忧，占48.0%的医院管理者表示理解程度“一般”，真正了解的仅占36.4%，另有15.6%的表示“不了解”。

（2）院长职业化的支持程度

2014年针对医院管理者的调查发现，关于“是否有必要实行院长职业化”这一问题，45.7%的主要管理者认为是有必要的，占一半左右。而且有16.2%的主要管理者认为急需要开展院长职业化，仅有4.1%认为不必要。这说明，院长职业化在医院管理者层面是获得支持的。但是，在中国实行公立医院院长职业化的可行性调查得分为58.91（总分为100分），说明在我国推行院长职业化存在较大障碍。

（3）院长职业化的偏好类型

调查发现，78.6%的中层管理者认为院长应具备管理学专业学历背景。59.6%的调查者认为我国适合采用“临床专家经中长期管理培训后担任院长”方式选拔院长。23.7%的调查者认为可通过“专业管理人员经必要的临床知识学习后担任院长”的渠道选拔院长。此外“专业管理人员”（12.1%）和“临床专家”（4.6%）的支持率都比较低。需要指出的是，由于受传统“内行管内行”观念的影响，职能部门管理者会倾向于“专业管理型”院长，而“临床专家型”院长比较受医疗相关管理者欢迎。由于以上两类管理者都认可“专业管理人员+临床知识学习”型，对于目前这种“临床+管理”型院长，实际上也是医院各类管理者的现状，该类型与日本的院长职业化现状相类似，在指导临床医疗质量和提高管理效率方面有优势。但另一方面，也有可能因为调查样本的偏差，会造成维持现状的利益倾向。

3. 试点地区的院长职业化改革

（1）法人治理结构的改革

《国务院关于医药卫生体制改革近期重点实施方案（2009—2011年）》明确提出，鼓励各地积极探索政事分开、管办分开的有效形式。界定公立医院所有者和管理者的责权。完善医院法人治理结构。推进人事制度改革，明确院长选拔任用和岗位规范等。作为公立医院改革的核心内容，指导思想是转变政府职能，改变政府和医院管办合一、政事合一的状况。因此，法人治理结构是院长职业化改

① 张峻芳：《医改背景下公立医院院长职业化发展研究》，《中医药管理杂志》2015年第15期。

革的制度基础。

公立医院法人治理结构是有关医院控制权和剩余索取权分配的一整套法律、文化和制度安排。这些制度能够在各个层次上发挥作用，既能有效地提高医院职工的积极性，又能对医院各个利益主体产生有效的约束。在我国各个地区，一些有代表性的法人治理机构的改革其实不同程度地解决了公立医院法人治理过程中存在的难点和问题，明确了政府与医院、医院内部各权力部门之间的关系，并在一定程度上实现了医院的公益性。

①托管模式

如江苏省无锡市属医院。托管模式是指医院产权所有者将医院的经营管理权交由具有较强经营管理能力，并能够承担相应经营风险的人去有偿经营，以明晰医院所有者、经营者责权利关系，实现医院效益最大化的一种经营方式。

②国有股份合作制改革模式

山东省某医院在推行医院职工内部股份制改革的同时，成立了院务委员会并设立了监督委员会，负责监督院务委员会及成员和以院长为中心的经营管理层、机关、职能科室、业务科室领导的职务行为。在医院领导方面，建立了“七部一办”机关领导体制，医院在业务建设、设备投入、奖金分配、人员聘用、科室管理等方面有高度的自主权。该模式的改革虽然并不是真正意义上的法人治理结构，但可作为法人治理结构改革中的一种过渡形式。通过院务会和相关部门、组织的管理和监督，基本建立起了互相激励又互相制衡的治理结构和经营管理体制，完善了医院内部建立的约束和激励机制①。

③理事会模式

如浙江省东阳市人民医院。理事会模式的根本目的是为了分离医院决策权和执行权。理事会模式是公立医院治理结构改革的最主要模式。公立医院的决策机构被称为理事会（或管理委员会）。理事会模式的构建中，最为重要的是出资者、理事会、院长、监事会的职权界定以及理事、院长、监事的任职资格问题。

此外，还有上海瑞金医院的集团化模式、上海仁济的医疗管理公司模式和香港的医院管理局模式等。

（2）去行政化改革

在各地公立医院改革的过程中，深圳、潍坊以及株洲等城市开始陆续取消公立医院的行政级别。比如，在 2005 年潍坊市委市政府出台《关于进一步加快卫生事业发展与改革的意见》，意见中明确要求积极推进卫生事业体制改革。改革政府举办公立医院的管理体制，明确所有权，扩展经营权，强化监督权；进一步

① 蔡江南：《我国公立医院治理结构改革的实现路径》，《中国卫生政策研究》2011 年第 10 期。

深化公立医院卫生体制改革，取消公立医院行政级别；实行院长聘任制、任期制以及年薪制；加快推行推进院长职业化进程；符合推向市场条件的公立医院，要引入市场竞争机制，逐步实行实现多元化多方位的产权制度改革，建立构建完善的法人治理结构。

二、公立医院院长职业化的问题与困境

（一）传统人事制度的制约

我国公立医院是事业单位，虽然“事业单位法人”被作为法人的分类之一，但是缺乏对事业单位法人人事、财务管理的法律框架，在公立医院的管理环节上，存在着全体公民（中央和地方政府）、卫生行政部门（公立医院管理者）、公立医院之间几重委托代理关系。在现实中，无论是政府的监管环节，还是对公立医院的治理环节，都存在目标不明确、不清晰的问题。

首先，在行政管理层面，公立医院的职能定位模糊。对公立医院在区域卫生规划中所占据的具体地位、各级各类公立医院承担的具体职能、公立医院治理结构的目标、公立医院的考核目标、公立医院院长的考核目标等，都没有明确的指导性意见①。

其次，在部门管理层面，我国当前与公立医院有关的行政管理职能分散在许多部门，造成了一些问题。第一，部门分割过多，超越必要的边界。第二，即使将各个部门与公立医院有关的管理目标综合起来，也不能完全满足公立医院管理工作的需求，给对接造成了困难。第三，各个部门的诉求彼此之间甚至相互矛盾，存在明显的部门利益竞争。第四，利益集团的存在，使得部门目标很难统一。在政府机构内部，也存在着权力资本和特殊利益集团的影响。特殊利益集团出于自己集团内部的利益而赞同或者反对政府医改的某项政策或者行动，往往与公共利益不一致。但他们会结成联盟参与政治活动，从而发挥远超其在人口中所占比例的威力。而一些政治机构内部的权力资本，使得某些官员打着“改革”的旗号，与特殊利益集团联手，在公立医院内部进行大规模的、隐蔽的“寻租”。

最后，公立医院院长的职业化选拔依据和准入条件也处于缺失状态。医院管理者的准入在美国、日本等国家早已形成定式。在美国，医院院长相当于 CEO，多为专业管理者出身，与之相配合的是医师委员会主席，两者的合作避免了外行管理内行问题的出现。在日本，虽然医院院长绝大多数都是医生出身，但院长均

---

① 姚洪武：《中国公立医院院长职业化模式及其评价体系研究》，华中科技大学社会医学与卫生事业管理系 2014 年博士学位论文，第 43—44 页。

配有一名非医师出身的事务长（相当于行政副院长）作为助手。这种双轨制确保了医院管理的专业性。然而在我国，由于起作用的仍是传统人事制度，职业化院长缺乏与健全的法人治理结构相得益彰的准入标准。医院作为高度专业化：直接关系到人民群众生命和健康的公益性事业单位，其管理具有特殊的复杂性，这就对其领导干部的能力与素质提出了更高的要求。然而，相对于医师、护士等卫生技术人员而言，目前医院领导干部缺乏严格的准入机制，到底什么样的人才能担任医院领导干部，需要经过怎样的培养程序，达到什么必须条件等，都没有可以遵循的法律和制度。这直接影响到医院管理人才队伍整体素质，也影响到我国医疗服务体系的整体绩效。

（二）行政化对治理结构的制约

在行政设置上，公立医院是隶属于政府的。政府赋予公立医院一定的行政级别，与此对应，公立医院院长也具有相对应的行政身份。我国公立医院院长长期以来都是由政府有关部门任命，政府通过管着院长的职位来命令院长完成政府目标，但却未充分授予院长经营权力，比如人事权、对外投融资权、副院长任命权等。这些权力的缺乏严重阻碍了医院院长有效地经营医院。

某位亲历了 20 年法人治理结构探索的人民医院院长表示：

我们认识到医疗机构服务品质不强、医疗费用控制社会不满意，这些问题用什么方法来解决？院长的权责不明确、政府对内部事务的干预比较多，这些都不利于公立医院目标的实现。

在公立医院院长职业化改革制度中，一项重要的建议是让院长也相应地由职业经理人担任，而院长的选择和聘用过程则在市场机制下完成。例如实行“全面推进全员劳动合同制，最终形成医疗人力资源市场化、医院人才资源市场化的全新格局、新局面，院长成为职业经理人”以及“建立以理事会制度为核心的新型法人治理结构”等策略。

即使是走在公立医院体制改革前列的专家也质疑：

要讲职业化，医院院长要有组阁权。如果决定不了副院长人选，怎么能算是职业经理人呢？如果副院长现在是由某集团医院发展中心任命，那他到底是对院长负责，还是对集团负责？

但是，公立医院院长当前所拥有的行政身份级别却与公立医院院长的自由职业经理人身份相冲突。行政化使得公立医院难以根据自身的战略发展目标选聘职业院长，而职业院长也很难根据医院的需求选聘副院长等医院相关管理者。在行政化体制下，院长掌握不了真正的经营管理权利，也阻碍了卫生行政部门对公立医院人事权、薪酬制定等各种权利的下放和公立医院的内部管理的自主。

所以，理顺调整政府与公立医院的关系成为公立医院院长职业化改革进程中的首要任务。而当务之急就是进行公立医院去行政化改革。只有破除行政化体制，才能让职业化院长集中精力对公立医院施行业监管、内外监管等多元监管，实施自主设岗以及灵活多样的分配制度等措施。

（三）“双肩挑”问题

“专业当医生、业余当院长”的“双肩挑”模式伴随着“院长职业化”命题的提出，一直备受诟病。反对者认为“双肩挑”院长存在以下问题[①]：

第一，懂得专业技术，不懂得管理要领和管理创新；

第二，不能结合变化了的医院外部环境来制定或调整医院的发展战略和营销策略；

第三，沿袭计划经济体制下长期形成的传统行政管理模式造成医院管理、运营的低效率；

第四，不懂得医院文化的内涵以及医院外部品牌形象的塑造。

因此，双肩挑模式往往被认为不能适应市场经济体制下我国医院发展的需要。但随着院长职业化改革的深入，国家政策的引导和地方化管理培训的增多，这种状况在很多医院，尤其是试点地区得到了一定程度的改善，院长的管理能力有所提高，尚未解决的是院长精力的分配。另一方面，其实日本在遴选职业化院长的时候，秉承的一直是《病院法》规定，即医院的正、副院长必须是医师。他们在负责自己专业的医疗、科研和教学外，再另外承担医院的日常全面管理工作[②]。所以，“双肩挑”不一定会带来弊端，但是如果不能做好职业化院长的激励以及处理他们卸任后的“出路”问题，“双肩挑”的弊病就不能完全革除。

（四）考核标准和激励机制问题

我国公立医院的院长，作为医院的经营者，其收入水平与医院的经营绩效关系不大，而主要取决于他们的行政级别或专业职称的高低[③]。公立医院院长的薪酬采用以公务员行政级别套薪或以专业技术职称级别套薪，每月发放薪酬的分配方式[④]。

政府部门对公立医院的考核监督，本质上是对政府和医院中间的委托——代

① 杨伟祥：《院长职业化之痛》，《中国卫生人才》2013 年第 7 期。

② 田柯等：《医院院长职业化的思考》，《现代医院》2010 年第 11 期。

③ 郑大喜：《新医改形势下推进公立医院院长职业化建设的思路探讨》，《中国医院》2011 年第 2 期。

④ 许栋等：《中外医院队伍职业化研究差异》，《中国医院》2013 年第 1 期。

理关系的体现，公立医院作为政府的代理人，没有自身利益的诉求，应当无条件地服从政府的管理[①]。但事实上，政府无论是对整个公立医院，还是对公立医院的代理管理者——院长，都缺乏考核的完整体制，也没有系统的改革思路和制度保证。对绩效突出、完成政府目标和任务出色的院长缺乏充分的奖励；而对于管理能力和业绩较差的院长缺乏必要的制约措施，其结果只能是使考核流于形式。即使某些民营医院对院长的考核体系较为健全，但偏重的仍然是运营绩效方面，对院长的经营管理水平的重视比重不大，更多地侧重经济与业务指标。

此外，没有建立常设的对医院院长考核评估的长效机制。即使通过医院评级等活动会给公立医院院长的“政绩”实施一定的压力，但是这种评审只重视评审当下的过程，而且具有“头痛医头，脚痛医脚”的问题，缺乏系统的改革思路，而且评审之后的日常考核监督也处于缺位状态。例如20世纪90年代的医院评审注重的是医院的硬件设施，导致了医院浮夸虚报、盲目投资、医武竞争等弊端。而目前最新的《医院管理评价指南（2008年版）》虽然加入了社会效益的指标，但仍然较为笼统，缺乏可操作性。关键是，这些考核和评价的导向也并不是针对职业化院长的特点量身定做的，存在较大的偏差，不符合公立医院公益性的要求。另外，过度依赖医院自己上报的数据，数据质量不高，信息收集过程严重失真。而作为对管理者的考核指标，却往往以惩罚性考核为主，这些指标大多以一种“扣分”的惩罚性方式进行呈现，从心理学角度分析，这是一种基于“损失”框架的评价指标。在这种“如果达不到……的标准，就会（受到批评或者经济惩罚）”的逻辑框架下，如果考核指标越多、越细致，意味着被评价者需要注意的点越多，带给被评价者的压力也就越大。根据框架效应理论（framing effect），[②]人们在损失的情景下，行为会愈加趋向于保守。于是惩罚的考核体系间接造成医生对于面前“陷阱”数增多的感受，“犯错”的可能性增多，所面临的风险愈加增大，这样会越来越挫败院长的信心和促进他们的职业化管理行为。

（五）管办不分、效率低下

按照“委托—代理”理论，为了提高效率，医院需要实现所有权和经营权的分离。但事实上，我国公立医院存在管办不分、效率低下的现实状况。我国公立医院的所有者为政府，经营者也是政府任命的、带有行政级别的“官员”，同时，

① 李玲、江宇等：《中国公立医院改革——问题、对策和出路》，社会科学文献出版社2012年版，第11页。

② 杨伟祥：《院长职业化之痛》，《中国卫生人才》2013年第7期。

监管者仍然是政府的某个部门[1]。这造成了所有者、经营者和监管者之间相互谋私，使医院不能充分发挥最大效率，造成了“看病难、看病贵”问题。

公立医院的资产作为国有资产，由政府授予医院及其管理者一切权力。然而目前看来，“管办分开”有演化为公立医院进一步摆脱政府监管的借口的趋势。站在政府角度，主管部门追求“管办分开”的动机在于可以甩开包袱，避免管理公立医院的麻烦，从而尽量减少与举办主体的关联；而站在举办主体的角度，他们更希望能够摆脱束缚，增强自由度，使公立医院变为具有自主地位、能够自我发展的市场主体。自20世纪80年代以来，政府对医疗卫生机构改革的方向主要是“放权”。一方面，医院仍然在实现一些微观管理职能上不够灵活，另一方面，政府对医院的授权已经超过了为提高效率而授权的范围和程度，导致政府缺乏足够有效的手段对医院进行监管。政府对公立医院的授权没有遵循“权责利相统一”的原则，授权没能确保政府对公立医院的管制能力，出现过度授权而导致公立医院的行为偏离政府目标的现象。例如大型公立医院在规划设置、服务提供、大型设备购置、财务管理、资产处置等方面的权利没有受到应有的限制，公立医院的主办方角色和出资人角色缺位，公立医院院长的处境尴尬。

按照法人治理理论，需要通过制度安排合理地配置所有者与经营者之间的权责关系，这是公立医院院长职业化所需要达到的理想状况。公立医院的法人治理是公立医院为实现出资者目的，平衡所有者、经营者以及各利益相关者所作出的一系列制度安排。在这些制度中，公立医院的法人治理结构是基础，它指明了所有者和经营者的委托代理关系，是对政府、医院和医院管理者责权的制度化安排。其实质是体现管办分开、政事分开，从而推动公立医院深层次改革。其中，“管办分开”应当理解为对公立医院的举办政策和对其他医院的监管政策分开，不同类型的医院承担不同的职责，提出不同的政策要求，采取不同的监管手段。对于公立医院，要采取行政、经济、法律的手段相结合，内部治理和外部治理相结合的办法；对于其他医院，主要采取行业管理和外部治理的办法。而“政事分开”，基于对“公立医院的所有者是政府以及政府所代表的全体人民，医院的法人治理结构应该体现社会的利益，而不是医院管理者和内部人的利益”的理解，医院法人治理结构的设立，是政府对医院加强管理的过程，而不是减弱管理的过程。

这启示公立医院应实行职业化院长来经营的方式，使得院长不再是由政府任命，而由医院对社会公开招聘，对医院负责，实现医院所有权和经营权分离。

---

① 田柯等：《医院院长职业化的思考》，《现代医院》2010年第11期。

（六）职业经理人时机不成熟

院长职业化的目标是让院长成为职业经理人，让公立医院的院长成为职业院长。但是目前，职业院长的人力资源市场机制很不健全，而且严重缺乏可以胜任医院管理的职业院长。职业经理人市场和经理人人力资源市场是互相依存的，职业经理人作为是劳动要素的中的管理者人员，是通过人力资源市场进行选择的。建立完善的、合理有序的职业化管理者人员的人力资源市场是实行公立医院院长职业化的落脚点。在公立医院院长职业化改革中，需将职业院长工作的专业素质与人力资源市场进行合理匹配，同时根据市场机制进行优化配置，形成良性循环。

作为职业经理人，公立医院的职业化院长在人力资源市场方面受到多种因素的影响。例如，行政干预会影响职业经理人职业化院长的选拔制度、激励机制、薪酬制度等。对此，不断完善医院的治理结构制度（包括内部治理结构和外部治理方式）便成为了公立医院院长职业化改革的重要任务，应设法将行政干预转变为监管监督管理，而职业院长的选择和聘任完全交由经理人人力资源市场去实现。通过市场机制进行选拔和聘用职业化院长，相应的薪酬及待遇、经营者产生、发展与退出机制等都需严格遵循市场发展规律。

（七）卸任后出路迷惘

目前我国医院管理岗位尚未建立相应的医院管理职称序列，医院管理人员不得不通过业务专业技术职称来获得晋升，这也是医院领导干部在担任领导职务后普遍不愿意放弃业务工作的主要原因之一，其结果势必会严重影响医院院长职业化的进程。

有不少院长由于对管理工作十分投入，临床技能生疏，所以任期结束之后，如果回归临床，恐怕也难以胜任。另外，有一些公立医院的院长即使希望终身从事院长职业，但结合现实情况却会遭遇一些瓶颈。比如有院长选择退休后到民营医院继续领衔院长职位，但不能长久。因为在大部分地区，一般层级的民营医院医疗服务规范化跟公立医院相去甚远，公立医院院长们不能适应①。

由于公立医院院长的任期是由上级行政部分决定的，往往只有 8—10 年，当他们任满离开院长岗位后，不得不面临需要重回临床医疗一线岗位的现状。这导致很多院长不得不考虑到“院长只是一种暂时性的职业，医疗专家才是终身职业”的思想，所以，“双肩挑”其实是一种无奈的选择，也是造成“双肩挑”现

---

① 郑大喜：《新医改形势下推进公立医院院长职业化建设的思路探讨》，《中国医院》2011 年第 2 期。

象中，公立医院院长不能将更多精力放在医院管理方面的直接原因。

三、公立医院院长职业化的要求和前景

（一）院长职业化的要求

1. 医院去行政化

医院的“行政化”问题是公立医院院长职业化最大的障碍。传统的公立医院拥有行政级别，公立医院院长也拥有行政身份。因此，公立医院不得不面临这样的问题：

院长的身份是什么？

院长职务定位主要是什么？

院长究竟是干部，还是管理者？

如果这些问题不明确，会造成公立医院的院长缺乏提升自身管理能力的动机。对“双肩挑”的批评在于，对于身兼医学专家、医院主要管理者、政府官员、教授，甚至社会团体等“数”职的院长们，可能不能专注于医院的管理工作，角色定位不清，缺乏职业化意识，从而影响院长管理的能力发挥。院长职业化改革要理清政府监管和举办公立医院的职能界限，通过去行政化打破行政等级体制，赋予公立医院真正的独立法人地位①。管理人员改革中，某些试点单位已经在医院中层管理层做出了调整，消除了行政级别。从中得到的启示是，公立医院要完全实行院长职业化，作为委托人的政府必须授予代理人即院长必要的权力（图 12-5）。在下一阶段中，需要全面取消行政级别，医院的管理层可以由理事会来任命，同时努力建立能够长期激励院长的约束机制。

2. 院长责权利的明晰

院长面临的权利现状之一是，无论医院业务收入、发展规模等存在多大差异，政府规定的工资都是固定的，缺少激励作用，全年十几万元至多二三十万元的年薪与个人付出严重不对等。

法人治理结构的核心是“权责利一致”②。我国公立医院的资产是国有资产，医院及其管理者的一切权利都是政府赋予的。授权的过程应当是一个责权利一致的过程，政府在授权的同时，应当确保对公共部门的管制能力，避免过度授权而

---

① 许栋等：《中外医院管理队伍职业化研究差异》，《中国医院》2013 年第 1 期。

② 李玲、江宇等：《中国公立医院改革——问题、对策和出路》，社会科学文献出版社 2012 年版，第 11 页。

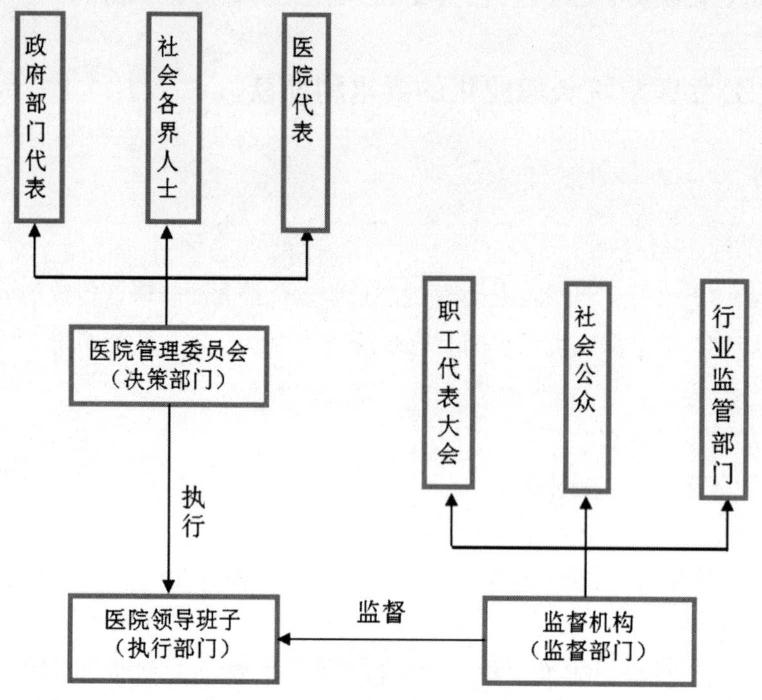

图 12-5　深圳的公立医院院长任命改革

资料来源：《深圳：公立医院院长不再由卫生行政部门任命》，《医院管理论坛》2009 年第 155 期。

导致公共服务机构的行为偏离政府目标①。

而现实情况是，公立医院院长该有的权力没有，不该有的权力却太大，大到可以管理每年十几亿元甚至几十亿元的资产，可以轻而易举地盖起连片的新楼房，但是小到却没有对一名普通员工的录用权和辞退权。被抱怨为“公立医院的院长像丫鬟，拿着钥匙，当家不作主”②。

3. 公益性的导向

公立医院的公益性有两个层面。即自然公益性和衍生公益性。自然公益性是指医院具有的有别于其他社会组织和单位的特点。如实行救死扶伤和人道主义精神、提供重大活动卫生安全保障、参与处置应对突发公共事件、培养医学人才以及发展医学科技等，而衍生公益性是指通过政府公共政策而使公立医院所能长期持久发挥的缓解居民看病就医经济风险程度的公共功能。它是将公立医院与非公立医院（私立营利性和私立非营利性医院）区别开来的核心要素，如果公立医院

① 童肖慧、王学、顾晓春：《县级公立医院薪酬激励制度改革的理论与实践探讨》，《中国医院管理》2013 年第 5 期。

② Grossman, S. J., & Hart, O. D., *An Analysis of the Principal-Agent Problem*, *Econometrica: Journal of the Econometric Society*, Vol. 51, No. 1, (January 1983), pp. 7-45.

也像私立医院一样主要依靠面向患者收费来筹资的话，则难以履行衍生公益性的功能[①]。

如果从组织行为学的角度来看待职业经理人，则他们是拥有特殊人力资本，精通经营管理之道但缺少资本，职责是为企业进行价值创造，在企业（医院）管理中充当重要角色的管理者。他们需要在委托人（机制设计者）的监督下工作，但有可能为了自身利益最大化而隐瞒个人信息，从而增加了代理成本。我国公立医院改革的主要目的之一是让公立医院注重其公益性。令人遗憾的是，我国公立医院的目标和激励没有理顺，公立医院仍然是利润最大化的主体，创收的动力和回归公益性的方向背道而驰。如果想要通过政府管制达到促进社会利益的目的，需要两个基本条件：一是政府管制机构真正追求公共利益；二是政府具有完全的理性和充分的信息[②]。但是，现实中这两个条件都较难满足。因此，配合国家改革的公立医院院长职业化需要在完成以下几个转变的基础上，才有合适的土壤进行培养：从成本推动者到成本控制者的转变、从以创收为导向的竞争向以绩效为导向的竞争转变、从各自为政向团结协作转变、从粗放管理向精细管理转变、从外延扩张到内涵深化的转变[③]。

（二）院长职业化的前景

1. 院长职业化的法人治理结构前景

法人治理结构的目的，就是为了让公立医院独立承担社会责任，围绕目标自主运行。有学者认为，由于我国各地区的医院情况各不相同，因此公立医院不宜采用同一模式进行法人治理结构改革，在这些模式中，托管模式和理事会模式比较符合国情，适合我国公立医院的发展方向。

如果国家和政府采用法人治理结构来推动公立医院院长职业化的进程，那么可以预见：

（1）公立医院将拥有完善的组织机构

由于法人治理结构包括股东会、理事会、监事会和医院管理层四个层面，它们分别代表医院的权力机构、决策机构、监管机构和执行机构，相互制衡，相互配合，能够从体制和机制上促进医院稳健的发展[④]。同时由于政府是医院

---

① 黄柳：《当院长成为第一职业》，《中国医院院长》2015年第1期。

② 张峻芳：《医改背景下公立医院院长职业化发展研究》，《中医药管理杂志》2015年第15期。

③ 李玲、江宇等：《中国公立医院改革——问题、对策和出路》，社会科学文献出版社2012年版，第186页。

④ 李玲、江宇等：《中国公立医院改革——问题、对策和出路》，社会科学文献出版社2012年版，第11页。

的所有者，可以通过委托和授权对职业化院长、医院的领导体制和组织架构按照现代法人治理结构进行建设，最终可以形成新型国有资产的管理主体，而卫生行政主管部门可以独立出来，作为第三方监督者主要负责医院卫生法规的监督执法。

（2）公立医院将拥有规范的财务结构

从金融角度来看，债权资本和股权资本的组合比例直接决定着医院的财务结构。因此，医院不仅可以通过理事会和监事会的组织系统和活动，也可以通过债务比率来控制医院、约束职业院长。因此，债务和资本权益的权衡和选择也是一种重要控制手段。

（3）公立医院可获得健全的运行机制

规范化的法人治理结构是一个实际运行和监督指导的过程。医院作为利益共同体，治理问题主要落脚于处理所有者和职业经营者、委托人和代理人、债权人和债务人之间的互动和博弈。公立医院通过法人治理的建立，可赋予职业化院长合理的权责利范畴，从而加强组织机构的实际运行能力，建立公立医院健全的运行机制。

2. 院长的聘任和胜任前景

医院院长大多是医学专家出身，但医院管理是一项专业性极强的复杂工作。到底什么资质的人可以担任医院院长，需要具备什么样的知识背景和特质？根据前文院长胜任力的相关内容可总结出：在能力方面，执行能力是非常关键的，与之相对应的具体包括决策能力、创新力、综合分析能力、沟通协调能力、竞争意识、激励下属、分权和授权等。另外，社会责任感也是不可忽略。某市关于职业化院长的调查结果，在“双肩挑”的领导干部中，仅有三分之一左右的调查对象明确表示与业务工作相比更喜欢从事管理工作。所以，当好院长的前提条件是其本人要热爱管理岗位工作并全身心投入。如果把原本不喜欢从事管理工作的医学专家安排在管理岗位上，这本身也是一种资源浪费。

因此，应对即将走上医院领导岗位的干部进行严格的任职资格考核，实行持证上岗，逐步实现医院职业院长任职资格准入制，无论是管理学还是医学背景出身，在担任院长前，至少要进行职位承诺的测试，以保证站在职业化院长位置上的，不仅是具有管理工作资质的人，而且是热爱并愿意为管理岗位奉献的人①。

（1）职业院长准入机制

为了体现对医院管理者的激励作用，可引入竞争机制，通过竞争上岗产生干部，并通过全面建立聘任制管理干部，按照公开招聘、择优聘用、平等自愿、协

① 刘文生：《院长职业化之变——院长，你培训了吗?》，《中国医院院长》2015 年第 1 期。

商一致的原则。签订聘任合同，明确责任权利，打破行政职务终身制，变干部与医院的行政依附关系为平等的人事主体关系，实行由身份向岗位管理转变，由单纯的行政管理向学制管理转变。同时建立解聘和辞聘制度，形成能上能下、能进能出、有效激励竞争择优的新的用人机制。

（2）职业院长从业资质认证

管理是一个综合性的学科门类，也是一门交叉性学科，包含数十个三级学科。在医院管理工作中，除行政管理以外，还存在着财务管理、物资管理、药物管理、仪器设备管理、技术管理、质量管理、信息管理等多项专业管理工作。按照管理学分类标准，每项管理工作都归属于一个独立的三级管理学科，行政管理工作只是其中的一个三级学科。但是，在目前粗放式的医院管理体制下，很容易将各项专业管理混为一谈，对医院管理人员缺乏明确的专业界定和专业分工，影响管理人员专业技能的发挥和医院管理专业化的发展，也进一步影响了人们对医院管理专业技能和价值的认同①。对于职业化的院长来说，从业资质决定了其究竟需要在管理方向上专业到什么程度，或者专注于哪些方面的管理，来体现作为公立医院院长的职业化水平。

日本为了避免“双肩挑”的弊端，要求院长必须熟知一般的管理学基础知识，同时院长都配有1名非医师的行政副院长或称事务部长作为助手②。在欧美国家，医院的最高权力机构是医院理事会，院长由理事会任命，90%以上的医院院长需大学本科毕业后再获得工商管理学硕士（MBA）或医院管理学硕士（MHA）或公共管理学硕士（MPA）学位，且在成为院长前至少有10—15年的管理经验③。而我国公立医院的院长表示，在多家公立医院做过管理者后，发现公立医院院长更需要了解的是区域内医疗系统的运作规律、各家医疗机构的特征，以及政府的职责和任务④。

3. 院长的考核和激励

对职业院长施行鼓励措施时，也要建立相当的约束机制，使其承担必要的责任，进而能从法律上规范院长职业化的激励与约束机制。如果没有法律保障，只是单纯地设计选聘职业院长的方法，薪酬分配方案以及约束监督手段，效果往往不显著。因此，建立科学合理的院长考核体系，明确回答“怎样才算是一名合格的、优秀的职业化院长?”是院长职业化顺利实施的保障。需要对职业化院长的

---

① 雷海潮：《公立医院公益性的概念与加强策略研究》，《中国卫生经济》2012年第1期。

② 钟东波：《我国医疗行业政府管制的制度框架》，《中国卫生经济》2003年第1期。

③ 李玲、江宇：《关于公立医院改革的几个问题》，《国家行政学院学报》2010年第4期。

④ John D. Stoeckle & Stanley J Reiser, *The Corporate Organization of Hospital Work: Balancing Professional and Administrative Responsibilities*, *Annals of internal medicine*, Vol. 116, No. 5, (March 1992), pp. 407-413.

选拔、聘任、任期、岗位管理、权力分配、考核、晋升、奖惩、解聘、辞聘等各个环节全面加以规范，在有关卫生法律法规（如《卫生法》《公立医院管理条例》等）中设置专门的条款，明确医院院长的培养、准入、任用、考核、激励、流动、退出等方面的要求，为建立职业化的医院管理人才队伍提供法律保障，使得每项程序严格依法进行。

对医院院长的考核评价应以政府设定的医院目标任务实现程度为基础，结合社会公众对医院的评价，避免只与医院经济收入挂钩的做法。应建立并推行一套定性与定量结合、科学全面与国际经济接轨的考核、评价指标体系，将考核结果作为院长职级晋升的依据，并与院长的薪酬水平挂钩，研究并逐步设立社会化的、独立的医院评价机构和院长绩效考核机制。

需要留意的是，单纯依靠加强对经营者的监督是不够的，必须建立有效的激励和风险机制，使医院院长承担一部分决策风险，同时享受与风险对等的收益，来实现院长利益尽可能与政府趋于一致。例如，以年薪制或股票期权等形式作为医院院长的长期激励收入，或可将职业化院长作为代理人的贡献程度和其报酬结合起来，把医院的社会目标和医院院长的个人目标联系在一起①。

另外，为了降低职业化院长作为代理人的道德风险和逆向选择，需要委托人站在代理人的角度，从职业化院长的需求和期望出发，并结合自身利益目标，做出合理的制度安排，达到“激励相容”的目的②。另一方面，高级管理人员的收入需要与医院的创收相分离，政府根据不同管理岗位职责和实际工作绩效给予医院高级管理人员合理的岗位薪酬，如推行高薪的年薪制等试验和尝试。鼓励管理干部长期钻研和专门从事医院管理工作，使医院管理工作成为一个专门职业，管理人员可长期从事并不断得到激励和职业发展③。总之，需要通过对院长行为和绩效进行度量，实施有效的激励和约束，来解决代理制产权分离的问题。

（3）社会治理和第三方评鉴机制

公立医院体系是政府利用公共资源举办的公立机构。因此，除了接受政府的行政监督之外，还应接受人民代表大会的立法监督、人民群众尤其是利益相关者的社会监督。当前，我国对公立医院的行政监督不力，立法监督和社会监督几乎处于空白。对于公立医院最高管理者的院长，相关的评鉴监督更为缺乏。因此，加强公立医院与人民的联系和沟通，以听证会、新闻发布会等形式，来沟通公立

① 刘俊等：《医院院长职业化建设：国际经验、国内现状与政策建议》，《中国卫生资源》2012年第3期。

② 陈迎春：《对我国医院管理与院长职业化相关问题的探讨》，《江苏卫生事业管理》2015年第1期。

③ 田柯等：《医院院长职业化的思考》，《现代医院》2010年第11期。

医院的群众基础，是进行社会治理的可行途径。另外，对于院长的考核不能仅仅将其作为“行政干部”，还应该结合管理学的科学标准，邀请第三方的中立机构，来评鉴院长对于医院管理者这一角色的履行程度，既要兼顾业绩，更要注重公益性和社会影响。

4. 卸任后的出路

正如之前所分析的，院长职业化的重要障碍在于职业化院长的职业前景不明朗，特别是卸任后的出路很成问题。

第一，逐步拓宽职业化院长的平台。在社会转型期，社会的确会为院长填补一部分出路的空缺，但仅仅依赖于社会资本举办的医疗机构大范围铺开是不够的。公立医院院长期望的是“有契合度高的平台”，即社会资本作为办院主体尊重医疗事业发展规律、认同医疗服务的公共产品属性的医疗机构。从保障医院管理人才合法权益、促进医院管理人才队伍健康发展的角度出发，十分有必要设立医院管理技术职称序列。对院长而言，可以探索实行职级制和年薪制，不同职级分别对应不同的薪酬水平，这样可以为有志于从事医院管理者提供一条畅通的职业晋升路径和一个广阔的职业前景，从而推动院长职业化建设的发展。①

第二，通过考察区域内医疗系统的运作规律、各家医疗机构的特征，以及政府的职责和任务，开发医院管理理论模式等经验化的产品。担任过公立医院院长的都是具有丰富管理经验的国家财富。可以让院长在任满后将管理经验进行理论化，然后与更多人分享。例如以战略管理为平台，建立一套医院管理体系，包括质量控制体系、运营体系、人力资源管理体系和信息管理体系。这些平台与战略目标相统一，构成相对完整的医院管理体系。经过几年试行后，打造一个医院管理理论模式，然后在整个行业内推广②。

第三，职业化院长的轮岗交流机制也是可以考虑的一种安排。让任满之后的职业化院长进行跨单位、跨地区的交流，可以考虑逐步将医院院长后备队伍和院长的任用、流动纳入法制化管理渠道，按照其本人职级和实际工作能力，在一个地区内统一调配任用，使有能力、有抱负的管理者有充分的施展才华的空间。在此基础上，再逐步实现跨地区之间的交流，更好地发挥这支特殊人才队伍的总体效益。

（杨芊）

---

① 段金宁等:《我国医院院长职业化的思考》,《中国医药导报》2014 年第 13 期。

② 张贵民等:《非职业化院长的职业化诉求》,《中国医院院长》2014 年第 3 期。

CHAPTER 13 **第十三章**

中国公立医院医生薪酬制度改革

在现代医院管理中，薪酬已经不仅仅是传统的医院生产成本支出功能要素，而且是吸引、保持和激励员工的关键因素，薪酬管理更是医院财务管理和人力资源管理的核心内容。社会普遍认为，我国公立医院薪酬制度不够合理，医务人员的价值得不到体现，工资水平（劳动价格）长期远低于其市场价值，其薪酬外部公平远未实现，使医务人员产生了强烈的不公平感，是医生拿药品回扣等“灰色收入”现象的重要诱因。随着公立医院改革步伐的加快，公立医院薪酬制度越来越得到重视，《关于做好 2012 年公立医院改革工作的通知》（卫管发〔2012〕53号）提出要充分调动医务人员积极性，完善医院内部分配激励机制，做到多劳多得、优绩优酬、同工同酬，使收入分配向临床一线医务人员倾斜。提高医院人员经费支出占业务支出的比例，提高医务人员待遇。2013 年 11 月，十八届三中全会《中共中央关于全面深化改革若干重大问题的决定》更加明确提出“加快公立医院改革，落实政府责任，建立科学的医疗绩效评价机制和适应医疗卫生行业特点的薪酬制度”。“十三五”规划建议再次提出：全面推进公立医院综合改革，坚持公益属性，破除逐利机制，建立符合医疗行业特点的人事薪酬制度。

医务人员是医疗卫生体系的基础和核心，薪酬水平及其分配方式不但直接影响到公立医院医务人员的稳定性、工作积极性、合作态度以及专业选择等，而且对卫生资源分布、卫生费用水平与成本控制以及医疗服务价格、利用与质量等也会产生重要影响。薪酬是公立医院各类工作人员劳动价值的货币和福利表现形式，是激励员工的重要手段，在人力资源激烈竞争的当今社会，建立科学、合理的薪酬管理制度，能有效发挥医务人员积极性，有利于广大医务人员钻研业务，敬业爱岗，提高医疗技术水平，有利于医疗队伍稳定健康发展，有利于医疗事业发展目标的实现。公立医院是我国医疗服务提供的主力军，也是医药卫生体制改革的重点和难点之一。我国收入分配制度中存在的问题在公立医院薪酬分配中都有不同程度上的体现，在医疗服务供给、利用和费用等领域造成了一系列严重后果。因此，公立医院薪酬制度是我国收入分配制度和事业单位改革的重要组成内容，也是医药卫生体制改革中需要解决的关键问题之一。

针对医务人员"高技术、高压力、高风险、高负担"的职业要求，构建合理的薪酬激励机制以充分调动医务人员的工作积极性是当前医改工作中一项重要而又紧迫的任务。本文尝试从我国公立医院医生的薪酬现状出发，分析现有薪酬制度存在的问题，提出应对的策略建议，以期为我国公立医院医生薪酬改革制度的进一步完善提供参考。

第一节 相关薪酬理论介绍

一、薪酬及其相关概念

（一）国际上关于薪酬的定义

国际上关于薪酬的概念经由了工资（Wage，1920 年前）、薪水（Salary，1920—1980 年）、薪酬（Compensation，1980 年至今）和全报酬（Total Rewards，约 2000 年）的发展演变之后，学术界和理论界选择用薪酬（Compensation）来表示员工的劳动所得。美国著名的薪酬专家乔治·T. 米尔科维奇这样定义薪酬：薪酬是雇员作为雇佣关系的一方所得到的各种货币收入、服务及福利的总和。薪酬分为广义的薪酬和狭义的薪酬。广义的薪酬含经济性报酬和非经济性报酬两种（如表 13-1），狭义的薪酬是指员工得到的以固定工资、绩效奖金、津贴等金钱或实物形式来支付的报酬。

表 13-1 薪酬内容

经济性薪酬	非经济性薪酬
工资、奖金、津贴、物质、住房公积金、养老保险、医疗保险、失业保险、工伤保险、有薪假期	工作环境、人际关系、企业文化、企业品牌、工会活动、理想职位、个人培训、参与决策、荣誉称号、富有挑战或成就感的工作、领导关心

（二）国内关于薪酬的定义

国内关于薪酬的概念经历了由工资向职工薪酬的转变。其中，工资主要有工资总额、工资薪金总额、工资薪金所得三个概念。

1. 工资总额

工资总额属于统计范畴的概念，是我国过去多年来计划经济的产物。我国政府为了能对关系国计民生的重要经济指标进行宏观调控，特别设置了监控个人收入的“工资总额”指标和监控个人支出的“物价指数”指标，目的在于避免收入差距过大和物价波动过大的问题。为保证国家对工资进行统一的统计核算，经国务院批准，国家统计局1990年1月1日发布《关于工资总额组成的规定》，全民所有制和集体所有制企业、事业单位，各种合营单位，各级国家机关、党政机关和社会团体，在计划、统计、会计上有关工资总额范围的计算，均执行该规定。

同时，国家统计局于1990年《〈关于工资总额组成的规定〉若干具体范围的解释》，进一步明确“各单位支付给职工的劳动报酬以及其他根据有关规定支付的工资，不论是计入成本的还是不计入成本的，不论是按国家规定列入计征奖金税（即为现在的个人所得税）项目的还是未列入计征奖金税项目的，不论是以货币形式支付的还是以实物形式支付的，均应列入工资总额的计算范围”。

工资总额过去主要用于统计指标本身，现在，更主要的功能为计算各单位缴纳各项社保金的基数。

2. 工资薪金总额

工资薪金总额属于企业所得税法的概念范畴。根据《企业所得税法》的规定，工资薪金总额是纳税人每一纳税年度支付给在本企业任职或与其有雇佣关系的员工的所有现金或非现金形式的劳动报酬，包括基本工资、奖金、津贴、补贴、年终加薪、加班工资，以及与任职或者受雇有关的其他支出。地区补贴、物价补贴和误餐补贴也应作为工资薪金总额。

在2008年新《企业所得税法》颁布前，“工资薪金总额”称为“工资薪金支出”，也叫“计税工资”，即对企业的工资薪金总额采取限额列支的办法，具体规定是：内资非国有企业按个人所得税起征标准作为企业所得税前列支的限额；国有企业采取税利挂钩的以企业主管部门核定的工资总额基数与实现税利增减比例浮动管理方式；“三资”企业没有限额要求；事业单位企业化管理的以上级单位核定的工资总额为准。

2008年我国实行新的《企业所得税法》以后，将“工资薪金支出”改为“工资薪金总额”，取消了内资非国有企业按个人所得税起征标准作为企业所得税前列支的限额管理，其他管理要求依然实行。但对不实行限额管理的企业实际发生的工资薪金总额，增加了支出合理性与真实性的要求。根据国家税务总局国税函〔2009〕3号文件的规定，“合理工资薪金”，是指企业按照股东大会、董事会、薪酬委员会或相关管理机构制订的工资薪金制度规定实际发放给员工的工资薪金。

3. 工资薪金所得

工资薪金所得属于个人所得税法的概念范畴，是公民个人取得收入的一个税目。《个人所得税法实施细则》明确“工资薪金所得”，是个人因任职或者受雇而取得的工资、薪金、奖金、年终加薪、劳动分红、津贴、补贴以及与任职或者受雇有关的其他所得。

根据国税函〔2009〕3号文件的规定：“工资薪金总额，不包括企业的职工福利费、职工教育经费、工会经费以及养老保险费、医疗保险费、失业保险费、工伤保险费、生育保险费等社会保险费和住房公积金。”即补充养老保险和补充医疗保险不计入“工资薪金总额”，但要计入“工资薪金所得”，计算个人所得税。按照财政部规定，个人因公在城区、郊区工作，不能在工作单位或返回就餐的，根据实际误餐顿数，按规定标准领取的误餐补助包括在“工资薪金总额”中，不属于“工资薪金所得”范围。如果是单位以午餐补助名义发给职工的补助、津贴就须计入“工资薪金所得”。

综上所述，以上有关工资的三种概念主要在概念范畴和法律依据上存在一定区别。但在一般情况下，三者的核算范围具有较高的重合度。

4. 职工薪酬

“职工薪酬”属于企业会计准则的概念。在2006年《企业会计准则》颁布之前，职工薪酬仅作为一个会计核算概念，即“应付工资”。此时的“应付工资”核算范围和口径与统计上的“工资总额”基本一致。

我国财政部于2006年颁布了《企业会计准则第9号——职工薪酬》，第一次正式明确了企业会计核算有关职工薪酬的确认范围和计量方法。

2014年1月，财政部又重新修订了该准则，进一步完善了有关核算要求。根据《企业会计准则第9号——职工薪酬》（财会［2014］8号）的规定，“职工薪酬”是指企业为获得职工提供的服务或解除劳动关系而给予的各种形式的报酬或补偿。职工薪酬包括短期薪酬、离职后福利、辞退福利和其他长期职工福利。企业提供给职工配偶、子女、受赡养人、已故员工遗属及其他受益人等的福利，也属于职工薪酬。

从该准则的上述规定来分析，职工薪酬所包含的人员范围和项目范围要远超“工资总额”的范围。职工薪酬不仅包括向本企业职工支付的各项薪酬，还包括企业为个人缴纳的各项社保金、企业提供的食宿等，但却不在工资总额的统计范围。可以说，职工薪酬囊括了企业为员工甚至关系利益人支付的所有支出。

（三）医院薪酬的相关概念

1998年的《医院会计制度》设置205号科目“应付工资”，指出本科目核算医院应付给职工的工资总额。包括在工资总额内的各种工资、奖金、津贴等，无论是否当月支付，都应通过本科目核算。不包括在工资总额内的发给职工的款项，如医药费、福利补助、退休费等，不在本科目核算。

2010年财政部发布的《新医院会计制度》[①] 对"应付职工薪酬"的定义，应付职工薪酬是指医院按有关规定应付给职工的各种薪酬，包括工资、津补贴、奖金等。包括职工在职期间和离职后提供给职工的全部货币薪酬和非货币性福利。医院应当在职工为其提供服务的会计期间，将应付的职工薪酬确认为负债。

新制度指出职工薪酬主要包括以下内容：

（1）应付工资（离退休费）。按国家统一规定发放给职工的岗位工资、薪级工资、绩效工资，以及经国务院或人事部、财政部批准设立的津贴补贴。

（2）应付地方（部门）津贴补贴。医院所在各地区各部门以及单位自己出台的津贴补贴。

（3）应付其他个人收入。医院按国家规定发给个人的除工资（离退休费）、地方（部门）津贴补贴以外的其他收入，包括误餐费、夜餐费、出差人员伙食补助费、市内交通费、出国人员伙食费、公杂费、个人国外零用费、发放给个人的一次性奖励等。

与旧的医院会计制度相比，新制度不再分别设置"应付工资（离退休费）""应付地方（部门）津贴补贴""应付其他个人收入"三个一级会计科目，而是设置"应付职工薪酬"科目，其核算内容涵盖原账中上述三个科目的核算内容。

从工资到薪酬不仅反映了医院薪酬内容的丰富和薪酬结构的变化，还体现了医院管理思想的进步。传统的医院管理以物为本，实物资产和资金是管理运作的核心，医院的规模、设施设备、技术是衡量医院发展水平的主要指标。现代医院管理强调以人为本，人力资本成为医院管理运作的核心，能否吸引、保留和激励优秀人才，是医院获得竞争优势的关键，建立符合我国社会主义市场经济体制的科学有效的薪酬制度，对调动各类员工的积极性、创造性，合理开发、配置、运用卫生人力资本，提高人力资本的利用效率具有深远的意义。

二、公立医院薪酬管理发展历程

薪酬管理作为医院人力资源管理的重要内容，它是在政府和卫生主管部门的政策框架下，在医院经营管理层的决策范围内，制定薪酬分配政策和实施薪酬激励措施的过程。在医院薪酬管理研究领域，学者们一般认为我国公立医院薪酬管理伴随着医院的改革发展，大致经历了以下四个发展阶段。

---

① 新《医院会计制度》适用于中华人民共和国境内各级各类独立核算的公立医院，包括综合医院、中医院、专科医院、门诊部（所）、疗养院等，不包括城市社区卫生服务中心（站）、乡镇卫生院等基层医疗卫生机构。

（一）计划经济体制下单一的等级工资制度阶段（1950—1978 年）

从建国到改革开放以前，我国处于计划经济体制时期，政府将医疗卫生事业作为一种单纯的社会福利性事业，其运转经费靠国家财政拨款，员工的工资实行等级工资制，按国家规定的统一标准发放。这一阶段员工的工资与所在医院的效益无关，造成医院之间分配上的平均主义和医院内部员工之间分配的平均主义、大锅饭，严重挫伤了医务人员的积极性、主动性和创造性，造成医院运行中不计成本、人浮于事、效率低下等诸多问题。

（二）坚持按劳分配唯一原则阶段（1978—1987 年）

1978 年党的十一届三中全会召开后，随着我国改革开放的进一步深化，政府和卫生主管部门对公立医院的工资制度进行了改革，将计划经济体制下的职务等级工资制改为以职务工资为主要内容的结构工资制，并按照工资的不同职能，将工资分为基础工资、职务工资、工龄工资和奖励工资四个部分。其中，职务工资是根据员工职务的高低、责任的大小和专业技术水平的等级来确定的，同时还建立了晋级增资制度；工龄工资是根据员工的工作年龄确定的；奖励工资方面，打破了平均主义、大锅饭，不再平均发放，而是按贡献大小发放。为了鼓励护士长期从事护理工作，还另外加发护士工龄津贴。1979 年，在卫生部、财政部、国家劳动总局联合制定下发布的《关于加强医院经济管理试点工作的意见》中提出“认真执行按劳分配，多劳多得的社会主义分配原则，超额完成任务的给予奖金奖励”，医院员工的收入构成中增加了奖金部分。从此，各级医院开始注重经营管理和经济分配，对超额完成任务和成本节约给予提成奖励。

这一阶段改变了原来只以技术（职务）等级确定收入差距的工资分配方法，通过结构工资制和奖金这一激励机制，将员工的劳动贡献与其个人收入联系在一起，体现了“按劳分配，多劳多得”的分配原则，有效地调动了医院员工的积极性。

（三）坚持以按劳分配为主体，其他分配方式为补充阶段（1987—1993 年）

1987 年，党的十三大提出了社会主义初级阶段的理论，明确指出：“社会主义初级阶段的分配方式不可能是单一的，我们必须坚持的原则是：以按劳分配为主体，其他分配方式为补充”。十三大报告体现了我国在收入分配理论方面的重大突破，承认了劳动以外的其他生产要素可以参与分配。此阶段公立医院在执行事业单位工资制度的基础上，奖金不再平均发放，而是与科室的收入、支出挂钩，以科室收支结余作为奖金提成基础，按一定的提成比例计算各科室的奖金。随后又出现了科室承包制，承包结余在医院、承包人和员工之间分配。这种科室核算型的分配方法将员工收入与医院经济效益联系在一起，极大地调动了员工工作的积极性，较之先前的薪酬管理技术有了很大的进步。

（四）坚持和完善按劳分配为主体、多种分配方式并存的阶段（1993—2006 年）

从 1993 年党的十四届三中全会到 2003 年党的十六大的召开，劳动、资本、技术和管理等生产要素按贡献参与分配的原则被确定下来，体现了党中央对分配制度改革的高度重视。

1993 年后医院的管理人员、专业技术人员和工人分别执行各自的工资标准，引入了竞争和激励机制，工资的增长与年度考核挂钩。随着医疗卫生体制改革的不断深入，医院的分配自主权逐步扩大，医院在执行事业单位工资制度和工资政策的基础上，根据国家核定的工资总额，固定工资小幅增长，奖金部分明显增多，奖金的发放形式呈现多样化，如特殊贡献奖、院长特别奖等。同时还出现了各种福利和非货币性薪酬，如到大医院进修、出国学习、职务晋升等。

为了适应社会主义市场经济体制与入世后日趋激烈的竞争环境，公立医院越来越注重经营管理和经济效益，注重提高医院和员工的绩效，积极探索和完善绩效考评制度，将考评结果与薪酬挂钩，绩效考核成为支付薪酬的重要依据。

（五）2006 年工资制度改革

2006 年国家公布了事业单位收入分配制度改革方案，将岗位绩效工资制确立为事业单位基本工资制度，事业单位人员工资构成分为岗位工资、薪级工资、绩效工资和津贴补贴四部分。其中，将岗位工资和薪级工资作为基本工资，另将绩效工资和津贴补贴作为绩效考核工资。2009 年 9 月，国务院常务会议确定了事业单位实施绩效工资改革的具体时间表：2009 年 1 月 1 日起，首先在义务教育学校实施绩效工资改革；2009 年 10 月 1 日起，在疾病预防控制、妇幼保健、精神卫生、应急救治、卫生监督等专业卫生机构和全国乡镇卫生院、城市社区卫生服务机构等基层卫生事业单位实施绩效工资改革；2010 年 1 月 1 日起，在除以上单位以外的其他事业单位实施绩效工资改革。

2010 年，国家在《关于公立医院改革试点的指导意见》中对改革公立医院内部运行机制进行了有关绩效管理的叙述：深化公立医院人事制度改革，完善绩效分配激励机制。合理确定医务人员薪酬水平，完善人员绩效考核制度，实行全员岗位绩效工资制度，充分调动医务人员的工作积极性。

三、现代公立医院薪酬的八种模式

1. 按岗定酬模式

按岗定酬是体现每一个岗位的责任大小、风险程度和技术高低等岗位价值的形式。要在科学定岗、定编的基础上，明确岗位责任，任职条件和聘用期限，合理制定各类岗位的纵向分配阶梯和同类岗位的横向分配等差标准，做到按岗定酬、同岗同酬、岗薪一致、薪随岗变。

2. 岗位绩效模式

在按岗定酬的基础上，将工资分为两部分：一部分确定为岗位工资，一部分与工作业绩和效益挂钩。按照岗位职责提出工作要求，明确任务指标，考核工作业绩。根据考核结果，确定绩效工资部分，绩效工资应与综合指标挂钩，避免单纯与经济效益挂钩。2006 年国家公布了事业单位收入分配制度改革方案，将岗位绩效工资制确立为事业单位基本工资制度。

3. 项目课题模式

该模式考虑到一些医院在从事医疗业务工作的同时还承担着科研教学任务，在设计薪酬制度时可根据在医疗科研项目中承担的责任、工作量、工作业绩确定分配标准，对科技创新成果收益，可提取一定比例，用于奖励项目完成人员，对医院工作和发展起重要作用。责任重、贡献大、要求高的关键岗位，在明确岗位职责、实行竞争上岗、择优聘用的基础上，给予确定的较高的岗位工资标准。

4. 协议薪酬模式

对于引进的对本单位发展有重要作用的重点学科带头人和拔尖人才，可根据工作需要，实行协议工资制度。参照国家和地方有关政策规定和人才市场价格，平等协商受聘人员的工资收入水平，以合同或者协议的形式予以确认，制定协议工资实施细则。

5. 兼职兼薪制模式

卫生专业技术人员在保证完成本职工作，不损害本单位经济利益和不违反国家有关法律法规的前提下，经本单位批准并签订协议后，可以兼任其他工作，取得相应合理的报酬。利用单位无形资产、设备、资料和职务科技成果等从事兼职工作的，应从兼职收入中向单位缴纳一定比例费用。同时对职工在兼职期间所涉及的有关工资保险福利待遇等问题以及单位双方各自的其他要求，应在协议中予以明确。随着医师多点执业政策的推行，笔者认为这种薪酬制度将得到更高频率的运用。

6. 年薪制模式

主要由两部分组成：基薪（基本收入）和绩薪（业绩收入）。绩薪包括年度绩薪和任期绩薪两部分。年薪发放考核内容主要包括岗位责任、岗位贡献、医德医风、人才队伍建设、科技进步、单位社会效益和经济效益等方面的情况。年薪制主要适用于医院领导层和特别突出的优秀人才。2013 年，福建省三明市率先推行医生年薪制，将医务人员的工资提升至社会平均工资的 3 倍以上。同时规定，在基本年薪和绩效年薪以外，各医院不得再以任何形式发放与职工个人有关的津补贴及奖金等。国际上澳大利亚、巴西等国家采用的薪酬制度为年薪制。

7. 宽带薪酬模式

“宽带薪酬”就是指在组织内用少数跨度范围较大的工资级别来代替原有数量较多而跨度范围较小的工资级别，将原来十几甚至二十几、三十几个工资等级压缩成几个级别。但同时将每一个薪酬级别所对应的薪酬浮动范围拉大，从而形成一种新的薪酬管理系统。这种模式打破了传统薪酬结构的等级观念，引导员工重视个人技能的增长和能力的提高，有利于培养医院的核心竞争力和提高整体绩效①。宽带薪酬制综合考虑了岗位设置、绩效考核等因素，是一种较为全面的薪酬管理模式。目前事业单位实行的岗位绩效制就是在基于宽带薪酬理念上的一种设计思路。

8. 院长年薪制

院长任期内的薪酬实行年薪制，院长年薪由财政全额预算保障。其收入水平由基本年薪、绩效年薪和任期激励收入三部分构成。基本年薪按本人基本工资或当地事业单位工作人员人均基本工资的一定倍数确定，绩效年薪和任期激励收入分别根据年度和任期考核评价结果确定，合理确定绩效年薪和任期激励收入比重，具体结构比例由各市县结合实际确定，院长年收入总额不纳入县级公立医院绩效工资总量。目前该薪酬模式已在福建省三明市公立医院和海南省有条件的县级医院进行试点。

四、现行医院的薪酬结构分析

现阶段，对于我国国有公立医院中的大多数医院来说，其职工薪酬的构成可分为三大部分，即基础薪酬、可变薪酬和间接薪酬。

基础薪酬是指职工从医院那里获得的较为稳定的经济报酬，其确定依据通常是职工的学历、工龄、资历等。在我国现行的基本薪酬制度体系中，医院属于事业单位，仍实行专业技术职务等级薪酬制。目前，国内相关学者和专家对医院分

① 李梦茹、耿仁文、林凯程等：《宽带薪酬在我国大型公立医院的适用性分析》，《中国卫生经济》2014 年第 7 期。

配制度和形式的探讨比较活跃，但对基础薪酬提及较少。基础薪酬的数额相对固定，作为一项较为稳定的经济收入来源，可以满足医院职工起码的生活需要，其调整在现阶段主要还是依据政府有关的文件和政策规定。

可变薪酬是指薪酬体系中与绩效直接挂钩的部分。可变薪酬的目的是在绩效和薪酬之间建立起直接的联系，激励医院职工，对医院目标的实现起着非常积极的作用。可变薪酬有较强的灵活性，一般不会对成本构成持续性的影响。

间接薪酬指的是医院职工的福利与服务。它是不以职工为医院提供的工作时间来计算的薪酬组成部分，一般包括带薪休假、免费或优惠午餐、健康及医疗保险、人寿保险以及养老金等。通常情况下，间接薪酬的费用是由医院全部支付的，但有时也要求员职工承担其中的一部分，作为一种不同于基础薪酬的薪酬支付手段，福利和服务有其独特的价值。在现代社会，福利的特殊作用是薪酬的其他部分所无法取代的。

一般说来，上述薪酬的三个方面体现在医院职工的薪酬中具体可包括以下几个方面：

1. 基本工资：是职工收入的基本组成部分，基本薪资比较稳定，是确定退休金的主要依据。

2. 奖金：是基本工资的补充形式，是对职工有效超额劳动的报酬，是根据工作业绩和医院的经济效益状况给予的。

3. 津贴：是对职工在特殊劳动条件下额外劳动的消耗、额外的生活费用以及对员工生理或心理带来的损害进行的物质补偿。

4. 福利：是医院通过举办集体生活设施，提供劳务和建立补贴制度等方式，解决职工在物质精神生活方面的普遍性需求或特殊困难而建立的公益性事业，包括：非工作时间（假日）的报酬；补助，比如交通、洗理、子女、住房补助；优惠服务。

5. 社会保险：是对医院员工的社会保险进行社会统筹。根据国家规定，由用人单位和劳动者个人缴纳保险金，然后在劳动者患病、负伤、残疾、生育、年迈、死亡和暂时或永久丧失劳动能力以及失业时，按一定的标准从社会保险金中领取保险待遇，以保证基本的生活需要。

图 13-1 及 13-2 分别为我国 2013 年城市和县级医院薪酬结构图。在城市医院医生薪酬结构中，奖金和绩效工资占到整个薪酬的 50%左右。而县级医院的基本工资相比城市医院占比更高，奖金及绩效工资的比重更小。

以我国中部大型三甲医院 T 医院为例，其医生薪酬结构如图 13-3 所示：在近三年薪酬结构中，奖金部分占绝对重要比例，且近年来所占比重逐年增大。

参照国际上其他国家或地区公立医院薪酬结构，美国的公立医院采用“岗位

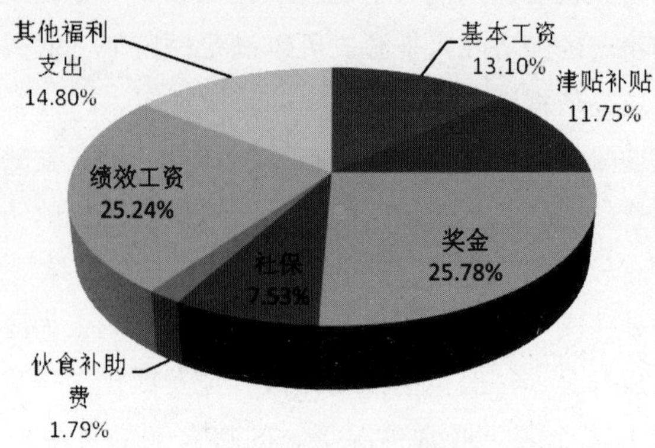

图 13-1　2013 年城市医院薪酬结构图

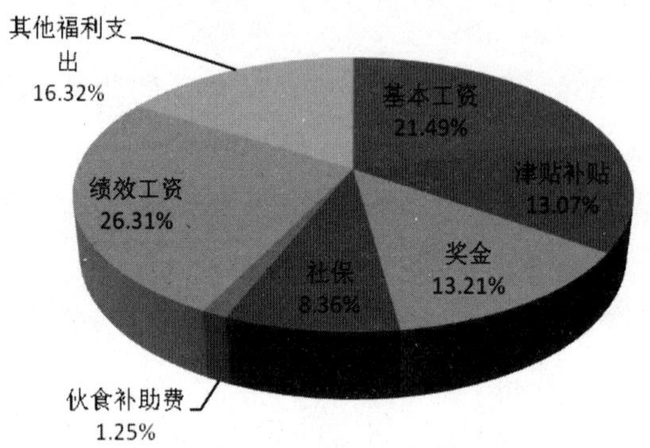

图 13-2　2013 年县级医院薪酬结构图

数据来源：《2013 年全国卫生计生财务年报资料》。

工资+绩效奖励”的薪酬结构，其中工资所占比较大，奖金所占比重较小；英国的专科医生采用“基本薪水+额外项目津贴+及时服务津贴+地区津贴+雇佣和附加保证金”；法国公立医院的薪酬主要来自“固定工资+兼职服务收入”；日本的薪酬结构为“基本工资+绩效工资+津贴+初任工资特别调整额”；中国台湾地区由基本薪资、基本奖励金、三节奖金、年终奖金、考核奖金、不休假奖金等构成①。通过以上比较可以看出，除了英国、法国等实行类似公务员的薪酬制度，大多数国家都采用了“基础薪酬+绩效薪酬”或奖金的方式，以此来增强薪酬的灵活性，发挥其激励作用。

① 刘颖、梁立波等：《公立医院薪酬激励的国际经验及对我国的启示》，《中国医院管理》2015 年 6 月。

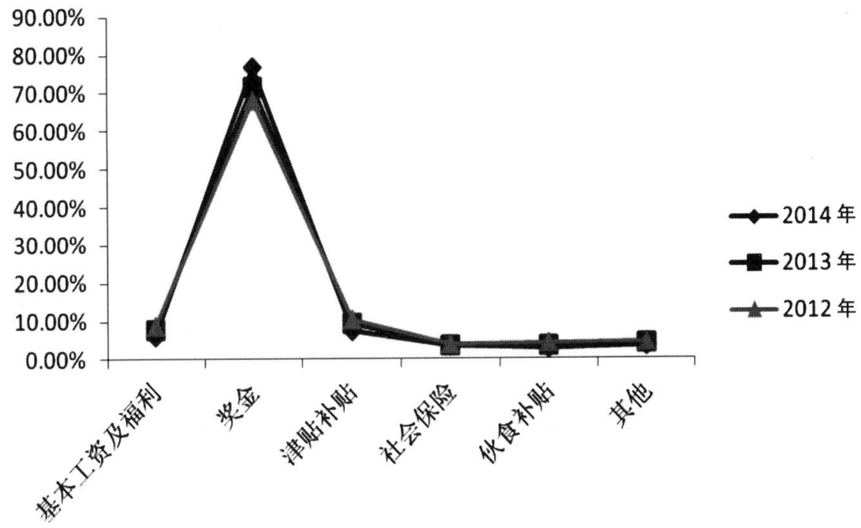

图 13-3 2012—2014 年 T 医院薪酬结构

五、医院内部绩效薪酬核算与分配

（一）医院绩效薪酬的相关概念

绩效薪酬是指与职工的工作绩效相联系，以绩效优劣作为分配基础的经济报酬。医院绩效薪酬是指医院对职工超额工作部分或绩效突出部分支付的奖励性报酬，旨在鼓励他们提高工作效率和工作质量。它是对职工过去工作行为和已取得成就的认可，通常随职工业绩的变化而调整。

医院薪酬管理是医院依据职工所提供的医疗及其他服务作为核算与分析的基础，确定报酬结构和形式的一个管理活动。医院应该在医院薪酬管理过程中根据薪酬水平、结构、体系以及特殊群体的薪酬做出相应管理决策。

奖金作为职工超额劳动报酬的表现形式，是医院内部分配制度的内容和直接体现，也是医院运用薪酬激励方式的重要手段。医院内部分配制度的核心是如何确定价值体系和分配机制，通过制度的设计充分激励和调动职工的积极性和创造性，实现最佳的社会效益和经济效益。如前所述医院薪酬结构可知，奖金作为可变薪酬的重要组成部分，在对医生工作的激励作用方面做出了很大贡献，同时也是医院实行绩效薪酬管理的核心部分。在这种情况下，建立起科学的绩效奖金评价考核体系尤为重要。

（二）三种计奖模式的比较分析

近十多年来，国内医院在内部分配制度的设计方面进行了大胆的改革，在不同的历史时期起到了明显的效果。综合起来看，医院近十年来的内部分配制度大致有三种模式的变化或共存，即收支结余计奖模式、计件绩效模式和综合绩效考核模式。

表 13-2 医院内部分配制度的三种模式①

计奖模式	计算公式	优点	缺点
收支结余计奖模式	奖金 =（收入 - 成本）×奖金比例±其他调节	1. 降低医院运行成本；2. 直观、可操作；3. 反映科室劳动价值	不能完全反映科室对医院的贡献大小；易误导科室片面追求收支结余，单纯以经济指标为依据，偏离医院的价值形态
计件绩效计奖模式	绩效奖金 = 工作量×绩效奖金定额±其他调节	通过工作量直观地反映医务人员对医院工作量的贡献；体现多劳多得与风险价值相结合原则	采用同一金额标准难以准确反各科室或病种的劳动价值差异；形成新的诱导需求；可能淡化医疗质量；弱化成本控制
综合绩效考核模式	奖金额 = 综合绩效系数（分数）×每分值奖金额×科室人数±其他调节	体现医院的综合运行效率；体现按生产要素分配的原则，兼顾不同科室、不同病种等方面的劳动价值差异	考核指标的选择和权重设计难度较大；信息化是医院综合绩效考核的“短板”；综合绩效考核工作量大

比较以上三种奖金核算模式，综合绩效考核模式是比较理想的选择，除了需要与成本核算结合以外，它还需要运用综合思维包括心理沟通、信息分析、政策交流、制度理解等一系列理论和方法。

医院的奖金的核算与分配作为一种激励手段，需要与时俱进，根据医院的实际情况设计出不同的奖金核算与分配方案，选择出其中最优或较优的模式。

第二节 公立医院薪酬现状

一、卫生行业总体薪酬水平较低

分析《2014 年中国统计年鉴》发现，2013 年全国各行业平均劳动报酬为 51483 元，卫生行业整体平均劳动报酬为 57979 元，仅为全国均值的 1.13 倍。在所有高于全国均值的十大行业，卫生行业的报酬水平位列第九，年人均劳动报酬水平只相当于金融业的 58.18%，略高于全国职工平均劳动报酬水平。且分析统

① 肖万超：《医院内部分配制度三种模式的分析》，中南六省经济学术研讨会暨学术年会，2010 年 11 月 13 日。

计年鉴数据得出，2009 年到 2013 年年均增长速度仅为 12.52%，远低于金融业、批发零售业、采矿业等行业的增长速度。

而同为知识、技术密集产业的“信息传输、软件和信息技术服务业”和“科学研究和技术服务业”2013 年平均工资为 90915 元和 76602 元，远高于卫生行业平均劳动报酬。

表 13-3　2013 年全国各行业劳动报酬分析

	平均劳动报酬（元）	对全国均值的倍数
金融业	99653	1.94
信息传输、软件和信息技术服务业	90915	1.77
科学技术研究和技术服务业	76602	1.49
电力、热力、燃气及水生产和供应业	67085	1.30
租赁和商务服务业	62538	1.21
采矿业	60138	1.17
文化、体育和娱乐业	59336	1.15
交通运输、仓储和邮政业	57993	1.13
卫生和社会工作	57979	1.13
教育	51950	1.01
全国	51483	1

数据来源：《2014 年中国统计年鉴》。

与其他国家公立医院医生的收入相比，从收入的相对水平上看，英国医生收入约为全国雇员平均值的 2.5 倍，其中高年资医生约为平均值的 4 倍；美国医生的年薪是 10—20 万美元，技术高的医生年薪可高达 80 万—100 万美元，是普通人收入的 3—8 倍；澳大利亚年薪制医生年收入为 158305 澳元，是全体人员平均年收入的两倍以上①。

二、医生薪酬水平与其工作量不配比

医务人员每周平均工作时间为 46.49 小时，七成以上医务人员需要加班，两成以上医务人员的加班时间超出劳动法允许范围（每月加班不能超过 36 小时，即平均每周工作时间不能超过 48.5 小时）。②

① 侯建林、王延中：《公立医院薪酬制度的国际经验及启示》，《中国医院管理》。

② 王延中、高文书：《公立医院医务人员薪酬制度改革的思考与建议》，《中国卫生人才》2014 年第 4 期。

2014年，医院医师日均担负诊疗7.5人次和住院2.6床日，其中公立医院医师日均担负诊疗7.8人次和住院2.7床日。与上年比较，医院医师日均担负工作量略有增加。

表13-4 医院医师担负工作量

	医师日均担负诊疗人次			医师日均担负住院床日		
	2014年	2013年	2012年	2014年	2013年	2012年
医院	7.5	7.3	7.2	2.6	2.6	2.6
公立医院	7.8	7.6	7.5	2.7	2.7	2.7
民营医院	5.8	5.6	5.7	2.1	2.0	1.9
医院中三级医院	8.4	8.3	8.2	2.8	2.8	2.8
二级医院	7.2	6.9	6.9	2.7	2.7	2.6
一级医院	6.5	6.5	6.6	1.9	1.8	1.7

资料来源：《2015年中国卫生统计公报》。

与社会其他职业相比，医疗行业具有社会责任重、服务内容广、成熟周期长、工作时间长且无规律、职业风险高、知识更新快等六大特征，这就要求从事这一行业的医生有稳定较高的薪酬。然而，目前我国医务人员的薪酬水平与付出不对称，严重影响医务人员的工作积极性。据中国社会科学院社会研究所所长王延中、高文书对公立医院医务人员薪酬制度的研究，74.56%的医务人员表示薪酬低于其付出，仅有0.81%的人认为薪酬大于付出。

表13-5 2010—2014年公立医院人员经费支出情况表

指标名称	2010年	2011年	2012年	2013年	2014年
平均每所医院总费用（万元）	6872.0	8521.1	10438.5	12085.4	13939.8
平均每所医院人员经费（万元）	1650.0	2077.2	2815.3	3376.1	3094.5
人员经费占比	24.01%	24.38%	26.97%	27.94%	22.20%

资料来源：国家卫生和计划生育委员会编：《2015中国卫生统计年鉴》。

如表13-5所示，近年来各医院更加重视人员经费投入，公立医院的人员经费比重逐年增加，但是其比重仍然不到30%，与国际上非营利性医院薪酬占比还有很大的差距。作为劳动密集型与技术密集型行业，公立医院支出中应该有相当比例为人员费用。在发达国家，公立医院薪酬支出一般占其总支出的60%左右，超过药品、医用材料等采购费用，是最大的支出项目。而在我国，人员经费支出占总支出比重仅为25%左右，不到发达国家的一半，基层医院则更少。由于业务收入低、经济困难等原因，部分基层医院保证正常工资发放都存在困难，更不用说提高工资水平。

从国际上来看，(1) 在澳大利亚，2008—2009年度，公立医院薪酬支出共计1196.95亿澳元，占其总支出的63%，包括工资支出、职员带薪休假费用、员工离岗补贴、合同制人员工资支出等。(2) 作为新兴的发展中大国，巴西与我国在卫生负担、公平性等方面存在相似问题，巴西公立医院实行预算制管理，绝大多数费用由政府支出。房屋和设备等固定资产由联邦政府投资，运行经费主要靠市财政解决，其中约1/3用于人员工资。

三、医生薪酬来源过度依靠业务收入

目前，公立医院收入主要有三个来源：药品出售利润、医疗服务收费和政府财政补助。根据现行财政制度，公立医院属于财政差额补助单位，但十多年来，财政给医院的差额补助一般仅够医院支付退休人员的基本工资，医院房屋、设备及在职人员薪酬等各项投入主要来源为自筹。自我国公立医院走上经费“自筹自支”之路后，公立医院基本已经属于经费无保障型事业单位。财政支持不足，医务人员薪酬水平与业务收入挂钩，成为公立医院公益性弱化、逐利动机强的重要诱因。政府财政补助在公立医院总收入中所占比例不到20%。除了机构生存发展费用外，公立医院员工薪酬甚至部分离退休人员费用均来源于业务收入，而运营成本则不断增加，导致公立医院不得不把经济利益放在突出位置，“创收”成为公立医院的主要经营目标，公益性则日益弱化。T医院2014年其人员经费中仅有12.02%来自于财政拨款，且财政拨款部分仅够用于离退休人员工资，其在职人员的工资主要来源于医院自身业务收入。

根据新医改方案，将逐步取消公立医院（以及其他医疗机构）的药品加成。从2015年起，县级及以下公立医院已全部取消药品加成，城市医院开始试点。因取消药品加成而减少的合理收入将通过提高医疗技术服务价格、增加政府补助和医院节支弥补。政府补助会提高多大幅度有待观察，但医疗业务收入无疑仍将是医生薪酬的主要来源。

国际上大多数国家的医院薪酬支付方式为第三方支付，比如美国的医生薪酬由政府拨款或医疗保险公司支付；在英国、法国、泰国及中国台湾等地区，医师享受公务员待遇，其经费由政府公务预算支出；在巴西，公立医院薪酬按服务项目支付。

四、薪酬差距不合理

1. 编制内、外人员、离退休与在职人员收入水平差距较大

受编制员额的约束，在公立医院职工中存在很多编外人员，尤其是护理人员居多。编外人员即使与在编人员从事相同工作，也无法获得同等报酬，存在“同工不同酬”现象。除了工资差距较大外，编外员工还普遍面临缺少带薪休假与进修机会、无法正常升迁等问题，对其工作积极性和稳定性有一定影响。另外，由于退休金只与基本工资挂钩，退休与在职收入反差很大。

2. 科室间薪酬差距不合理

由于目前公立医院薪酬分配通常与科室收支结余密切相关，科室间薪酬水平存在较大差异，但与科室的劳动强度、技术难度、风险程度并不完全一致。部分医技科室薪酬水平远高于临床科室，如有些医院放射科人员薪酬高于小儿外科等临床科室。在临床科室之间也存在类似现象，如神经外科医师和普通外科医师相比，前者的技能要求更高、风险更大，但收入却不一定多。科室间薪酬差距的不合理在一定程度上导致了有些科室留不住人才的情况。全国性小儿科医生紧缺与此关联甚大。

3. 层级间、岗位间薪酬差距不合理

（1）不同层级之间薪酬差距较小。在医院现行的薪酬制度中，平均主义仍然较严重。同类人员不同级别间的工资级差小，档次没有拉开。高级职称医务人员平均月薪（5033.8 元）只比中级职称者平均月薪（4633.3 元）高 8.6%，工资级差过小，难以发挥激励作用①。

（2）不同岗位间薪酬差距不合理。尽管在医院改革中，有关部门大力提倡拉大普通岗位与核心人才岗位的薪酬差距，然而薪酬分配的“大锅饭”现象仍然非常普遍，尽管各个科室的奖金总额不同，但在科室内部的医护人员大部分还是按人头平均核算与分配。

4. 地区间差距不合理

就薪酬水平而言，一般大型医院高于基层医院、发达地区高于欠发达地区，导致医务人员的流动长期和政府所提倡的方向相反，不但没有实现卫生人力资源的优化配置，而且已经损害了基层医院和欠发达地区卫生服务的可及性。

（1）各地区间医院薪酬差距非常大。从表 13-6 所列我国平均卫生人员经费排名前十省份的数据可以看出，地区间薪酬水平极度失衡。上海作为卫生人员薪

---

① 王延中:《公立医院医务人员薪酬制度改革的思考与建议》。

酬水平最高的地区，其人员经费支出为薪酬水平最低的西藏（3.51万元）的4.89倍，且仅有9个省份的薪酬水平在全国平均水平以上。

表13-6 2013年部分地区医疗卫生机构人员经费支出情况表

地区	卫生人员人均人员经费（万元）
上海	17.16
北京	12.81
浙江	10.85
天津	10.58
广东	9.60
江苏	8.80
新疆	6.99
重庆	6.91
宁夏	6.68
福建	6.62
全国	6.65

数据来源：国家卫生和计划生育委员会编：《2014中国卫生统计年鉴》，各地区卫生人员数与人员经费计算得出。

（2）城乡间医务人员薪酬差距较大。表13-7为财政补助收入用于城市医院和县级医院基本支出的情况。可以看出，城市医院获得的人员经费财政补助为县级医院的1.96倍。

表13-7 2013年公立医院财政补助收入支出情况表 单位：亿元

	城市医院	县级医院
本年财政补助收入基本支出	403.23	218.97
1. 人员经费补助	370.11	188.67
其中：在职人员经费	224.73	126.40
离退休人员经费	134.80	52.89
2. 公用经费	33.12	30.30

数据来源：《2013年卫生财务年报资料》。

五、缺乏有效的薪酬考核制度

目前，很多公立医院主要还是采用收支结余计奖模式来提取绩效工资。如前所述，这种制度虽然有利于医院成本管控，但随着社会的发展越来越显现出其理论上的缺陷和实践上的问题，给医院的健康发展带来负面影响。

1. 不符合卫生经济客观规律。由于医疗行业的特殊性，在治疗疾病的过程中，使用医疗设备辅助治疗机会多、处置治疗收入高的科室，收入就多，形成的“结余”就高。如果仅仅按“结余”计算科室的绩效，许多特殊性科室就“吃亏”。例如，普通放射科比不上 CT 室，急诊、儿科、中医等科室要提高经济效益就更难。

2. 成本核算不合理。“成本核算”将设备折旧、水电费、房屋折旧、管理费等间接成本摊入到科室成本中，让科室承担全院的成本，由于分摊的模糊性，一些科室收支结余出现“负数”，医务人员的劳动价值被严重扭曲。目前，全国儿科医生严重短缺就是这种制度产生的社会效应。

3. 趋利动机加剧看病贵。在按收支结余提取绩效工资制度下，结余多少直接关系到个人工资的多少，医务人员产生了严重的“趋利”行为，如大处方、乱检查、过度治疗等，导致医疗费用不合理增长，加剧了看病贵现象。

六、对非经济性薪酬关注少

薪酬不仅限于传统的现金性薪酬，还包括带薪休假、工作氛围与环境、生活环境、医学教育与培训、发展机会与荣誉等非经济性薪酬，以及保险和福利待遇等非现金性薪酬，是影响医生工作满意度、医疗服务质量和卫生体系可持续性的重要因素。医院工作具有强度大、风险高、知识更新要求高等特点，员工普遍面临很高的工作压力，迫切需要除现金性薪酬以外的其他方面的关怀。非经济性和非现金性薪酬若使用得当可以发挥积极作用，有效缓解长期高强度医务工作的紧张压力，激发员工的工作热情，其激励作用是现金性薪酬不可替代的，在某些环境下甚至比增加医生工资更为重要。然而，长期以来我国公立医院薪酬制度中仅注重现金性薪酬的调整和设置，对于非经济性和非现金性薪酬的关注严重不足。例如，公立医院按照政策规定大多仅有法定节假日和“五险一金”部分，迫切需要完善补充养老保险、医疗事故险、带薪休假等制度。

第三节　完善薪酬制度的建议

一、提高公立医院医生整体薪酬水平

医生薪酬水平应该与国家的经济状况、医疗供求关系和社会心理预期相适应。以公立医院为主体的现实决定了我国医生薪酬水平不可能通过市场竞争形

成，而是需要政府进行制度设计。如果医生的制度内薪酬水平不具有外部竞争性，长此以往，不但影响公立医院医生队伍当前的稳定性和积极性，而且不利于吸引优秀生源攻读医学专业，导致医生素质不断下降，对医疗服务质量、水平、可及性等将产生长久的消极影响，一旦出现明显的断层，后果极其严重。亚当·斯密在《国富论》中指出："我们把身体健康委托于医生，像这样重大的信用，绝不能安然委托给微不足道的人，因此，他们所得的报酬，必须足以保持他们堪此重任所必要的社会地位。"因此，我国需要通过体制机制创新，稳步提高公立医院医生的薪酬水平。

建议通过分阶段逐步调整，到 2025 年使得医务人员的薪酬水平达到社会平均水平的 3—4 倍，能够在各行业位列前五，同时建立动态调整机制，根据经济发展、财政状况、社会工资水平和物价变化等因素，及时调控医务人员的薪酬水平，实现医务人员薪酬水平调整的制度化、规范化。对于大型医院，应充分考虑到医院工作具有高投入、高风险、高压力、高负担等特点，参照国际惯例加大国家对固定资产投入，帮助公立医院提高薪酬支出在总支出中的比例。对于基层医院，如果通过医改业务收入仍然不能提高，经济状况无法根本性好转，则应考虑通过财政补助方式提高医务人员薪酬水平，以摆脱"收入低——待遇差——骨干走——业务少——收入低"恶性循环。

提高公立医院的整体薪酬水平，需要通过以下途径建立稳定的投入保障制度：

一是增加政府财政投入，动态调整工资总额，但需要以公立医院服务对象健康产出、公益性为导向。医疗卫生事业是重要的民生工程，公立医院是落实政府福利政策、保障公民基本健康服务的社会公益事业单位。针对当前公立医院政府补助偏低，医疗卫生占财政比重明显低于教育、社会保障与就业支出所占比的现实，各级政府要整合财力，增加财政卫生投入，提高对公立医院的政府补助水平，建立合理、有效的公立医院投入保障机制。

二是调整补偿结构，提高医生的技术劳务价格，将原来的药品加成收入以医事服务费等形式平移给医生团队。建立科学合理的医药价格形成机制，调整医疗服务价格，降低大型设备检查费，提高劳务价格，可改变长期以来的部分医疗服务价格扭曲问题，也是合理评定医务人员劳动价值的需要。国家卫计委卫生发展研究中心研究员应亚珍认为，"在一些地广人稀、服务需求不足的地方，提高医务人员薪酬待遇的资金渠道就难以完全依靠医疗服务价格的调整，必定需要财政的支持。如果财力许可，财政能保障公立医院医务人员的基本工资，那么技术劳务性医疗服务价格调整的压力就没那么大，医药费用增长速度也将同步下降，医保基金压力也同步减轻。如果财政不保障基本工资，医保筹资水平能较快增长，在医保支付标准确定时，把一定水平的人力成本计入医疗服务成本费用，也能保证薪酬水平的提高，这其实是财政补‘供方’还是补‘需方’的关系处理问题。”

三是争取社会捐赠和各种资助，形成社会办公益事业的良好环境。悬壶济世本是医家千年美誉，兴办医院多为世人行善之举。公立医院回归公益属性，必然唤醒大众慈善热情。政府和医院都应该因势利导，大力争取社会各界和国际各方捐助，提高收入保障能力。

二、拓宽医务人员薪酬来源渠道

基于我国公立医院的公益属性，出于对提高收入分配公平性、尊重知识与劳动价值、控制卫生费用等多重需要，必须进一步拓宽职工收入来源，降低公立医院对业务收入的依赖性，使医务人员主要通过优质服务获得体面收入。

第一，医务人员基本薪酬应该由财政保障，稳定职业收入预期，稳定基本职业队伍。为了实现公立医院的公益性目标，编制员额内的医务人员应该和专业公共卫生机构人员一样，基本薪酬所需经费纳入财政预算并全额安排。当前，对于还未实行改革的公立医院，要进一步落实政府对公立医院的符合国家规定的离退休人员费用等投入政策，逐步提高人员经费占业务支出的比重。

第二，提高医疗技术服务活动与医务人员收入的关联度，体现医学劳动的特殊性，降低趋利动力。有关部门要尽快理顺医疗技术服务价格体系，综合考虑智力、体力、技术、心理、风险多种成本因素，尊重复杂劳动的特殊价值规律，合理确定保健咨询、诊断分析、处方治疗、临床护理、康复指导等方面价格，给守护生命健康的劳动予以丰厚的回报，让医务人员有定力远离灰色收入的诱惑。

第三，鼓励医师通过多点执业、承担教学任务和科研项目获得提成、补贴、奖励、股份，拓宽医务人员薪酬来源，体现收入的激励性。一些公立医院对医生多点执业持反对态度主要是因为：一是担心医疗质量下降。注册多点执业的医生会在两个或以上医疗机构从事医疗活动，势必分散医生的精力和体力，可能压缩在公立医院的服务时间、降低医疗质量。二是纠结利益分配的问题。多点执业医生的各种社会保险如失业保险、医疗保险和住房公积金等均由人事关系所在的公立医院代为其缴纳，同时，公立医院还为医生的培养和培训搭建平台，提供机会和经费支持，而多点执业的非公立医院和基层医疗机构无需分摊该项人力成本，由医生多点执业所产生的效益应该如何分配成为关注的焦点。

实际上，实行医生多点执业不仅拓宽了医生的收入来源，而且减轻了患者负担，还能促进医术交流。尤其是城市三甲医院的医生向下流动，比如去县级医院进行多点执业，对提高当地的医疗水平、降低社会医疗费用具有显著正效应。为推进医生多点执业的实施，解决在执业过程中存在的阻碍问题，笔者认为，一方面公立医院应该允许医生在完成既定工作量、并通过质量考核的前提下，利用自己的空闲时间开展多点执业；另一方面，国家推行医生多点执业，就应该给支持多点执业的公立医院提供相应的财政奖励，弥补公立医院外溢效应的成本。

三、进一步完善薪酬结构

首先，应统筹考虑多种因素，逐步调整不合理的薪酬差距。城市医院与农村医疗卫生机构、大型医院与基层医疗卫生机构薪酬水平之间的差距要尽快缩小。在日本，农村公立医院医生收入是城市同行的两倍，小诊所医生收入又大约是大医院专科医生收入的两倍。日本卫生体系整体绩效在全球范围内名列前茅，应当说与上述薪酬制度的安排存在一定关系。当前，我国农村和基层医疗卫生机构与城市大医院薪酬水平存在很大差距，造成医学毕业生在就业选择中普遍存在趋高现象，广大农村和基层则长期存在卫生人才不足的问题，难以保证医疗卫生服务的可得性。因此，我国在提高公立医院薪酬水平的过程中，应该缩小而不是拉大城市大医院与农村、基层医疗卫生机构的薪酬差距。另外，在城乡公立医院的薪酬考核指标上也应区分重点，城市公立医院更应该重视技术难度，控制工作量，基层医院医生薪酬主要和工作量挂钩，注重服务质量。这样也才利于实现分级诊疗。

对于编外人员而言，如果在岗位职责、工作业绩、实际贡献等方面与在编人员相同，则应当享有与在编人员同等的薪酬。

对于科室间薪酬差距不合理，笔者认为不应简单通过控制薪酬总额的方法缩小科室之间差距，而应该是通过将科室成本收入配比的经济效益指标和工作量的大小、工作难易程度等技术能力指标结合起来，制定合适的考核体系。

对于层级、岗位之间差距过小，一方面要在基本工资部分拉开职称层级、工作岗位之间的差距，另一方面要在绩效工资部分对各个层级、岗位按照相应的工作量、复杂程度等指标来进行考核，更加有效发挥薪酬的激励作用。

其次，突出医疗卫生行业特点，增加体现医务人员劳动价值的薪酬内容。根据亚当·斯密在《国富论》中提出的补偿性工资差别理论，“凡是涉及工作环境差、神经紧张、风险责任大、缺乏自主性、需要经常加班或者工作地点不方便、稳定性差等的工作，都在某种程度上需要提供补偿性工资差别，以平衡由此原因导致的对工作的厌恶情绪。”在现有绩效工资体系的基础上，应提高体现医疗卫生行业职业特殊性津贴或补助的占比。对于完成突发公共卫生事件应急、开设双休日门诊、延长门诊时间等政府指令任务，政府应当采取购买服务的方式，在现有核定绩效工资总量外，向医务人员发放加班、夜班、值班等补贴和津贴，合理设置这部分薪酬的占比。这样将大大抚慰医务人员因职业特殊性带来的心理落差，间接提升工作积极性。

美国医疗卫生领域的分配制度主要考虑知识、工作的复杂性等十大因素，英国的基本薪水高低是以“岗位含金量”（Job Weight）为基础，“岗位含金量”的评估测量包括交流和关系技能、知识、责任等 16 个因素。两国分配要素有着相同的趋势，均反映并强调知识水平因素、工作的责任、工作的复杂性、工作的绩效等。因而，建议淡化我国医务人员薪酬分配要素中的职称、学历、工作年限等影响，重视知识、管理、技能等生产要素。

四、建立严格的考核评价机制

公立医院的薪酬分配制度只有和绩效评价机制结合起来，才能起到坚持公益性导向，提高医务人员积极性，平衡社会和经济效益的重要作用。绩效工资是弹性工资，它是建立在经济效益和综合目标考核基础上，结合责任、风险、技术含量等要素进行分配的。绩效工资是调动职工积极性，提高工作效率，打破大锅饭、铁饭碗的有效手段。因为有基薪作基础，绩效工资无须承载维持劳动者基本生存成本的功能，主要衡量医务劳动过程中知识价值和精神价值双重创造成果，以合理评价医务人员的贡献，明确引导医务人员的行为。

首先，要制定比较客观的薪酬评价指标。下表为 T 医院科主任的薪酬考核指标权重表，可作参考。

表 13-8　T 医院科主任考核指标权重表

	外科	内科	医技 1	医技 2
门诊量完成率	**4**	**6**	**5**	
门诊量增长率	6	8	7	
出院人数完成率	4	6		
出院人数增长率	6	10		
手术量完成率	4			
手术量增长率	6			
医技科室工作量完成率			20	24
医技科室工作量增长率			28	36
床位使用完成率	10	10		
平均住院日完成率	10	10		
病区药比完成率	8	8		

续表

	外科	内科	医技 1	医技 2
门诊药比完成率	2	2		
收支结余完成率	30	30	30	30
医疗安全与质量	10	10	10	10
合计	100	100	100	100

上述绩效考核体系分为三个部分：服务效率、服务质量和经济效率。反映医疗工作效率的指标权重为60%，医疗服务安全与质量为10%，反映医院经济效益状况的收支结余权重为30%。

基于以上考核指标的结果，计算科主任奖金发放标准：一般地，通过绩效考核最终分数，确定基准系数=考核分数/100，再根据系数确定科主任每月的奖金。科主任奖金一般按不高于科室平均奖金3倍的标准发放。计算公式为：科主任月奖金=绩效倍数×绩效系数×科室平均奖。对科室副主任进行考核时，增加科主任评价这一指标。

其次，要与公立医院的价值目标挂钩。这种挂钩不是单纯追求经济效益，与实现的纯收益增长直接挂钩，而是与降低成本、降低单病种费用、降低药品收入在业务收入结构中的比例、提高各种检查阳性率等挂钩，避免过度医疗，减轻患者费用负担。针对这一部分，采用质量效能评价考核。质量效能评价考核主要包括医疗质量、服务效率、规范诊疗、合理用药、合理控费、医疗事故、单位能耗、患者满意度等方面。为有效发挥绩效评价工作的评判、引导和诊断作用，应坚持以公益性为导向，运用定量分析与定性分析、横向对比与纵向对比互为补充的方法，通过综合评价，得出各个科室的得分。

第三，要体现高水平人才的重要性。在现代医疗体制中，一名合格的医务人员需要比其他行业更严格、更长时间的正规教育、实践锻炼，优秀人才还要经过长期的继续教育、深入的科学研究才能打造出来。壮大高水平人才队伍是实现医院可持续发展、满足社会医疗需求的保障。通过绩效评价体系的改进，增强医院高水平人才的凝聚力，提升医院文化建设，使人才资源建设步入良性循环轨道，已成为医院科学化管理的必然趋势。公立医院，特别是大医院，应建立起有利于高水平人才稳定发展的评价体系。从岗位责任、岗位风险、复杂程度和资格条件四个方面建立岗位评价体系，对每个岗位进行综合评价，确定每个岗位的相对价值，将类似岗位归入同一薪酬等级。根据专科不同，参照市场薪酬水平，提高技术岗位、关键岗位及重要管理岗位的薪酬水平，使其接近和超过行业水平。除考核高水平人才完成核定的业务量外，还要从学科建设、科研教学、社会满意度等公益性事务方面考核。建立"特殊奖励薪酬制度"。对学科建设、特殊岗位等作出突出贡献的，给予特殊奖励。T医院采用企业管理中的"二八理论"，提出"核心人力资源"的这一概念，对职工进行核心人力资源和其他员工的分类绩效管理。认定"核心人力资源"范围包括：临床医技科室主系列副高职称以上（含副高）人员、辅系列科室主任及职能部门副处级以上单位的正职等。建立起既反映核心人力资源的业务成效，又反映其职业水准和社会责任感的绩效评价体系，设立核心人力资源绩效奖。并通过职业素养、社会责任、发展能力构成的定性指标体系和包括工作效率、发展能力、成本效益在内的定量指标体系来进行评价，按照评价结果给予物质和非物质性奖励。

五、重视提高非经济性薪酬水平

前面提到，公立医院薪酬包括以货币为表现形式的经济性薪酬和一些非经济性薪酬。在我国，公立医院薪酬一般指工资、奖金、津贴等经济性薪酬，而对非经济性薪酬却关注较少。与国际水平与国内相关行业相比，我国公立医院职工享受的非经济性薪酬水平较低。医院工作强度高、风险大，员工普遍面临很高的工作压力，迫切需要除经济性薪酬以外的其他精神层次的关怀。非经济性薪酬主要包括福利、带薪休假、进修培训、保险等各种形式。福利是工资之外的必要补充，可以提高职工对医院和职业的认同感。带薪休假能有效缓解长期高强度医务工作所带来的紧张压力，有利于改善服务质量与态度。进修培训可以帮助员工掌握最新的医务诊疗技术，使患者受益。各类保险则有利于减少员工面临的风险，减少他们的后顾之忧，提高工作稳定性。总体而言，非经济性薪酬很好地体现了"以人为本"的管理理念，能够很好地激发公立医院员工的工作积极性与职业认同感，起到经济性薪酬不能替代的作用。

在我国大多数医院，带薪休假一直没有得到很好的贯彻落实。公立医院节假日安排则执行全国统一标准，没有体现出医院工作的特殊性，很多职工因工作需要还得放弃节假日休息。T医院针对医生工作的特殊性，制定了医务人员的暑假政策，在每年的7至9月，允许医生带薪休假，假期长短参照事业单位公休假的相关规定。在国外，公立医院十分重视的育儿假、灵活工作时间、灵活工作计划等方面，我国公立医院也存在制度缺失。

因此，我国公立医院薪酬制度改革中应重视非经济性薪酬的作用，并不断完善相关制度，使薪酬范围从当期工资和经济性福利拓展到能够对高水平人才产生激励作用的所有因素，如更注重岗位的多样性、工作的挑战性、获取新技巧和事业发展机会等精神报酬的激励。同时增强强医院薪酬分配的透明度，提高高水平人才在制度设计和考核评价过程中的参与度，增强认同感，认识自身岗位价值和实际贡献，增强对医院薪酬分配的满意度。

第四节　未来公立医院薪酬展望

展望未来公立医院薪酬的发展趋势，人力成本的概念将真正转化为人力资本，更加考虑其技术价值。具体表现为以下四个方面：

第一，随着人力资源管理理念的不断深入，人力资源作为医院战略化管理和可持续发展的基础力量，在未来的公立医院薪酬管理体系中，支付给医务人员的劳动报酬将不仅作为人员经费成本核算项目，而是作为对医务人员的技术劳务价值的投资，考虑其投资报酬率。

第二，薪酬理念将由现在的物质报酬为主真正转变为全面薪酬，经济性薪酬与非经济性薪酬水平都将得到提高。首先，在经济性薪酬方面，医生薪酬水平在未来十年应该为社会平均薪酬水平的 3 至 5 倍，达到社会薪酬水平顶层。在给予医务人员奖金等可变薪酬作为物质报酬的同时，精神方面的薪酬激励措施也将得到完善，比如利用岗位多样性、工作挑战性、事业发展机会等。

第三，真正实现医生自由执业。医生自由执业已成国际主流模式，在美国、加拿大、澳大利亚等西方发达国家均予以采用，持有执业医师资格证的医师，可以自由选择个体、合伙或者受聘于医院的行医方式。医生自由执业，参与市场竞争，一方面可以提高其医术竞争力，另一方面增加医生的收入来源渠道。在医生成为自由执业者的条件下，医院将会推行医生年薪制，采用按项目付费的制度。在年薪制下，医生需要完成相应的目标任务以获取年薪，而在完成考核目标以后，将允许医生拥有私人业务并按项目付费方式收取病人费用，这样使得医生薪酬的支付方式更加多样化，除了国家和医院自行承担以外还增加了患者承担部分。

第四，信息化大背景下，医生薪酬也会有很大改变，主要表现在以下两个方面：一方面互联网医疗的发展，越来越多的一般水平医生开始提供基本病种的远程诊疗服务，其报酬支付方式可能来自于所在公立医院，或者由医院和所在互联网平台共同承担；另一方面技术的发展，使得一些诊疗业务甚至手术都能由机器人完成，对于高水平医生来说，他们的精力将主要投放到基础医学或其他研究领域，将会增加医生科教收入。由于以上薪酬来源渠道的扩大和主要精力的投放改变，薪酬结构各部分比重也将因此发生变化。

（董登姣）

CHAPTER 14 第十四章

中国公立医院绩效评价改革与实践

2015 年 4 月，国务院办公厅印发的《深化医药卫生体制改革 2014 年工作总结和 2015 年重点工作任务》，“要求各地按照国家制定的城市和县级公立医院综合改革效果评价实施方案和指标体系，强化对公立医院改革效果的考核评估”。同时，“国家有关部门制订关于加强公立医疗卫生机构绩效评价的指导意见，各地结合实际制订具体实施办法”①。为公立医院开展绩效评价改革提供了政策指导，有利于提升公立医院外部治理和内部管理水平，健全符合行业特点的人事薪酬制度。

本专题在明晰公立医院绩效评价内涵的基础上，从中国公立医院绩效管理政策环境出发，考察国内外医疗机构绩效的外部与内部评价，侧重外部评价，同时分析中国典型地区的实践探索，旨在为公立医疗机构绩效评价提供借鉴。

一、公立医院绩效评价的内涵

（一）绩效和绩效评价

关于绩效的定义，理论界有 3 种观点：一种观点认为绩效是结果；另一种观点认为绩效是行为，认为结果并不全是个体行为所产生，也可能会受到与工作无关的其他因素影响；第三种观点强调员工潜能与绩效的关系，关注员工素质，关注员工未来发展。在知识经济条件下，这种观点开始流行，那就是绩效管理应以员工素质为基础，将能力作为主要考核范围，不仅看历史表现，还应注重未来潜在的发展能力②。

---

① 国务院编：《深化医药卫生体制改革 2014 年工作总结和 2015 年重点工作任务》。

② 田敏等：《我国公立医院绩效评价研究述评》，《中国医院管理》2010 年第 11 期。

将绩效定义为结果导致的问题是对结果的过分重视而忽视一些对组织非常重要的过程因素和情境因素。然而，这些因素对于组织效率是非常重要的，它们所塑造的组织上、交际上和心理上的情境可以又催化任务活动。绩效是指在一定时间与条件下完成的工作成果和工作效益。体现出的是“成果”，而在完成工作的过程中体现的却是“行为”，绩效评价工作就是两者的结合。

绩效评价（Performance Appraisal）是一个系统和周期性的过程，主要评估个别员工或者某个组织的工作绩效和生产力与预先设定的标准相匹配的程度，以及对组织目标的达成情况①。绩效评价采用科学的评价方法，对照职责职务的履行程度，评价组织和个人的工作任务完成情况、工作职责改造程度、自身发展情况、组织运转效率等，并将评价结果反馈给相关人员与组织的过程。

（二）公立医院绩效评价

绩效评价被认为是有效监督和管理卫生系统以及医疗卫生机构的科学方法之一②。从医院管理的角度来看，医院的绩效管理（Hospital Performance Management）是医院相关利益者，从社会效益、经济效益、医疗服务公平性和可及性、医疗质量、成本费用、医院发展等多维度对医院总体效益和业绩的分析③。医院的绩效评价是医院绩效管理的关键环节，综合运用管理学、经济学、社会学、医学、统计学等定性和定量的方法，采用多维度的指标体系对医院、科室、岗位（或员工）等对象一定时期内的业绩进行综合性考核评价，主要包括社会效益、经济效益、工作质量和效率等。

从医改的宏观角度来看，医院因其所处的医疗市场的特殊性及其内生的高昂交易成本④，绩效评价不仅属于公立医院内部管理的核心内容，还应对照国家公立医院改革“坚持公立医院的公益性质”的指导思想、“坚持公平与效率统一”的基本原则，考察公立医院的绩效评价作为一种激励手段，是否能够达到让公立医院“公益目标明确”和“富有效率”等新医改的重要目标⑤。

医院绩效评价可以分为外部和内部两个方面，内部上是指组织内部不同级别人员之间的工作评价，外部评价即外部主体对特定组织任务在质量和效率等方面

① Kvl Manasa & Nivedita Reddy, *Role of Training in Improving Performance*, *The IUP Journal of Soft Skills*, Vol. 3, No. 3, (2009), pp. 72-80.

② 方鹏骞：《中国医疗卫生事业卫生发展报告 2014》，人民出版社 2015 年版，第 61 页。

③ 张鹭鹭等：《医院管理学》，人民卫生出版社 2014 年版，第 412—414 页。

④ 高春亮等：《激励机制，财政负担与中国医疗保障制度演变——基于建国后医疗制度相关文件的解读》，《管理世界》2009 年第 4 期。

⑤ 原卫生部医管司编：《关于公立医院改革试点的指导意见》，2010 年。

完成情况的评价[1]。因此，内部评价一般是医院内部对科室、人员的绩效评价，涉及绩效工资和考核制度的范畴，外部评价则是有关部门对公立医疗机构绩效进行评价，往往是外部监管考核的手段。

二、公立医院绩效评价的政策环境

（一）医院绩效评价相关文件

以“公立医院”和“绩效”两个关键词搜索国务院政府信息公开专栏，获得相关文件28个（见表14-1）。

表14-1 公立医院绩效评价相关文件

序号	标题	发文字号	绩效评价形式
1	国务院批转卫生事业发展“十一五”规划纲要的通知	国发〔2007〕16号	外部评价
2	国务院关于印发医药卫生体制改革近期重点实施方案（2009—2011年）的通知	国发〔2009〕12号	内部评价
3	国务院办公厅关于印发医药卫生体制五项重点改革2009年工作安排的通知	国办函〔2009〕75号	内部评价
4	国务院关于落实《政府工作报告》重点工作部门分工的意见	国发〔2010〕8号	内部评价
5	国务院办公厅关于印发医药卫生体制五项重点改革2010年度主要工作安排的通知	国办函〔2010〕67号	内部评价
6	国务院批转发展改革委关于2010年深化经济体制改革重点工作意见的通知	国发〔2010〕15号	内部评价
7	国务院办公厅关于建立健全基层医疗卫生机构补偿机制的意见	国办发〔2010〕62号	外部+内部评价
8	国务院办公厅关于印发医药卫生体制五项重点改革2011年度主要工作安排的通知	国办发〔2011〕8号	外部+内部评价
9	国务院办公厅关于印发2011年公立医院改革试点工作安排的通知	国办发〔2011〕10号	外部+内部评价
10	国务院关于印发“十二五”期间深化医药卫生体制改革规划暨实施方案的通知	国发〔2012〕11号	外部+内部评价

① 曹琦等:《国内外医院绩效评价及评价体系述评》,《中华医院管理杂志》2015年第7期。

续表

序号	标题	发文字号	绩效评价形式
11	国务院批转发展改革委关于2012年深化经济体制改革重点工作意见的通知	国发〔2012〕12号	外部+内部评价
12	国务院办公厅关于印发深化医药卫生体制改革2012年主要工作安排的通知	国办发〔2012〕20号	外部+内部评价
13	国务院办公厅印发关于县级公立医院综合改革试点意见的通知	国办发〔2012〕33号	外部+内部评价
14	国务院关于印发卫生事业发展“十二五”规划的通知	国发〔2012〕57号	外部+内部评价
15	国务院办公厅关于巩固完善基本药物制度和基层运行新机制的意见	国办发〔2013〕14号	内部评价为主
16	国务院办公厅关于印发国家卫生和计划生育委员会主要职责内设机构和人员编制规定的通知	国办发〔2013〕50号	外部评价
17	国务院办公厅关于印发深化医药卫生体制改革2013年主要工作安排的通知	国办发〔2013〕80号	外部+内部评价
18	国务院办公厅关于印发深化医药卫生体制改革2014年重点工作任务的通知	国办发〔2014〕24号	外部+内部评价
19	国务院办公厅关于印发全国医疗卫生服务体系规划纲要（2015—2020年）的通知	国办发〔2015〕14号	外部+内部评价
20	国务院办公厅关于全面推开县级公立医院综合改革的实施意见	国办发〔2015〕33号	外部+内部评价
21	国务院办公厅关于印发深化医药卫生体制改革2014年工作总结和2015年重点工作任务的通知	国办发〔2015〕34号	外部+内部评价
22	国务院办公厅关于城市公立医院综合改革试点的指导意见	国办发〔2015〕38号	外部+内部评价
23	国务院办公厅关于推进分级诊疗制度建设的指导意见	国办发〔2015〕70号	外部+内部评价

2015年，《深化医药卫生体制改革2014年工作总结和2015年重点工作任务》提出，由卫生计生委、人力资源社会保障部、中医药局负责“制订关于加强公立医疗卫生机构绩效评价的指导意见”。《关于城市公立医院综合改革试点的指导意见》和《关于全面推开县级公立医院综合改革的实施意见》都相应提出建立公立医院绩效评价机制，二者各有特点（见表14-2）。城市公立医院绩效评价以公益性为导向，县级公立医院除了追求公益性质，还要改善运行绩效。考核指标上，城市公立医院更为关注费用控制和财务管理的指标。

表 14-2　公立医院绩效评价相关文件

	城市公立医院绩效评价	县级公立医院绩效评价
导向	公益性	公益性质和运行绩效
考核指标（数量）	功能定位、职责履行、费用控制、运行绩效、财务管理、成本控制和社会满意度（7个）	功能定位、公益性职责履行、合理用药、费用控制、运行效率和社会满意度（6个）
参与机构	卫生计生行政部门或专门的公立医院管理机构	第三方评估
考核结果	向社会公开； 与医院财政补助、医保支付、工资总额以及院长薪酬、任免、奖惩等挂钩	向社会公开； 与医院财政补助、医保支付、工资总额以及院长薪酬、任免、奖惩等挂钩
院长考核	院长年度和任期目标责任考核	县级公立医院管理委员会等政府办医机构强化院长年度和任期目标管理

从国家相关政策演变可以看到，公立医院绩效评价经历了初期讲究外部评价，逐步关注内部评价，目前外部评价内部评价并重的过程。在评价内容上，从关注财务、经济绩效到强调公益性和运行绩效。外部评价参与机构则由卫生行政部门发展为专门的公立医院管理机构等第三方。同时，国家层面也认识到当前绩效评价的重点在公立医院的外部评价与改革，其内部科室和个人绩效评价应考虑在外部绩效评价框架下如何实践，如科室之间的平衡、以岗位为基础和价值产出为导向的评价体系。

（二）医院管理分级与评价

1. 分级管理与评价

1989 年 11 月，卫生部发布了《医院分级管理办法（试行）》① 和《综合医院分级管理标准（试行草案）》②，对全国医院实行分级管理。按照医院的功能、任务不同，医院划分为一、二、三级。

1994 年 9 月，原卫生部印发了《医疗机构评审委员会章程》③，1995 年 7 月至 1998 年，卫生部相继出台《医疗机构评审办法》④《乡（镇）卫生院评审标准》《综合医院评审标准》《医院、乡（镇）卫生院评审结论判定标准》⑤《口腔医院评审标准（试行）》⑥。

---

① 原卫生部编：《医院分级管理办法（试行）》，1989 年。

② 原卫生部医政司编：《综合医院分级管理标准（试行草案）》，1989 年。

③ 原卫生部医政司编：《医疗机构评审委员会章程》，1994 年。

④ 原卫生部医政司编：《医疗机构评审办法》，1995 年。

⑤ 原卫生部医政司编：《乡（镇）卫生院评审标准》《综合医院评审标准》《医院、乡（镇）卫生院评审结论判定标准》，1997 年。

⑥ 原卫生部医政司编：《口腔医院评审标准（试行）》，1998 年。

2005 年 3 月，原卫生部印发了《医院管理评价指南（试行）》[①]，从医院管理、医疗质量管理、医院安全、医院服务、医院绩效和医院综合评价指标六个方面，对医院管理进行全面系统的考核与评价。在实施 3 年的经验基础上，修订形成了《医院管理评价指南（2008 年版）》[②]。

为逐步健全我国医院评审评价体系，原卫生部组织制定了《三级综合医院评审标准（2011 年版）》[③]，此标准是各地开展三级医院等级评审工作的主要依据。

医院分级管理和医院评审，一是有利于推行区域医疗规划和初级卫生保健，改革不合理的医疗卫生服务体制，加强医疗服务的整体性、层次性、合理性。二是有利于加强对医疗机构的行业管理。三是有利于促进各级医院改善医疗服务，提高医疗质量，加强科学管理。四是有利于完善各级医院的功能，提高医院的总体水平。

2. 医院管理年、平安医院、医疗质量万里行

2005 年，原卫生部和国家中医药管理局在全国开展“以病人为中心，以提高医疗服务质量为主题”的医院管理年活动，以推进医院管理的科学化、规范化和标准化建设。2007 年 4 月，原卫生部等七部委下发《关于开展创建“平安医院”活动的意见》[④]，推进医疗机构治安综合治理工作，切实解决医疗机构执业环境面临的突出问题。2009 年 7 月，原卫生部在全国范围内启动以“持续改进质量，保障医疗安全”为主题的“医疗质量万里行”活动，促使医疗机构不断加强内涵建设，进一步提高医疗质量，保障医疗安全。

3. 创建“百佳医院”

全国百佳医院由原卫生部、国家中医药管理局、中国人民解放军总后勤部卫生部共同组织在全国开展的创建“以病人为中心，优质服务百佳医院”工作。“百佳医院”既体现了我国医院建设与管理的水平，又对提高我国医疗机构的整体素质和服务水平、加强行风建设、保障人民健康起到了积极作用。

4. 国家临床重点专科

2010 年 3 月，为贯彻落实《中共中央　国务院关于深化医药卫生体制改革的意见》，完善医疗服务体系，提高医疗服务能力，加强医院内部管理，规范专科医疗服务，原卫生部发布了《关于开展国家临床重点专科评估试点工作的通知》[⑤]，决定在全国开展国家临床重点专科评估试点工作。国家临床重点专科强调以临床能力为核心，能够切实解决看病就医的问题。

---

① 原卫生部医政司编:《医院管理评价指南（试行）》，2005 年。

② 原卫生部医政司编:《医院管理评价指南（2008 年版）》，2008 年。

③ 原卫生部医管司编:《三级综合医院评审标准（2011 年版）》，2011 年。

④ 原卫生部等编:《关于开展创建“平安医院”活动的意见》，2007 年。

⑤ 原卫生部医政司编:《关于开展国家临床重点专科评估试点工作的通知》，2010 年。

新的历史时期，我国医院管理政策选择了“放开”基础上的“管制”。“放开”是指坚持多元化办医，鼓励社会资本举办医疗机构，发展多层次医疗服务，理顺医药服务价格，创新激励机制等。而不宜“放开”的，则强调政府责任，加强“管制”，包括人员、技术、设备、药品准入，医疗服务行为与质量监管，完善公立医院治理，引导其发挥公益性，建立覆盖全民的基本医疗保障网络等。公立医院的绩效评价，正是“放开”之中又有“管制”的产物，“放开”是为了提高效率，“管制”是为了确保公平，“放开”基础上“管制”是为了更好地满足人民群众多层次、多元化的医疗服务需求。

三、医院绩效外部评价

（一）国外医院绩效外部评价

1. 世界卫生组织欧洲办事处医院绩效评价

2003 年世界卫生组织欧洲办事处发起了关于发展和传播医院绩效评价综合性的方法的项目，作为质量改进的医院绩效评价工具（Performance Assessment Tool for Quality Improvement in Hospitals，PATH）项目①。该路径的概念模型是根据六个方面的指标构建，包括临床有效性、效率、员工培训、反应性治理、安全和病人为中心。但 PATH 项目存在其自身的局限性，一方面面临着相当大的方法上的挑战，另一方面从项目管理的角度面临如何反映在资源上要求国际社会建立共识的重要性，明确的沟通战略的项目，程序、指标的调整和机制维护等问题②。

2. 美国医院绩效评价

美国作为世界上最早开展医院评价的国家，已有包括美国医疗机构评审国际联合委员会（Joint Committee International，JCI）医院评价、国际医疗质量体系（International Quality Indicator Project，IQIP）、美国最佳医院（America's Best Hospitals）③、汤森路透百佳医院（Thomson Reuters 100 Top Hospitals）④ 在内的综合

---

① 鄂琼等：《世界卫生组织欧洲办事处医院绩效评价框架简介及对我国的借鉴意义》，《中国卫生质量管理》2006 年第 4 期。

② VA Kazandjian et. al，*Are Performance Indicators Generic? The International Experience of the Quality Indicator Project*，*J Eval Clin Prac*，9. 2（2003），pp. 265–276. ET Kelley et. al，*Beyond the Initial Indicators：lessons From the OECD Health Care Quality Indicators Project and the US National Healthcare Quality Report. Int J Qual Health Care*，18（2006），pp. 45–51.

③ MurphyJ et al，*U. S. News & World Report* 2010/11：*Best Hospital Rankings Methodology*，2011 - 6 - 30. http：//static. usnews. com. ocuments/heahh/best-hospitals-methodology. Pdf? S - cid = related-links：TOP.

④ Thomson Reuters，*100 Top Hospitals*：*Study overview and Research Findings*，2012 - 6 - 11，http：//www. 100tophospitals. com/assets/100TopHospitals-National2012. pdf.

评价体系。JCI 主要包括标准制定、咨询指导、实地评价等一套完整的评价程序。《2006 年医院评审手册》的评价标准就包括：以病人为中心的功能（Patient-Focused Functions），伦理、权利和责任（RI）、护理、治疗和服务的提供（PC）、药物管理（MM）、感染的监测、预防和控制（IC）；组织功能（Organization Functions），提高组织绩效（PI）、领导（ID）、护理环境管理（EC）、人力资源管理（HR）、信息管理（IM）；结构功能（Structures with Functions），医务人员（MS）和护理人员（NR）三个方面①。

IQIP 更侧重于医院绩效评价，是关注最终结果的有效指标体系。IQIP 共有 250 个经过科学验证的有效指标。这 250 个指标被划分为 4 个临床范畴：急性病治疗——可用于评价急症性医疗机构（如综合性医院）、慢性病治疗——长期性医疗机构（如疗养院、护理中心）、精神病康复治疗——精神性医疗机构（如精神病院）、家庭保健——社区医疗保健机构（如社区医疗中心）等②。

最佳医院和百强医院选择少量的重点指标（一般不超过 20 项）来评价医院的综合实力，并以排行榜的形式向社会公布。其中，百强医院评价体系只在具有同等规模和教学水平的同等级别医院之间进行横向对比③。而最佳医院评价体系，按专业进行评价，要求入选医院须在 16 个专业领域中，至少有 6 个处于领先水平④。这 4 个医院评价体系的主要指标（见表 14-3）。

表 14-3　美国医院评价指标体系及其一级指标

V 评价体系	适用范围	一级指标			
国际联合委员会 JCI 评审标准	以病人为中心的标准	医疗可及性和连续性	患者与家属的权利	患者评估	患者治疗
		麻醉和外科治疗	药品管理和使用	患者与家属的教育	麻醉和外科治疗
	医疗机构管理标准	质量改进与患者安全	感染预防与控制	治理、领导与管理	设施管理与安全
		人员资格与教育	沟通与信息的管理		

① 美国医疗机构评审国际联合委员会：《美国医疗机构评审国际联合委员会医院评审标准》，中国协和医科大学出版社 2008 年版，第 21—36 页。

② 梁铭会等：《美国的国际医疗质量指标体系》，《中国医院》2009 年第 4 期。

③ 张勘等：《美国医院评价体系及其借鉴作用》，《中国卫生资源》2005 年第 2 期。

④ *Best Hospitals 2012-13*: *How They Were Ranked*，2012-7-16，http://health.usnews.com/health-news/best-hospitals/articles/2012/07/16/how-us-news-selected-the-best-regional-hospitals.

续表

V评价体系	适用范围	一级指标			
国际医疗质量体系（IQIP）	适用于急症性医疗机构（如综合性医院）、长期性医疗机构（如疗养院、护理中心）、精神性医疗机构（如精神病院）和社区医疗保健机构（如社区医疗中心）	重症监护室使用医疗器械相关的医院感染发生率	重症监护室医疗器械使用天数	手术部位感染率	手术前预防性使用抗菌药物的时间
		住院患者死亡率	新生儿死亡率	围手术期死亡率	剖宫产率
		因相同或相关疾病非计划再入院率	门诊诊疗后非计划入院率	非计划重返重症监护室发生率	非计划重返手术室发生率
		患者身体约束使用率（身体约束的原因与持续时间）	患者在医院内的跌倒发生率及其伤害程度分级	重症监护室中镇静、镇痛药物使用率	压疮发生率
		因相同或相关疾病非计划重返急诊科发生率	已挂号患者在急诊科的停留时间及处置	因急诊科医师与放射科医师的X光报告差异导致急诊病人调整诊疗的比例	已挂号患者完成诊疗前离开急诊科比例
		已挂号患者取消当日门诊诊疗安排发生率			
美国最佳医院（America's Best Hospitals）	各级医院	基础建设指标（包括医疗技术项目指标、收容量指标）			
		过程指标（专科声誉）			
		结果指标（校正后的死亡指数）			
		综合评价（医院质量指数）			
汤森路透百佳医院（Thomson Reuters 100 Top Hospitals）	各级医院	风险调整死亡率指数	风险调整并发症指数	风险调整患者安全指数	核心测量指标平均值百分率
		急性心肌梗塞，心力衰竭和肺炎30天风险调整死亡率	急性心肌梗塞，心力衰竭和肺炎30天风险调整再入院率	病情严重调整平均住院时间	住院患者调整均次医疗费用
		调整运营利润率	HCAHPS得分（医院总体绩效和患者评级）		

3. 英国医院绩效评价

为了加强对英国国家医疗服务系统（National Health Service，NHS）的管理，评价和改善服务质量，英国政府成立了国家临床质量管理研究所（National Institute for Clinical Excellence，NICE）和健康促进委员会（Commiss on for Health

Improvement，CHI）。2001年9月，英国卫生部建立了星级医院评价体系（Star Ratings），并开始实行星级医院评价制度，星级医院评价体系不考虑医院规模大小与技术高低，主要看医疗质量和服务水平。其评价指标体系主要涉及四方面内容：关键指标共9个，包括等候时间少于12小时的病人比例、被全科医院疑为癌症患者且在得到专家门诊约见之前等候时间少于2周的病人的比例、财务稳定性、医院清洁状况、员工工作寿命提高的状况、门诊和选择性预约、首次门诊约见等候时间多于17周次数、选择性入院等候时间多于9个月次数、病人等候时间长于选择性入院标准次数、在门急诊的时间少于4小时比例，决定总体绩效星级中最重要的指标是关键指标，其他3类分别为关注病人的指标、关注临床的指标、关注容量和能力的指标①。

4. 日本医院绩效评价

1993年至1994年间，研究会多方听取患者和医疗保险方代表的意见，确定在日本建立作为事业单位的第三方评审组织，采用一套合理的标准对医院进行公正的评审工作，明确了设立财团法人的方向②。公益财团法人医疗评价机构制定的医院机能评价指标包括：医院功能评测总结、受审医院的属性、职员的福利待遇、安全相关指标、患者接收状况、临床评价指标、急救部门、药剂部门、检查图像诊断部门、输血部门、手术部门、康复科、营养科、诊疗信息管理部门、医疗社会福利，家庭医疗支持部门、诊疗功能（支持的诊疗功能和实施情况）、经营指标、审查结果（分数）的倾向等方面③。

5. 澳大利亚医院绩效评价

澳大利亚医疗卫委员会（The Australian Council on Healthcare Standards，ACHS）2007年制定的评价与质量改进方案标准（Evaluation and Quality Improvement Program，EQuIP）包括六个方面的指标：持续照顾、领导与管理、人力资源管理、信息管理、安全的做法和环境、提高性能④。

综合这些评价体系来看，由于各个评价出发点和立足点的差异，对指标的分类、命名、一级指标的内容和范围各不相同。一级指标下包含的二级指标存在指标交叉和重叠问题（例如一级指标诊断质量、治疗质量和管理质量下都有工作效率这个二级指标等），三级指标的情况则更为复杂。可以说，国际上医疗机构绩

---

① 刘金峰等：《英国医院管理及对我国卫生改革的启示》，《中国卫生事业管理》2002年第10期。

② 2009年医院功能评价数据等公益财团法人日本医疗机能评价机构，2011年6月21日，见http：//jcqhc. or. jp/research/2011/06/21-1. html。

③ 张拓红：《日本医院医疗质量评审》，《国外医学：医院管理分册》1999年第2期。

④ *The Australian Council on Healthcare Standards*，*National Report on Health Services Accreditation Performance 2003-2006*，http：//www. achs. org. au/publications-resources/equipnational/.

效评价的核心有较大的差异性，但都关注了服务质量、服务能力、医疗安全和经营管理（见表 14-4）。

表 14-4　国际医疗机构绩效评价体系一级指标的对比分析

世界卫生组织 PATH 评价	美国 JCI	英国医院星级评价	澳大利亚 EQuIP	日本医院机能评价
临床有效性◎	医疗可及性和连续性●◎	医院运行关键指标●▲▼ *	持续照顾●	医院功能评测总结
效率	患者与家属的权利	病人服务※	领导与管理 ▼	受审医院的属性
员工培训#	患者评估	临床技术质量◆	人力资源管理 *	职员的福利待遇 *、安全相关指标▲
反应性治理	患者治疗※	服务能力◎	信息管理★	患者接收状况●
安全▲	麻醉和外科治疗		安全的做法◆和环境▲	临床评价指标
病人为中心※	药品管理和使用		提高性能◎	急救部门
	患者与家属的教育			药剂部门
	质量改进与患者安全▼▲◆			检查图像诊断部门
	感染预防与控制			输血部门
	治理、领导和管理▼			手术部门
	设施管理与安全▲			康复科
	人员资格与教育#			营养科
	沟通与信息管理★			诊疗信息管理部门★
				医疗社会福利，家庭医疗支持部门
				诊疗功能和实施情况◎◆
				经营指标▼
				审查结果的倾向

注：指标后标记符号一致的表示指标涵盖相同内容，没有标记则表示指标各异。

6. 国外医院绩效评价的经验借鉴

尽管国外的医院评价体系在组织结构、评价指标内容、评价主体均有各自特点，但其历程和做法有值得我们借鉴的地方。

（1）公平权威的第三方评价机构

国外诸多医院绩效管理评价机构，如美国的 JCAH（JCAHO）、澳大利亚的 ACHS、英国的 CHAI、日本的财团法人性质医疗机能评价事业机构等，多为政府参与的社会非营利第三方评估机构。近年，不少机构相继吸收律师、法律教授、社会人士参加评估。在独立、公平的前提下，建立良好的政府、保险机构、医院和评价机构的相互信赖机制。

（2）自愿申请的、基于持续改进的咨询式评价模式

国外医院评价体系都是咨询式评价模式，由医院主动提出申请，不论是医疗质量评价，还是综合实力评价，都注重对被评价医院提供系统化的技术咨询支持、辅导活动，这种评价的商业化操作方式使得被评价的医院与评价方合作，在最初就明确了相应的经济、法律责任，在有力地约束双方的同时，也增强了双方参与的积极性和主动性，提高了评价效率。

（3）强调患者体验和感受，扩大对医疗质量和安全评价

医院是医疗卫生服务的主要对外窗口，服务的质量和安全不能简单地从基本医疗设备、人员构成等硬件条件来评价，而应以参考和调查被服务对象对医疗服务的总体质量和安全的评价进行核定。虽然医疗质量和综合实力评价的侧重点不同，但是从评价结果来看都全面反映了社会对医院的评价，能够为医院持续的质量改进和安全保证提供全面的参考指南。

（4）评价内容精简、量化、体现多维度与公益导向

医院评价体系的历程显示，多由准入标准、等级评审向绩效考核演变。国外的评价内容日趋精简，如美国评价指标每做一次修改调整就做一次删减，并以患者满意、质量评价、学科产出、资产运营的量化考核替代传统的定性考核。评价和考核内容注意保证公益，体现服务水平，淡化医院规模、设备，合理处置医疗事故，严禁弄虚作假。

（5）评价体系的结果应用

诸多国家的医院绩效评价体系均与政府财政补偿、医疗机构准入、卫生资源配置联系起来。如美国的 JCTHO 评价，是美国政府 Medicare 和 Medicaid 的定点依据，英国 CHAI 的星级评价结果决定了医院资源配置和服务价格标准。这些评价结果的应用，使评价体系被高度重视并具有相当权威。

（二）国内医院绩效外部评价

目前，我国的医院绩效评价以政府为评价主体进行医院评审为主，近几年出现个别以学术机构为评价主体的医院排行。在深化医药卫生体制改革的新时期，结合我国医疗机构数量众多、规模庞大、水平参差不齐等特点，借鉴国外经验，

我国正在积极探索健全自身的医院绩效评价体系，促进医疗机构规范建设、科学管理。

1. 中国医疗质量评价体系（CHQIS）

为建立和完善我国医疗质量保障和持续改进体系，促进医院管理的科学化、规范化、标准化进程，原卫生部医政司 2005 年 7 月委托原卫生部医院管理研究所组织实施中国医院医疗质量管理及评价系统研究，初步构造了中国医疗质量评价指标体系（CHQIS）（见表 14-5），适用于各级各类医院①。

表 14-5 中国医疗质量评价指标体系（CHQIS）一级指标

指标分类	一级指标
住院死亡相关	住院死亡率
	手术死亡率
	DRG 组死亡率
	关键病种住院死亡率
	抢救失败率
非计划重返相关	非计划重返手术室率
	非计划重返重症监护室率
不良事件相关	不良事件发生率
	医院感染率
	手术部位感染率
	压疮率

2. 三级综合医院医疗质量管理与控制指标

为建立完善的、适合我国国情的医疗质量管理与控制体系，促进医疗质量管理与控制工作的规范化、专业化、标准化、精细化，改善医疗服务，提高医疗质量，保障医疗安全，卫生部 2011 年 1 月印发了《三级综合医院医疗质量管理与控制指标（2011 年版）》，包括 7 类指标（见图 14-1）②。

3. 中国医院最佳专科声誉排行榜

2010 年，复旦大学医院管理研究所开始对上一年度国内知名医院进行排名，此项工作已连续开展 5 年，分别评出年度最佳专科和最佳医院，首先建立了一个至关重要的“中国版”的专家数据库，涉及 27 个最主要的临床专科。在借鉴美

① 赵明钢等：《CHQIS 医疗质量评价指标体系的设计与实现》，《中国医院》2009 年第 4 期。

② 原卫生部编：《三级综合医院医疗质量管理与控制指标（2011 年版）》，2011 年。

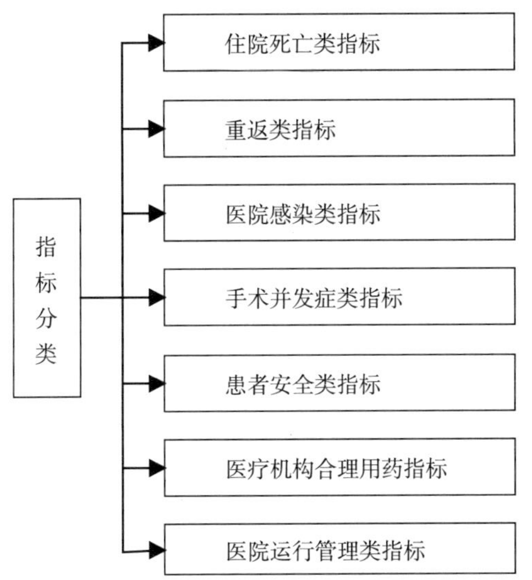

图 14-1　三级综合医院医疗质量管理与控制指标框架

国最佳医院评价的基础上，通过同行评议的方式，由专家提名本专业内排名在前十名的医院，并通过专科声誉值进行排名（见表 14-6）[①]。

表 14-6　中国医院最佳专科声誉排行榜、最佳医院排行榜

评价机构	复旦大学医院管理研究所
标准	由中华医学会 27 个专业委员会委员对 28 个专科（将心胸外科拆分为心外科和胸外科）排名前 10 位的医院进行提名而获得参评医院。
目的	完善学科建设、提升专科地位、增强患者知情权的了解； 促进实现“看得好病”。
方法	以同行评议作为主要评价方法，并借鉴美国最佳医院，忽略掉医院规模、设备、专科差异等对专科诊疗水平的影响。在专科声誉评价的基础上，以学科建设水平、解决疑难杂症能力为主要引导方向，结合医院科研水平评估，进一步形成了最终排行榜。评价的主要过程是：①开展问卷调查，获得医院提名；②计算特定医院的专科声誉值：第 1—5 名提名分别得到 10、8、7、6、5 分（去掉两个最高分）；③计算特定医院的专科平均声誉值=声誉值总分/参与该专业投票的专家总数；④按专科平均声誉值进行排名，得出排行榜结果。

4. 香港艾力彼中国县级医院·竞争力 100 强排行榜

香港艾力彼医院管理研究中心推出《2010 中国县级医院·竞争力 100 强》排行榜。其评价指标为：运营规模、医疗技术、经济资源 3 个一级指标和 12 个二级

① 复旦大学医院管理研究所：《关于中国医院最佳专科声誉排行榜评价方法的说明（内部资料）》，2011 年。

指标，构成排名的竞争力测评指标体系（见表 14–7）①。

表 14–7 中国县级医院·竞争力 100 强

评价体系	2010 中国县级医院·竞争力 100 强
主管机构	香港艾力彼医院管理研究中心和《医院观察》杂志社联合主办。艾力彼是由来自中国大陆、香港、美国及澳洲等医院管理专家组成的具有国际化背景和国内实战经验的医院管理咨询团队，提供咨询诊断、实战型解决方案及管理培训课程等服务。
评审范围	参评医院必须是中国境内具有独立财政权的县/县级市的综合性医院（含综合性中医院）。
评价方法	首先利用聚类方法将候选指标分成若干类，形成一级指标（即维度），接着利用相关系数法从每一类中选择若干有代表性指标，形成二级指标。同时参照指标体系选取的全面性、科学性、目的性、可操作性以及最少性的原则，经专家评审委员会若干轮讨论后，选取运营规模、医疗技术、经济资源 3 个一级指标（即维度）和 12 个二级指标进行建模分析，构成本次排名的竞争力评价指标体系。采用加权 TOPSIS 综合评价法对中国县级医院竞争力进行定量分析，最后得出各个医院的综合分值排名。
评审指标	3 个一级指标和 12 个二级指标。

5. 医院核心竞争力综合评价

笔者所在研究团队将医院评价的视角投向医院核心竞争力，在前期文献研究的支持下，经过两轮专家咨询，并考虑数据主要来源于公开数据库和医院官方网站，根据指标的可获取性以及导向性和重复性等因素，最终构建了由社会声誉、卫生资源和发展能力 3 个一级指标和 9 个二级指标构成的医院核心竞争力评价指标体系（见表 14–8）②。

表 14–8 医院核心竞争力评价指标体系

一级指标	二级指标
社会声誉	年门急诊人次数/卫生技术人员数
	年出院人次数/实际开放床位数
卫生资源	研究生学历职工比例
	卫生技术人员数
	正高级职称职工比例
	实际开放床位数/编制床位数

① 张召峰等：《转型期县级医院竞争力提升（一）》，《现代医院管理》2011 年第 1 期。

② 韩秋霞等：《医院核心竞争力综合评价的评价指标及筛选结果》，《中华医院管理杂志》2015 年第 3 期。

续表

一级指标	二级指标
发展潜力	承担与完成国家级或省部级科研课题数/每百张开放床位
	科技核心期刊论文数/每百张开放床位
	SCI 收录论文数/每百张开放床位

6. 已有研究成果

（1）医院绩效评价①

选择中国生物医学文献数据库（CBMdisc）、中国期刊全文数据库（CNKI）、中国科技期刊数据库（维普全文电子期刊）、万方数据库等检索平台，以“医院绩效评价”“医院评审”“医院评价”“综合医院评价指标体系”等为关键词，检索 2003—2013 年的文献，通过人工阅读篇名和摘要，过滤出与医院绩效评价有关文献。对文献的统计得出了在医院绩效评价体系中最常见的 8 个一级指标（见表 14-9）。

表 14-9 我国医院绩效评价体系中常用的指标引用频次

序号	一级指标	引用频次
1	工作效率	71
2	医疗质量	62
3	经济效益	23
4	发展能力	21
5	社会效益	12
6	工作质量	6
7	卫生资源	2

在总引用频率最高的 15 项二级指标中，按指标用途分类，诊断质量指标有 5 项，占总指标数的 33.3%；治疗质量指标有 2 项，占总指标数的 13.3%；医疗效率指标有 7 项，占总指标数的 46.7；经济效益指标有 1 项，占总指标数的 6.7%，无管理质量指标。若按指标来源分类，没有基础质量指标，环节质量指标只有 1 项，占总指标数的 6.7%；终末质量指标有 14 项，占总指标数的 93.3%（见表 14-10）。

① 参见陈婷：《我国公立医院临床重点专科能力发展研究》，华中科技大学社会医学与卫生事业管理专业 2013 年博士学位论文，第 19—26 页。

表 14-10　我国医院评价体系中引用频次前 15 位的指标引用情况

<table>
<tr><th>序号</th><th>常用二级指标</th><th>引用频次（次）</th><th>引用频率（%）</th><th>分析</th></tr>
<tr><td>1</td><td>平均住院日</td><td>66</td><td>68.75</td><td rowspan="15">按用途分：诊断质量指标 5 项，包括入出院诊断符合率、门诊与出院诊断符合率、三日确诊率、临床与病理诊断符合率、手术前后诊断符合率；治疗质量指标 3 项，包括治愈好转率、病死率、医院感染率；医疗效率指标 6 项，包括平均住院日、病床周转次数、病床使用率、出院人数、门诊人次、危重病人抢救成功率；经济效益指标 1 项，即平均费用。
按来源分：环节指标 2 项，包括三日确诊率、手术前后诊断符合率，其余均为终末指标，没有基础指标。</td></tr>
<tr><td>2</td><td>病床周转次数</td><td>60</td><td>62.50</td></tr>
<tr><td>3</td><td>治愈好转率</td><td>57</td><td>59.38</td></tr>
<tr><td>4</td><td>病床使用率</td><td>56</td><td>58.33</td></tr>
<tr><td>5</td><td>入出院诊断符合率</td><td>52</td><td>54.17</td></tr>
<tr><td>6</td><td>门诊与出院诊断符合率</td><td>52</td><td>54.17</td></tr>
<tr><td>7</td><td>病死率</td><td>45</td><td>46.88</td></tr>
<tr><td>8</td><td>危重病人抢救成功率</td><td>44</td><td>45.83</td></tr>
<tr><td>9</td><td>出院人数</td><td>38</td><td>39.58</td></tr>
<tr><td>10</td><td>门诊人次</td><td>37</td><td>38.54</td></tr>
<tr><td>11</td><td>三日确诊率</td><td>31</td><td>32.29</td></tr>
<tr><td>12</td><td>临床与病理诊断符合率</td><td>24</td><td>25.00</td></tr>
<tr><td>13</td><td>手术前后诊断符合率</td><td>23</td><td>23.96</td></tr>
<tr><td>14</td><td>医院感染率</td><td>23</td><td>23.96</td></tr>
<tr><td>15</td><td>平均费用</td><td>10</td><td>10.41</td></tr>
</table>

（2）学科绩效评价①

受教育部国家重点学科建设、卫生部临床学科重点项目等工作的影响，地方上相继开展了医学重点学科建设。此外，部队系统内也开展了全军临床医学专科中心评审工作。这些工作都是以学科为单位，围绕学科建设、学科影响力和学科管理等方面进行研究。

军队临床学科评价。从部队卫生系统内临床学科评价代表研究成果（见表 14-11）可以看出，卫生资源尤其是卫生人力资源②的数量、学历、职称情况，医疗服务的效率与质量是评价的主要内容，对教学、科研以及管理工作的关注反映了学科评价的本质，选用“为兵服务”③“军事效益”“上级支持”④ 等指标体现了军队评价特性。

---

① 参见陈婷：《我国公立医院临床重点专科能力发展研究》，华中科技大学社会医学与卫生事业管理专业 2013 年博士学位论文，第 19—26 页。

② 参见孙金海等：《转型期医院临床学科综合发展能力评价》，《中华医院管理杂志》2003 年第 2 期。

③ 参见于金昌等：《信息化条件下军队医院临床学科质量控制评价指标体系研究》，《解放军医院管理杂志》2006 年第 7 期。

④ 李朝虹等：《全军临床医学专科中心评估指标体系的制定》，《中华医院管理杂志》2004 年第 10 期。

表 14-11 军队临床学科评价指标

指标体系	一级指标	二级指标
全军临床医学专科中心评估指标体系	1. 学科带头人	1.1 基本情况，1.2 学术任职，1.3 科研成果，1.4 导师资格
	2. 技术队伍	2.1 后背学科带头人，2.2 平均年龄，2.3 学历分布，2.4 职称分布
	3. 硬件设施	3.1 床位规模，3.2 设备，3.3 实验室
	4. 主要技术	4.1 技术状况，4.2 医疗市场，4.3 军事效益
	5. 环境	5.1 信息获取能力，5.1 上级支持，5.3 地区医疗卫生实力
	6. 医疗	6.1 年门诊量，6.2 年收容量，6.3 年手术例数，6.4 年医疗收入
	7. 教学	7.1 学位授予点，7.2 接收进修生，7.3 举办会议，7.4 举办培训班
	8. 科研	8.1 专著，8.2 论文，8.3 承担课题，8.4 科研成果
	9. 管理	9.1 计划，9.2 组织，9.3 激励，9.4 人员配备
医院临床学科综合发展能力评价指标	1. 医生资源	1.1 规模，1.2 构成，1.3 负荷
	2. 展开床位	2.1 规模，2.2 效率，2.3 服务强度
	3. 特色建设	3.1 特色强度，3.2 特殊保障需求
	4. 专有设备	4.1 规模，4.2 使用效率
军队临床学科质量控制评价指标体系	1. 组织机构	1.1 组织健全，1.2 领导有力
	2. 管理制度	2.1 医疗安全预警机制，2.2 质量管理奖惩制度
	3. 人员素质	3.1 机关，3.2 质控办，3.3 科室
	4. 为兵服务	4.1 优先，4.2 优质

另外，高解春等 2010 年对上海市 9 个内科专业、6 个外科专业进行了医学学科竞争力评价研究，确定了含 7 个指标的医学学科竞争力评价指标体系和权重①（见表 14-12），虽然指标数量少，但是其评价结果与同年复旦大学医院管理研究所的结果进行比较，绝大多数专业结果高度近似，可见 7 个指标是反映学科竞争力的关键指标。

① 应向华等：《医学学科竞争力评价指标体系研究》，《中国医院》2012 年第 8 期。

表 14-12 医学学科竞争力评价指标体系（临床学科）

要素	指标	权重（%）
吸引病人的能力	国家重点学科/专科	20
为病人解决疾病困扰的能力	出院病人数	25
	医生床位比	5
	护士床位比	5
解决新问题，找到更好的治疗方案的能力	国家自然基金及以上项目总金额	15
	SCI（及同等索引库）论文因子值之和	15
	国家级奖项	15

（3）科室绩效评价①

除了医院、学科两个研究层面外，更微观的是以科室为单位的研究。作为临床专科下一层级的评价单元，科室绩效评价涉及科室发展②、学科发展③、工作效率等方面（见表 14-13）。

表 14-13 临床科室评价指标

指标体系	一级指标	二级指标
非手术科室综合绩效评价指标体系	1. 效率	1.1 医生人均门诊人次变动指数，1.2 人均承担床日数，1.3 人均危重疑难病人数
	2. 质量	2.1 医疗质量，2.2 护理质量
	3. 经营	3.1 人均结余，3.2 人均收入
	4. 社会效率	4.1 病人满意度，4.2 管理层满意度
	5. 发展	5.1 出院患者中外埠病人比例，5.2 创新技术评分，5.3 医生人均科研评分，5.4 教学评分
专科医院临床科室绩效评价指标体系	1. 工作效率	1.1 病床使用率，1.2 平均住院日，1.3 医生人均门诊人次，1.4 医生人均出院人次
	2. 服务品质	2.1 服务态度，2.2 服务质量，2.3 公益性服务
	3. 医疗业绩	3.1 门诊量，3.2 门诊手术量，3.3 住院手术量，3.4 出院人次
	4. 学科可持续发展	4.1 科研，4.2 学术交流，4.3 服务辐射
	5. 成本控制	5.1 单病种费用控制，5.2 手术费用中耗材占比，5.3 医疗费用中药品占比，5.4 百元总资产净资产率

① 参见陈婷：《我国公立医院临床重点专科能力发展研究》，华中科技大学社会医学与卫生事业管理专业 2013 年博士学位论文，第 19—26 页。

② 宋萍等：《医院临床科室绩效评价模型的构建与应用》，《现代医院管理》2010 年第 3 期。

③ 陈辛红等：《眼科专科医院临床科室绩效评价指标体系研究》，《中国医院》2012 年第 3 期。

7. 我国医院绩效外部评价存在问题

（1）评价定位

我国医院绩效评价虽然也强调质量和安全，但主要是作为卫生行政部门对医疗机构实施监督管理的一种手段，医疗机构处于被动迎接评价的状态，而不是真正出于为提高质量和保障安全的目的。

（2）评价主体

我国医院绩效外部评价则主要是由国家及各省级卫生行政部门主导，在评价结论的判定上容易受到人为因素的干扰，同时医院评审委员会往往成为由卫生行政部门直接操作的非常设的临时机构，没有形成长效管理的工作思路，在集中评审结束后往往自行解散。

（3）评价标准

我国医院绩效评价并没有相对统一的标准，具体指标使用比较分散，表达同一个内容的指标有多个名称的现象很普遍，例如"入出院诊断符合率""出入院诊断符合率"和"出院和入院诊断符合率"，"平均住院日"和"出院者平均住院日"等①。同时，我国公立医院绩效评价对经济效益指标、公益性指标、基础质量评价和环节质量评价的关注不够，影响指标的系统性和代表性。

（4）评价方式

我国医院绩效评价，一般对 1 所医院只进行一次性实地评价，评价小组由 10—20 名评价人员组成，评价时间一般为 1—3 天，评价人员较多地采用查阅存档病历、会议记录等历史资料的方式，缺乏利用客观数据进行多因素评价。

四、医院绩效内部评价

（一）医院绩效评价模式

1. 目标管理模式

目标管理（Management By Objective，简称 MBO）是管理大师彼得·德鲁克在 1954 年出版的《管理实践》中提出的。目标管理的核心就是制定能够衡量并且客观、可行的目标，制定具体目标需要组织、个人、群众的参与②。目标管理的概念引入到医院绩效评价当中，曾被作为我国事业单位管理最常用的工作方法，具有管理目标明确，对单个医院个性化管理的特点，但也带来目标结果指标

① 徐莉等：《我国综合性医院医疗质量评价指标的系统评价》，《中国医院管理》2009 年第 6 期。

② 钱金淼：《基于 360 度绩效评价的政府绩效评估研究》，哈尔滨商业大学行政管理专业 2015 年硕士学位论文，第 11—12 页。

过于单一、全面性不够、过程管理缺乏等不足①。

2. 关键指标模式

关键业绩指标（Key Performance Indication，简称 KPI）是指企业宏观战略目标决策经过层层分解产生的可操作性的战术目标，是宏观战略决策执行结果的监测指针②。依据关键业绩领域，通过对某一流程的输入端、输出端的关键参数进行设置、取样、计算、分析，衡量流程绩效的一种目标式量化管理指标，把医院的战略目标分解为可运作的远景目标的工具③。KPI 体系通过研究医院内部工作流程的输入、输出情况，从中发掘关键参数，把完成 80%工作的 20%关键指标进行量化设计，变成切实可行的 KPI④。

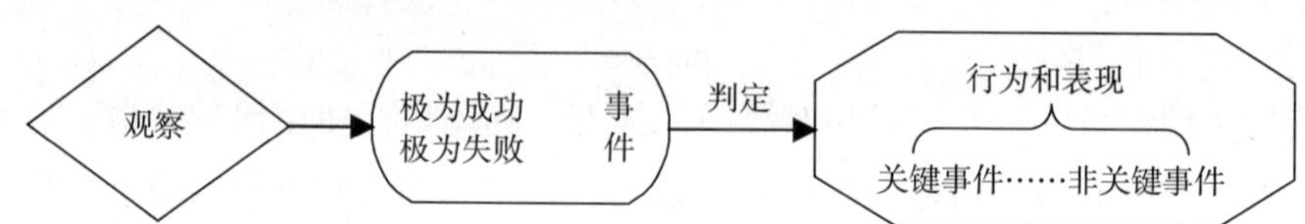

图 14-2　关键指标模式

3. 平衡计分卡模式

平衡计分卡（Balanced Scorecard，简称 BSC），1992 年由美国的卡普兰和诺顿共同提出，旨在从财务、顾客、内部运营、学习与创新四个维度，将组织的战略落实为具体可操作性的量化指标及目标值的一种战略管理体系。平衡计分卡以医院战略为基础，将各种衡量方法整合为一个有机的整体，通过构建四个维度的指标，将战略分解为具体的目标和指标值，四个层面的目标集成在一起达成医院战略，使得医院把长期战略目标与短期行动有机结合起来，同时有助于使医院各部门的战略和整个管理体系相一致⑤。

4. 360 度绩效评价模式

基于流程控制原理从 360 度绩效评价程序来看，这个程序是一个循序渐进、复杂的系统工程。整个 360 度绩效评价包含输入、加工和输出这三个阶段。输入阶段是绩效评估的前期准备工作，其内容包括确定评价目的、评估形式、选择评估者、进行评估培训等。加工环节主要是实施评估，包括操作评估、信息收集和处理、结果反馈并应用、改进计划、追踪评估等。这一阶段的核心在于及时地分

---

① 张鹭鹭等：《医院管理学》，人民卫生出版社 2014 年版，第 426 页。

② 剑锋：《人力资源管理概论》，复旦大学出版社 2003 年版，第 334—335 页。

③ 毕意文、孙永玲：《平衡计分卡中国战略实践》，机械工业出版社 2003 年版，第 35—46 页。

④ 陈英：《运用关键业绩指标法（KPI）建立医院绩效考核指标体系的思考》，《中国卫生资源》2010 年第 3 期。

⑤ 杨凯等：《平衡计分卡在公立医院绩效管理中的应用》，《医院管理论坛》2015 年第 2 期。

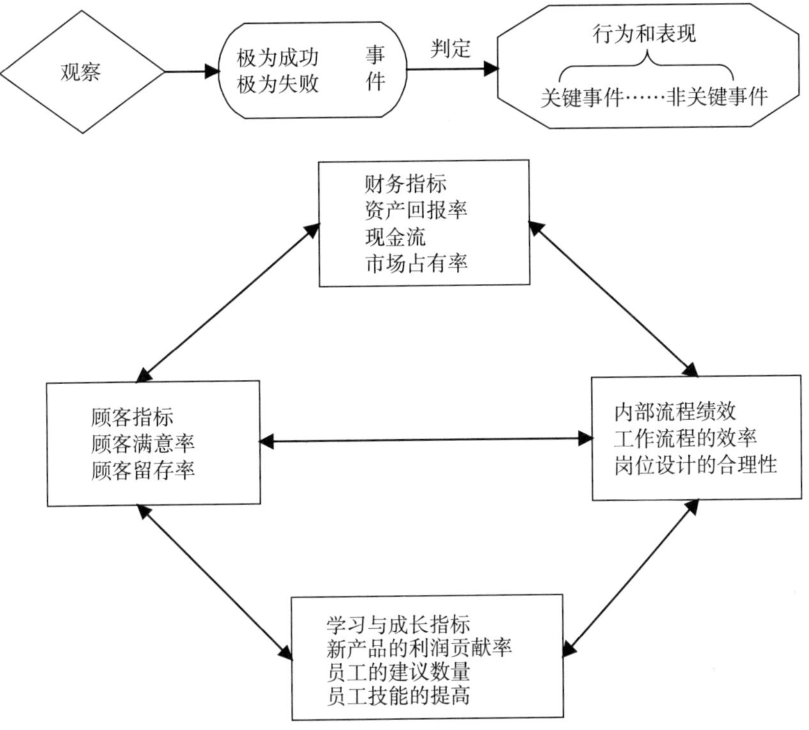

图 14-3　平衡计分卡核心思想

析、及时整理、及时反馈。最后是输出的部分，主要是评估结果的分析和处理，充分及时地分析整理评估结果，改进评估行为、减少争议和冲突。360 度绩效评价整体是一个相互连接、相互制约的系统①。

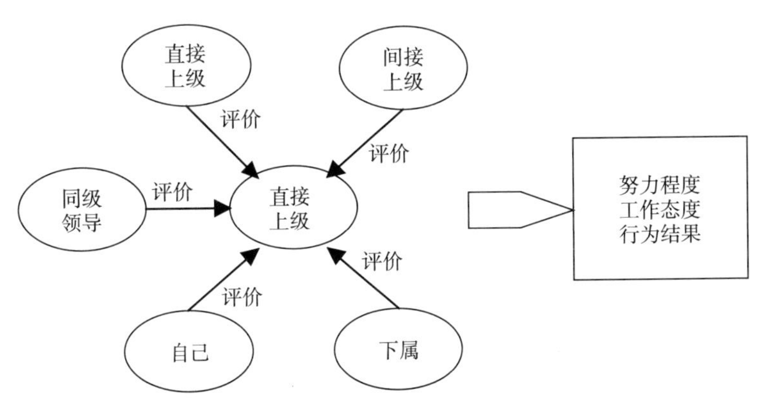

图 14-4　360 度绩效评估

① 钱金森：《基于 360 度绩效评价的政府绩效评估研究》，哈尔滨商业大学行政管理专业 2015 年硕士学位论文，第 12—13 页。

（二）医院员工绩效评价[①]

医院员工绩效评价是指对员工担任职务职责的履行程度，以及担任更高一级职务的潜力，进行有组织的并且是尽可能客观的评价和评价的过程。有效地将医院发展的目标、科室建设与职工的个人发展、职业理想有机地联系在一起[②]。

1. 国内外医院员工绩效评价

新加坡政府医院有一套比较科学和完善的员工绩效考核体系，在日常工作中来衡量员工的表现，从而规范、督促他们的行为，提高工作效率。主要通过全面绩效评估（Total Performance Management，TPM），对医院员工的前期行为进行规划。将医务人员的核心能力（即以病人为第一、把事情做完做好、注重团队精神、贡献知识度以及自我提升并帮助别人提升）、领导能力（包括策略思考和领导力）和专业技能（强调“输出的结果”，例如良好的医患关系和“病床旁”的服务态度等）等因素作为绩效评价范围；通过关键业绩领域绩效目标、能力考核、整体表现、职业发展计划 4 部分组成主要的绩效考核内容[③]。

国内医院员工绩效评价研究重点在临床和医技科室的医师、科室主任以及护理人员上。2007 年，刘妍等人将价值分析法借鉴价值工程基本原理，提出了一种绩效考核的方法[④]。2008 年，高炎等人基于工作流程将医院员工绩效评价体系分为科室级和个人级两个层次，构建医院绩效考核评价体系[⑤]。2010 年，杨鸣等运用绩效考核计算机软件系统对全体员工的工作绩效进行全面的、周期性的（每月）考评和激励，并与医院的用人及分配挂钩[⑥]。

2. 医院内部绩效评价存在问题

通过文献分析，可以看出许多学者都在积极探索医院基于激励理论的绩效评价，以充分发挥“人力资本”的重要作用，调动广大员工的积极性、创造性。但由于医疗行业的特殊性，目前许多学者的研究和医院在实际绩效评价工作中仍然存在一些误区和不足。

---

① 参见韩仕龙：《公立三级综合医院医生激励机制研究》，华中科技大学社会医学与卫生事业管理专业 2013 年博士学位论文，第 131—132 页。

② 张宏等：《浅谈医院员工绩效考评的程序与方法》，《中国医院管理》2010 年第 8 期。

③ 杨辉等：《新加坡政府医院员工绩效考核体系》，《中国护理管理》2008 年第 9 期。

④ 刘妍等：《基于价值分析法的医院员工绩效考核》，《中国农村卫生事业管理》2007 年第 2 期。

⑤ 高炎等：《基于工作流程的医院员工绩效评价体系研究》，《卫生经济研究》2008 年第 5 期。

⑥ 杨鸣等：《公立医院员工绩效考核的实践研究——连州市人民医院绩效考核实施探索》，《现代医院》2010 年第 11 期。

（1）绩效指标的确定缺乏科学性

绩效指标存在单一性，细分程度不清，再则绩效评价应定性与定量指标相结合，许多绩效评价的指标过于主观化，权责不清，也会影响绩效评价的成效。

（2）绩效评价的实施者选择不当

现行对医院医护人员的绩效评价方多是由上级主管和同事凭印象投票和计分来完成的。信息反馈面较窄，主观随意性大，难以保证考核的客观性和公正性。

（3）绩效评价结果利用不充分

由于多数研究和医院自身设计的评价指标的可操作性欠缺，以及管理人员对绩效评价理解不足，使评价流于形式，评价结果的利用率低等问题。

3. 评价模式选择

由于前述4种医院绩效评价模式各有特点（见表14-14），在有关理论指导下，实践中运用单一模式进行医院绩效评价往往难以达到预期效果，通常需要综合运用几种评价模式。在选择绩效评价方法时有必要考虑两方面因素：一是所选考核方法能否反映员工实际工作能力与相应岗位工作要求之间的匹配程度；二是所选考核方法能否反映医院各岗位实际人力资源成本与相应岗位标准人力资源成本之间的匹配程度①。

表14-14 医院绩效评价模式比较②

评价方法	评价主体	评价客体	评价内容及方法	优点	缺点
目标管理	单一主体（上级对下级）	组织机构或个人	设定总目标，层层分解到下级各部门及员工个人	评价结果易于观测；能调动员工积极性等	难以对不同部门、不同员工间的绩效进行横向比较等
关键指标	单一主体（上级对下级）	组织机构或个人	把医院评价简化为几个关键指标	标准明确易于评价	指标的具体要求高
平衡计分卡	多主体（内部与外部相关机构或人员等）	组织机构或个人	从顾客、学习与成长、内部程序和财务4个维度全方位评价	具有全面性、长期性、及时性、动态性等特点	有些工作无法客观衡量，指标制定缺乏与员工充分沟通，绩效指标目标值很难再分解等
360度绩效评价	多主体（上下级、同事和外部相关机构或人员等）	组织机构或个人	采用主观问卷调查法，考核内容涉及员工的任务绩效、管理绩效、周边绩效、态度和能力等方方面面	提高考核的全面性；员工参与感强；强调对内外部客户的服务、提升组织运行效率等	考核成本高，容易流于形式，受主观因素影响可能导致评价结果片面性等

① 刘妍等：《基于价值分析法的医院员工绩效考核》，《中国农村卫生事业管理》2007年第2期。

② 参见赵要军等：《国外公立医院绩效评价对我国的启示》，《中国卫生经济》2012年第2期。

以某综合性三级医院为例，其建立的核心人力资源绩效评价体系，定性指标通过服务对象、上级、同事或部门进行评议来反映核心人力资源的“软性”绩效，分为：医德医风、服务态度、医疗差错、合理用药、医疗责任心、学术地位、创新能力、团队协作精神、考勤纪律。定量指标计量、客观地反映核心人力资源的工作效率和效果，突出反映其劳务贡献的指标，是核心人力资源的“硬性”绩效，主要对核心人力资源的工作效率、发展能力和成本效益等方面进行评价①。

五、公立医院绩效评价改革实践

（一）北京市公立医院绩效评价

根据国务院深化医药卫生体制改革的总体要求，建立统一、权威、高效的公立医院办医体制，北京市医院管理局于2012年正式运行，将市属医院有效引领到精细化管理轨道中②。

在医院外部绩效评价上，北京市医院管理局经过3年的实践发现，对于医院这样一个技术高度密集型的复杂系统来说，采用单一绩效考核理论设计的体系来反映医院运行全过程具有一定的局限性。因此，探索建立了包含主要绩效目标、日常绩效评价、例外绩效事件、个性化绩效潜力、党建管理评价的多维度、多层次考核和评价体系③。

在医院内部绩效评价上，北京三级医院以薪酬制度作为重要的结果表现形式，将个人收入构成、医院奖金分配机制、科室奖金分配参考因素、医院或科室为个人提供专业技术职务晋升机会的主要依据及提供培训机会的主要依据5个方面作为医院内部绩效评价的主要内容。目前，北京三级医院内部绩效评价存在2种模式，即“在岗位描述基础上考核业绩完成情况的绩效评价”模式和“以收支结余（药品不参与计算）为基础的奖金分配作为重点的绩效评价”模式。2种模式的主要区别在于：一是否以岗位描述为基础，二是否存在科室二次分配。这2种模式都折射出绩效管理的思想理念，但前一种模式的岗位绩效薪酬制将是今后医院绩效评价的趋势，后一种模式是前一种模式的过渡形式④。

---

① 陈安民等：《医院核心人力资源绩效评价体系的构建》，《中国医院》2010年第9期。

② 封国生等：《北京建立公立医院绩效考核制度的实践与思考》，《中华医院管理杂志》2015年第7期。

③ 闫勇等：《目标考核与重点评价结合的公立医院绩效评估体系重构》，《中华医院管理杂志》2015年第7期。

④ 李军等：《北京三级医院内部绩效评价体系现状与模式研究》，《中国医院管理》2009年第11期。

（二）上海市公立医院绩效评价

2005 年 9 月，上海市率先在市级医院层面实施“管办分开、政事分开、政资分开”的改革探索，设立了国有非营利性事业法人——申康中心，具体承担 28 家市属三级医院的办医职责，并承担 6 家在沪国家卫生计生委管理医院、3 家第二军医大学附属医院和中福会国际和平妇幼保健院的合作共建职责①。

在医院外部绩效评价上，申康医院发展中心从 2006 年起对上海 23 家三级公立医院的院长实行年度绩效评价②。自考核中期（2010 年）起，考核对象增加至 24 家医院。其中，综合性医院 14 家（含中医类医院 4 家），专科类医院 10 家③。

考核指标体系的设计借鉴了平衡计分卡（BSC）和关键指标法（KPI），以维度锁定目标，以权重体现导向，由定量考核指标和定性考核指标构成④。定量考核从社会满意、管理有效、资产运营、发展持续、职工满意等 5 个目标维度选取 23 个评价指标，分别设置权重，考核满分 100 分。综合性医院的评价以横向比较为主；专科类医院的评价以纵向比较为主；中医类医院则考核中医特色指标。定性考核作为定量考核的补充，主要考察平安建设、办院方向等方面的情况，直接决定各医院的降级处理⑤。

而在内部绩效评价上，申康中心则自 2012 年起，在 24 家市级公立医院实施以“两切断、一转变”为核心的内部绩效考核与人事分配制度改革。切断科室经济收入指标与医务人员考核之间的直接挂钩关系，切断医务人员收入与处方、检查、耗材等收入之间的直接挂钩关系，转变以科室收减支结余提成分配的模式。将岗位工作量、服务质量、病种手术难易度、患者满意度、医药费用控制、成本控制、医德医风、临床科研产出和教学质量 8 个方面的指标作为核心要素，而科室经济收入、项目收入等被排除在指标体系之外⑥。

（三）深圳市公立医院绩效评价

深圳市公立医院管理中心成立比北京、上海相对较晚，2013 年 5 月正式挂牌，是按照法定机构法人治理结构组建的正局级事业单位⑦。深圳市于 2011 年 3

---

① 陈建平：《上海申康十年公立医院改革探索》，《中华医院管理杂志》2015 年第 8 期。

② 陈建平等：《公立医院院长绩效评价的意义与作用》，《中华医院管理杂志》2009 年第 5 期。

③ 岑珏等：《上海市级公立医院院长绩效考核实践》，《中华医院管理杂志》2015 年第 8 期。

④ 高解春等：《公立医院院长绩效评价的实践与探索》，《中华医院管理杂志》2009 年第 5 期。

⑤ 岑珏等：《上海市级公立医院院长绩效考核实践》，《中华医院管理杂志》2015 年第 8 期。

⑥ 郭永瑾等：《上海市级公立医院内部绩效考核与分配制度改革实践》，《中华医院管理杂志》2015 年第 8 期。

⑦ 罗乐宣：《深圳试点建立临床医生技术等级评价制度的情况报告》，《医院院长论坛》2014 年第 5 期。

月建立了公立医院综合目标管理责任制，确定对公立医院公益性、社会责任、持续发展、成本效益、优质服务和员工激励等六大类综合管理考核目标，并规定每年进行一次绩效考核①。

深圳市公立医院综合目标责任制考核制度（医院经营管理绩效评估），主要突出对公立医院领导班子的考核。《责任书》确定了医院管理团队必须完成的6大类25项主要目标：（1）公益性目标，包括优化资源配置、降低服务成本、提高工作效率；（2）社会责任目标，包括坚持以患者为中心、完成政府职能任务、落实应急管理责任、落实公共卫生责任、落实环保低碳责任；（3）持续发展目标，包括承担教学培训任务、承担重点学科建设任务、承担医学科研和学术交流任务、保障医疗安全、实行质量经营管理制度；（4）成本效益目标，包括人员控制、成本控制、“两费”控制、管理绩效；（5）优质服务目标，包括便捷服务、减少排队，知情服务、减少误解，规范服务、化解纠纷，周到服务、提高信誉；（6）员工激励目标，包括分配制度满意、福利待遇满意、事业发展满意、从业环境满意②。

在内部绩效评价上，深圳市卫生与人口计划生育委员会直属医院均实行综合绩效考核、岗位绩效工资制度，使医务人员的工资与其服务能力、工作量、工作质量等指标挂钩③。

（四）镇江市公立医院绩效评价

2009年8月，镇江市申请国家公立医院改革试点城市。同年11月，市政府正式组建以两家三甲医院为核心的江苏康复医疗集团和江苏江滨医疗集团，全面推进管办分开，政事分开的管理体制改革。两家医疗集团本质上是一个纵向到底的医疗联合体，分别以一家三甲综合医院为龙头，纵向整合市区所有专科医院和社区卫生服务中心④。在此基础上，镇江探索“集团化+法人治理结构”⑤。

2010年，制定了《镇江市公立医院绩效考核评价实施办法》。公立医院绩效

---

① 中华人民共和国国家卫生和计划生育委员会：《公立医院改革试点工作简报第144期：深圳市与直属医院签订综合目标管理责任书　强化监督管理　注重绩效考核》，2011年9月20日，见于http：//www. nhfpc. gov. cn/yzygj/s10008/201109/6bdd596412da42e190a431559516bfed. shtml。

② 江捍平等：《深圳市建立公立医院综合目标管理责任制度的思路与实践》，《中华医院管理杂志》2012年第10期。

③ 罗晓琼等：《2011年深圳市公立医院综合目标管理责任制考核结果评价》，《中华医院管理杂志》2012年第10期。

④ 曾耀莹：《镇江医疗集团的破与立》，《中国医院院长》2013年第8期。

⑤ 林枫等：《“集团化+法人治理”：公立医院管理体制改革的新模式》，《中国卫生事业管理》2010年第9期。

考核重点为社会满意、运行效率、运营成果、发展能力、计划执行 5 个方面。2013 年调整为涉及 4 个方面、14 个内涵、20 个明细指标，特别是社会满意方面的指标分值从 38 分调整为 60 分，建立了一套多层次、多维度的体现公立医院公益特点的绩效考评体系①。

同时，两个医疗集团内部依据自身特征建立了绩效考核体系。紧密型的康复医疗集团建立了分级分层的绩效考核评估体系。理事会建立以考核集团院长为核心的医疗集团绩效考核办法，医疗集团建立对成员医院的考核办法，成员医院负责对科室和医务人员的考核②。而松散型的江滨医疗集团对成员单位领导的绩效考核，30%来自集团工作，70%来自对医疗机构内部工作，各医疗机构的隶属部门以此对各医疗机构进行年底评估③。

六、建议与展望

目前，公立医院内部绩效评价重于外部绩效评价，医院管理方多关注内部绩效评价，而外部绩效评价还没发挥监督、促进等约束力，这个需要构建发挥专业组织监管能力和社会公众参与监督机制的医院绩效评价体系。

（一）医院绩效评价的现实意义

1. 医院绩效评价是政府职能转变的要求

开展医院绩效评价是政府转变职能和加强宏观管理的需要，是政府运用信息的、法律的、行政的手段实施宏观管理和目标管理的有效途径，是卫生部门充分利用法律、经济、行政手段，加强医疗卫生事业管理的需要，对医院科学办院、规范管理、改革发展和提高质量都具有重要作用。

2. 医院绩效评价是医院发展的必然

通过科学、合理的评价方法，对医院的服务效率和经营效益做出客观、准确的评价。不仅要求其能够评价经济管理活动的结果和成效，同时也要关注其社会与外部效益。通过客观、公正的综合评价，有助于引导医院加强内涵建设，坚持“以病人为中心”，持续改进医疗质量，保障医疗安全，改善医疗服务，控制医疗费用。为人民群众提供安全、有效、方便、价廉的医疗卫生服务。

---

① 丁金华：《实行分层绩效考核促进降本增效管理》，《中国卫生经济》2014 年第 8 期。

② 吴宝林：《医疗集团绩效管理体系分析与设计——以江苏康复医疗集团为例》，江苏大学社会医学与卫生事业管理专业 2011 年硕士学位论文，第 27—28 页。

③ 曾耀莹：《江滨医疗集团：突破松散协作共赢》，《中国医院院长》2013 第 8 期。

3. 医院绩效评价是医院及卫生改革的重要组成部分

随着医疗体制改革的不断深化，国家、卫生行政机构及医院的管理者逐渐认识到，那种以经济收入来衡量医院临床科室工作成绩的做法已经不能适应当前的医疗事业的发展现状，公立医院的公益性质决定其要承担必要的社会责任，公益性是公立医院的本质属性，公立医院必须把社会效益作为医院发展的首要任务，而不能把经济效益作为唯一的工作目标。

（二）设想与建议

1. 学习和借鉴国际经验，建立适合国情的医院绩效评价

近年来，国内很多医院开始走国际评价的道路，医院与国际接轨的要求越来越强烈，体现了新时期我国医院在管理和服务模式上的大胆创新。然而，盲目的照搬照抄和生搬硬套并不能彻底解决卫生资源分布不均、医患关系紧张等普遍问题。海内外医院在卫生行政管理体制上存在根本性的差别，必须结合我国医院的具体实际，围绕医疗安全与质量、医疗费用、服务提供效率、公立医院承担社会责任情况、医疗服务提供者的反应性①，建立起适合国情的医院绩效评价标准，促进全面提高医院的服务绩效，从而达到满足病人的医疗卫生服务需求目的。

2. 第三方机构为评价主体、机构评价与院长（书记）绩效评价相结合的外部评价

综合看来，国外医院绩效评价的主体多为第三方机构。第三方评估机构包括科研机构、商业机构和非营利组织等，不牵扯到政府行政力量，不易受到各种主观因素的限制。具有职业化的特点，可促进整个评价过程的公开、公平和公正，有利于提高评价结果的社会公信力。我国可借鉴海外普适有效模式，在卫生部门内成立第三方医院评价组织，独立对医疗机构进行绩效评价，例如 2008 年 4 月，海南省卫生厅成立国内首家全省医院评鉴暨医疗质量监管中心②。同时，笔者研究团队提出，通过机构绩效评价指标体系（见表 14-15）和院领导绩效考核指标体系（见表 14-16）相结合，实现公立医院评价覆盖全面、客观量化的转变。

① 原卫生部医管司编：《公立医院改革试点基线调查方案》，2010 年。

② 董四平等：《第三方医疗质量监管体系的探索与实践：基于海南省医院评鉴中心的研究》，《中国卫生质量管理》2011 年第 6 期。

表 14-15 公立医院绩效考核指标

<table>
<tr><th>一级指标</th><th>二级指标</th><th>三级指标</th><th>考核方法及指标说明</th></tr>
<tr><td rowspan="7">运行效率</td><td rowspan="5">资产高效</td><td>1. 业务收支结余率</td><td>业务收支结余率=业务收支结余/（医疗收入+财政基本支出补助收入+其他收入）×100%</td></tr>
<tr><td>2. 财政专项拨款执行率</td><td>财政专项拨款执行率=本期财政项目补助实际支出/本期财政项目支出补助收入×100%</td></tr>
<tr><td>3. 总资产周转率</td><td>总资产周转率=（医疗收入+其他收入）/平均总资产×100%</td></tr>
<tr><td>4. 总资产增长率</td><td>总资产增长率=（期末总资产-期初总资产）/期初总资产×100%</td></tr>
<tr><td>5. 预算执行率</td><td>预算执行率=本期实际收入总额/本期预算收入总额×100%</td></tr>
<tr><td rowspan="2">床位高效</td><td>1. 平均住院天数</td><td>查阅相关统计报表及佐证材料</td></tr>
<tr><td>2. 病床使用率</td><td>查阅相关统计报表及佐证材料</td></tr>
<tr><td rowspan="10">内部管理</td><td>人员高效</td><td>1. 每职工日均负担住院患者占用的床日数</td><td>查阅相关统计报表及佐证材料</td></tr>
<tr><td>节能降耗</td><td>1. 百元医疗收入（不包含药品收入）中消耗的卫生材料费用</td><td>卫生材料消耗/（医疗收入+其他收入）×100%</td></tr>
<tr><td rowspan="8">医疗服务质量与安全</td><td>1. 医疗纠纷化解率</td><td>查阅相关统计报表及佐证材料</td></tr>
<tr><td>2. 重点病历病案首页填报准确率</td><td>现场考核检查，查阅相关材料</td></tr>
<tr><td>3. 院感病历报告率</td><td>查阅相关统计报表及佐证材料</td></tr>
<tr><td>4. 低风险组病例死亡率</td><td>查阅相关统计报表及佐证材料</td></tr>
<tr><td>5. 抗菌药物使用合格率</td><td>查阅相关制度及佐证材料</td></tr>
<tr><td>6. 处方合格率</td><td>现场考核检查，查阅相关材料</td></tr>
<tr><td>7. 护理安全（不良）事件上报及整改率</td><td>查阅相关统计报表及佐证材料</td></tr>
<tr><td>8. 入出院诊断符合率</td><td>查阅相关统计报表及佐证材料</td></tr>
<tr><td rowspan="5">社会评价</td><td rowspan="2">群众满意度</td><td>1. 患者满意度</td><td>采取门（急）诊患者问卷调查、住院患者问卷调查和出院患者电话回访调查等方式，按照 3∶3∶4 的比例，综合评价确定患者满意度</td></tr>
<tr><td>2. 职工满意度</td><td>按照 1∶3∶6 的比例，抽取院班子成员、中层干部和普通职工进行满意度测评</td></tr>
<tr><td rowspan="2">医疗费用</td><td>1. 人次（例）均费用</td><td></td></tr>
<tr><td>2. 药占比</td><td></td></tr>
<tr><td>强化服务</td><td>1. 预约就诊率</td><td></td></tr>
</table>

续表

一级指标	二级指标	三级指标	考核方法及指标说明
发展实力	人才队伍与人才培养	1. 高层次人才数	
		2. 继续教育学分完成率	
	科技创新	1. 科研经费增长率	
		2. 统计源期刊论文数增长率	
		3. 每百卫技人员获得科研奖励数	

表 14-16　公立医院院长、党委书记绩效考核指标

维度	考核内容	考核方法和指标说明
服务评价	1. 患者满意度（%）	采取门（急）诊患者问卷调查、住院患者问卷调查和出院患者电话回访调查等方式，按照 3∶3∶4 的比例，综合评价确定患者满意度
	2. 职工满意度（%）	按照 1：3：6 的比例，抽取院班子成员、中层干部和普通职工进行满意度测评。
	3. 信访投诉（件）	信访掌握的投诉或曝光信访案件受理情况，现场核实案件处理材料。
办院方向	1. 政府指令性任务和预防保健工作完成情况（项）	包括城市医院支援农村和社区、重大突发事件紧急医疗救援、征兵和招生体检、重大活动医疗保障、宣传义诊、支援边疆卫生工作、援外医疗等。开展健康教育、科普宣传，普及防病知识，开展重大疾病、传染病以及慢病的防治工作等。
	2. 依法执业情况（项）	不良执业行为指医疗机构出租、承包科室，使用非卫生技术人员行医，超诊疗科目、技术范围执业，发布虚假、违法医疗广告行为等。
	3. 门急诊次均费用年增长率（%）	查阅相关统计报表及佐证材料。
	4. 出院次均费用年增长率（%）	查阅相关报表及佐证材料。
	5. 药品收入占业务收入比率（%）	查阅相关报表及佐证材料，药品收入占业务收入比重=药品收入/业务收入×100%。
	6. 抗菌药物合理应用（项）	查阅相关制度及佐证材料。

续表

维度	考核内容	考核方法和指标说明
平安建设	1. 无重大安全生产（保卫、消防）事故发生（件）	现场考核检查，查阅相关材料。
	2. 无违法违纪案件发生（件）	现场考核检查，查阅相关材料。
	3. 无重大医疗纠纷、医疗事故发生（件）	由医政处、医学会提供相关参考考核依据（含法院委托），现场查阅相关佐证材料。 重大医疗纠纷指：社会影响大或处理不及时事态扩大的；影响正常秩序或造成不良影响，局级以上领导或相关部门领导批示或参与处理的。 医疗事故争议补赔偿费用包括：医疗事故争议三种解决途径赔偿费用及减免费用。 医疗事故（历年发生以当年确定为准）按不同性质、等级和数量，扣分累加计算。
	4. 医疗质量安全管理与持续改进（项）	查院、科二级医疗质量安全质控记录，整改措施落实情况。查院长定期专题研究医疗质量安全会议记录，整改措施落实情况。 医疗、护理、感染、医技等管理职能部门承担指导、检查、考核和评价医疗质量安全管理工作，严格记录，定期分析，及时反馈，落实整改。
管理有效	1. 医疗服务管理（项）	按照国家卫计委、省卫计委、市卫计局及区卫计局相关要求，结合本单位实际考核。
	2. Ⅲ、Ⅳ类手术比例（%）	按照《医疗机构手术及有创操作分级与分类管理规范》等要求，医疗机构自行统计，考核组现场复核。
	3. 每医生门急诊、出院、手术人次增长率（%）	每医生门急诊、出院、手术人次增长率（%）=（本年度门急诊、出院、手术人次数/本年度医生人数-上年度门急诊、出院、手术人次数/上年度医生人数）/上年度门急诊、出院、手术人次数/上年度医生人数×100%。
	4. 平均住院日（日）	平均住院日=出院者占用总床日数/出院人数。
	5. 临床路径管理病种数（种）	按国家卫计委已发布的病种临床路径，制定本单位病种临床路径标准流程和表单。或参照国家卫计委及相关医院模式自行制定。
	6. 推广优质护理服务	现场核实并查阅佐证材料。
	7. 信息化建设	医院信息系统功能是否完备，调阅相关佐证材料；实地查看信息化建设工作情况。

续表

维度	考核内容	考核方法和指标说明
资产运营	1. 国有资产保值、增值率（%）	查阅相关报表及佐证材料。
	2. 开展成本核算与控制，降低运行成本	查看成本核算方案、测算指标及测算过程与结果。
	3. 万元固定资产业务收入（元）	业务收入/固定资产净值/万元，查阅相关报表及佐证材料。
	4. 每职工平均业务收入（元）	查阅相关统计报表及佐证材料。
	5. 医疗服务收费管理（项）	查阅相关报表及佐证材料；按实际发现查实违规收费事件计算。
发展持续	1. 医院发展规划完成率（%）	按照医疗机构五年发展规划和年度执行计划完成情况考核。
	2. 市级以上经费资助科研项目、科研奖励，SCI 论文（数量）	现场查阅佐证材料。
	3. 重点专科建设、经费投入及高级人才引进（数量）	现场查阅佐证材料。 学科带头人引进包括正式调入和签订中长期聘用合同的柔性引进高级人才。
	4. 开展新技术、新项目（项）	现场查阅佐证材料。
	5. 医疗资源整合（数量）	现场查阅佐证材料（批文、合同）。

3. 岗位描述基础上的内部评价

建立科学的医院员工绩效评价体系，将服务态度、技术水平、工作数量和工作质量、处方药物及检查项目适应性等纳入考核体系，业务收入则不与绩效工资直接挂钩。具体做法上，可以借鉴台湾长庚医院设计医师费制度，即对不同的医疗项目根据投入、风险、技术难度设定不同绩效标准，在此基础上，根据收入积分、科内积分、年资积分三个方面对医生进行二次分配。此外，将执行者、开单者的医师费分开，医师为病人诊疗所开的处方、检查及手术等，如果不是亲自执行的一律不能提成或者分红，以免诱导滥用医疗资源或增加收费。①

4. 重视相对评价方法的作用

相对评价是对建立在对评价对象群体测评基础之上的标准进行评价，能评出某一家医院在群体中的相对位置，发现个别差异，从而对被评个体做出较为客观而确切的判断。另外，相对评价还有利于激发评价对象的竞争意识。美国最佳医院和汤森路透百佳医院均采用了相对评价方法，JCI 以及我国近期开展的三级综合医院评价（评审）等都属于绝对评价。我国的医院评价研究应考虑借鉴美国最

① 步雯：《清华长庚将探路台湾医师费制　公立医院绩效管理改革升级》，《21 世纪经济报道》2014 年 9 月 19 日。

佳医院和汤森路透百佳医院的方法，将医院集中起来进行相对评价，尝试多种评价方法。

5. 完善过程评价

过程主要是评价医疗服务过程，包含诊断、治疗、预防和对患者健康教育等内容。分析美国最佳医院和汤森路透百佳医院的主要指标可以发现，两者比较看重结果指标，且评价结果是相对的，即只是在被评价对象中排名。二者对过程质量的评价均有所欠缺。美国最佳医院已将过程部分作为未来改进的一项重要内容，希望找到声誉调查的替代方法。注重以患者为中心的 JCI 采用了个体追踪法，对过程质量实现了较好的评价，但缺点是需要较多的人力和物力。因此，如何完善过程质量的评价还有待进一步的研究。

（陈婷）

CHAPTER 15 第十五章

中国公立医院法人治理改革与实践

2009 年 4 月 7 日，《中共中央国务院关于深化医药卫生体制改革的意见》正式颁布，其中明确指出："要推进公立医院管理体制改革，积极探索政事分开、管办分开的多种实现形式；落实公立医院独立法人地位，建立和完善医院法人治理结构。"

2013 年 11 月，党的十八届三中全会发布的《中共中央关于全面深化改革若干重大问题的决定》指出，全面深化各项改革，推进国家治理体系和治理能力现代化。加快事业单位分类改革，加大政府购买公共服务力度，推动公办事业单位与主管部门理顺关系和去行政化，创造条件，逐步取消学校、科研院所、医院等单位的行政级别。建立事业单位法人治理结构，推进有条件的事业单位转为企业或社会组织。

2015 年 5 月，《国务院办公厅关于城市公立医院综合改革试点的指导意见》强调，建立现代医院管理制度，加快政府职能转变，推进管办分开，完善法人治理结构和治理机制，合理界定政府、公立医院、社会、患者的责权利关系。

以上中央文件的论述充分表明了我国在公立医院等公共服务类事业单位中，明确推行法人治理改革的坚定信念。

本章将在理清公立医院法人治理相关概念和理论的基础上，对我国公立医院法人治理的实践进行评述，梳理存在的问题，从而提出我国公立医院法人治理改革路径，并对未来公立医院法人治理的发展趋势进行展望。

一、公立医院法人治理的理论分析

（一）公立医院的内涵

目前，各国对公立医院并没有一个统一而明确的定义。随着近年来医药卫生体制改革的进一步深入，部分公立医院进行了股份制、股份合作制等形式的产权制度变革，那么，变革后引进了民营资本、公益资本或其他国有资本的公立医院是否还是公立医院？这是学术界仍存在争议的地方。

有学者提出从产权组成结构对公立医院进行界定：产权关系是法律确认的各种经济利益主体之间对财产的占有、使用、收益和处分而发生的权利、义务关系。公立医院产权包括财产所有权、使用权、收益权以及处分权。公立医院的终极性财产归属权由国家享有，使用权属于人民，收益权和处分权属于出资人。公立医院的终极财产所有权是公产权。但是，对从产权组成结构角度来讲，学者们也没有对“公立”有一个标准的界定。目前，对于公立这一概念，很大程度上认为是包括了以下几种情况：（1）国有独资；（2）国有控股，有部分社会资本的组成，但是国家仍然控股；（3）由一些集体经济或慈善机构出资建立①。

本书从产权结构角度讲，公立医院也指基于出资人角度，医院的资本结构中国有资本独资或控股的医院，主办主体包括（政府举办、国有企事业单位举办等），其基本特征为体现国有资本意志，具有公益性质，提供基本医疗服务，承担维护健康公平的社会责任等。

因此，这里界定的公立医院具有以下内涵：

首先，经营目标的多元性。公立医院是市场经济环境中的经济组织，这决定了它经营目标中的生产性；同时，它以满足社会人的健康需要为目标，具有明显的社会福利性。

其次，财产剩余索取权的不可获得性。公立医院作为非营利性组织，法律规定任何个人和组织不得拥有医院财产的剩余索取权。

最后，产权流动的限制性。本书中定义的公立医院的资本结构为国有独资或是国有控股，国有产权由政府部门逐级实行代理，产权的流动性受到一定的限制。

在我国公立医院改革过程中，借鉴企业改革的路径所出现的股份制、股份合作制等类型的医院，无论国有股份是相对控股还是绝对控股，从其资本结构性质上还说它还具有国家所有的性质，因此，本研究也将此类医院列入研究范围之内。

（二）法人治理的内涵

“法人治理”（Corporate Governance）一词源于公司治理，首先是从所有权和经营权分离的角度被提出，以权力分工、相互制衡、效率与责任并重为理念，为

① 李文敏：《我国公立医院法人治理及其路径研究》，华中科技大学2009年博士学位论文，第22页。

保障财产所有者利益而在所有者和代理人之间形成的一种契约关系和制度结构。

笔者对法人治理的理解是：法人治理就是通过一套正式或非正式、内部或外部的制度或机制来协调组织与所有利益相关者之间的利益关系，通过对组织内部的制度进行设计，建立组织的权力分配与制衡机制，以最大限度地抑制代理成本，其本质是使组织运作更有效率，体现现代组织管理的契约精神。

法人治理是为了实现参与各方的综合利益最大化。与管理相比，治理更强调各利益相关方之间的协调和平衡。

（三）公立医院法人治理的内涵

在我国，“治理”一词是从企业界的“公司治理结构”中引入的，由于先入为主的原因，人们普遍将治理结构与企业界中的公司治理等同起来，进而认为只有实行股份制的医院才存在治理的问题，形成对公立医院治理的误解。其实，只要存在所有者和经营打理者之间的关系，就存在治理的问题。在我国，大多数公立医院是全民所有的国有医院，全体人民委托给政府管理，政府委托给医院的院长经营，这样长的一个委托代理链中必然存在公司治理中的各种委托代理问题，因此，公立医院与公司一样，需要解决所有者与经营者目标函数不一致等问题，公立医院的法人治理也就应运而生。

笔者认为公立医院法人治理是关于出资人、公立医院以及公立医院管理者的职责、权利和义务的制度化安排，通过使公立医院成为产权清晰、职责和权利明确、管理科学的法人实体来强化医院的民主、竞争、激励、监督和制约机制，提升医院的管理水平与运行效率，使之成为高效、法治、责任的医疗卫生服务提供体系。

公立医院的法人治理一般可以分为两个部分：治理结构（Governance Structure）和治理机制（Governance Mechanism）。其中，内部治理结构包括股东大会、职工代表大会、董（理）事会、监事会、经营班子等形成的权力制衡体系，外部治理结构包括媒体、行业协会、政府、市场等力量的博弈，治理机制包括用人、监督和激励等机制，治理结构与治理机制共同决定了医院的治理效率①。

公立医院法人治理与公司法人治理存在诸多相似之处，但同时，却更有一些不可忽视的区别点。例如公司是企业法人，以利润最大化为自己的首要目标，而医院则是事业单位法人，以社会效益最大化为自己的首要目标。目标和法律性质的不同也决定了它们在治理理念上存在某些不同。这些区别点要求我们在研究医院法人治理的过程中，既要借鉴公司法人治理的先进经验，更要把实现公立医院

---

① Michael W. Peregrine, *The Emphasis on Corporate Governance*: *IRS Form* 1990, Trustee, Vol. 61, No. 6, (2008), p. 36.

经营管理的最高准则，即社会效益，使得居民能够享受到安全、有效、方便、价廉的基本医疗卫生服务，作为公立医院特征的关键所在，从而真正地为我国公立医院法人治理实践工作提供理论支持。

（四）公立医院治理变革的途径

自1980年代以来，随着新公共管理运动的兴起，世界各地的公立医院都走上了改革之途。提高效率，亦即在控制医疗开支的前提下为民众提供更优质的医疗服务，成为各国公立医院改革的共同目标。改革的共同手段就是不同程度地引入市场机制，以力图通过强化医院之间的竞争来达到提高效率的目的。然而，在医院日益走向市场化的过程中，国家并没有退出，而是扮演了竞争管理者的新角色。公立医院的治理变革以三种形式展开。

1. 公立医院的自主化改革

自主化模式的核心是把医院日常管理的责任从政府转移到医院的管理者，意味着将工商管理中的管理理念和技巧引入公共服务，强调产出（生产率）、效率、反应性和创造性，以克服旧式行政固有的低效率、高高在上的官僚主义和墨守成规的弊端。在自主化模式中，公立医院的管理权从官僚转移到管理者手中。在其温和版本中，政府通过各种标杆明确的合同，对医院进行绩效管理；而在其激进版本中，政府则通过建立内部市场，以医疗服务购买者的身份，运用各种市场化的手段，强化公立医院之间的竞争来促使其改善绩效，如英国医院的内部市场的改革①。

2. 公立医院的公司化

在法人化模式下，医院以独立的法人形式存在，但是政府作为其大股东在医院的法人治理结构中发挥重要作用。在法人化模式中，公立医院直接转型为独立的法人实体，以国有企业或国有非营利组织的身份在医疗服务市场中同民营医院竞争，政府只是通过参与其理事会的运作来影响医院的战略性决策。一般而言，政府通过医院的理事会，制定医院的财务计划，从而确定衡量或监测其绩效的一些重要指标，包括资产回报率、分红和再投资政策。如果法人化的医院以非营利组织的模式运作，那么就不存在分红的问题。在法人化模式下，医院的管理自主性远比自主化模式要广。事实上，在法人化的公立医院中，管理者拥有完全的控制权。同自主化模式相比，法人化医院是一个真正意义上的剩余索取者，它可以获取全部剩余，但也必须承担任何损失。

值得注意的是，在公立医院公司化的改革过程中，即使作为大股东，政府也

---

① Bhagat, S., and B. S. Black, *The non-correlation between board independence and long-term firm performance*, Journal of Corporation Law, Vol. 27, (2002), pp. 231-274.

必须以恰当的方式促使医院承担社会职能，而不是简单地让医院为穷人提供低价或免费服务，从而让管理层找到借口来为糟糕的绩效推搪责任。换言之，要确保所有穷人不因经济困难而无力看病，政府必须另想办法，而不是简单地从法人化改革的道路上后退，回到公立医院的旧模式。

3. 公立医院的民营化

在席卷全球的治理变革浪潮中，民营化是最为显著的大趋势。广义而言，民营化意味着更多地依赖民办机构，更少地依赖政府，来满足公众的需要。在民营化的模式中，政府则通过各种手段，将已有公立医院的部分存量或者新增服务，以契约化、租赁或者出售的方式，转给民办机构来运营。部分公立医院甚至整体转制为民营机构①。

民营化一般经历三次浪潮。在第一次浪潮中，政府从各种竞争性的经济活动中退出；第二次浪潮涉及国家在公用事业服务领域中转变角色，从垄断性的服务提供者转变为监管者；第三次浪潮则把市场机制引入到社会服务领域，而医疗服务的民营化，或者说公立医院的民营化，正是民营化第三次浪潮冲击的最显著领域之一。

这三种模式在世界各地的改革中都得到了广泛试验。究竟哪一种模式最佳，恐怕没有明确的答案。改革模式的采纳取决于很多因素，例如制度环境、医疗服务市场的结构、医疗服务的种类、公共管理的能力、监管架构的发展等。改革模式是多元的，但不论采纳何种模式，最为重要的是实质性地改变医院与政府的关系。无论如何，那种政府大包大揽、以等级化科层组织建立医疗服务递送体系的模式，已经遭到抛弃。无论是自主化、公司化还是民营化，改革后的医院，不论大小，不论原来的隶属关系，不论新的组织形式如何，都应该变成独立的法人实体，而不是政府部门的下属单位，沿袭计划体制下的各种隶属关系，形成条块分割，乃至整个医疗服务市场缺乏一个有效的监管者。所有改革均涉及以新型的契约关系来取代原有体制下政府与医院之间的行政关系。对于政府来说，建立并且维护一个公平的市场竞争环境和监管体系，平等对待所有医院，无论公立还是民办，对于改革的成功是不可缺少的必要条件。

二、我国公立医院法人治理实践述评

笔者所在的课题组曾主持多项有关方面课题，其中教育部哲学社会科学研究重大课题攻关项目“我国公立医院治理与监管问题研究”与国家自然科学基金项

① Pollitt, Christopher D., *Managerlialism and the Public Services: Cuts or Cutural Change in the 1990s*, Oxford: Blavkwell, 1993.

目“基于激励规制与多元治理的我国公立医院监管模式及其实现机制研究”曾专门对公立医院的治理结构进行了调研。通过调研发现，公立医院法人治理政策的选择受到政府行政体制和部门权力格局的影响和制约。调研地区在公立医院法人治理改革中，对签订目标管理责任书、建立公立医院绩效考核制度、人事分配制度等加强行政分权、提升公立医院自主化水平的改革措施推进力度较大，但对建立理事会等推进公立医院向法人治理方向发展的措施，各地尝试得较为谨慎，只有40%的公立医院建立理事会治理模式，且大部分尚未正式运作。因此在治理结构上基本上还是传统的公立医院行政治理模式，并在此基础上进行了内部管理改革。本章主要对“产权制度不变”的公立医院治理模式进行探讨。

（一）理事会治理模式

2010年2月，卫生部等部门印发了《关于公立医院改革试点的指导意见》，明确提出改革公立医院管理体制和运行机制，探索建立以理事会等为核心的多种形式的公立医院法人治理结构，形成决策、执行和监督相互制衡的权力运行机制，强化具体经营管理职能和责任，增强公立医院的生机和活力。调研发现，目前进行的事业单位改革中，法人治理结构决策层的主要组织形式是理事会、董事会、管委会等多种形式，与指导意见要求基本一致。对于举办主体、投资主体单一的事业单位，一般采用理事会的组织形式。对于存在不同的举办主体，投资主体多元化的事业单位，一般采用理事会或者管委会的决策组织形式。具体采用何种形式，大多由事业单位、举办主体（主管部门）与同级机构编制部门综合确定。因此公立医院治理模式改革最多的是国有独资的公立医院实行以理事会为架构的法人治理结构，国有控股的公立医院实行以理事会为架构的法人治理结构。

1. 理事会治理基本构架

法人治理结构，按照我国《公司法》的规定由四个部分组成：一是股东会或者股东大会，由公司股东组成，所体现的是所有者对公司的最终所有权；二是董事会，由公司股东大会选举产生，对公司的发展目标和重大经营活动作出决策，维护出资人的权益；三是监事会，是公司的监督机构，对公司的财务和董事、经营者的行为发挥监督作用；四是经理，由董事会聘任，是经营者、执行者①。

公立医院法人治理结构的基本构架也不例外，应该由权力、决策、执行、监督这些机构组成，并明确建立对管理者履行职责过程中的越权和违规行为的防范与制约机制。按照现代医院制度的要求，公立医院可以建立股东大会、理事会或

① 曹巍：《公司法人治理结构研究》，知识产权出版社2010年版，第108—120页。

管理委员会、执行机构（院长等），各司其职，以及上述机构之间的相互制衡关系，形成规范的医院法人治理结构。

2. 理事会法人治理结构中的权责划分

上文已经提到，规范的法人治理结构包括股东会、理事会、监事会和医院管理层，这四个层次按照权力和义务划分，分别代表了医院权力机构、决策机构、监督机构和执行机构，他们在医院中应相互独立、制衡与协调，只有这样才能从体制和机制上保证医院健康有序地发展。由于公立医院产权单一，由国家投资，没有必要设股东会，其股东权通过国家授权专门的机构和理事会来共同行使，当然，随着公立医院改革的深入，这一状况会有所改变。

（1）理事会或医院管理委员会

理事会或医院管理委员会是医院法人治理结构的主体，代表政府和社会公共利益，行使医院的重大决策。理事会制度是医院法人治理结构的重要组成部分，也是欧美发达国家或地区通行的对非营利性医院进行管理的一种有效制度。非营利性医院是国家或集体投资建立的，其理事会是具有完全独立意志、代表医院产权所有人、社会利益的医院理事组成的权力机构。医院理事会具有对内治理和对外联络两大功能。理事会的理事人选来源于产权所有人、利益相关的群众和社会代表、独立理事、少数的医院经营者。理事会的理事长是法人代表，是医院最高权力者，理事是产权所有人的代表，要尽诚信勤勉义务。理事会主要职权包括：审定医院发展规划、审计财务预算、聘任理事会成员及审议其他重大事项。

以重庆江北区为例，在江北区医院管理中心的领导下，重庆市红十字会医院探索建立理事会领导下院长负责制的法人治理机构，制定《重庆市红十字会医院理事会章程》和《重庆市红十字会医院理事会工作职责及制度》等相关制度，成立重庆市红十字会医院理事会，为医院的决策及监督机构。其理事成员由区医院管理中心代表 1 人、区财政局代表 1 人、区医保机构代表 1 人、医院党组织负责人 1 人、医院院长 1 人、医院专家或职工代表 2 人和社会公众代表 2 人组成。理事会成员任期三年，可连选连任。理事会向江北区医院管理中心负责，负责向其报告工作。理事长设 1 名，由江北区医院管理中心提名，理事会表决，由其主持理事会全面工作。

（2）医院管理层（主要是经理人即医院院长）

由院长等医院管理人员组成的执行机构在理事会的授权范围内负责医院的经营管理和人事管理。医院重大事项需由理事会民主决策，理事会对产权人负责，院长是理事会决定和选择的人选，院长对理事会负责，以监督与制衡医院内部管理和运行。经理（院长）按照理事会制定的方针、政策组织医院管理，执行并落实理事会的决定，拟定医院年度工作计划、财务预决算草案，制定院长管理权限范围内的医院内部各项规章制度、议事程序和规则，定期向理事会报告医院业务情况、财政状况，并接受理事的质询等。经理（院长）的薪酬与绩效挂钩，弱化其行政级别角色，扩大选拔范围，形成职业院长市场，而不是单从临床医技人员中选聘产生。

（3）监事会

股东大会选举监事组成监事会，股东大会任命的监事会掌握着广泛而巨大的权力，从医院内部对理事会、高层经营管理人员进行广泛的监督，对医院的有效运营具有十分重要的意义。公立医院与国有独资公司非常相似，监事会中的职工代表由公司职工代表大会选举产生。监事会主席由国有资产监督管理机构从监事会成员中指定。为了保证监事会能切实发挥作用，达到制衡的目的，由外部人员来监督最合适。如一些民间组织，非政府组织，而非政府工作人员或者医院内部人员。他们的薪酬也由外部组织发放，或者自愿义务监督。

（4）股东会

本书认为，在我国，政府是唯一出资人的公立医院不设股东会。随着公立医院改革的深入，公立医院的投资方也会有大的变化，可以接受各种社会投资，这样股东就会多样化，但政府是控股股东，在这样的公立医院政府可设股东会，保证中小股东的话语权以及信息的知晓。股东会作为所有者掌握着最终的控制权，他们可以决定理事会人选，并将自己的资产交给理事会托管，同时具有推选或不推选直至起诉某位理事的权利。股东会是非常设机构，仅以会议的形式存在。股东会由全体股东组成。

3. 公立医院理事会法人治理结构中存在的问题

（1）简单套用企业模式容易导致“公司化”

我国从 1998 年 10 月《事业单位登记管理暂行条例》出台之后，在全国推行了事业单位法人登记管理制度。然而，在公立医院进行法人治理结构改革的探索中，除了投资主体多元化的公立医院比较成功地进行了法人治理结构的改革外，投资主体单一化的公立医院进行的法人治理结构改革并不尽如人意。本课题组研究的公立医院全部是投资主体单一的公立医院。目前公立医院法人治理结构改革是维护公立医院公益性的重要制度保障。公立医院法人治理结构改革的根本目标在于合理划分政府、医院和社会的责权利，从制度安排上解决公立医院代表谁的利益、追求什么目标的问题，保证公立医院与政府、人民群众的目标相一致并高效运转。但是国有企业以国有资产保值增值为改革目标，而公立医院则是以保证公益性、提高健康绩效为改革目标，改革过程中一部分公立医院没有充分认识两者的区别，通常简单沿用甚至照搬企业公司化法人治理结构的改革套路，使医院一心走上寻求经济效益最大化的道路，难以突破法人治理结构形式化的怪圈。

（2）产权界定不清导致权力虚化

一是还难以摆脱“行政化”的圈子。由于医疗机构资源分配行政化，经营目标行政化，医院经营管理者任免行政化，“两权分离”藕断丝连，还是政府说了算；二是院长在内部与党委、工会、职工代表大会三者的职能权责也不明确，往往仍受制于传统体制的制衡，使医院管理者权力很难真正到位；三是由于利益相关者没有进入医院治理，医院内部并没有真正的分权制衡机制，很难实现各方利益的平衡，院长专权的情况从根本上难以改变，法人治理并没有真正落到实处。

（3）理事会形式化

本课题组的研究显示，调研地区 40%的公立医院已经建立了理事会法人治理模式，但是真正开始运作、发挥作用的较少。一是由于理事的兼职，没有时间过问理事的工作，容易出现既是理事而又“不理事”的问题；二是由于卫生行政部门履行理事会日常工作职责，难以承租出资人代表的全部责任；三是由于只注重“冠名”，不注重内涵，成为形式化的理事会法人治理结构改革。

公司法人治理最大的优点就是可以通过“三权分立”形成有效的制衡机制。这一点是最值得公立医院借鉴的。股东会、理事会、监事会形成决策、执行、监督这样互相分工、互相制约、各司其职、各负各责的新格局，从理论上和实际运行上促进了内部机制的完善，使之更符合现代医院管理和国际惯例接轨的需要。监事会对理事是否尽到职责有权实施监督，通过列席理事会议和独立聘请外部中介机构的方式履行股东大会和公司章程赋予的监督职能。《公司法》以法律的形势规范了公司内部治理结构，使之与发达国家的公司内部治理结构有了较强的可比性，而医院却缺少“医院法”，上位法缺位是完善公立医院法人治理结构与机制的最大障碍。

另外，公司的财产信息不仅向股东公布，而且向社会公开，增加了公司的透明度，使公司置于社会的监督之下，有利于规范公司的行为，完善内部治理结构。

（4）经理层即院长缺乏有效的激励与约束机制

公立医院院长是医院运营的核心人物，目前缺乏对院长的激励约束机制。主要表现以下几方面：

首先，激励形式单一，激励力度不够，报酬激励与医院绩效与社会责任的承担脱钩。激励不足一方面造成优秀经营者的流失，另一方面使在职的经理层（医院院长）开始寻求隐性收入，扩大在职消费。

其次，从约束机制来看，由于我国处于经济转型时期，缺乏市场优胜劣汰的竞争机制，经理层（医院院长）压力不足，约束机制弱化。我国公立医院的高层经营管理人员仍然是由党的组织部门或政府的人事部门任免的，或对其任免具有决定性影响力。

因此，由于这种改革中的路径依赖性，公立医院院长的激励与约束机制基本上沿袭了原有的传统：软激励与软约束同时并存。在这种情况下，政府对公立医院的控制，表现为行政上的“超强控制”和产权上的“超弱控制”同时并存，经理人员（医院院长）与政府博弈的结果，使一部分经理人员（医院院长）利用政府行政上的“超强控制”转嫁医院经营风险，逃避经营失败的责任，同时又利用政府产权上的“超弱控制”形成内部人控制，追逐自己的利益，损害公立医院的公益性。

（5）职业经理人（医院院长）市场不成熟

由于不存在一个真正的职业经理（医院院长）市场，理事会也无法按高效运行的要求选聘合格的院长或更换不合格的院长，因而潜在的竞争者对现任院长的威胁不大。在缺乏竞争的市场中，公立医院在所有者和经营者之间无法建立起一套有效的信息交换机制，对经理（医院院长）实现激励相容的成本也就相当高，经营者冒道德风险的可能性增大。因为无法形成职业院长市场，大都从临床技术人员提拔，因此缺乏竞争，无法最大限度发挥院长的重要作用。

（二）公立医院集团化治理模式研究

随着新医改的深入，大部分公立医院将集团化作为现阶段推进公立医院改革的有效方式，如何建立以集团为单位的治理结构，成为深化公立医院改革和推进医院集团发展的重要课题。医院集团化，目前国内尚没有完全统一的定义，因此在一些相关的研究文献或者研究资料中，医院集团化也被称为医疗集团、医院集团或者医院联合体等。医院集团化，主要是指以区域内的 3 家或者 3 家以上具有法人资格的医院，通过兼并、重组以及合作等方式，整合区域内的医疗卫生资源，形成具有隶属关系和连锁经营的一体化医疗服务集团。医院集团化是在统一的领导协调机构和共同的章程指导下开展业务活动。公立医院集团化属于医院经营权转让法人治理模式。而 2009 年开始的新一轮医药卫生体制改革则掀起了医院集团化的又一个高潮。在新医改中所确定的 17 个试点城市中，就有 8 个城市采用了组建医院联合体或者医院集团的改革方案①。

1. 医院集团化的模式

医院集团化的实施模式主要是借鉴了企业集团化的经验。目前，在全国许多城市已经开展并组建的医院集团化中，依据其内部整合程度以及相关文献研究进行详细地划分，其基本形式主要有以下几种：

---

① 吴其强、张玉初、陈瑞新：《医院集团化管理的发展现状》，《中外健康文摘》2008 年第 6 期。

（1）松散协作型：此模式以区域和技术学科特色优势为纽带，以综合性的医院为核心主体，联合周边的专科医院组建成松散协作型的医疗集团。集团内部之间没有隶属关系，相互联合的各个单位法人、产权、人事等方面仍各自为政，经营上独立自主，主要以协约管理为主要形式，实行检查、会诊、转诊等合作。

（2）联合兼并型：是以一所医院为核心，纵向或横向兼并和联合其他医院，重组成一个医院集团或医院联合体，通常以龙头的医院兼并某种原因撤并的下一级医院，被兼并后的医院建制撤销、产权转移、人员分流，医院虽然仍利用原来的医疗场所，但名称改为分部或分院，具有相同的法人代表和统一的财务管理。也可以在兼并的同时，联合其他医院形成委托的管理，由核心医院派出管理人员，输出人员、输出管理，提高被联合医院的工作效率和医疗质量，形成医院集团化管理模式。

（3）松散联合型：该模式以三级甲等医院为核心，依靠区域优势，以“大”联“小”，联合市、区、街道医院，组建医院集团化，各成员医院是独立的法人单位。集团负责区域内全局性的工作，在集团的统一协调下，核心医院发挥骨干作用，并向集团中其他医院提供管理培训、业务进修和技术指导，实行先进医院设备共享、有偿使用的服务模式。

（4）联合经营型：该模式主要是以某一学科或者是专业优势为纽带，以连锁经营为主要形式，分设几个医疗点，实施统一的医疗护理常规、服务标识、服务标准、经营行为，实行“连锁店式”的集团经营。

（5）资产重组型：模式以社会需求为导向，以资本运作为纽带，通过资产重组，在法人持股的基础上，由全民、集体和私有三种所有制形式并存的医疗机构和实业公司共同组建医疗集团。医疗集团实行理事长领导下的院长负责制、用人合同制、干部聘任制以及资产统一调配有偿使用制，因而能够保证集团的整体运营与内部法人单位独立经营的协调统一性。这种形式的医院重组具有一定的规模效应，例如集体采购药品、医疗器械、医用材料，通常相同管理模式，共享医疗资源。当医院需要改造发展时，可享受较低的利息成本，易于从资本市场中获取资金。

2. 镇江医院集团化与法人治理

镇江市政府委托卫生局履行公立医院出资人职责，不再另行设立新的公立医院管理机构，卫生局内设专门处室分别履行全行业监管和出资人办医的职责，从而实现大卫生体制内的管办分开。卫生局基于出资人责任的基础上组建医疗集团，并实施法人治理结构，其具体实现方式是：医疗集团成立的理事会和监事会，代表出资人行使医院的重大事项决策权。

（1）集团化载体

在医疗集团的成立方面，基于镇江 2 个三级甲等医院，分别牵头成立医疗集团，以专科医院、社区医疗机构为成员，以资产和技术为纽带，紧密型与松散型相结合。

其中镇江市第一医院牵头成立江苏康复医疗集团，整合市属 3 所综合性公立医院及数家社区医疗机构，形成以资产为纽带的紧密型医疗联合体；江苏大学附属江滨医院牵头成立江滨医疗集团，整合镇江市内具有专科特色的公立医院，包括市属精神病医院、中医院、解放军三五九医院（骨科、外伤专长）以及社区医疗机构，形成以技术合作为纽带的松散型医疗联合体。

（2）医疗集团的法人治理结构设计

医疗集团的管理体制采用理事会领导下的院长负责制。理事会中约半数是来自政府各相关部门的代表，还包括各集团医院的高层领导以及专业医生。理事会实行一人一票制，对集团重大事项实行集体决策。两大医疗集团理事会除理事数量不同，架构和运作模式一致。

理事会具有以下职能：

第一，决定集团成员的合并、分立、吸收和退出，审定集团成员医院间的资产调整；第二，确定集团医院的院长聘任或解聘，并确定医院院长的薪资；第三，审定医院的年度工作报告，并考核集团医院的院长绩效。在理事会的领导下，各医院实行院长负责制，院长拥有医院的经营和人事管理权限，原来的医院管理层将继续负责医院的经营管理。

院长的权力具体包括：

第一，负责医院的经营管理，包括业务、行政、人事和财务工作；第二，提名聘任或解聘医院副院长；第三，制定医院工作计划、薪酬分配方案等报集团理事会审批；第四，研究落实集团确定的重大项目建设、国有资金处置和资金的使用管理；第五，负责落实政府下达的各项指令性任务，保障医疗、生产、行政运行的安全；第六，组织实施集团年度分配方案和投资方案，批准日常运行的全部费用，集团的非计划性投资单项 100 万元以内的项目，全年累计不超过 1000 万元。

（3）依托法人治理结构的内部运行机制改革

江苏康复医疗集团推行以全员聘用为核心的人事制度改革，实行院长、科主任、医生逐级聘用，评聘分开、竞争上岗、以岗定薪、岗动薪动；推行以服务质量、服务数量、病人满意度为主要指标的岗位绩效考核和激励机制，实行年薪制、特殊津贴制、协议工资制等多元化分配方式，向临床一线、技术骨干、质量效率倾斜，有效调动医务人员积极性；推进全成本核算与管理，规范所属各医院经济运行，做好成本分析控制，控制医疗费用和支出。这些制度结合建立和完善医院分级绩效考核体系，落实《镇江市区公立医院绩效考核评价办法》，将使得考核结果与院长任免、年薪和财政补助、职工平均收入水平等挂钩，体现公益性，调动积极性。

3. 医院集团化的应注意的问题

（1）要处理好集团与下属医院法律关系的问题

由于医院管理部门的条块分割，导致医院集团实际上是由多个法人组成的医院联合体。从法律上讲，医院集团并没有真正的法人，因而也就不具有独立承担民事责任的主体资格，致使医院集团化在实际管理和运作方面会出现一系列涉及相关法律责任不清、相关法律责任不明的问题，最终可能会阻碍医院集团化的进一步发展。

（2）要处理医院的社会效益与经济效益

我国的卫生事业是属于一定福利政策的社会公益事业，这就对医院的功能定位提出了要求，也就是要兼顾社会效益和经济效益。医院集团化，使得医院集团的市场占有率明显得到了扩大，很容易形成集团在医疗市场的垄断地位，究竟该如何平衡医院的社会效益与经济效益，使得医院在能够尽可能满足社会效益的同时也提高医院的经济效益，是摆在医院集团的决策者面前的一个难题。

（3）管办分开的问题也就是政府职能转变的问题

公立医院改革中医院自主权即管办分开的问题一直备受舆论关注，尽管有些地方通过成立医管局，或者医管中心来破解官办分开的问题，但实际效果并不是很理想。地方政府该如何确保医院理事会、监事会、管理层与政府职能有效分开，确实是一个难以解决的问题。

（三）传统的公立医院行政治理模式

调研发现，公立医院法人治理政策选择受到政府行政体制和部门权力格局的影响和制约。调研地区在公立医院法人治理改革中，对签订目标管理责任书、建立公立医院绩效考核制度等加强行政分权、提升公立医院自主化水平的改革措施推进力度较大，但对建立理事会等推进公立医院向法人治理方向发展的措施，各地尝试得较为谨慎。因此在治理结构上基本上还是传统的公立医院行政治理模式。

1. 传统的公立医院行政治理模式及存在的问题

（1）传统的公立医院行政治理模式

目前国内绝大多数地方卫生行政部门都通过订立合同的方式与医院院长划定权利边界，进行公立医院的治理。该种方式未改变公立医院内部传统的行政型治理模式。公立医院内部权力机构主要模式有两种：一种是党委领导下的院长负责制，另一种是院长负责制，党委监督保证。

（2）存在的问题

缺乏科学的决策机制，医院的发展往往具有盲目性。目前医院的决策主体主要有两个。一是政府。政府决策的最大弊端在于其“盲目自大”代替市场决策，或者为了某一部门利益而强行决断，其决策的科学性存在严重隐患。二是院长或者院长办公会的成员多为医疗专家，缺乏管理知识。

院长权责不匹配、不明晰，缺乏有效的激励机制，很难使院长有所作为并真正关心医院的绩效。首先，公立医院院长经营权力大、人事权力小，因此真正的改革很难进行到底。其次，政府作为所有者，其对经营权力的制约处于缺位状态，院长专断是常态。再者，科学评价机制与激励机制的缺乏，使许多公立医院院长的“业绩观”扭曲，以至于将业绩等同于医院扩展，而极少关心医院的经营、成本核算以及医院竞争力的打造。

监督机制的缺乏，使公立医院始终处于一种粗放型经营的状态。目前监督主体主要有三个：一是党委监督，但往往因党组织负责人与院长考虑问题的角度和利益关系基本一致而很难发挥作用；二是职代会的民主监督，这在涉及职工利益的有关问题上起到了积极作用，但对经营决策的核心业务，职工往往难以深入参与；三是政府主管部门监督，但也由于主管部门与医院各种关系过于密切而失灵。本次调查结果显示，几乎所有的公立医院都存在职工代表大会民主管理，党委会监督、工会监督，但是落实均不到位。

2. 传统的公立医院行政治理模式的改革——自主经营目标责任制

前面已经提到本课题组的调研地区在医改的背景下，大多数公立医院的改革并未涉及产权，也没涉及治理结构的变革，大多进行内部管理机制的变革。其中实行自主经营目标责任制是特色也是实施成本效益较好的。

（1）自主经营目标责任制的内涵

该种方式虽然未改变公立医院内部传统的治理模式，但与传统的治理结构模式相比，其内涵不同：

一是规范政府与医院之间的关系：通过“合同”的方式明确了政府与医院的权利边界，实施自主经营责任制医院必须贯彻执行国家各项方针政策，医院的行政与办医方针不变，政府下放经营管理自主权，并对医院的发展规划、重大决策等按国家的法律法规进行宏观管理。

二是改革医院管理体制，实行院长负责制：院长是医院的法人代表，对医院的全部医疗活动、资产经营活动和行为负总责，并依据医院管理章程和集体议事规则的有关规定管理医院。医院经营管理中的重大决策，须经职工代表大会确定后实施。医院负责人主要采取公开招聘、直接聘任等方式。医院中层管理者竞争上岗，党委负责监督，也通过职代会实施民主监督。

三是明确医院的权利与义务：医院享有经营权、人事权、分配权等权利的同时，承担合法自主经营、规范医疗行为、确保国有资产保值增值和促进医院发展的义务。

四是建立了针对公立医院管理者科学的目标体系，使得出资人的目标清晰明确，也为管理者的考核提供了衡量的标准。例如本课题组的研究地区宁波市进一步落实院长负责制，将医院的人事管理权、内部组织结构设置权、中层干部聘任权、经济分配权、年度预算执行权等医院的管理自主权下放给医院院长。完善院长绩效考核办法，引导医院围绕岗位工作量、医疗质量等核心要素建立内部绩效考核体系。

五是建立了目标体系的激励机制和责任机制，实现奖优罚劣。

该种方式有助于释放公立医院自身的活力，而明确的目标体系以及激励机制的建立使管理者获得了行动的方向和动力，对管理者的行为进行了约束。在该种模式下，公益性目标为首要目标。

（2）自主经营目标责任制的优点与成效

目标责任制最大的优点在于其实施的简便性。它是在未改变传统公立医院治理形式的基础上进行的治理内涵的转变，因此实施起来最具简便性。政府与医院管理者只要通过订立合同的方式就可以划定权利边界。

（3）自主经营目标责任制的缺点

一是在管办不分的体制下，政府一方面作为管理者，另一方面作为出资者，其很难区分自己的双重人格，可能会出现违约的情况。

二是在没有出资人代表的情况下，政府作为出资者要履行出资者的职责，要受到人力资源的限制，卫生行政部门会不堪重负，也很难保障决策的科学性。

三是医院的法人地位不明确，医院管理者权利的实施很难真正到位，会受到各方面体制上的压力，尤其在用人权上。

四是医院内部并没有真正的分权制衡机制，院长专权的情况从根本上难以改变。

五是利益相关者没有进入医院治理，很难实现各方利益的平衡。

目前国有医院所面临的问题更多的是源于医疗卫生体制的问题，医院的内部机制变革受到政策等各方面的限制，在医院的外环境没有改善的情况下，仅靠医院自身的力量难以解决医院面前所面临的种种问题。所以从真正意义上来讲，这种模式并没有落实医院法人相关的权利和义务，只是大多数医院在外环境和内环境发生变化下的一种本能反应，并不是从政府层面进行的国有医院体制改革，难以从根本上解决国有医院的种种弊病。

（四）“管办分开”治理模式

为了实现医院所有权和经营权的分离，有些地区实行了“管办分开”的法人治理。医院所有权人（一般以卫生行政部门为代表）将医院的经营管理权分离出来交由其他事业法人（医院管理中心）去经营，这些事业法人组织独立于卫生行政部门之外（通常与卫生行政部门平级），负责医院的人事、财务等方面的运营管理和投资决策。而分权后的卫生行政部门仅负责人员准入、技术准入、政策制定、服务质量等行业监管。

1.“管办分开”治理模式的主要表现

“管办分开”法人治理模式与传统公立医院治理模式的区别主要表现为：政府委托医院管理中心作为经办机构从事医院经营管理，而卫生行政部门作为行政授权单位负责对医疗机构进行监督，实现了政府内部层面的管办分离；医院管理中心通过与政府订立合同的方式，划清经办者与监管者的权利边界，获得相应的管理权限；院长由医院管理中心选聘。

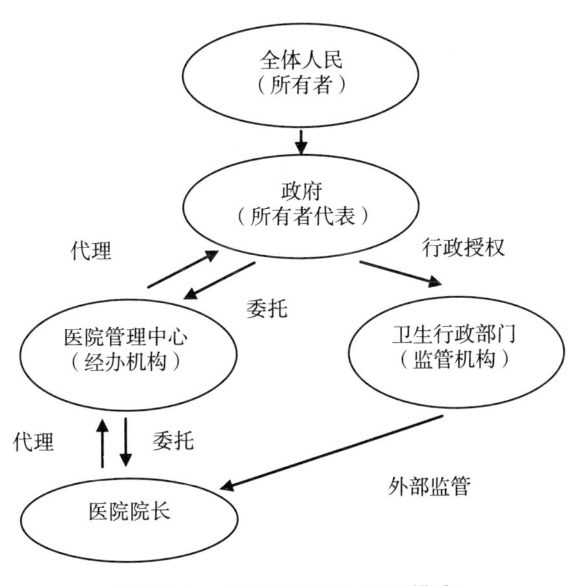

图 15-1 “管办分开”治理模式

管办分开是为了实现政府出资者和监管者双重身份的分离。管办分离从本质上说是政府的分权，并不涉及医院内部的治理问题，然而，管办分开后成立的医院管理中心具有什么样的职权？和卫生行政部门、公立医院的权利边界如何划分？医院管理中心是否会变相沦为“医院总院长”？其治理结构如何影响公立医院的内部治理？这一系列问题都直接影响医院的治理结构与治理效率。由于无明确的文件，医院管理中心的权利和职责尚处于混沌状态。医院管理中心角色的清晰定位和制度制约显然是迫切且必要的。

2. “管办分开”治理模式的主要类型

（1）“管办分开不分家”之重庆江北模式：组建医院管理中心（即政府管、卫生行业办）

这种模式解除公立医院与原政府主管部门的隶属关系，在原政府主管部门中另外组建专司有关举办职能的机构，两者分别履行“管”“办”职能。

本课题组的调研地区重庆市江北区设立“江北区医院管理中心”，为区卫生局下属全额拨款事业单位，宗旨是为公立医院提供管理保障。主要职能职责包括：负责组建医院理事会，按程序提名或任免医院理事长，支持理事会依法履行职责；负责公立医院的资产管理、财政监管、绩效考核、人事代理、人员核定原有退休人员管理等，承担信息统计、药品采购、配送等工作。其所需人员是从区卫生局下属同性质事业单位中选调。

从医院管理中心成立的职责来看，中心成立的目的是为了较好地实现“管办分开”，但是在实际操作层面，仍然存在一些实践问题。首先，医院管理中心在管理医院中应该是作为与卫生局相平行或是独立开来的第三方机构，便于将管理医院的职能从卫生行政部门有效剥离，但实际的管理中心是所属于区卫生局，且明确为全额拨款事业单位，那么医院管理中心与卫生局的关系仍是理不清的关系。在人事方面，医院管理中心的人员编制已由编办审批，通过社会招聘选拔和原卫生局相关管理人员选调等形式增补医院管理中心人员队伍，但是由于实际工作量大，覆盖面广，管理中心人员截止调研前为 4 人左右，存在有人员于卫生局和管理中心兼职现象，人力明显不足。故医院管理中心的行政定位与制度规范的完善仍需不断探索和完善。

（2）“管办分开但不彻底分家”之成都模式：组建医院管理局（即政府管、集中办）

这种模式主要是实施管办分开，切断公立医院与原政府主管部门的隶属关系，另外组建专司有关举办职能的机构，原政府主管部门履行监管职能，举办机构负责履行出资者职能。

2010 年 1 月，成都市成立了副省级城市医院管理局，将卫生局有关公立医院管理职能分离出来，并将相应处室划归为医院管理局。医院管理局和国资委合署办公，实行“一套班子两块牌子”。医院管理局主要负责组织所属医院实施医疗发展规划，管理公立医院的人、财、物，推进所属医院探索管理体制和运行机制改革。目前成都市政府已先期将市卫生局所属的 20 家医院划转给其管理。

区县一级也设立医管分局并收归相应的医疗机构（公立、国有医院以及乡镇医院和社区卫生服务中心）。医院管理局代表国家履行出资人职责并负责对其管理和改革。

成都医改将建立院长公开选拔机制和目标责任制，赋予其在重大事项决策、人事任免、设备采购等方面充分的自主权，实行院长年薪制。同时，建立全员聘用制和绩效工资制。

部分公立医院将改制重组为国有资产独资、控股、参股的经营性医疗机构（国有医院），具备条件的医院国有资产逐步退出。

（3）“管办分开又分家”之“深圳模式”：成立独立于卫生行政部门的深圳市医院管理中心

2013 年 5 月，深圳市医院管理中心挂牌成立。深圳市医院管理中心的成立标志着政府对公立医院履行出资人机构的明确，并建立了公立医院法人治理的新型结构，即市政府、理事会、医院管理中心、公立医院的法人治理机构。本课题组的调研表明，今后深圳市政府将制定《深圳市公立医院管理中心管理办法》。

深圳市卫生与人口计划生育委员会将出资人职责完全剥离出来，并将全深圳市级 14 家公立医院的具体运行监管工作交付给新成立的深圳市医院管理中心承担，后者也将采用新的法人治理方式来管理深圳市公立医院，实现政府行政管理职能与公共事业运作功能分开、公立医院行业监管与举办职能分开。

医院管理中心的具体职能包括，代表市政府统一履行举办公立医院的职责，监管公立医院人、财、物等运行，推进公立医院体制机制创新，提升医疗服务质量和水平。

在法人治理结构上，与国内其他专门公立医院管理机构不同，医院管理中心探索法定机构管理运行模式和理事会法人治理机制。成立由市政府及相关部门代表、社会知名人士代表组成的理事会，负责中心重大事项的决策权。市医管中心领导班子执行理事会的决议，向理事会负责。目前理事会成员共 15 名，市政府委派副市长担任理事长，其他理事包括市政府及市编办、发展改革委、财政委、卫生人口计生委、人力资源保障局、医管中心代表及 5 名社会知名人士。理事会负责市医管中心重大事项决策，监督其规范运作。

深圳市公立医院法人治理结构的借鉴之处在于：建立了协调、统一、高效的公立医院管理体制，促进了公立医院的健康发展；与卫生行政部门的分离，有利于加强医疗卫生全行业管理，规范医疗服务市场；单独的公立医院管理权分离，有利于调动社会各方面的积极性，构建多元化的办医格局，完善与城市发展水平相适应的现代医疗卫生体系；专门的管理机构，有利于强化对公立医院的精细化、专业化管理。探索法定机构管理运行模式，有利于为事业单位的改革探索经验，有利于促进政府职能向法定机构和社会组织转移。

3.“管办分开”面临的问题

(1)“管办分开不分家”模式存在的问题

这种做法为推进政事分开、管办分开提供了重要的体制保障。但从本课题组的研究及各地的试点情况看，一是改革后除原政府主管部门外，又增加了举办机构，加大了运行成本，而且举办机构难以彻底改变传统部门体制下的管理方式，对公立医院管得过多、过细问题没有彻底解决，管办分开改革难以真正取得实效。本课题组的研究标明，医院院长与行政机关主要负责人访谈对“管办分开”的看法差异很大。二是在管办分开不分家的“政府管集中办”模式中，事业单位专业性很强，改革起步阶段举办机构所属事业单位过多，特别是类型、行业过多，对实施有效管理产生不利影响和作用。三是管办两套机构均可发号施令，公立医院“一仆二主”容易导致无所适从、疲于应付。四是在“政府管、行业办”模式中，由于举办机构按照行业设置在运作的专业性方面会大大加强，但每一行业均设立公共事业举办机构，机构膨胀问题、运行成本增加问题在所难免。

(2)“管办分开又分家”模式存在的问题。

这种做法就是将“办”医院的职能从卫生局分离出来，成立独立于卫生局之外的机构，作为政府办医院的出资人代表，改革后的卫生局只负责行业监管。该模式的主要代表是无锡和深圳。国际经验表明，政府干预医疗领域的手段通常包括购买（医疗服务）、监管（全行业医疗行为）、规划（医疗卫生资源配置）和举办（公立医院），通常这四大职能都集中在一个部门行使，这就是所谓的“大卫生”概念。而在我国，购买职能主要掌控在医保部门手中，归人社部管理，如果再把举办职能从卫生部门剥离，那么势必割裂医疗卫生领域的完整性，形不成合力，难以达到公立医院的改革目标。

(3) 公立医院内部治理结构和机制有待完善

“管办分开”模式是随着政府由最初负担公立医院日常管理责任过渡到将人、财、物等权力下放给医院，由医院自主管理而形成的。这种政府间接管理的模式可以说与理事会领导下的院长负责制相似。公立医院作为独立的法人实体，通过完善法人治理结构，监管和运作公立医院内各机构，实现医院管理目标。本课题组的研究的医院中，大多数是院长负责制，内部治理结构与治理机制不完善。

(4)“公共服务委员会”或“医院管理中心”的职能定位不明晰

“公共服务委员会”或“医院管理中心”等承担“办事业”职能机构的出现，在长期以来形成的政府主管部门直接对接公立医院的管理中插入了新机构，增加了一个新层级，而且“办事业”机构与“管事业”机构职能存在交叉、重叠问题，“办事业”机构与“管事业”机构各自如何对接公立医院还有待在探索中理出新思路。

(5) 彻底解决所有者缺位问题

目前形成的各类管办分开模式尚未彻底解决所有者“缺位”问题。实施管办分开的重要目标是明确公立医院出资人，使出资人相关权能落到实处，避免出资人权能被公共行政权湮灭。但出资人职能究竟包括哪些内容，出资人的目标是什么，保障出资人职能行使、目标实现需要形成什么体制机制等，上述问题无论在理论层面还是在实务层面均有待进一步明确、解决①。

(五) 小结

我国地域广大、人口众多，地域之间无论从经济、文化、观念上都有很大的差异。不同地区，由于所处环境的不同，由此衍生的医院法人治理模式也带有了一定的地方特色，而适宜的医院法人治理模式，应该是基于本地社会经济文化发展特点的医院体制创新。适宜的医院法人治理模式不仅能指导公立医院改革的顺利进行，而且体制创新也会极大地促进医疗机构的发展，带动整个医疗行业的发展。

三、我国公立医院法人治理变革的政策建议与展望

(一) 我国公立医院法人治理路径探析

1. 规范理事会的设置，充分地发挥监事会职能

理事会职权可以分为宏观管理权、经营管理权、机构与人事管理权以及基本管理制度制定权等。成员应当为3—13人，但规模较小的医院，可以设1名执行理事，执行理事可以兼任医院院长。各公立医院的情况不尽相同，因此理事会成员的人数以及是否设立理事会可以根据具体情况由章程决定。理事会成员可以由卫生行政部门、国有资产监管部门、发展改革部门、财政和物价部门的代表以及有关专家和社区群众代表组成，负责选聘医院院长和对医院发展重大问题进行决策②。成员中应当至少有1/3的职工代表，由公司职工代表大会选举产生。其他理事会成员由出资者代表委派，其中应当至少有1/3的消费者代表。公立医院具有公益性，应当确立利益相关者参与医院治理的机制。对于公立医院而言，职工和消费者是最相关的利益群体，其又处于劣势地位，因此应当从制度层面保障其参与医院治理的可能性。

---

① 赵立波、李淑虹：《公立医院管办分开改革探索与模式选择》，《学习论坛》2010年第7期。

② 徐新灏、方鹏骞、梅文华等：《基于政事分开机制的我国公立医院法人治理路径分析》，《医学与社会》2008年第5期。

目前很多医院监事会组成成员由行政部门工作人员、医院职工代表及专业财务监督人员组成，负责监督医院经营管理和财务状况。应该在监事会组成上进行改革。可以适当增加人数，并且增加外部监督人员的数量，如一些民间组织、非政府组织，而非政府人员或者医院内部人员。监事会成员的薪酬也由外部组织支付，或者自愿义务监督。另外医院理事会也充分保障监事对医院事务的知情权，理事会会议也邀请监事列席，并在理事会进行重大决策之前充分征求监事会意见。监事会也充分行使独立的监督权力，密切监督理事会和医院经营活动，只要发现违法违规苗头，就及时预警。

2."管办分开"模式选择完善

为改变政府主管部门既管又办、管办不分的旧体制，实施管办分开改革是必要的，而改革的关键是解决好"谁管、谁办，怎么管、怎么办"的问题，即理顺现代国家双重身份关系，使公共行政权与国家所有权在政府职能方面予以厘清。这需要以职能审查为基础，理顺管办职能关系，并进而以此为基础在运行方面寻求有效的实现方式。

（1）"管办分开又分家"的"主管部门——举办机构——公立医院"治理模式完善

政府监管者职能与出资者职能、机构分离，组建履行出资者职能的举办机构（公共服务委员会、医院管理中心等），政府主管部门与举办机构级别平行、各司其职，形成"主管部门——举办机构——公立医院"治理模式。将监管者职能与出资者职能分别交给不同部门行使，建立作为出资人代表、相对独立地承担"办"职能的举办机构，代表政府行使公立医院人、财、物管理的所有者职能，原主管部门的职能转变到"管宏观、定政策、做规划、抓监管"等公共管理方面，从而通过"管"（监管者职能）、"办"（所有者职能）与机构相对分开，解决管办不分问题。实施第一种管办分开的关键：一是理顺政府主管部门与举办机构之间的关系。政府主管部门主要承担政策导向、规划布局、业务指导、行业监管和营造发展环境等职责，使全社会都能公平有效地享受公共医疗卫生服务。举办机构主要履行出资人职责，对所属单位承担管资产、管班子、管绩效考核责任，促进公立医院履行公益使命，提高服务质量和效率。二是打破传统政府管理模式特别是部门管理体制，协调好各方职能、利益关系，形成政府主管部门、举办机构与公立医院之间的良性互动关系。

（2）"管办分开不分家"的"主管部门（举办者职能部门与出资者职能机构——公立医院"治理模式

这种模式主管部门管办一体，但履行监管者职能与出资者职能的机构在主管部门内部适度分离，改革的重点是公立医院、主管部门与公立医院关系以及主管部门内部管办职能关系，形成既办又管、管办一体式的管办分离模式。实施这种管办分开模式的关键：一是建立符合公立医院自身特点的法人治理结构，真正落实公立医院在用人、分配、内部管理和自我发展等方面的自主权，使其成为独立享有权利、承担责任、面向社会自主提供公共服务的法人实体。二是政府主管部门下放权力，不干涉公立医院的具体事务，重大事务则通过理事会中的政府代表引导、干预公立医院决策，使其符合政策目标。三是加快政府职能转变。改变政府包办公共事业的局面，拓宽政府发展、管理社会事业的视野，加快推进包括卫生事业的社会事业社会化与市场化，充分发挥社会、市场在提供卫生服务中的功能，努力形成公共卫生服务多元供给模式，将公立医院置于竞争环境中，为管办分开创造良好条件。

3. 加强对经理层即医院院长的激励

加强对医院院长的激励力度，薪酬与医院绩效挂钩，同时要弱化他们的政治角色，使其关心医院的发展，而不是捞政绩。党群组织人员不能跟一把手重复，导致监督失效。这部分内容将在治理机制中专门进行讨论。

4. 制订严格的信息披露制度

制订严格的信息披露制度，比如网站，报纸，院刊，及时将公立医院信息准确披露给社会和医院利益相关者。确实保障全体利益相关者的知情权，也确保全体理事、监事的知情权。开设电子信箱，充分听取建议。

（二）对未来我国公立医院法人治理的几点展望

笔者对公立医院及公立医院法人治理的未来发展做出了几点展望。

第一，借鉴公私合营（Public-Private-Partnership，PPP）模式，进行产权制度改革。

产权是以财产所有权为主体的一系列财产权利的总和，包括所有权及其衍生的占有权、使用权、经营权、收益权、处置权、让渡权利等。产权是所有制的核心和主要内容，包括物权、债权、股权和知识产权及其他无形财产权等。现代产权制度包括所有权和经营权，其中经营权又包括了使用权、处置权和受益权。

本研究所指的公立医院产权制度改革，其实质就是将医院的所有权与经营权分开，做到“归属清晰、权责明确、保护严格、流转顺畅”，使所有者、经营者、劳动者都各归其位，各行其职，各负其责，各得其利。同时所有权的多样化，也促使医院建立完善的法人治理结构。

未来，可进行公立医院产权变更的探索，向社会融资，建立股份制的公立医院，使股东确有其事，股东大会确实存在。只要保证国家是最大股东，保证其公有性，保证了医院的公益性，就是一种可行手段。充分发挥股东大会的作用，做好决策。改变原有的“形式化”法人治理结构，建立健全法人治理结构与机制。

第二，公立医院去行政化。

根据党的十八届三中全会精神，事业单位改革是全面深化改革的重要内容，事业单位出现以法人治理结构为主线的改革以后，医院等单位逐渐去行政化是必然趋势。

行政级别导致公立医院管理过度行政化，有些是命令式、惩罚式的，不符合医院管理的客观规律。行政化不仅是一个习惯的问题，行政权力往往还代表真切的利益和话语权。去行政化的精髓不仅是取消行政级别，更在于规范行政权力，督促权力恪尽职责、恪守边界。

全世界各个国家几乎都有公立医院，但公立医院有行政级别却是中国特有的现象。去行政化可以进一步把政府和医院分开，有利于公立医院和民营医院获得一视同仁的待遇和监管，促进医疗市场的健康发展。

去行政化思路的依据是管办分开，公立医院去行政化表面上是改变医院的组织和制度结构，根本上是改变政府与公立医院的关系，彻底打破公立医院所处的行政等级体制。在法人化制度环境中，所有公立医院同卫生行政部门脱离行政关系，成为完整意义上的独立法人，对其人员雇用、服务提供、资产购置、接待与投资等所有活动独立承担民事和刑事法律责任。医院之间只有规模大小、服务领域、服务水平之别，现有的行政级别也没有必要保留。

此外，公立医院去行政化应与建立法人治理结构、薪酬分配改革协同共进，尤其是应有深层次人事分配制度改革的推进，体现医院管理者的管理能力和社会价值。院长应该是职业经理人，不管医院的性质是营利性或是非营利性，对院长的要求都应该按照现代化医院管理思路来进行，取消医院的行政级别，有利于医疗市场的良性竞争。

第三，公立医院发展成为非营利性组织。

非营利性医院与公立医院一样，是以提供公益性的产品或服务为主要目标的，但非营利性医院的内涵与公立医院又有所不同：

①公立医院是根据所有制形式的不同划分出来的，而非营利性医院是根据医院经营目的不同划分的；②公立医院是政府作为出资人，强调国有资产的保值增效，而非营利性医院的出资人不一定是政府，资产不一定是国有；③在我国，公立医院都是非营利性的，但是非营利性医院既包括了政府办非营利性医院（即公立医院），又包括了民办非营利性医院。

按照非营利性与营利性划分医院的必要性在于：

一、强化非营利性医院的概念弱化了公立医院“事业单位”的身份，有助于赋予公立医院更充分的经营管理自主权，特别是人事权和内部分配权，发挥医院内部管理能动性，进而能够促进医院管理的改革与发展。

二、强化非营利性医院的概念更利于政府监管，尤其是运行监管，目的是有利于医院公益性功能的释放，确保财务安全，使医院管理更加公开、公正、透明化。政府办非营利性医院必须接受政府的行业监管和运行监管，对民办非营利性医院的财务制度、经济运行机制的监管同样不容忽视。

三、强化非营利性医院的概念有利于政府的职能转变、淡化行政化色彩。政府职能转变的具体做法是：政府应该对非营利性医院的布局、规划、相关政策制定方面发挥职能，而对于医院内部的运行机制，包括激励机制、人事制度、薪酬制度，应该给予医院充分的权利和空间，保证医院自主权。淡化行政化色彩主要是指医院的去行政化。

四、强化非营利性医院的概念，也为社会资本进入医疗卫生领域创造了利好的政策环境。

笔者认为，我国政府对医院的监管对象有三种，分别是：政府办非营利性医院、民办非营利性医院和民办营利性医院（简称营利性医院）。这是一种理念上的变革。未来公立医院通过产权制度改革，会不断向非营利性组织发展。

（张凤帆、方鹏骞）

CHAPTER 16

第十六章 中国公立医院信息化改革与发展

医药卫生体制改革对公立医院的发展与生存都提出了挑战，信息化是公立医院适应改革的必然选择。信息化是实现医院科学管理，提高社会经济效益，改善医疗服务质量的重要途径。医院信息系统（Hospital Information System，HIS）是医学信息学（Medical Informatics，MI）的重要组成部分，同时也是信息技术十分重要的应用领域。在全世界范围内，已经形成了一个专门的、不可忽视的卫生信息化产业（Health Information Technology Industry，HIT Industry）。美国该领域的著名教授 Morris Collen 与 1988 年曾为医院信息系统做了如下定义：利用电子计算机和通讯设备，为医院所属各部门提供病人诊疗信息和行政管理信息的收集、存储、处理、提取和数据交换的能力，为医院所属各部门提供信息服务，并满足所有授权用户的功能需求。一个完整的医院信息系统（Integrated Hospital Information System，IHIS）应该包括医院管理信息系统和临床医疗信息系统。由于医院业务本身的目标、任务和性质决定了信息系统属于现存的企业级信息系统中最为复杂的一类。它不仅要同其他所有管理信息系统（Management Information System，MIS）一样追踪随人、财、物所产生的管理信息，还要支持以病人医疗信息记录为中心的整个医疗、教学、科研活动。鉴于此，医院信息化建设具有以下特性：①响应要快，联机事物处理能力要强。例如急诊病人，需要迅速、及时、准确地获取他们的既往病史和医疗记录。每天门诊高峰时间系统对响应时间和联机事物处理的能力不亚于任何银行窗口业务系统、机票预订等其他系统。②稳定性要求高。医院信息系统是一个真正的 7×24 小时的实时系统，病人的信息必须准确无误地传送到医生手中。③医疗信息复杂性。病人信息数据类型多，不仅需要文字，还需要图形、图表、影像等。④信息安全、保密要求高。病人医疗记录是具有法律效力的。在医疗纠纷或者其他法律程序中均会发挥重要作用。⑤数据量大。特别是大型综合医院拥有成千上百万分病历。特别是随着 HIS 的不断扩大，这种增长方式是爆炸式的。⑥共享要求高。在区域医疗和大健康观发展的将来，病人医疗记录不仅需要院内共享，还会全省、全国共享。

在医疗信息化发展过程中，我国公立医院信息化建设经历了从无到有、从局部到全部、从院内向院外不断渗透的过程，医院信息化逐渐成为医院业务发展不可或缺的部分[①]。我国公立医院信息化建设大致分为三个发展阶段：第一阶段为20世纪80年代初至2003年，这一时期是起步阶段。主要内容为工作流程的电子化，财务管理信息化；第二阶段为2003年抗击"非典"后至医改前，国家加大信息化建设投入力度，公立医院优化业务流程，搭建临床系统，构建信息化基础平台；第三阶段为2009年深化医改工作启动以来，各个公立医院积极探索建立电子病历，基于健康档案的区域医疗卫生信息平台，努力实现区域内医疗卫生机构互联互通、信息共享。

从我国医疗信息化产业的发展来看，公立医院的信息化建设是卫生医疗信息化的基础，只有公立医院逐步建成信息系统才能实现区域的和国家的医疗信息化。尤其是人们对基础医疗卫生机构及等级较低医院的不信任，地方重点医院尤其是三甲医院成为人们医疗服务的首选。截至2014年年底，我国有公立医院13314家，其拥有床位412.6万张、医院卫生人员488万人，分别占全国医院数、医院床位数和医院卫生人员数的52%、83.2%和85%，提供了26.47亿人次诊疗服务和13415万人次住院服务，占全国医院诊疗和住院人次的85%以上。

在公立医院进行了多年信息化建设实践后，人们发现信息化建设也并非易事。近年来，在医改驱动下，卫生信息化建设步伐加快，公立医院信息化建设初见成效，但是也面临新的问题和困难。正基于此，本章拟从国家卫生信息化政策、卫生信息技术及标准以及公立医院信息化建设实例方面对公立医院信息化建设现状进行描述，进而探讨公立医院信息化发展目前所存在的突出问题，结合国家政策和社会环境提出可能的发展方向与前景。

一、现状研究

（一）国家卫生信息化相关政策

从2003年至今，我国医疗信息化政策在信息化建设与发展中发挥了指导性作用。信息化政策演进：从最初提出信息化概念到现在具体的电子病历、健康档案等，政策制定者越来越注重细节，而不单单只是一个概念，重要性与日俱增。政策推动大致如图16-1。

---

① 饶克勤等：《电子健康档案与区域卫生信息平台》，2010年7月。

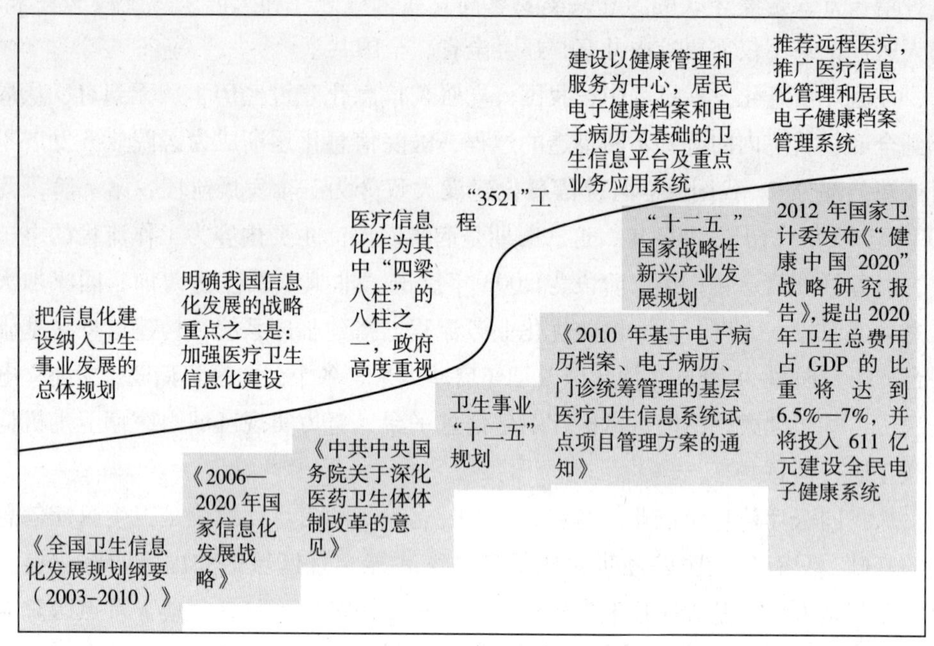

图 16-1　我国医疗信息化政策推动图

资料来源：前瞻产业研究院整理。

1. 国家卫生信息化“十二五”规划

2012 年 5 月 16 日，国家发展改革委发布了《“十二五”国家政务信息化工程建设规划》（以下简称《建设规划》）。《建设规划》提出，今后要把“全民健康保障信息化工程”作为国家重要信息系统建设内容之一，提高远程医疗服务能力，促进医疗卫生公共服务均等化，满足人民群众多层次多样化医疗卫生需求①。原卫生部根据《建设规划》的工作要求，在充分借鉴国内外卫生信息化建设经验和研究成果的基础上，研究提出了“十二五”期间卫生信息化建设“3521”工程的总体框架，即建设国家、省和地市 3 级卫生信息平台，加强公共卫生、医疗服务、新农合、基本药物制度和综合管理等 5 项业务应用，建设居民电子健康档案、电子病历等 2 个基础数据库和 1 个专用网络。随着计生体系融入，过去的五项业务将增加计划生育这一新业务变成六项业务，两大基础数据库要增加全国人口数据资源库变成三大基础数据库，也就是说，目前国家卫生信息化“十二五”规划从“35212”变成“3631”。

“十二五”时期国家卫生事业发展与卫生信息化进展工作得到普遍提高，“3631”初步成型。无论是国家层面还是医疗卫生组织都表现出越来越重视信息

① 国家发展与改革委员会编：《“十二五”期间深化医药卫生体制改革规划暨实施方案》，2012 年。

化建设，逐步从关注业务功能发展到关注业务的流程，到如今发展关注业务对象，以患者中心、以健康为中心的建设理念。在人口信息化建设方面取得了显著成效，无论是居民健康卡还是人口健康信息平台建设都有了显著成效，2014 年年底已经实现了 3 个省级国家平台及 44 家部属医院的连通。

2. 进一步改善服务行动计划

根据我国实际国情，长期以来，公立医院是我国医疗服务的主体，担负着保障群众基本医疗卫生需求的重任。群众看病依然过度依赖省级大医院，结果医院不堪重负，医患关系长期紧张。为进一步改善医疗服务水平，和谐医患关系，推动社会进步与发展，2015 年 1 月国家卫计委制定了《进一步改善服务行动计划》。《计划》明确提出发挥信息技术优势，改善患者就医体验①。

（1）加强信息引导。通过新媒体、微平台等途径告知医院就诊时段分布信息，引导患者错峰就诊。

（2）加强信息管理。加强医院信息化建设，通过信息化手段改善医疗服务。推行电子病历，建立互联互通的大数据信息库，提供诊疗信息服务。

（3）提供信息查询。在保障患者隐私的前提下，提供自助打印、手机信息、电话告知、网络查询等多种形式的检查检验结果查询服务。

3. “互联网+”

2015 年 7 月，国务院印发了《关于积极推进“互联网+”行动的指导意见》，从顶层设计的角度全面呈现了医改决策层当下对“互联网+医疗”的思考图景。但更值得注意的是，国务院的指导意见出台之后，“互联网+医疗”不再是一个完全抽象的概念，而是已经被赋予了丰富的内涵。

“互联网+医疗”是以互联网为载体，以信息技术为手段（包括通讯移动技术、云计算、物联网、大数据等）与传统医疗健康服务深度融合而形成的一种新型医疗健康服务业态的总称②。公开数据显示，2015 年上半年，国内互联网医疗领域的风险投资总额达到 7. 8 亿美元，已经接近 2014 年全年融资总额。仅刚刚过去的 2015 年第二季度，就有多达 41 家互联网医疗公司获得融资，总额超过 3. 5 亿美元。在目前国情条件下，“互联网+医疗”不能理解为医疗诊治和互联网的简单相“加”，不能直接等同于“互联网医疗”。2014 年 8 月，卫计委出台《关于推进医疗机构远程医疗服务的意见》，对医疗机构和医疗机构之间（包括医生和医生之间）进行的远程医疗服务作出了具体的规范。可见，卫计委只是禁止医疗机构（医生）通过互联网对患者进行的医疗诊治，其他如有益于患者的咨询信息、互动平台、挂号、医疗或传感自查设备、健康管理都不在禁止之列。

---

① 国家卫生计生委编：《进一步改善服务行动计划》，2015 年 1 月。

② 孟群：《互联网+医疗的有所为、有所不为》，第十三届软交会 2015 年 6 月。

医院目前对互联网的利用已经颇为常见，主要是在掌上医院的应用方面。这些在国务院的指导意见当中已经都有所提及，包括预约诊疗、候诊提醒、划价缴费、诊疗报告查询。而且，由于医院的开放态度，掌上医院已经成为互联网医疗中竞争最激烈的领域。医生对互联网的认知则表现了递进的状态，早期是相对简单的个人品牌的建立和推广，逐步发展则是利用互联网进行健康咨询服务，近期随着医生集团概念的流行，医生对互联网的利用又有了新的突破。不少医生开始以团队的形式进驻互联网，通过在线平台为患者服务，包括健康咨询、预约问诊、诊后随诊等，还有利用远程医疗技术为基层、边远地区的患者提供医疗服务，甚至已经有医生提出建立互联网医院。虽然来自医疗体系的互联网应用很多仍然处于实践初期，但应该看到的是，互联网医疗其实已经明显发生了转变。它正在从最开始纯粹来自外部力量对现有医疗体系的颠覆，逐渐转变成一场医疗领域内外力量“里应外合”共同推动的大变革。

互联网医疗的兴起是起于互联网领域的创业，但在互联网是否应该成为互联网医疗的核心方面却一直存在分歧。一种是以互联网或移动互联网为核心的模式，更具颠覆性，比如春雨医生的创始人张锐就曾提到过，未来医疗的发展趋势将是去医院中心化的；而另一种则是以医疗为核心，主张互联网更多只是服务于医疗的工具。短期内很难判断两种思路的优劣，况且这两种思路关于未来发展的预期是一致的，均是希望能够吸引足够的用户，包括医生和患者，在此基础上再建立商业模式。

（二）卫生信息新技术及标准发展现状

1. 云计算

云计算是基于互联网的相关服务的增加、使用和交付模式，通过互联网来提供动态易扩展且虚拟化的资源。按照美国国家标准与技术研究院定义：云计算是一种按使用量付费的模式，这种模式提供可用的、便捷的、按需的网络访问，进入可配置的计算资源共享池（资源包括网络、服务器、存储、应用软件、服务），这些资源能够被快速提供，只需投入很少的管理工作，或与服务供应商进行很少的交互。

云计算是一种信息的超级计算方式，以数据为中心，是一种数据密集型的超级计算。在数据存储、数据管理、编程模式等多方面具有自身独特的技术。同时涉及了众多其他技术①，如表 16-1 所示。

---

① 陈全等：《云计算及其关键技术》，《计算机应用》2009 年 9 月。

表 16-1 云计算涉及的关键技术

技术类型	具体技术
设备架设	数据中心节能 节点互联技术
改善服务技术	可用性技术 容错性技术
资源管理技术	数据存储技术 数据管理技术
任务管理技术	数据切分技术 任务调度技术 编程模型
其他相关技术	负载均衡技术 并行计算技术 虚拟机技术 系统监控技术

对于公立医院而言，云计算带来的不是某种特定技术，而是颠覆性的商业模式。在云计算的模式下，医院可以从自建信息系统走向购买信息服务。这样可以产生规模效应，汇集零散资金，让卫生信息化产品提供商致力于研发更标准化的医疗服务产品。云计算架构是资源的集合，这些资源可以进行动态管理，在任何时间点都可以对资源进行监控和维修。云计算对医疗有巨大影响，对于寻求低成本高效益自动化操作的医疗单位而言，云计算可以成为一个理想的平台，由多个医院分享大量系统连接而成的基础设施，医护人员可以随时随地分享患者资料，从而降低运行成本，提高工作效率。

2. 大数据

数据正以前所未有的速度在不断地增长和累积，大数据时代已经来到。学术界、工业界甚至于政府机构都已经开始密切关注大数据问题，并对其产生浓厚的兴趣。计算社区联盟（Computing Community Consortium）在 2008 年发表了报告“*Big-data computing*：*Creating evolutionary breakthroughs in commerce*，*science*，*and society*”①，阐述了在数据驱动的研究背景下，解决大数据问题所需的技术以及面临的一些挑战。Science 在 2011 年 2 月推出专刊 *Dealing with Data*②，主要围绕着科学研究中大数据的问题展开讨论，说明大数据对于科学研究的重要性。大数据

① Bryant R. E.，Kate R. H.，Lazowska E. D.，*Big-Data computing*：*Creating revolutionary breakthroughs in commerce*，*science*，*and society* [R]，[2012-10-02]，http：//www. cra. org/ccc/docs/init/Big_ Data. pdf.

② *Science. Special online collection*：*Dealing with data* [EB/OL]，[2012-10-02]，http：//www. sciencemag. org/site/specialldatal，2011.

技术及相应的基础研究已经成为科技界的研究热点，大数据科学作为一个横跨信息科学、社会科学、网络科学、系统科学、心理学、经济学等诸多领域的新兴交叉学科正在逐步形成。

“大数据”是需要新处理模式才能具有更强的决策力、洞察发现力和流程优化能力的海量、高增长率和多样化的信息资产。医疗行业早就遇到了海量数据和非结构化数据的挑战，近年来很多国家都在积极推进医疗信息化发展，这使得很多医疗机构有资金来做大数据分析。全球知名咨询公司麦肯锡在其报告中指出，排除体制障碍，大数据分析可以帮助美国的医疗服务业一年创造3000亿美元的附加价值。大数据可分析医疗服务业的临床辅助决策、医疗质量监管、疾病预测模型、临床试验分析、个性化治疗的应用方向，在这些背景下，大数据的分析和应用都将发挥巨大的作用，从而提高医疗效率和医疗效果。

3. 物联网

物联网即通过射频识别（Radio Frequency Identification，RFID）、传感器、二维码、全球定位系统等各种装置，按照约定的协议，将物品与互联网连接起来，实现人与物体、物体与物体之间的通信与互动。随着近10年来传感器、终端计算设备、高速无线网络等相关技术的快速发展，物联网已开始深刻地改变人类的生活方式。医疗服务是物联网最具潜力的应用之一。在医疗物联网中，“物”包括医生、病人、关注健康的人群、医疗器械、药品等；“网”即医疗和健康管理的工作流程；“联”即通过信息交互，将与医疗有关的“物”编织成智能化的医疗“网”的过程。

例如，医疗器材管理中，利用网联网，使用唯一标签对医疗器械包的打包制作、消毒、存储、发放、使用以及回收过程，进行标识和跟踪管理。利用这种方式，可及时提醒存储中是否有消毒过期，分发和使用过程中是否有误，回收后可逐个清点包内各种器械的数量，既增加了整个过程的监控和管理，同时也降低发生医疗事故的可能性。

4. 移动医疗

移动医疗是一种将移动计算、医学传感以及通信技术融合为一体的新兴医疗保健模式，是对医疗技术与卫生服务的延伸和补充，是在充分开发利用信息资源的基础上，为更多的人群提供更有效率的医疗卫生服务。国际医疗卫生会员组织HIMSS给出的定义为：mHealth，就是通过使用移动通信技术，例如PDA、移动电话和卫星通信来提供医疗服务和信息。具体到移动互联网领域，则以基于android和iOS等移动终端系统的医疗健康类App应用为主。移动医疗可通过手机终端利用采集器或通过有线或无线方式与采集器相通信，将采集到的用户多种生理信息，如体温、血压、脉搏、心电等数据上传、整理和分析，并即时向用户反馈监测到的身体状况评估或提出适当的健康指导。智能手机的高速数据传输能力使得其可以成为医疗传感器信号的移动接收和中转平台，从而实现远程数据采集和医疗监护。另外，可穿戴医疗设备的大量涌现，使得对生物信号的采集传输和分析更加便捷，进一步简化移动医疗系统，推动了移动医疗的快速发展。

移动医疗为发展中国家的医疗卫生服务提供了一种有效方法，在医疗人力资源短缺的情况下，通过移动医疗可解决发展中国家的医疗问题。它改变了过去人们只能前往医院"看病"的传统生活方式。无论在家里还是在路上，人们都能够随时听取医生的建议，或者是获得各种与健康相关的资讯。医疗服务因为移动通信技术的加入，不仅将节省之前大量用于挂号、排队等候乃至搭乘交通工具前往的时间和成本，而且会更高效地引导人们养成良好的生活习惯，变治病为防病。因此，移动医疗生态系统是一种按生态系统理论建立起来的新型医疗服务架构，它强调商业生态位的思想，系统成员之间具有命运不同、地位不同、协同进化的特征，即处于不同生态位的成员们在合作与竞争中协同发展①。

5. 卫生信息标准化发展现状

（1）标准组织

①美国卫生信息协会及标准组织

American National Standards Institute（ANSI——美国国家标准学会）是非营利性质的民间标准化组织，是美国国家标准化活动的中心，许多美国标准化学协会的标准制修订都同它进行联合，ANSI 批准标准成为美国国家标准，但它本身不制定标准，标准是由相应的标准化团体和技术团体及行业协会和自愿将标准送交给 ANSI 批准的组织来制定，同时 ANSI 起到了联邦政府和民间的标准系统之间的协调作用，指导全国标准化活动。

②其他国家

欧洲标准化委员会/卫生信息技术委员会（The European Committee for Standardization/Technical Committee，CEN/TC 251），制定欧洲地区的协调标准，其下属的卫生信息技术委员会负责组织、协调和检测医疗卫生信息技术与标准的发展和制定，内容包括信息模型、术语和知识库、信息交换和信息安全、设备通讯方面②。

英国 NHS 信息标准理事会（Information Standards Board for Health and Social Care，ISB），专门负责制定有关数据标准、技术标准、管理信息标准的机构，其

① 孟群等：《从生态系统的角度看移动医疗》，《中国卫生信息管理杂志》2013 年 12 月。

② 参见 CET-TC0251.［EB/OL］，［2014-11-27］http：//standards. cen. eu/dyn/www/f? p=204：7：0：FSP_ ORG_ ID：6232&cs=18CA078392807EDD402B798AAEF1644E1。

作用是确保英国国家卫生保健系统中的信息共享、交换和有效利用[①]。

③我国卫生信息标准化发展现状

"十二五"以来，我国的卫生信息标准化进展迅速，成效显著，初步建立了卫生信息标准管理的组织架构和运行保障机制，先后研制了一大批卫生信息标准，并得到推广应用。我国的卫生信息标准的研发大概分为确定信息化发展有限领域、标准管理、标准立项与审批、标准开发、标准应用、标准复合型测试和标准产品认证等环节。由不同的组织或司局来完成相关工作。在我国卫生信息化标准研发与管理这块，主要涉及以下几个组织：

国家标准化管理委员会

国家标准化管理委员会（Standardization Administration of China，SAC）组织、协调和编制国家标准。代表国家参加国际标准化组织（ISO）、国际电工委员会（IEC）和其他国际或区域性标准化组织。有518个全国专业标准技术委员会。

国家卫计委卫生标准委员会——信息标准专业委员会

国家卫计委标准委员会（National Health Information Standard Committee，NHISC）是国家卫计委领导下的卫生标准工作的技术和咨询组织。负责全国卫生标准政策、规划、年度计划的制定管理工作，在国家卫生计生委领导下，管理卫生行业标准化工作。下设17个标准专业委员会，信息标准专业委员会是下设专业委员会之一。设有秘书处，挂靠原卫生部统计信息中心，负责信息标准的制修订、技术审查、宣传培训、学术交流以及相关研究与应用的监督管理[②]。

中国卫生信息学会——信息标准专业委员会

成立于2013年，是跨部门、跨行业、开展卫生信息标准化相关活动的专业性、全国性学术团体。该组织主要承担卫生信息标准预研究、制（修）订及标准成果技术审查工作，负责对相对重要、影响面大的卫生信息标准进行发布试行，并收集反馈意见、组织修订完善。制定卫生信息标准制（修）订项目申报指南，组织开展卫生信息标准制（修）订项目研究工作，协助国家卫生和计划生育委员会卫生信息标准专业委员会开展相关司局委托的卫生信息标准制（修）订项目的立项、研制、审查和试行发布工作。

电子病历委员会

原卫生部电子病历委员会（China EHR Steering Committee）是由一些医疗保健服务提供者、专业机构、政府机构以及医疗信息技术提供商参加，于2006年4月共同发起成立的。电子病历委员会的使命是促进电子病历（EHR）在中国医疗

---

① NHS choices.［EB/OL］，［2014.11-27］，http：//www.nhs.uk/pages/home.aspx.

② http：//wsbzw.wsjdzx.gov.cn/wsbzw/index.html.

卫生系统中的应用，以达到基于开放工业标准对患者的长期、完整健康记录进行交换和存取的目的。

（2）卫生信息标准的研究进展

根据国家卫计委发布的《卫生标准工作五年规划（2014—2018 年）》，目前现行有效的卫生标准达 1100 多项，涉及公共卫生与医疗领域的多个方面，初步形成了覆盖职业卫生、放射卫生、环境卫生、学校卫生、传染病、消毒、血液、医疗服务等 17 个专业的标准体系①。

卫生信息标准的研究进展可以分为以下三个阶段：

第一阶段（2001—2005 年），为研究探索和积累经验阶段。主要学习了解国际国内先进经验和发展动态，开展课题研究，探索建立我国卫生信息标准化适宜技术和方法。启动了首批国家卫生信息标准基础研究课题，主要包括《中国医院信息系统基本数据集标准》《中国公共卫生信息系统基本数据集标准》《中国妇幼保健信息系统标准》《社区卫生服务信息系统标准》《国家卫生信息标准基础框架及技术指南》等。这个阶段为卫生信息标准的制定与应用实施奠定了基础。

第二阶段（2006—2010 年），为规范管理和重点突破阶段。初步建立了国家层面的卫生信息标准管理组织，确立了卫生信息标准工作的重点方向和体系框架，围绕改革需求制定了一批有较高质量、较高科技水平的标准成果。结合我国国情，确定了以首先解决深化医改提出的“互联互通和信息共享”问题为标准工作的突破口，提出了国家卫生信息标准体系基本框架，并将基础类标准、数据类标准和以信息集成交换平台为核心的技术类标准作为“十一五”期间我国卫生信息标准工作的重点任务。2009—2010 年间相继制定完成和发布了《健康档案基本架构与数据标准》《电子病历基本架构与数据标准》《基于健康档案的区域卫生信息平台建设技术解决方案》《基于电子病历的医院信息平台建设技术解决方案》《基于区域卫生信息平台的妇幼保健信息系统建设技术解决方案》，以及疾病控制、妇幼保健、医疗服务、疾病管理等相关的 32 个主要业务应用系统数据集标准。

第三阶段（2011—2015 年），为快速发展和巩固创新阶段。进一步健全完善我国卫生信息标准体系和组织管理体系，加强科学研究，理清卫生信息标准工作的目标和重点任务，推进建立具有中国特色、富有创新的卫生信息标准科学发展格局。2011 年一次性申请了 108 项标准制修订项目，其中重点加强了区域卫生信息化急需的数据交换标准和中央投资重点业务系统建设技术规范的研发。至 2013 年年初，信息标委会总计完成制定 170 余项卫生信息标准，内容涵盖电子健康档案、电子病历、居民健康卡、卫生信息平台以及疾病控制、妇幼保健、基层医

---

① 国家卫生计生委办公厅编：《卫生标准工作五年规划（2014—2018 年）的通知》，2014 年 8 月 6 日，见 http：//www. moh. gov. cn/fzs/s3581p/201407/80c71a45fb81444e9b93a424c2b783fa. shtml。

疗、远程医疗、医疗救治、新农合、综合管理等主要业务应用领域，能够满足“十二五”期间卫生信息化重点工程建设的基本需要。

经过此三个阶段的建设已形成了我国卫生信息标准基本建设体系。体系框架图如图16-2所示。

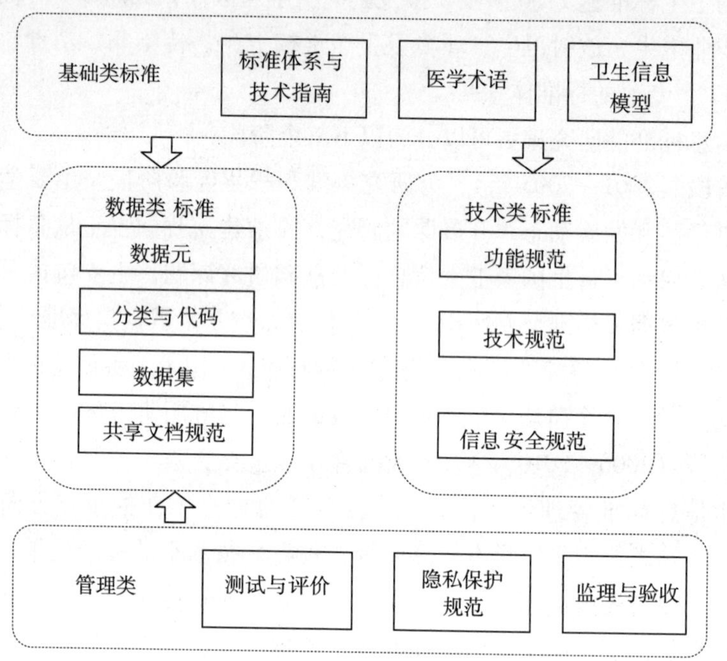

图16-2　卫生信息标准体系基本框架图

2012年国家卫生计生委统计信息中心启动了区域及医院信息互联互通标准化程度测评试点工作。通过测评工作达到以测促建、以测促改、以测促用的目的。验证和完善标准质量，推进标准化应用示范建设工作。

2013年首批完成3个区域卫生信息平台和4家医院信息平台标准化建设试点示范工作。2014年第二批测评试点工作涉及9个省份，包括2个分级管理单位，9个区域卫生信息平台和10家大型综合公立医院信息平台。2015年第三批测评试点工作正在推进中，涉及24个省份，包括5个分级管理单位，16个区域卫生信息平台和2家大型综合公立医院信息平台。

（三）公立医院信息化建设现状及实例分析

1. 医院信息化发展现状

（1）信息化建设目的

公立医院认为目前采用信息技术的主要目的是提高临床业务效率，支持医院流程再造，保障医疗安全，减少医疗差错，降低医院运营成本，支持医院经营成本核算、提高病人满意度和提升医院的竞争力。医院认为最应该使用信息技术解决的问题是提高临床业务效率，支持医院流程再造，保障医疗安全，减少医疗差错，降低医院运营成本，支持医院经营成本核算、提高病人满意度和适应最佳的临床实践。具体如表 16-2 所示。

表 16-2 目前采用信息技术的主要目的①

目前采用信息技术主要目的	数量	比例（%）
提高临床业务效率，支持医院流程再造	473	82.98
保障医疗安全，减少医疗差错	450	78.95
降低医院运营成本，支持医院经营成本核算	384	67.37
提高病人满意度	315	55.26
提升医院的竞争力	252	44.21
支持医疗保险	251	44.04
满足政府部门及相关法规要求	225	39.47
满足政府数据报告要求	149	26.14
降低病人的医疗费用	74	12.98
保护病人隐私	45	7.89
满足循证医学需求	41	7.19
减轻国家的医疗负担	19	3.33
未作答	32	5.61

（2）临床信息系统构成

在 2014—2015 年度中国医院信息化状况调查报告中，医院临床信息系统的构成状况：住院护士工作站系统的已实施，比例最高，达到 75.26%（429 家），其后依次是住院医生工作站系统、电子病历系统（EMR），比例分别为 74.21 %（423 家）、77.05%（405 家）。比例较去年均保持持平。已实施比例最低的是区域卫生信息系统（2014—2015 年新加指标），比例仅为 8.77%（50 家）。准备建设比例最高的是手术麻醉信息系统，达到 28.25%（161 家）。详细数据见表 16-3。

① 中国医院协会信息管理专业委员会编：《2014—2015 中国医院信息化状况调查报告》（CIO 版），2015 年。

表 16-3 临床系统构成现状

临床信息系统［n=570］	已实施		准备建		无	
	数量	比例（%）	数量	比例（%）	数量	比例（%）
住院护士工作站	429	75.26	24	4.21	117	20.53
住院医生站工作系统	423	74.21	26	4.56	121	21.23
门急诊医生站工作系统	405	71.05	40	7.02	125	21.93
电子病历系统（EMR）	405	71.05	44	7.72	121	21.23
实验室信息系统（LIS）	386	67.72	40	7.02	144	25.26
放射科信息系统（RIS）	331	58.07	72	12.63	167	29.30
超声影像信息系统	321	56.32	74	12.98	175	30.70
临床知识库系统	300	52.63	75	13.16	195	34.21
重症监护信息系统	294	51.58	73	12.81	203	35.61
病理科信息系统	261	45.79	89	15.61	220	38.60
PACS 系统	254	44.56	85	14.91	231	40.53
临床路径管理系统	210	36.84	158	27.72	202	35.44
体检中心管理系统	207	36.32	124	21.75	239	41.93
内窥镜影像系统	186	32.63	141	24.74	243	42.63
心电图信息系统	167	29.30	132	23.16	271	47.54
临床决策支持系统	132	23.16	150	26.32	288	50.53
医院传染/感染监控系统	112	19.65	148	25.96	310	54.39
远程医疗系统	96	16.84	120	21.05	354	62.11
手术麻醉信息系统	93	16.32	161	28.25	316	55.44
区域卫生信息系统	50	8.77	72	12.63	448	76.80

（3）管理信息系统构成

笔者对医院的管理信息系统（MIS）的上线情况进行了调查，调查范围涵盖：已实施、全院建设、正在建、部分科室使用、无计划等各种情况，其中实施、全院建设合并为已实施，正在建及部分科室使用合并为准备建，无计划、不知道、未作答均合并为无。对所有参与医院的信息系统实施状况统计结果显示，整体已实施比例低于85%，其中门急诊划价收费系统已实施比例占80.35%以上，而住院药房管理系统、药库管理系统、门急诊药房管理系统、门急诊挂号系统实施比例在75%—80%之间，仍有一些系统的已实施比例较低：如客户关系管理系统系统仅占12.11%，见表16-4。

表 16-4　医院管理信息系统现状构成

参与医院管理信息系统实施状况［N=570］	已实施		准备建		无	
	数量	比例（%）	数量	比例（%）	数量	比例（%）
门急诊划价收费系统	458	80.35	11	1.93	101	17.72
住院药房管理系统	448	78.60	11	1.93	111	19.47
药库管理系统	447	78.42	10	1.75	113	19.82
门急诊药房管理系统	446	78.25	10	1.75	114	20.00
门急诊挂号系统	435	76.32	20	3.51	115	20.18
病案管理系统	399	70.00	43	7.54	128	22.46
住院病人入出转管理系统	383	67.19	9	1.58	178	31.23
物资材料管理系统	358	62.81	45	7.89	167	29.30
会计账目系统	332	58.25	52	9.12	186	32.63
固定资产管理系统	331	58.07	61	10.70	178	31.23
医疗统计系统	326	57.19	66	11.58	178	31.23
护理信息系统	319	55.96	90	15.79	161	28.25
药品会计系统	306	55.44	38	6.67	216	37.89
经济核算系统	295	51.75	77	13.51	198	34.74
手术室排班/计费管理信息系统	285	50.00	75	13.16	210	36.84
门诊账户管理系统	255	44.74	60	10.53	255	44.74
门诊分诊系统	253	44.39	107	18.77	210	36.84
门诊采血管理系统	242	42.46	76	13.33	252	44.21
医院办公自动化系统	237	41.58	123	21.58	210	36.84
自助服务系统	217	38.07	157	27.54	196	34.39
人事工资管理系统	208	36.49	95	16.67	267	46.84
医疗管理与质量监控系统	190	33.33	135	23.68	245	42.98
预约系统	186	32.63	123	21.58	261	45.79
门诊输液管理系统	183	32.11	135	23.68	252	44.21
门急诊导医系统	171	30.00	135	23.68	264	46.32
医学文献管理系统	169	29.65	74	12.98	327	57.37
静脉配置管理系统	162	28.42	97	17.02	311	54.56
制剂管理系统	135	23.68	51	8.95	384	67.37
客户关系管理系统	39	12.11	103	18.07	398	69.82

（4）信息化资金投入

2014—2015 年度医院信息化建设投入金额主要集中在 1000 万元之下占比达 69.82%。所有参与调查医院平均上年度信息化投入均值为 438.15 万元，每床位为5180.13元。根据区间中值替换法，估算出三级医院上年度信息化投入平均值为648.73万元，三级以下医院为149.87万元。详情见表16-5。

表16-5　医院最近三年信息化累计投入

医院上一年度信息化投入	三级医院［N=335］		三级以下医院［N=235］	
	数量	比例（%）	数量	比例（%）
5000万元以上	3	0.90	0	0.00
2000—5000万元	11	3.28	0	0.00
1000—2000万元	29	8.66	2	0.85
500—1000万元	40	11.94	9	3.83
200—500万元	71	21.19	24	10.21
100—200万元	45	13.43	33	14.04
50—100万元	31	9.25	39	16.60
50万元以下	26	7.76	80	34.04
未作答	79	23.58	48	20.43

2. 案例介绍

某部属医院作为一家创新型现代化公立医院，该医院的信息化建设历经近二十年，实现了飞跃式发展。该医院的信息化团队规模和技术实力在全国医院也是居于前列。自1997年自主研发并上线了HIS、LIS、PACS、医院运营系统项目、数字化手术室项目、医院数字化楼宇项目等69个项目，培养出了一支极具战斗力的研发实施团队。其中自主研发的医院运营信息系统、医院检验信息系统、医院信息系统、医院放射信息系统等10多个系统相继获得计算机软件著作权，并对60多家医院和数家HIS公司提供技术支持。该公立医院的信息化发展历程也是中国医院信息化发展的缩影，充分体现出医院信息系统发展的三个阶段：医院信息系统（HIS）、临床信息系统（CIS）和区域医疗信息网络（RHIN）。

（1）建设思路

当前，国家新一轮的医药卫生体制改革正在如火如荼地进行。在新的国家政策与发展环境下，医院能否运用科学的管理理论和方法，提高其生命力和竞争力，已经是医院未来可持续发展的重要课题。如何在医院服务规模和业务水平达到一定高度之后获得进一步持续发展的能力，信息化是解决问题的有效途径。在多年的探索和实践中，该院提出数字化医院建设分为三个阶段。

第一步是建设医院基础设施管控平台。在数字化医院的建设要求中，要实现医疗现代化、建筑智能化、病房家庭化，其核心是建筑智能化和设备智能化。因此，医院基础设施管控平台主要是对医院所有大楼进行楼宇智能化的建设，对所有信息化设备的日常维护和对基础网络的合理规划和维护。

第二步是医院业务系统运行平台，此平台是数字化医院的核心平台，医院的所有业务将由此平台进行技术支撑。医院业务系统运行平台按业务的划分为：临床业务平台，支持医院所有临床医疗业务；医院运营平台，对医院“人财物”进行行为管理。

第三步是在前两个平台的基础上，建设管理与区域平台。管理方面是采用信息化手段，将各种业务和管理数据进行汇总和分析，提供给医院管理者的决策依据。同时与区域医疗平台对接，为患者提供便捷的就医流程，缓解地区医疗资源紧张。

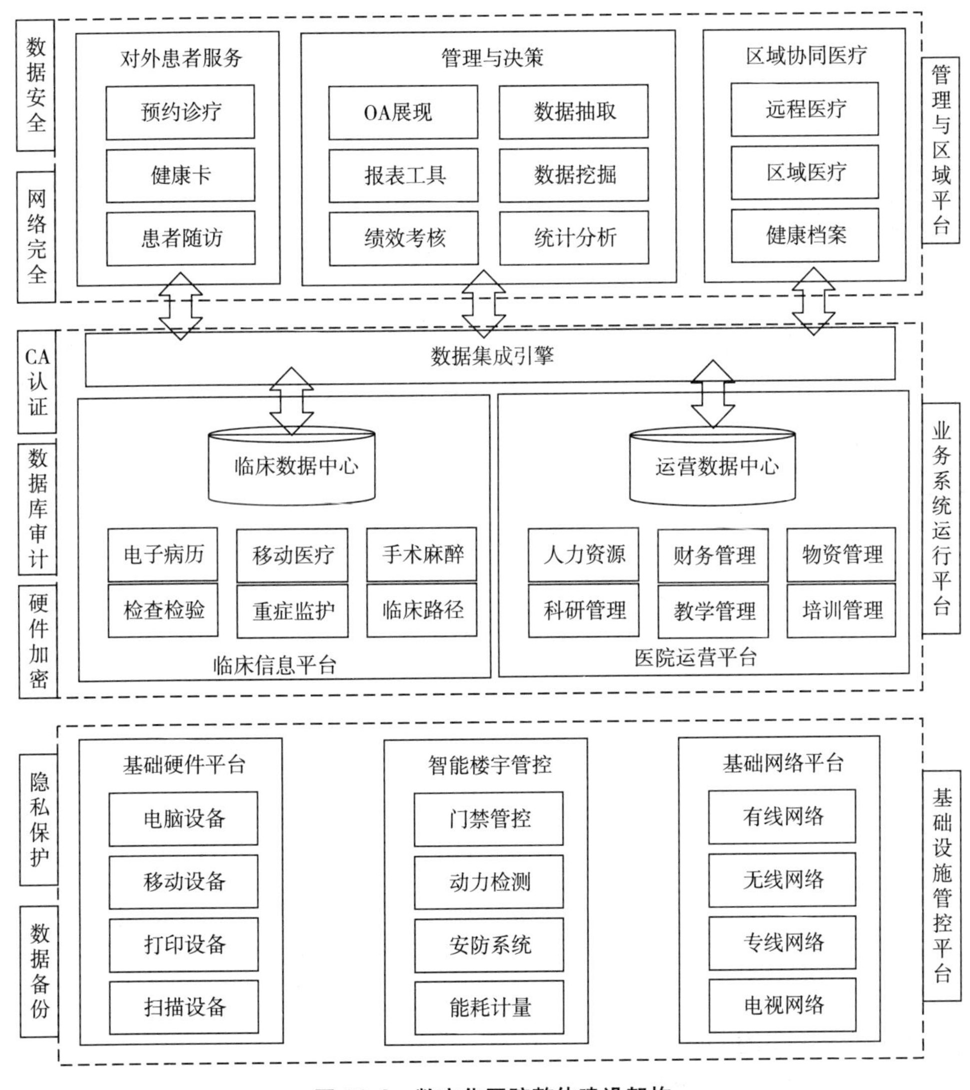

图 16-3　数字化医院整体建设架构

（2）数字化医院建设内容

①面向患者优化服务流程

现代数字化医院建设的主要目的就是要改变传统就医流程观念的束缚，充分利用现代信息技术，将医院业务流程重组，对医院不适应时代的业务流程进行重新思考和再设计，在面向患者和社会需求的基础上，谋求在医疗成本、医疗质量、医院管理、工作效率及医院文化等方面得到显著的改善，适应社会发展的要求。该公立医院的建设真正建立以患者为中心，以患者满意度为标准的现代化医院业务流程，其业务流程的优化主要体现在门诊就医流程优化，住院患者服务、对外医疗服务以及医院的客户关系管理及评价体系，通过优化的流程和优质的服务，为患者提供最佳的就医环境。

传统的门诊病人就医流程为：挂号、分诊、排队、接诊、缴费、检查检验、再接诊、缴费、取药、治疗等步骤。患者在排队挂号、缴费、接诊、检查检验、取药等多个环节均需要排队，普通病人就诊一次大约需要排队 4 次左右，而如果患者需要多科室诊治或者多项检查时，一次就诊可能返回缴费多达 10 余次。针对传统门急诊流程中存在的种种弊端，该医院利用现代信息技术进行流程再造，优化病人就诊流程，实现挂号、取单、缴费、费用查询等过程全部自助模式，把就诊过程中的串行流程变为并行流程，从根本上改变门急诊就诊排队难题，缩短病人就诊时间，提高服务质量。

门诊患者通过使用诊疗卡，在自助机上完成建卡、充值、挂号、取号、看诊完毕后可在自助设备上进行缴费，然后进行治疗或取药。当完成所有流程后，可以在自助机上打印发票。这种无缝衔接能够优化门诊服务流程，减少病患在检查科室与收费窗口的往返奔波、排队耗时，为患者创造一个及时、便捷、有效的就诊医疗环境。推行实施居民健康卡工作。居民健康卡是国家卫生信息化“36312 工程”框架提出的基于电子健康档案、电子病历和三级信息平台，是实现医疗卫生服务跨系统、跨机构、跨地域互联互通和信息共享所必须依赖的个人信息基础载体。该院作为国家居民健康卡建设试点单位，不遗余力地全面推进居民健康卡的发行、运行模式的研究和建设工作。患者门诊就诊流程中，居民健康卡的应用包括挂号、分诊叫号和诊疗等过程，居民健康卡在住院就诊的应用参与患者的入院与出院等各个环节，具体包括入院登记、住院预交金、住院结算等环节。实施“先诊疗后结算”后，患者就诊时间可以有效节约 25% 至 30%，排队次数由平均的 4.2 次减少到 1.3 次。

②面向医护构建临床应用平台

在临床信息化建设实践中，该医院将临床信息系统建设分为医师信息平台、护理信息平台、医技信息平台、数字化手术室信息平台、数字化病案管理信息平台等五个领域，涵盖了医、护、技、管等临床活动的各个环节。为贯通医、护、技、管等各个环节的数据通道，建设集成平台，实现各个临床信息系统之间的数据交互。为实现不同系统之间的数据共享，建设了临床数据中心，集中管理患者的影像数据、报告数据和病案数据。临床信息系统构成如图 16-4 所示。

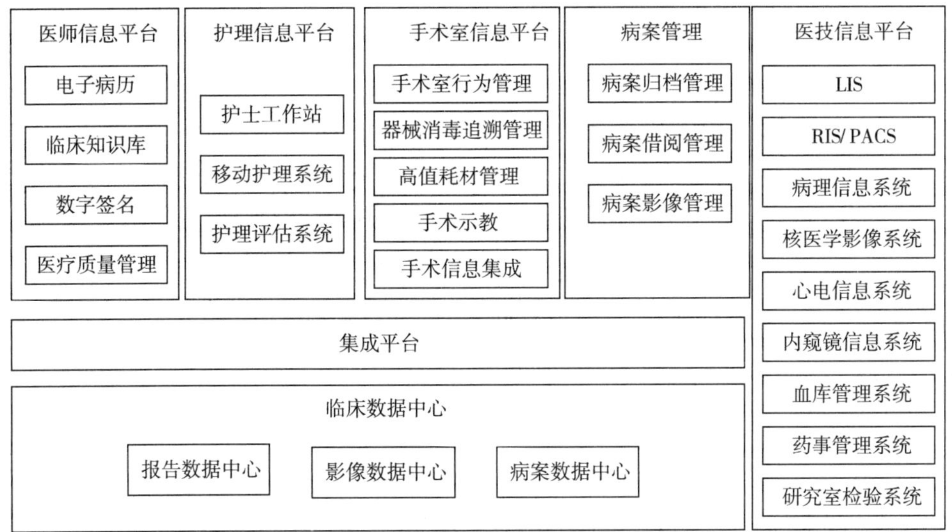

图 16-4　医院临床信息系统构成图

在整体设计中，整个医院的临床信息系统机构设计为 3 个部分进行建设。

（1）生产平台。生产平台承担整个医院的临床业务运营，包括核心业务服务系统，如 HIS、LIS、PACS、EMR、手术室系统等业务应用系统；专业医疗服务系统，如患者主索引、健康档案、病案管理等业务应用系统。

（2）集成平台。集成平台是整个系统体系的核心，承担衔接各个平台的职责，实现数据共享和交换。

（3）集团医院协作平台。这是未来的发展方向，依托集成平台实现对协作集团医院的接入、实现信息交换和共享。

该院在临床信息化的建设过程中引入德国 KTQ 质量认证理念，建立了该特色医疗质量与安全体系，借鉴 O2O 理念，构建了精准化、信息化、系统化三位一体的医疗质量与安全监管平台。且该体系还通过了德国 KTQ 医院质量认证标准的全面检验，并获得了“医院医疗管理的创新保证了病人医疗质量及安全”的评语，使该院于 2012 年成为亚洲首家通过 KTQ 质量认证的医院，并于 2015 年获得中国医院协会“科技创新奖”一等奖。

③面向管理构建整体运维

医院资源计划（Hospital Resource Planning，HRP）是医院引入企业资源计划

(Enterprise Resource Planning，ERP)的成功管理思想和技术，融入现代化管理理念和流程，综合医院已有信息资源，创建一套支持医院整体运行管理的统一高效、互联互通、信息共享的系统化医院资源管理平台。HRP 是医院管理者善用一切资源和手段不断推进医院管理创新的工具，是医院“人”“财”“物”在“医”“教”“研”的业务空间上的行为管理。HRP 将综合医院已有信息系统的资源，在医院业务支持平台、医院科研管理平台、医疗教学管理平台完善建设的基础上，创建规范的财务管理系统、医疗物资管理系统，构建起以合理指标体系为线索的绩效考评系统，使医院的各条主线业务管理和整体实力管理，实现可跟踪、可监察，全面实现管理的可视化，消灭管理的盲区和死角，消灭管理上的漏洞，全面提升医院的整体效率、效益，提升医院持续发展的动力和行业竞争力。HRP 的建设分为以下几个部分：

①与医院原有系统数据互联互通的医疗业务支撑平台

②符合医院科研发展的项目管理平台

③医院教学管理平台

④符合医院发展的人力资源规划

⑤统领财物管理的全面预算管理制度

⑥面向院、科、人的三级管理医院成本核算体系

⑦基于成本控制的物资管理体系

⑧医院决策支持系统 BI (Business Intelligence)

⑨HRP 的综合查询平台，在综合查询平台上进行集成界面展示。

HRP 项目的整体规划图如图 16-5 所示：

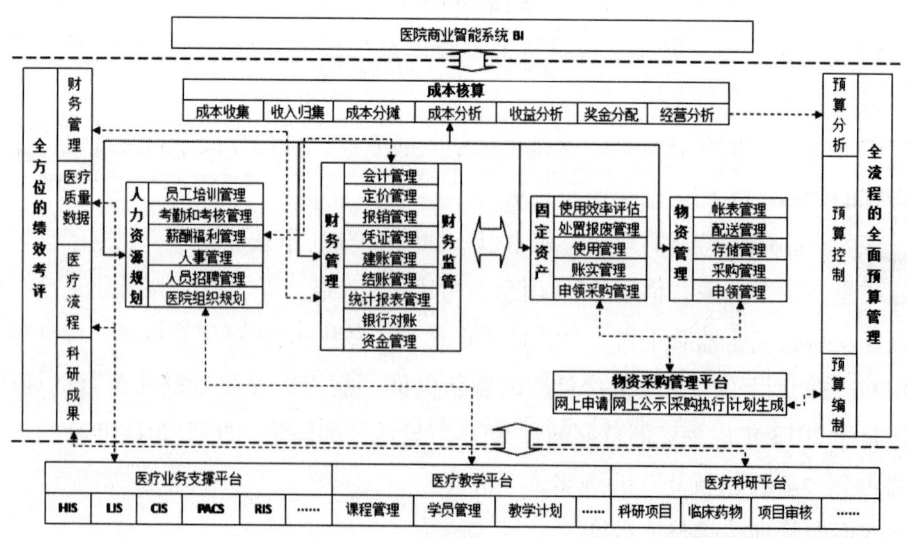

图 16-5　某院 HRP 系统架构图

1 基础层：HRP 的底层为医院“医教研”的三个平台，医院业务支撑平台从医院的基本业务系统提取数据，医院教学平台负责医院教学数据的录入和统计，医院科研平台，负责医院的科研管理和临床药物实验管理。

2 业务层：HRP 的业务层以 HMIS 系统和 CIS 系统为辅助，围绕着医院的“人财物”进行管理。其中人力资源规划管理对医院的医护技和行政人员进行规划管理，财务管理以全面预算管理为基础，进行院级、科级、个人的三级成本核算管理，物资调配对医院药品、低值高值耗材以及固定资产进行管理。

3 管理层：HRP 的管理层以业务层的数据为基础，进行成本核算管理、绩效管理、医疗质量考核和财务监管等各种管理。

4 决策支持层：对以下三层数据进行数据挖掘和数据分析，为决策者提供决策支持的工具，并对数据进行集中式的平台展示。

该医院从 1997 年开始，实行了以全面核算为核心的经济管理改革和创新。在此基础上，医院对科室间的服务和水、电、气、地皮、后勤服务、设备折旧等进行定价，建立了内部电子服务价表，并划分出了三百多个核算科室，建立电子账户，医院所有科室和个人的服务行为和消耗支出均通过划卡的方式产生电子数据，每日定期对其收入和支出明细数据按照申请科室、执行科室、会计科目、核算科目等进行分类归集，为会计科和经管科提供原始数据。经过近 15 年的发展，医院已经建立了完整的医院运营管理系统，为医院的内部及分院之间的合理运作提供了有效保障。

二、公立医院信息化存在问题

（一）信息化投入不足

从医院目前在推进信息化建设过程中的各障碍因素分布情况来看，排在优先级第一位，比例最高的是缺乏充分的信息化资金支持，选择率高达 67.89%，排在第二位的是部门人力资源不足，选择率为 51.05%，排在第三位的是供应商缺乏提供满足需求产品和服务的能力，选择率为 41.75%。与 2013 年相比，2014 年缺乏战略性的信息化规划比重上升到 26.67%。从最近的今年来看，虽然比例有所变化，但前三位变化不大。具体数据见表 16-6。

表 16-6 医院信息化发展主要障碍因素分析表

医院信息化发展主要障碍因素	数量	比例［N=570］%
缺乏充分的信息化资金支持	387	67.89
部门人力资源不足	291	51.05

续表

医院信息化发展主要障碍因素	数量	比例［N=570］%
供应商缺乏提供满足需求产品与服务的能力	238	41.75
信息化的投资回报无法量化	234	41.05
缺乏医疗信息化标准	219	38.42
缺乏战略性的信息化规划	152	26.67
缺乏院领导的支持与参与	146	25.61
难以达到最终用户认可度和使用要求	116	25.26
缺乏临床指导	98	20.35
缺乏法律或政策方面的支持	19	17.19
信息化规划的实施失败	21	3.33
其他	13	3.68
不知道	4	0.07
未作答	74	12.98

与美国 HIMSS（Healthcare Information and Management Systems Society）的 *25th Annual Leadership Survey Final Report* 中对同样问题的调查结果比较，美国调查数据显示，缺乏充足的信息化资金支持（19%）占据首位主要障碍，排在第二位的部门人力资源不足（18%）较去年有所减少。这与我国的前两位顺序一致，可见中美两国医院的信息化遇到的首要障碍是相同的。

医院信息化进程中，各个阶段除了需要前期的大量硬件投入和软件投入，还必须保证相应的运行成本和维护成本。然而，国内医院的管理者大多重收入而轻效益，这种经营理念导致决策者更愿意将资金投入医院基本建设和大型医疗设备购置等有助于扩充医院规模、直接增加医院收入的项目。医院信息化所创造的价值通常是隐性的，因而往往得不到医院决策者的青睐，也就难以获得充足的资金投入。随着我国医院信息化建设的不断深入，缺乏充足的信息化资金支持仍然占首位主要障碍，但是已有一定程度的好转。2013—2014 年度选择该因素的医院比例有所下降，下降比例为 2.58%。应该将信息化列入“一把手”工程，让医院信息化建设随着信息技术、医学的进步和医疗体制、管理体制的完善而逐步完善，并伴随相应的资金投入来支撑。

（二）缺乏信息建设规划

公立医院信息系统规划要求在国家卫生信息化政策之下，制定关于信息系统长远发展的规划，它应该是医院总体规划的一个主要组成部分。信息系统规划是一个组织有关信息系统建设与应用的战略目标、策略和部署的全局性谋划，它的地位可以从两个方面来考察：一是与医院战略规划的关系，二是与医院信息化规划的关系。对于公立医院而言，现在信息系统是医院一个不可或缺的部分，是支持医院运作的重要组成部分。在2014—2015年度中国医院信息化状况调查报告中指出，在570个调查对象中，有41.23%的对象已经有全面的信息化规划，具体情况如表16-7。

表16-7 规划发展制定情况

信息发展规划制定情况	数量	比例［N=570］%
全面的信息化规划	235	41.23
制定但不全面	197	34.56
只制定了一些计划	80	14.04
未制定任何发展规划	8	1.40
不知道	5	0.88
未作答	45	7.89

对于信息化发展规划制定的调查结果来看，大部分医院均已经制定全面信息化规划，但大部分规划可能仅停留在单个项目层。公立医院的大部分系统还处在相互分割、相互独立的状况，业务流程不统一、不规范。面对各个科室提出的需求缺少理论方法。医院信息化项目建设作为业务应用发展的组成部分缺少整体规划，甚至各自为政。等医院日后再上新项目时，就又会发现现有系统无法满足新项目的要求，甚至很多项目上没几年，又重新建立系统。虽然表象上有数据交换平台，但是大量的信息"烟囱"、信息"孤岛"依旧存在，这里的信息"孤岛"也指不能和社区及其他医疗机构系统整合。在信息化项目开始建设之前，需要信息科和上级领导合理制定医疗信息化的建设计划，在设计之前需要考虑清楚医疗机构自身特点及对信息化发展前景的展望。

（三）缺乏IT治理/项目管理理念

根据2014—2015年度中国医院协会信息管理专业委员会的调查，公立医院信息化程度较高，涉及管理和临床系统多达40多个，有的医院甚至更多。公立医院信息化建设是由多个系统构成，每个系统在建立过程中都需要一个完善的项目管理过程。按照IT治理理念，项目管理的好坏直接决定一个项目经济效益和施工产品质量的好坏，进而决定着医院信息化的建设进程。

在医院计划实施一个信息系统时，作为项目负责的信息化管理部门需要了解与项目相关的系统需求、干系人和时间要求等，明确项目生命周期的时间节点，做好项目启动、计划、执行、监督和控制工作。项目初始阶段需要关注项目组织、制度和流程的建立。医院一般信息化项目常采用“职能型”组织，即由信息部门领头组建项目小组（包含供应商、临床使用科室人员）。在2014—2015年度中国医院协会信息协会的调查报告中可以看出，89.83%的医院已经进行了信息化建设的规划工作，但为什么上了很多系统后，医院还是未到达预期的效果呢？这其中一个重要原因就是项目过程中没有做好项目过程质量管控。不论医院是自行开发、合作开发还是项目外包，总是要遵循一个过程来完成项目的可交付成果的。毫无疑问，缺乏项目监督和质量控制，想让一个项目成功是很难的。在整个项目过程中，项目经理必须在整个项目实施过程中进行质量控制。为确保质量，最易使用的方法是检查。检查之后，你就能够衡量项目的质量，对发现的质量问题采取措施。

在医院项目实施过程中，涉及科室繁多，沟通的成败决定整个项目的成败，沟通的效率影响整个项目的成本、进度，沟通不畅的风险是项目的最大风险之一。国内医院的CIO（Chief Information Officer，首席信息官）体制尚未确立，IT部门的负责人通常只是一个负责技术的中层干部，并未真正进入医院的决策层。他们并不具备对全局的指挥调度能力，可支配的资源亦很有限。沟通力度的欠缺是项目顺利推进的主要障碍之一。另一方面，负责技术的干部常常缺少IT项目管理的经验，结果是责任划分不清、组织协调不力、部门之间推诿扯皮。出现问题易于诿过厂商，较少从医院自身查找原因。有时甚至不顾客观现实，依仗甲方强势地位一再提出不合理要求，使厂商不胜其烦。实际上，如果实施成本超过了厂商的承受能力，厂商就不可能提供令医院满意的服务。其结果将是项目久拖不决，医院、公司两败俱伤。而当前HIT行业缺少有效的监理机制，难以客观地区分双方责任，也是导致HIT项目成功率不高的原因之一。

（四）医疗信息化市场不成熟

HIT市场标志性产品及市场均未成熟。国内几乎没有厂商能够提供满足用户全部需求的应用系统，特别是在临床医疗应用方面。即使是相对成熟的管理信息系统，通常供应商亦需进行大量的客户化工作来满足医院的个性化需求。当前国内HIT厂商的结构调整尚未完成，高低端产品的分化还不明显，仍不能有效地适应这种用户需求渐趋分化的形势。

在应用软件开发方面，国内开发商缺乏数据集、术语以及数据交换的相关标准，对于开发出的产品，也缺乏客观、可操作的功能描述和评审规范。用户对厂商的认知度不高，与国际知名IT供应商形成鲜明对照的是，国内的HIT厂商多为中小规模的公司，技术力量相对薄弱。鲜有国内IT巨头介入医疗卫生行业，业内迄今没有出现具备左右市场能力的专业供应商。供应商之间同质化竞争激烈，价格战频仍。应用系统的市场集中度很低，与硬件及系统软件产品差距明显。

另外，供应商对医疗行业缺乏了解，盲目进入 HIT 市场部分。进入医疗行业不是受医院需求的驱使，而是源于技术因素或是资本的驱动。进入市场的盲目性导致对可能出现的问题缺乏充分的思想和资金准备，结果产品常常存在设计缺陷，与用户的需求相脱节，因功能达不到用户期望，项目常常半途而废。国内厂商规模小，实力弱，抗冲击能力差 或许是由于医疗业务比较复杂，其应用系统开发成本高且实施周期长，短期投资回报不佳，致使国内的 IT 巨头大多不愿涉足 HIT 行业。个别介入的大厂商也是浅尝辄止，并未将 HIT 业务作为自己的主攻方向。而目前在中国 HIT 市场中艰苦奋斗的中小供应商，不仅技术实力弱，经济实力也不强。由于抗冲击的能力较差，导致中国 HIT 供应商的寿命明显短于国外知名厂商。一旦公司倒闭，给其用户带来的通常都是一场灾难。

（五）公立医院 HIT 人才匮乏

参考中国医院信息化状况调查报告数据，2014—2015 年度在被调查的 570 家对象中，信息化部门的主要业务是进行医院信息系统建设工作。大部门医院的信息化部门主要负责的业务以医院信息系统建设工作和医院网络运行与维护为主，所占样本总量的比例在 90%及以上，一些信息化部门同时负责设备管理、远程医疗、病案统计管理和视频应用等业务，具体数据见表 16-8。

表 16-8 2014—2015 年度医院信息部门业务范围

信息化部门业务范围	数量	比例［n=570］
医院信息系统建设工作	521	91.04
医院网络运行与维护	518	90.88
远程医疗	232	40.70
设备管理	218	38.25
视频应用	188	32.98
图书馆	148	25.96
病案统计管理	138	24.21
电话系统管理	132	23.16
其他	99	17.37
未作答	19	3.33

医院信息化团队在医院发展建设中的愿景大致可划分为十个部分（详见表 16-9）。运维规范化；提高效应速度和处理效率；进行绩效管理，提升运维人员责任感；提升服务对象感受，改善信息部门形象；通过运维管理逐步提升信息系

统性能；降低管理成本；实时掌握运维整体情况；积累数据用于决策支持；建立（运维）知识库，降低人员流失成本。

表 16-9 2014—2015 年度医院信息部门工作愿景

信息化部门业务范围	数量	比例［n=570］%
运维规范化	472	82.81
提高效应速度和处理效率	372	65.26
进行绩效管理，提升运维人员责任感	352	61.75
提升服务对象感受，改善信息部门形象	345	60.53
通过运维管理逐步提升信息系统性能	339	59.47
降低管理成本	313	54.91
实时掌握运维整体情况	307	53.86
积累数据用于决策支持	280	49.12
建立（运维）知识库，降低人员流失成本	258	45.26
符合等保要求	231	40.53
未作答	19	3.33

从调查结果可以看出，参与调查的信息化部门人员以大学本科学历或学士居多，所占比例达 55.96%，超过半数，其次是硕士研究生学历人员，比例为 18.07%，大专学历人员所占比例为 12.11%，博士及以上学历人员的比例为 3.68%，中专学历人员比例为 1.05%。详细数据如表 16-10 所示。

表 16-10 2014—2015 年度信息化部门人员学历构成

学历	2014—2015 年度［N=570］		2013—2014 年度［N=590］		2012—2013 年度［N=1067］	
	数量	比例（%）	数量	比例（%）	数量	比例（%）
博士及以上	21	3.68	21	3.56	20	1.87
硕士	103	18.07	107	18.14	119	11.15
大学本科	319	55.96	348	58.98	567	53.14
大专	69	12.11	89	15.08	272	25.49
中专	6	1.05	14	2.37	43	4.03
未作答	52	9.12	11	1.86	46	4.31

从 2014—2015 年度，上表医院信息化工作者的专业以计算机及工科专业占绝对优势，位居第二的是临床专业，管理类专业位居第三。详细如数据如表 16-11 所示。这两组数据表明，我国医院信息人员员工主要以本科及以下学历为主，专

业背景以计算机相关专业为多数。这说明绝大多数医院信息部门在人员知识构成方面存在不足。由此可见，解决专业人才短缺问题，提升信息化人才学历水平，促进人才知识结构合理化是我国卫生信息化人才建设中急需解决的问题。

表 16-11 2014—2015 年度信息化部门人员专业构成

最高学历的毕业专业	数量	比例［n=570］%
计算机及工科专业	303	53.16
临床医学或相关专业	67	11.75
管理类专业	59	10.35
医学信息学	22	3.86
生物医学工程	11	1.93
公共卫生专业	8	1.40
基础医学或相关专业	6	1.05
图书情报专业	2	0.35
其他	39	6.84
未作答	53	9.30

我国现有医疗卫生机构 981432 个，其中主要是医疗服务机构，包括医院、妇幼保健院、急救中心、社区医疗服务中心、乡镇卫生院、诊所等。信息化建设任务艰巨，专业人才需求巨大。事实说明，人才短缺严重制约我国医疗卫生信息化发展，亟待解决。主要表现在数量少，高级人才更少，不适应需要，造成信息化效果不如预期；知识背景、学历水平、人才结构都与医院信息化需要有很大差距。

鉴于 IT 技术对医疗卫生领域的影响，发达国家医院管理多将信息中心与医疗管理部门、财务管理部门平等纳入决策核心，实践证明这样定位有利于医院信息化建设和科学管理。原卫生部也制定了医院信息中心人员编制与结构政策，按医院等级和信息化规模规定 IT 人员编制数及岗位分工，并出台医疗信息化人才奖励机制，调整 HIT 专业人才待遇，纠正医院 IT 技术人员薪资低于其他行业的不利状况，使之能吸引人才，稳定队伍。尽快将医学信息学纳入医学研究和教育计划，医学院校要设置医学信息学专业、课程、学位，使得 HIT 专业人才培养走上正轨，有计划的培养输送人才；应选择有能力的科研教学机构设立医学信息学硕士博士点，组织有经验的专家，为医疗行业定向培养高级 HIT 人才，如：CIO、系统规划与分析师、医学信息学研究人员和师资等。将 HIT 知识与技能普及教育纳入医疗行业继续教育计划，分层级制定考核标准，开展达标培训与考核。支持各类研讨班、培训班、网络教学课程，开展全员信息技术应用普及教育。研究出台激励政策，鼓励医疗卫生领域学术团体和现有 HIT 专业人才积极参与教学，编写实用性教材，支持研究机构和院校联合办学，扩大研究生培养规模，逐步建成医学信息学教师队伍，开展国际交流，通过请进来、送出去、师资和学生 交流等形式，提高教学水平。

（六）缺乏统一信息标准

根据 2014—2015 年度中国医院信息化状况调查报告，在所调查的 570 个调查对象中，有 129 家全部采用，339 家部分采用，分别占 22.63%和 59.47%，说明我国目前绝大部分医院采用了统一的信息编码体系。具体指标如图 16-6 所示。

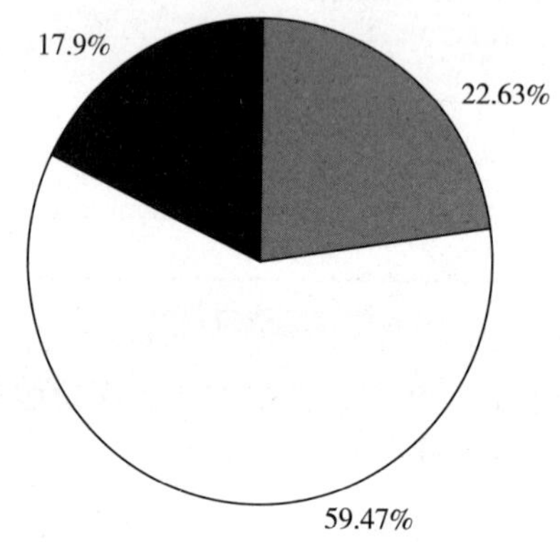

图 16-6　2014—2015 年度中国医院采用统一信息编码体系情况

从表 16-12 可以看出，不同年度对比，ICD10 的使用比例是最高的，此外，DICOM3、ICD9、HL7 的使用比例明显高于其他标准。在调查对象中大部分医院均为公立医院，表明经过国家政策的推动，ICD10 在医院中广泛被使用。详见表 16-12。

表 16-12　医院信息标准体系使用情况［按年度对比］

信息化标准体系使用情况	2014—2015 年度［n=570］%	2013—2014 年度［n=590］%	2012—2013 年度［n=1067%
ICD10	78. 25	84. 07	72. 45
DICOM3	52. 46	50. 51	40. 58
HL7	37. 72	42. 71	26. 24
ICD9	37. 72	34. 58	27. 55
SNOMED	6. 14	6. 61	5. 62
LOINC	5. 44	6. 10	5. 44

续表

信息化标准体系使用情况	2014—2015 年度［n=570］%	2013—2014 年度［n=590］%	2012—2013 年度［n=1067%
其他	11.40	7.97	14.71
未作答	3.33	4.75	6.65

与信息化的需求与进程相比较，我国卫生信息标准化的工作长期以来处于起步晚、进步慢的状态。非标准化现象涉及整个信息处理过程，在信息的表达形式、传输格式等方面的非标准化问题尤为突出，使信息共享和分析利用遭遇严重困难，阻碍了信息资源效益的发挥。软件开发商和医院大多根据自己的技术水平和实际需求建立相应的医疗信息系统，这样导致医院缺乏统一长远的标准。美国现在已经有完善的 HL7 和 DICOM3 标准体系。所有医院的系统都遵守 HL7 和 DICOM3 及其下属的标准。这使这使美国各个医院间交换患者的数据资料，成为了可能。

目前国内标准研究仍然存在诸多问题：标准不能充分适应卫生行业的发展，标准的制定赶不上行业的发展，标准研发，制定和应用还存在流程上的不完善，标准的制定缺乏专业团队支持（厂商、医院、其他医疗结构等）。特别是，相对于国外标准组织在国际卫生信息标准化进程中发挥的重要作用，国内的相关组织发挥的作用有限，而过于依赖政府机构将难以保证我国卫生标准建设的长效发展。除了上述问题之外，标准化的推行和维护也是一个问题：很多标准在制定了之后并不能得到有效、充分的推行和维护。政府是否应该负担起相应的责任，在机制上如何促进推行和维护？是否应该成立专门的推行和维护的组织机构？或者指定现有的组织机构，对其赋予推行和维护的责任和权力？这是我们应该深入思考的一个问题。

三、公立医院信息化发展趋势

（一）技术应用趋势

麦肯锡发布的未来最具经济影响的技术中，大多和医疗相关。如已在发达国家普及并在新兴国家蓬勃发展的移动互联网；知识工作的自动化，比方说用计算机语音来处理部分的客户电话；物联网，比如传感器嵌入物理实体中用来监控产品在工厂的流动；以及云计算等 10 项技术，具体参见表 16-13。按照麦肯锡的估算，到 2025 年，这些技术每一个对全球经济的价值贡献均超过 1 万亿美元。

表 16-13 未来最具影响的十大科技

技术名称	经济	生活	主要技术	关键应用包括
移动互联网	3.7 万亿—10.8 万亿美元	远程健康监视可令治疗成本下降20%	无线技术，小型、低成本计算及存储设备，先进显示技术，自然人机接口，先进、廉价的电池	服务交付、员工生产力提升、移动互联网设备使用带来的额外消费者盈余
知识工作自动化	5.2 万亿—6.7万亿美元	相当于增加1.1亿—1.4亿全职劳动力	人工智能、机器学习、自然人机接口、大数据	教育行业的智能学习、医疗保健的诊断与药物发现、法律领域的合同/专利查找发现、金融领域的投资与会计
物联网	2.7 万亿—6.2万亿美元	对制造、医保、采矿运营成本的节省最高可达36万亿美元	先进、低价的传感器，无线及近场通讯设备（如 RFID），先进显示技术，自然人机接口，先进、廉价的电池	流程优化（尤其在制造业与物流业），自然资源的有效利用（智能水表、智能电表），远程医疗服务、传感器增强型商业模式
云计算	1.7 万亿—6.2万亿美元	可令生产力提高15%—20%	云管理软件（如虚拟化、计量装置），数据中心硬件，高速网络，软件/平台即服务（SaaS、PaaS）	基于云的互联网应用及服务交付，企业IT生产力
先进机器人	1.7 万亿—4.5万亿美元	可改善5000万截肢及行动不便者的生活	无线技术，人工智能/计算机视觉，先进机器人机敏性、传感器，分布式机器人，机器人式外骨骼	产业/制造机器人，服务性机器人——食物准备、清洁、维护，机器人调查，人类机能增进（如钢铁侠），个人及家庭机器人——清洁、草坪护理
自动汽车	0.2 万亿—1.9万亿美元	每年可挽回3万—15万个生命	人工智能、计算机视觉、先进传感器，如雷达、激光雷达、GPS，机器对机器的通信	自动汽车及货车
下一代基因组	0.7 万亿—1.6万亿美元	通过快速疾病诊断、新药物等延长及改善75%的生命	先进DNA序列技术、DNA综合技术、大数据及先进分析	疾病治疗、农业、高价值物质的生产
储能技术	0.1 万亿—0.6万亿美元	到2025年40%—100%的新汽车是电动或混合动力的	电池技术——锂电、燃料电池；机械技术——液压泵、燃气增压；先进材料、纳米材料	电动车、混合动力车，分布式能源，公用规模级蓄电

续表

技术名称	经济	生活	主要技术	关键应用包括
3D 打印	0.2 万亿—0.6 万亿美元	打印的产品可节省成本 35%—60%，同时可实现高度的定制化	选择性激光烧结、熔融沉积造型、立体平版印刷、直接金属激光烧结	消费者使用的 3D 打印机、直接产品制造、工具及模具制造、组织器官的生物打印
先进材料	0.2 万亿—0.5 万亿美元	纳米医学可为 2025 年新增的 2000 万癌症病例提供靶向药物	石墨烯、碳纳米管、纳米颗粒，如纳米级的金或银、其他先进或智能材料，如压电材料、记忆金属、自愈材料	纳米电子、显示器，纳米医学、传感器、催化剂、先进复合物，储能、太阳能电池，增强化学物和催化剂

资料来源：《麦肯锡研究报告》。

（二）由数字化迈向智能化

智慧医院是以人为中心，依赖于物联网、云计算等新一代信息技术及生物技术，将信息技术和资源与医院设施和资源融合，通过医疗资源和互联共享及制度文化的创新，形成环境舒适，流程便捷、服务优质、运营高效的医院管理和服务模式。智慧医院主要具有环境舒适、流程便捷、高效协同、开放共享等特点。

我国大部分公立医院，尤其是大型公立医院，已经具备良好的信息建设基础设施。针对这类医院进行智慧医院建设，也就是基于医院业务流程设计，通过整合移动计算、智能识别、信息融合、物联网等技术来构建智慧医院，真正实现医院整体信息化、智能化应用，满足智慧医院各种业务需求。智慧医院一般主要采用图 16-7 中的架构，构建无限通信平台、数据交换平台、物联网应用平台、定位平台，部署各类物联网应用系统。

1. 无线通信平台

智慧医院强调“以病人为中心”的理念，无线通信平台可以帮助医院实现随时随地的各种信息需求。在医院现有的局域网络基础之上构建移动服务、实时服务为核心的无线局域网，使医院信息化建立在全网络应用环境下，为医护人员更为高效、便捷的业务流程作基础。

2. 数据交换平台

智慧医院涉及的业务系统众多，同时数据信息庞大而复杂。从现实情况看，医院业务系统和数据信息都没有公用的标准可以遵循，帮助医院建立数据交换平台，建立基于 SOA 架构的应用和信息交换服务，从而解决智慧医院所需要面对的各种个性化服务要求。

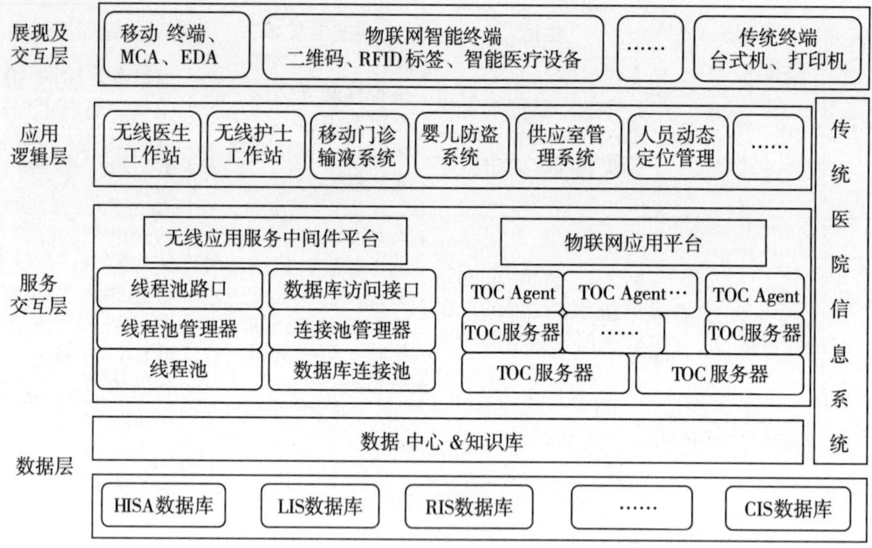

图 16-7　智慧医院整体架构图

3. 物联网应用平台

智慧医院建设中引入了全新物联网应用平台和相关中间件产品。通过智能识别技术应用来构建医院病人、药品等信息的主索引，通过条码扫描和 RFID 技术，为智慧医院提供精确的信息确认和识别系统，从而杜绝传统人工判断和识别所产生的差错事故。

4. 定位平台

为适应医院多层建筑之间及内部的定位和轨迹管理，采用创新的三维医院地理信息系统（HGIS）及定位技术，医院建筑内部人员活动、设备移动均为三维现象。系统采用三维矢量和栅格混合结构集成的数据模型，处理垂直方向和水平方向上的地理信息，可以更精确、更直观地对医院的全部职员（人、财、物）进行跟踪和监控。

5. 应用系统

基于不断创新技术和应用支撑平台，建设涵盖医院门诊管理、住院管理、营养管理、药品管理和耗材管理等一系列移动应用的智慧医院物联网应用系统。主要包括移动临床信息系统、移动门诊输液系统、婴儿防盗系统、药品条码管理系统、人员动态定位管理系统、医院营养点餐系统、移动库房及资产管理系统。

（三）医疗服务向健康管理延伸

健康管理是指对个体或群体，包括健康人群、亚健康人群、疾病人群的健康危险因素进行全面监测、分析、评估和预测，提供健康咨询和指导、干预的全过程，以达到预防疾病、维护健康的最佳效果。健康管理的内涵和宗旨是调动个体和群体及整个社会的积极性，有效利用有限的资源来达到预防疾病、维护健康的最佳效果，这也是未来医学的发展方向。实践表明，持续实施健康管理的国家，其生活方式、疾病的发病率均呈明显下降，而人均期望寿命则明显延长①。美国人在过去近一个世纪平均寿命增加的30年中，公共卫生和预防与医疗服务分别贡献25年和5年②。

随着移动医疗、可穿戴设备等技术的发展，医院必须充分把握当前技术发展的趋势，超前布局相关信息化平台。全面协同创新，从检验科出发，尽早构建健康管理平台，使健康管理与医院HIS、PACS、LEIS等信息系统相接并共享，使服务手段人性化、高效率、高质量，开发建立一个既能独立运行又可与医院共享的健康管理平台。对健康或亚健康人群的健康与疾病风险因素进行全过程监测、预防和维护，有利于拓宽医院的服务领域，充分利用医疗资源，增加服务量，提高效益；有利于开发医疗服务市场的潜在需求，培养医院的忠诚客户，实现品牌营销等。

（四）基于知识库的临床决策支持系统

医院数字化建设的不断深入使得医院数据量快速膨胀。大量关于病人的健康信息、临床诊断检验和治疗的信息、临床研究信息药品和医疗设备信息、医院管理等其他医学相关信息都存在于相关的计算机网络系统中。大数据技术可以对数据进行分析处理，将医学专家提供的知识和经验信息转化为有用的知识库③。

以百度为例，通过百度搜索数据与医疗数据、医保数据等关联，并结合图像识别和语音识别技术、可穿戴设备数据采集等，通过大数据分析与挖掘能力可以实现人群疾病分布关联分析等。通过对大量临床电子病历、临床经验和科研成果等医学信息数据进行学习和理解，绘制人类疾病图谱（人群分布），并建立疾病分析模型和治疗路径模型。这也将极大推动疾病研究、医药研发、药品监管、居民医疗服务和全民健康教育等事业发展。百度与中国疾病预防控制中心（CDC）合作开发的疾病预测产品，基于对网民每日更新的互联网搜索的分析、建模，实时反馈流感、手足口、性病、艾滋病等传染病，糖尿病、高血压、肺癌、乳腺癌等流行病的爆发数据，并预测疾病流行趋势，是国家疾病控制机构传统监测体系

---

① Loza C1，Castillo-Portilla M，Rojas JL，Huayanay L.,*Basic Principles and Methodological Considerations of Health Economic Evaluations*［J］. Rev Peru Med Exp Salud Publica，2011，28（3）：518-527.

② McCarver P.,*Success of a Diabetes Health Management Program in Employer-based Health care centers*［J］. AAOHN J，2011，59（12）：513-518.

③ Yale University，*Guideline Elements Model*［EB/OL］，（20082-24）［2010-04-018］，http：//gem. med. yale. edu/default. htm.

的有力补充。结合大数据舆情分析、公共卫生危机事件预警产品，有效地融合非结构化大数据，建立了基于互联网的新兴公共卫生数据资源共享机制与服务价值链。

（五）分布式医院信息系统的发展

随着移动医疗、物联网、大数据等技术的发展，在国家政策的推动下，未来公立医院服务模式将转变为分布式，具体表现为区域化或集团化。

区域化：随着第三方质量认证体系的发展，区域影像检查、区域临床检验中心、区域病理中心等非核心医疗机构必将与公立医院建立协作机制，进而实现跨医院之间的诊疗信息共享和业务协同。

集团化：当医院规模逐步壮大，医院集团更倾向于纵向联合，由管理、技术、社会基础等各方面都较为突出的医院，联合乡镇或社区卫生院，使医疗资源得到充分的整合，并且通过统一有序的制度，合理配置医疗资源，优化医疗结构，逐渐实现双向转诊，提高社区卫生服务水平。

无论是何种方式，都需要建立一个以居民健康档案为基础的、开放的、共享的医疗服务保障体系，从一个人的出生开始建立档案，跟踪一个人的健康状况，共享健康状况、医疗诊断信息、病历信息，从而实现医疗资源的最大化利用和医院间的协同医疗。医疗机构之间都有着大量的数据交换，而且需交换的数据种类繁多、实时性要求也高，比较复杂。制定分布式医疗信息化支持时，首先需要考虑到机构之间数据交换策略及网络架构。全面考虑分布式医疗服务的特点，如协作机构数量、地理分布情况、网络连接方式、集团管理模式等，然后详细分析交换需求，如需要交换的数据种类、交换的方向、交换的实时性等，最后灵活、合理地选择复制技术手段，尽可能地减少网络负担，避免数据交换冲突，尽量利用夜间完成非实时性复制，从而安全、可靠、高效、完整地完成信息化整体设计。

（六）公立医院信息化建设激励机制

目前，医院信息化建设有政府推动力，但缺乏信息化投资的激励机制。HIT 市场实际上可看作是整个医疗市场的一个组成部分。由于公立医院在中国的医疗机构中占据主导地位，因此整个医疗市场，包括 HIT 市场受政策层面的影响最为巨大。但当前政府，缺乏鼓励医院投资信息化建设的相关政策，特别是没有建立医院信息化投资的激励机制，以致当前医院在信息化方面的投入，包括硬件、软件、实施、维护乃至日常消耗，均不能从服务对象获得补偿。这一现实严重抑制了医院信息化建设的投资欲望，也影响了 HIT 产业和市场的良性发展，是导致 HIT 产业整体落后且缺乏活力的主要原因。

但我们也应看到，近来这一局面已经出现了改善的迹象。譬如，国家卫计委在对部属（管）医院的专项经费资助中，已连续几年将医院的信息化建设作为支持内容之一。从某种意义上讲，这也可算是一种变相的激励。另外，某些地方物价管理机构，允许对数字化影像系统所提供的图片加收一定费用，客观上也鼓励了医院的信息系统建设。但目前这种激励还是个别的、局部的，尚未从根本上缓解因缺乏信息化投入的补偿机制而对医院信息化建设所产生的抑制作用。政府应充分认识到推动医疗机构信息化对减少医疗差错、提高健康保健水平以及抑制医疗费用过快增长的重要意义。通过制定相关政策，激活医院的信息化需求，督促医院加大信息化建设的投入，更好地满足医疗体制改革的需要。

（陈妍妍、聂丽丽）

CHAPTER 17 第十七章

海外公立医院改革经验与借鉴

公立医院在西方各国的医疗保健和卫生服务体系的建立和发展中曾经发挥了巨大的作用，但依然存在一些严重的问题。本章介绍了国外医疗卫生体制中具有重要代表性的国家公立医院改革的主要措施，探讨了国外公立医院改革对中国公立医院改革的启示。

第一节 海外公立医院改革概述

各个国家医疗改革都表明，公立医院改革是整个医改的重中之重。发达国家如美国、加拿大、德国、法国、瑞士五国的非营利性医院占医疗卫生机构的78%—95%。其中“公立医院占所有医院的比例分别是：法国 65%、瑞士 46%、加拿大 43%、德国 42%，美国公立医院的比例最低（只占 10%），但美国的非营利性医院占所有医院的比例却高达 90%，公益性组织和私人举办的非营利性医院所占比例高达 80%”。英国公立医院约占全国总数的 95% 左右，德国公立医院占医院总数的 37%，新加坡公立医院床位和提供的服务分别达到全国总量的 81% 和 80%。

公立医院的广泛存在不仅有效弥补了市场缺陷，实现了医疗卫生资源的优化配置，而且较好地完成了政府维护公民健康权益的责任，成为守护公民健康的安全网。公立医院的存在提高了医疗卫生服务的可及性和公平性。当然，在公平和效率的一致性方面，大量公立医院的存在也为改革带来了难度与机遇①。

① 代涛、尤川美、陈瑶：《部分国家政府举办公立医院的经验与启示》，《中国卫生政策研究》2009 年第 8 期；李玲：《美国医改对我国医改的启示》，《中国卫生政策研究》2010 年第 5 期。

一、海外公立医院管理现状

（一）领导体制

发达国家的医院，无论是营利性的或非营利性的、公立性质的或财团法人性质的，在经营管理上基本实行企业化管理。为适应这种企业化经营管理体制，在医院领导体制上，医院多采取董事会制度。董事会是医院的最高权力机构，其职责主要有：聘任和考评医院的主要行政负责人，评价和监控医院提供的全部医疗服务质量，保证医院在财务方面的充足性和可利用性，保证医院遵循所有适合于医院的法律、法规和条例，聘任医师和各类医务人员。

医院院长由董事会任命，院长也是董事会成员。院长全面主持医院的各项管理工作并对董事会负责。下设若干名有较好资历（资深）的副院长，分别主持医疗业务和行政财务管理工作。常规上医疗技术资深副院长下设 2 名副院长，分别分管护理和医疗技术服务；行政管理资深副院长下设 2 名院长助理，分别分管人力资源、职工健康、环境卫生、总务、安全、合同管理等。上述院长、资深副院长、副院长和院长助理组成医院的院务委员会，讨论决定医院重大事宜。医院设立管理委员会，下设若干执行委员会，如内科委员会、外科委员会、急诊委员会、药事委员会、医疗资格委员会、采购委员会等。医院各方面的问题一般不先由院务会讨论，而是必须先向相关委员会反映，由各委员会接受、整理、讨论、提出建议，上报院务会审议通过。

各国对医院院长的资质要求也不尽相同。欧、美国家医院的院长可以不是医学背景，但必须学过医院管理学课程或接受过相关培训，所以欧美医院院长多是学经济管理、工商管理的专家。具体来说就是，董事会负责院长和院外医师团体两条线，院长直接管理副院长等管理人员。医师团体与院长是协作式关系，院长不管理医师团体的具体医疗工作。日本从董事会到院长直至一般管理者和工作人员实行直线式领导体制，医院院长要全权管理医疗，所以不是医师出身则很难胜任工作。企业化的经营使得医院高度重视市场营销，并通过多种市场营销手段来最大限度地满足顾客（患者及其家属）需求。在市场营销方面，完全以满足顾客需求为导向，并在医疗服务项目的确立、医疗技术实施、院前观察与院后随访中都贯穿了这一理念，因此医疗服务水平比较高。

（二）人事管理

医院人事制度实行公开公正招聘，逐级雇用。除一些政府医院外，医师通常不是医院的雇员（多点执业制度的体现），医院各医疗部门的负责人也必须由全体医务人员选举，从医师中产生。医师在医疗工作中所拥有的职权范围也要由院务会提出并提交董事会批准。

人事管理另一个特点就是注重医师队伍的继续教育和业务考核。如美国医师的行医执照根据各州规定，每一两年就要更新一次，换发执照需要参加考试和考核，这个制度也促进医师必须不断学习新知识、新技术。如果考试通不过，行医权就会被终止。因此医生必须发愤学习，刻苦钻研，不能有半点懈怠。

医院也经常聘请知名专家教授到医院工作，或选派中青年医师去国外或国内知名医院学习研修，以提高医师队伍的业务水平。

（三）质量管理

1. 追求卓越的质量策略

在国外医院，无论是管理者还是医生和护士，一般都具有强烈的质量意识，并能通过有效措施予以保证。追求完美质量的营销策略使西方发达国家的医院既保持了良好的发展势头，又保证了优质的医疗质量，让民众得到了实惠。

美国医院在营销中倡导卓越质量策略，它们总是想方设法满足就医顾客的需求，并力争超过就医顾客的期望。医院领导者号召全员参与到持续质量改进过程中来，不断提高就医顾客的满意度；组建有员工参与的质量控制小组，动员全员参与质量管理，进行全员、全程、全方位的质量管理。如对某一疾病，以患者入院到出院为主线，通过全员合作，看这一过程涉及多少种检查、处置、治疗等服务，每一种服务可以有多少种方式，各种方式会产生什么结果，逐一比较和评估，选择合理方案，并制定标准，按标准进行工作。

英国是政府干预医疗质量评估，并制定相应的标准，比如门诊的每项服务、门急诊处理的等候时间、诊所病人的等候时间等都有明确规定。英国政府还定期公布最佳医院和最差医院以及名次，让医院接受社会监督。

澳大利亚定期公布各医院同一诊断或手术的死亡率以实施行政监督。这些措施都大大地增强了医疗服务人员的质量意识，促进了民众对医院的信任。

2. 多样化的服务策略

（1）重视并完善硬件设施建设。发达国家新建或改建的医院一般都按宾馆水平设计施工，同时考虑医疗功能的需要。改善住院环境，使病人更贴近自然环境。医院庭院多布满树木、草坪、花园，类似公园，病房宽敞明亮，可以看到窗外景色。改善住院条件，将大病房改为两人间或单人间。总之在医院环境建设中非常人性化。如美国 RUSH 医院设计为蝶形，充分享受阳光，非常人性化。日本医院把病人作为社会人来看待，为接受治疗的病人建立了图书馆、游泳池、球场以及娱乐设施等，使病人在治疗与康复期间得到充分的放松。

（2）注重精神卫生服务。国外很多医院对临终病人实施“关怀服务”，设立临终关怀病房。这些场所环境非常幽雅宁静，并有一支专兼职护理人员、专科医师、心理医生、宗教师、义工等组成的医疗、心理和生活护理团队。他们不采用更多医疗项目，主要以缓解疼痛、提高生命质量为目的，为病人提供充满人性色彩的服务。病人可以和家属住在一起，不受治疗方面的约束，接受一般性护理，以消除对死亡的恐惧和临终前的痛苦，使其平静地、无痛苦地离开人世。

（3）开展家庭医疗和健康服务。欧美各国在家庭医师制度基础上，扩大家庭医疗的功能，把一些原先需要住院治疗的慢性病患者逐步转向家庭内治疗或护理，即让医护人员到病人家中服务，并将一些医疗项目，如血液透析、静脉高营养、吸氧等引进家庭。同时加强家庭健康管理，使其家庭健康和谐，促进医疗质量。

3. 优良的医疗技术

医疗技术是医院最根本、最核心的内容。在这个方面，国外医院主要措施包括以下内容。

（1）利用互联网技术。很多国外医院拥有跨地区、跨行业、跨国家的计算机网络系统，甚至可以通过卫星进行信息传递，解决会诊、病例讨论等临床问题，大大提高综合的医疗技术实力。

同时，借助先进的信息系统可以随时引进本学科、本专业的先进诊断治疗技术，解决医学知识和技术更新等问题。医患之间也借助这种高科技的手段进行交流，病人通过电子邮件与医生交流已经很普遍，许多医院都有自己的主页，有些病人可以直接在网上进行交流，使病人足不出户就可获得方便、快捷的医疗服务。

（2）重视科研工作。科研工作是医院水平的重要标志之一，是医疗质量的标尺。国外医院对科研资金的投入很大，几乎每个科室都有科研课题，有的科室有自己的实验室。课题突出本科、本院有独特技能和有声望或权威性的项目。通过科研提高医疗水平，培养人才，提高素质。

医院为科研人员提供实验设备、场地、时间、经费等，支持和资助其到国内或国际会议上交流和发表学术论著，也邀请国外具有专长或著名的专家、教授来报告、讲学，以开阔眼界、扩展思路。

（3）注重创新技术应用。重视把最新的医学研究成果和新型医疗器械引进临床实际应用。新型医疗器械刚一问世，许多医疗单位便主动采购，投入临床使用。这种迅速的普及应用对提高诊断治疗水平起到了很大的推动作用。在引进先进技术和医疗器械方面，日本医院不仅注重大型医疗器械的装备，而且中小型、常规型的医疗器械普及率也很高。

4. 严格控制医疗事故

在国外医院，无论是管理者还是医生和护士，都具有强烈的质量意识，并通过各种有效措施予以保证不出医疗事故。因为一旦发生医疗事故，各路媒体很快就会介入报道，社会上会闹得沸沸扬扬，使医院处于十分被动的地位，医务人员的形象大受伤害。并且一场医疗官司下来，尤其是对私立医院，很可能倾家荡产，再没有人登门。因此，医疗事故的出现就意味着医院的运营失败。

二、国外公立医院改革案例

（一）美国

1965 年，美国国会通过了医疗照顾（Medicare）和医疗援助（Medicaid）两大公共医疗保障计划，标志着美国政府全面干预医改事务。美国医改历时一个世纪以来，从号召为美国提供“人人都能负担的医疗”的杜鲁门总统，到“夫妇联手”为医改奔走的克林顿夫妇，医改方案一次又一次夭折。直到奥巴马新医改出现，总算有了较大发展。备受关注的美国医改法案终于在奥巴马的大力推动下获得通过，这被看作是美国社会福利制度 45 年来具有历史性跨越的大变革，它将帮助 3200 万没有医疗保险的美国人解决看病难的问题，使全美的医保覆盖率从 85%提高到 95%，向“全民医保”迈进一大步。

1. 美国公立医院的构成

世界上绝大多数国家都有公立医院，美国也不例外。按照美国人的理解，公立医院是指由联邦政府、州政府或县政府出资建立并拥有的医院。政府出资做任何事情，都必须要有特定的公益性目标。无论是在出资建立公立医院的过程中还是在维持其日常运营的过程中，美国各类政府的相关财政支出，都必须获得同级议会的批准。在美国，公立医院大体可以分为如下三类：

（1）由联邦政府建立以及所属的机构，以实现特定的全国性公益目标

联邦政府所属的公立医院包括三大系统：①退伍军人医院，为退伍军人及其家属提供医疗服务，由退伍军人事务部（Department of Veteran Affairs）下属的退伍军人健康服务局（the Veterans Health Administration）负责运营；②军队医院，主要为现役军人服务，由国防部（Department of Defense）负责运营；③印第安人医院，为北美原住民提供医疗服务，由卫生与社会服务部（Department of Health and Human Services）下属的印第安人健康服务局（Indian Health Services）管理。联邦政府所属的这三类公立医院都不对外开放，即不为普通民众提供医疗服务。在美国，对普通公众开放的医院被称为“社区医院”（community hospitals）。美国医院协会将“社区医院”定义为非联邦政府办的、提供短期住院服务的综合医院

或其他专科医院。

（2）一些精神病医院或长期看护医院

这类医院有些是联邦政府所建，有些是联邦政府与地方政府共建，有些则是地方政府所建，后者居多数。需要指出的是，在精神病治疗康复与长期看护这两个领域，也有民营的服务提供者，其中既包括非营利组织也包括营利性组织。如果老人和穷人接受这方面的服务，绝大部分费用可由面向老人的公立医疗保险（Medicare）和面向穷人的公立医疗保险（Medicaid）来支付。其他人则需要私营保险或自付来解决费用问题。

（3）普通的公立综合医院和专科医院，尤以综合医院数量居多，并向普通民众开放

这些公立医院均由地方政府设立，主要是州政府、县政府或市政府等美国地方政府机构。在美国，县政府的管辖范围要比市政府大。值得注意的是，美国实行联邦制，各类政府之间没有行政隶属关系，其财政体系与政府职能相互独立。这类公立医院的主要功能之一是提供医疗服务安全网（health care safety net），基本上是为低收入者提供医疗服务，尤其是为无力支付医疗费用的低收入者提供医疗服务。这些低收入者包括各类遭到社会排斥的弱势群体成员，例如无家可归者、性工作者、毒品上瘾者、酒精上瘾者、刑满释放人员等。这类公立医院的数量尽管少，但在尚未建立全民医疗保障体系的美国，它们为增进基本医疗服务的可及性发挥着重要的作用。

2. 美国公立医院的财务结构

美国对公立医疗机构和民办非营利医疗组织，也就是享受了免税待遇的医疗机构，实施强制性信息披露管制。因此，在许多州，公立医院发布的年度报告（披露其服务能力、服务流量以及财务结构）非常容易获得。就所有医院的财务而言，一般都分为运营收入（operating revenue）和资本投资（capital investment）两部分。所谓运营收入，就是医院通过提供医疗服务获取的收入，俗称“看病治病挣来的钱”；所谓资本投入，就是对使用寿命在一定期限以上的设施进行的投资，例如基建与装修、大中型设备购买以及并购所需的费用。一般而言，公立医院的资本投资有三个来源，即政府补贴或专项拨款、政府担保的融资（向资本市场发放债券或票据）和民间捐赠。政府补贴或专项拨款主要来自这些公立医院的所有者，即地方政府（尤其是县政府），当然也不排斥来自联邦政府的可能性。实际上，美国联邦政府每年都向各种各样的非营利性组织提供补贴或专项拨款，其中的受益者自然也包括非联邦政府所属的公立医院。

3. 美国公立医院中的政府投入模式及政策

在美国，公立医院日常运营中政府投入的方式有两种：一种是征收特别税

收，另一种是下拨政府补贴。对于公立医院的资本投资，还包括政府市场融资（发放债券）以及贷款票据等手段。政府投入占公立医院运营收入的比重呈现极大的差异性，这主要与这些公立医院所在地方的社会经济人口特征有关系。政府投入占公立医院资本投资的比重也有极大的差异性，影响因素更多。

4. 美国公立医院的主要特征

（1）合理配置医疗资源

美国打破医疗资源条块分割，制定区域医疗资源发展规划，顺应城镇化发展趋势和人们对追求高质量医疗服务的需求，调整三级医疗卫生服务体系，合理定位社区医疗卫生服务职能，把增加投入与转变机制相结合，提高了资源使用效率。美国公民看病主要以社区医院为主，并且合理分诊。

（2）树立全民参与医疗机构管理的理念

在美国，医院管委会均由公民参与，并且有组织捐款机构。在预防疾病、提高整体国民健康素质方面，社会的作用是不容忽视的。要建立合理的转诊制度，树立全民参与医疗机构管理的理念，鼓励和引导社会资本发展医疗卫生事业，带动医疗产业链发展和医疗消费增长，鼓励人民群众参与到医院的管理和建设中，把所在社区医院的建设看成是自己的责任。

（3）建立统一的医疗保障制度

医疗保险计划实际是一个全民参与的公共集资体系。为此建议：建立统一的医疗保障制度，扩大覆盖面，尽快实现全民医保的目标；提高并均衡医疗保障待遇水平，保障人民群众基本医疗；加强医疗保险管理，提高基金使用效率；改进医疗保险服务，方便参保群众。

（4）医院要树立以病人为中心，一切方便病人的管理方式

到加拿大和美国访问，感受比较深的是他们除了优越的就医条件外，医院一切以病人为中心的管理方式是值得我们借鉴的。急诊科的急救病人在没有办住院手续之前，救护车的医务人员需要继续照料病人。

（5）加强对医院的监管

美国对医院的监管是细致严格的，其监管主体包括各级政府分支机构以及行业内部和民间组织。我国公立医院的监管者和举办者不能是一体的，否则，所谓的绩效考核、信息披露和监管都会流于形式。甚至，监管主体不一定必须是行政部门，监管权的有效实施亦不必以拥有行政处罚权为前提，政府只要制定强制信息披露规则就可以，患者所实际拥有的选择权是最为有效的奖惩机制。

（6）培育一支志愿者队伍

一个国家志愿者的参与程度是这个国家文明和社会进步的集中体现。我们认为，应在全社会更加重视和大力倡导志愿者行动，建立一支有相当规模的志愿者

队伍。从学校抓起，加强基础教育课程，要改变目前志愿者活动仅停留于一些表面的服务工作，使他们服务的触角延伸到社会各个领域。

5. 基于公立医院改革的医改模式——凯撒模式

目前，有近30%的美国人选择了集医疗服务和医疗保险于一体的凯撒医疗集团作为参保单位。凯撒医疗集团采取的医疗保险和医疗服务统一管理模式，坚持预防为主、防治结合的理念，在探索加强疾病预防控制、推进健康管理和降低医疗成本等方面初步显示出了良好的发展前景，对于推进我国医药卫生体制改革具有借鉴意义。

（1）基本情况

凯撒整合型医疗模式的雏形形成于20世纪30年代。凯撒是一个在边远地区修水坝的企业家，为了解决雇佣工人及家庭成员的医疗保健问题，他与一名叫卡费德的医生签订合同，设置医院，聘请医生，为企业工人及其家属提供医疗服务。卡费德医生每月根据接受服务的人员数量获取定额报酬，由此预付式团体医疗服务模式逐渐形成。二战后，凯撒医疗集团成立，这种预付式团体医疗服务开始向社会开放，允许其他企业以团体预付费用的方式购买服务。

凯撒医疗集团在美国拥有890万会员，覆盖8个地区、9个州和哥伦比亚特区。其中78%为公司企业集体参保，17%为政府购买的穷人、老人医疗保险服务，5%为个人参保。在组织结构方面，凯撒医疗集团共设有35个集医教研于一体的国家级医疗中心，主要从事疑难重病的诊治。医疗中心周围设有诊所，负责提供一般疾病的诊治。边远地区则采用派出护士的形式，向会员提供预防保健、医疗和健康管理等综合性服务。

（2）主要特点

①以健康为中心的基本理念

凯撒医疗集团强调以健康为中心的服务理念，具体表现在三个方面：一是注重对疾病的预防和人群的健康管理，对服务的个体和群体进行有针对性的健康指导和干预；二是注重为服务对象提供全程、连续的医疗服务；三是注重尊重服务对象的需要和选择，强调生活质量，鼓励其参与自身的健康管理。

②建立整合、协同化的服务体系

一是医疗保险与医疗服务提供的整合。医疗机构和保险公司是利益统一体，提供服务后的结余资金可以在集团内部进行再分配，改变了在按项目付费方式下，医疗机构缺乏节约资金动力的问题。二是供方和需方利益的整合。医生通过健康管理，使服务对象少得病，可以节约大量医疗费用，节约的资金可用于医生的收益分配。同时，也可减少病人就医的共付费用。因此，降低疾病发生和就医成本成为医患双方的共同目标。三是服务提供模式的纵向和横向整合。采用同行评议的方式对医务人员进行考核评价，促使全科医生和专科医生之间、不同层级的医务人员之间、不同专科医生之间的对接联系非常融洽。同时，实现了预防保健、门诊、住院、家庭康复之间的横向整合，使患者在不同阶段所接受的服务实现无缝衔接。

③实行精细化、现代化的医院管理

一是对医疗质量的管理。设定严格的疾病诊疗规范、标准和临床路径，建立质量监控指标体系。二是对医疗服务流程的管理。将就医流程进行拆解和整合，相关的医疗流程采用并联方式同步进行，尽可能简化不必要的医疗程序。三是对医务人员的绩效考核管理。建立严密的考核体系，利用平衡计分卡等现代化管理手段对服务质量、效率、服务对象满意度和团队合作贡献度等进行考核。四是对诊疗方案和适宜技术选择的管理。采用基于临床案例的随机对照研究、循证医学研究和成本效果分析等卫生经济学评价方法，实现对拟选择方案的科学决策。

④以信息化作为技术支撑

凯撒医疗集团提供的连续性、一体化服务有赖于系统内信息共享的强大支撑。主要体现在：一是医生可实时查询病例、治疗方法指南、电子处方等。二是为病人建立电子健康档案，病人能够在线预约就诊、付费，获得健康教育信息等。三是为医疗质量管理和监控提供数据，避免重复检查。同时，还可对员工进行全面绩效考核。

⑤实现专业化、能级化的人力配置

对卫生人力资源按照不同能级进行合理配置。普通专科医生、全科医生和医疗辅助人员能解决 80%—90% 的医疗问题，医学中心、高级专家解决 10%—20% 的医疗问题，提高了人力资源的总体配置效率和利用效率。

同时，美国已建立起比较成熟和稳定的医生培养制度。美国的住院医师规范化培训属于毕业后医学教育，由政府向提供培训的医疗机构足额支付培养资金，人均每年 18 万美元。

⑥营造公开透明的竞争环境

竞争机制主要表现为医院之间、保险公司之间、保险公司与医院之间的相互竞争，这种竞争在提高效率、保证质量、提升水平、控制成本方面发挥了重要作用。

同时，国家质量保证委员会、医疗研究和质量部以及第三方评估等组织，对不同医院、医疗集团和保险公司的质量和绩效数据予以公布，促进了不同医疗服务提供方提高效率。

（二）加拿大

1. 多样化的医疗服务体系

加拿大的医疗服务体系具有多元化的特征。联邦政府所属的医疗机构只为特定的人群服务，主要包括退伍军人、现役军人、加拿大原住民（爱斯基摩人和印第安人）皇家骑警、国家保护区的居民等。负责提供初级卫生保健（其中主要包括普通门诊服务）的家庭医生主要是个体行医者，少数为社区卫生服务机构服务，也有少数受雇于医院。在过去，大约有一半医生选择以家庭医生为职业，但近年来，选择家庭医生为职业的医学院毕业生的比例开始下降到 30% 以下。无论家庭医生在医疗服务体系中比重有多大，绝大多数家庭医生都喜欢个体执业的模式，但是国际组织和加拿大政府都在推进初级卫生保健的集体执业模式，即不同类型的医生建立合伙制诊所或者形成联盟。

其他医院与医疗机构遍及各地，其所有制类型极为多样。在加拿大的医疗服务系统中，大多数医院是公立的，由省政府或地区卫生署所控制，少部分医院是私立的，主要由宗教组织控制。这是出自加拿大权威性医疗政策文献中的说法。可是，也有一种来自美国学者的说法，认为加拿大 95%以上的医院是私立的非营利性组织。在公立与私立非营利性组织的边界划分上，即便在西方国家，也具有一定的模糊性。或许，加拿大人认为，这些医院的收入绝大部分来自公共部门，因此就是公立医院。实际上，在加拿大定居的中国人大多也这样认为，即看病由公家出钱的医院自然是公立医院。但是，美国人倾向于认为，某机构的运营收入是否主要来自政府并不表明该机构一定是公立机构，政府完全可以通过购买服务而成为私立非营利组织的主要收入来源。

由于加拿大幅员辽阔，因此大多数省份的公立医院出现了地区的趋势，即各省政府在不同的地区设立地区卫生署，由它们控制地区性公立医院网络。例如，在经济最为发达、人口密度也较高的安大略省，就有 14 个地区性公立医院网络。但是，由于不同省份人口密度差别太大，因此不同的地区性公立医院网络所服务的人群也大不相同，从不足十万到超过百万的情形都有。

无论是公立的还是私立的，加拿大的所有医院都是非营利性组织，尚不存在私立营利性医院。这一点在西方发达国家中较为独特。由于人人享有公立医疗保险，而且公立医疗保险的保障水平较高，因此在加拿大也不存在美国式的安全网公立医疗机构，基本上是为低收入者提供医疗服务，尤其是为无力支付医疗费用的低收入者提供医疗服务。对所有加拿大的医院来说，患者就是患者，不存在穷人和富人之分。实际上，这就是医疗体系公益性的一种体现：要实现这种公益性，重要的是发展医疗保障体系，实现全民医保，而不是开办一些医药费用打折的“惠民医院”，也没有必要专门建立只为低收入者服务的公立医院。

2. 加拿大医院管理

加拿大 95% 以上的医院都属于非营利性的、自主管理的独立经营实体。每个医院都有一个管理委员会（董事会），负责对医院的日常事务和资源分配自行管理，但各医院的经费开支不得超过其委员会与所在省政府谈判所得的年度预算。

(1) 加拿大医院性质

要理解医院的性质，就要区分医院的投资成本和日常运营费用这两项费用。第一，从投资成本方面，加拿大医院的投资成本来自非营利组织的那些捐款人，比如一些慈善组织、宗教组织等民间非营利组织。第二，在日常的运营费用方面，加拿大政府办的社会医疗保险机构同医院对其支付的水平及条件等进行谈判，从而影响它的日常的运营费用。综上分析可知，加拿大医院是私有的。

(2) 加拿大医院行政管理结构

加拿大医院管理体系的组成是董事会和行政管理班子两层结构。加拿大医院最高权力机构是董事会。董事会一般由医院院长、医院人事部长、医务职员协会主任、副主任、政府任命官员等组成。院长（CEO）对董事会负责，按照董事会的决定管理整个医院。院长得参加所有委员会会议但无表决权，除非他是该委员会会员。执行副院长在院长不在时行使院长职权，但不是董事会成员。医院行政管理结构：院长、副院长和院长办公室形成医院管理的核心机构，下设四个副院长，分别管理财务后勤部、人力资源部、病人服务部和临床诊断保障部。财务后勤部、人力资源部与国内性质相同，病人服务部相当于住院部和门诊部，临床诊断保障部同医技科室。这四个部门直接管理着整个医院的人财物的正常运转。

3. 对医生和护士的管理

加拿大绝大多数医生都是自我雇用、独立行医的。医生拥有入院批准权，可以到医院去行医，也可以自由选择行医的地点。绝大多数医生无论是单独行医还是合伙开业，都属私营行医性质，既不属于政府雇员，也不属于医院的合同工。他们的收入几乎全部来自给病人看病的费用，政府对医生按服务项目付费，费率根据各省和医生组织协商的收费标准确定，只有少数急诊医生属于政府雇员，由医院发放工资。医生按照有关法律开展日常行医工作，并受省医生协会制定的行业规范约束。加拿大强调患者在就医过程首先看家庭医生，并由家庭医生依据具体情况决定是否需要进一步接受专科医生的检查和治疗。没有家庭医生的允许，除非出现意外伤害等急诊情况，患者无法接受专科医生的治疗。这种由家庭医生充当“守门人”的模式大大减少了一些小病大治的现象，同时缓解了一些高等级医院的工作压力，并被实践证明是一个行之有效的减少医疗资源浪费的模式。

在加拿大，护士一般属于医院的雇员，其工资由医院与护士工会协商决定。各省护士入行前必须在各省护士协会注册，护士协会与雇主、教育机构和政府合作，提升护理质量，保证消费者的权益。

4. 鼓励社会筹资和社会志愿者服务，援助医院

随着老龄化来临，医药卫生费用不断攀升，国家财政开支入不敷出，难以满

足公民的需求。于是，加拿大允许医疗机构设立公关筹资部门向社会各界爱心人士及企业、实业家或公司募捐，为医院购进新设备或开展特殊治疗筹资，效果颇佳，促进了医疗卫生事业发展。同时积极发展志愿者服务组织，全心全意为患者服务。

（三）新加坡

受英国的影响，建国之初新加坡医疗卫生服务主要由公立医院提供，医疗卫生费用基本上由国家统一承担，公民免费享受医疗卫生服务。但是自 20 世纪 80 年代以来，受多方面因素的影响，新加坡对传统医疗卫生服务体系进行了大幅度的改革。

1. 医疗体系

目前，新加坡的医疗卫生服务体系由公立系统和私立系统构成，公立系统由公立医院和联合诊所组成，私立系统则由私立医院和开业医师（GP）组成。初级卫生保健由私人医师门诊部及公立医院联合门诊部提供，其中 80% 的初级卫生保健由私人开业医师负责提供，而 80% 的住院医疗服务则由公立医院提供，医院对诊所转来的病人提供医疗服务，病人可以自由选择医院。

2. 公立医院改革

20 世纪 80 年代以来，随着新公共管理运动的勃兴与发展，世界各国政府纷纷树起改革的大旗，大刀阔斧地推行公共部门的改革，医疗卫生领域理所当然地成为新公共管理运动的主战场之一。在此情况下，新加坡政府对公立医院体制进行了重大的调整与改革，“竞争、分权、回应性、效率”成为引领新加坡公立医院体制改革的核心价值目标。

（1）全面推行公立医院收费制度改革，实行医疗费用的总量控制

医疗收费制度是公立医院体制改革中的一个核心问题，新加坡政府在改革公立医院管理体制的过程中高度重视公立医院收费制度的改革，力图通过公立医院收费制度的改革达到控制政府卫生支出以及卫生总费用的目标。为此，新加坡政府在推行公立医院收费制度改革的过程中采用提高收费标准以及成本回收的具体对策。从公立医院收费制度改革前后对比来看，以保健集团为例，改革前的成本回收在医院日常开支中所占的比例约为 15%，而提高收费标准后，成本回收在医院日常开支中所占的比例上升到了 55%，这意味着提高收费标准后医院自我“造血”能力得到了显著增强，与此同时也在一定程度上增加了患者的经济负担。为了缓解收费标准提高后可能削弱病人消费医疗服务能力的状况，新加坡政府采用了差异化的政府补贴政策，具体做法是对公立医院服务采取基于病房条件和标准的分层定价方法（differential pricing），同时辅之以不同的政府补贴。新加坡政府

把公立医院的床位分为A级病房、B1级病房、B2+级病房、B2级病房和C级病房，从A级到C级病房的床位补贴分别是该病床费用的0%、20%、50%、65%和80%。此外，政府还规定，不管入住何种类型病房的病人都必须接受相同的医疗服务，但是入住B2级以下病房的病人不能选择医师。分层定价方法和政府差异化的补贴政策实施的结果是选择A级和B1级病房的高收入者获得优质病房条件，但是未能或较少地享受政府补贴；相反，选择B2+级病房及以下级别病房的低收入者的病房条件虽然简陋，然而获得政府补贴的额度却要高得多，充分彰显了医疗卫生政策的公平性。

此外，为弥补公立医院长期亏损的状况，新加坡政府改革了传统的公立医院补贴政策。在1999年以前，公立医院补贴主要按照19种医疗专科病种给予每日补贴，1999年以后则改变为依据667种诊断相关标准按照病种给予相应的补贴方式，旨在强化公立医院的成本意识并加强成本管理。同时，为抑制公立医院利用医疗服务的定价权以诱导需求方式获得更多收入的动机，1994年后新加坡卫生部和财政部对公立医院实行了总量控制。根据医院病房登记、医院类型和科室构成情况，同时考虑通货膨胀、服务量增加和医疗技术进步的情况，实行每年动态调整的政策。医院如果超过该总量，政府则从补贴中给予相应扣除。不仅如此，新加坡政府还设定了医院平均床日费用的限制标准，并实施了逐年调整政策。总体看来，通过总量控制的举措可以较为有效地控制新加坡政府医疗费用过渡上涨的趋势。

（2）积极推动公立医院重组，组建两个纵向一体化的医疗服务集团

从20世纪80年代以来，新加坡公共卫生系统开始进行重组，这种重组充分考虑了新加坡的具体国情。由于新加坡国土面积非常小，所以按照东西部将医院分为两大集团（Cluster）——东部集团（Eastern Cluster）和西部集团（Western Cluster）。东部集团又称为新加坡卫生服务集团（SHS），由4所公立医院、4所专科医院和7个联合诊所组成；西部集团又称为国家卫生保健组织（NHG），由4所医院、2所专科医院和9个联合诊所组成，同时与美国霍普金斯医院联合建立国际医学中心，两大医疗服务集团是按照“引入竞争机制、防止独家垄断”的理念组建而成，医疗集团内部设有董事会，由社会名流或政府官员和专业人士组成，董事会聘用执行总裁，总裁下设运营总裁、财务总裁等，负责医院的运营和其他事务的管理。两大集团所属的医院药品采购是通过委托给专业医药机构采取市场化方式运作的，而非通过直接政府采购的方式进行，有效地防止了府直接采购可能导致的寻租与腐败问题。此外，由于东、西部两大医院集团之间实行双向转诊，当家庭医生把病人介绍给专科医生后，可以跟进病人的病情，而专科医生在动完手术后可以把病人交回给家庭医生继续治疗。

同时，集团内的医院、专科中心和综合诊疗所能够共用病人的病历和资料，病人只需要登记一次就可以使用集团内的各种服务。这种模式不仅促进了医疗资源的优化配置，而且能够充分发挥社区医院作用，通过各级卫生保健提供者之间良好的合作与协作，最终达到了提升医疗服务质量并降低医疗费用的目的。

（3）改变传统公立医院的治理模式，引入公立医院公司化运作方式

新加坡政府大力推动公立医院的公司化（亦称法人化）改革。所谓公立医院的公司化改革就是在承认和确保公立医院非营利性质的前提下，引入私营企业的运作方式，加强成本核算，提高资金使用效益。具体说来，新加坡公立医院均实行“全面优质管理”，通过设计合理的运作程序，提高医院的运行效率，大力倡导和践行“以病人为中心”的服务理念，从细节入手，力求更好地为病人服务，积极建立品质管理系统，提高医疗服务质量，重视人力资源管理，尊重和关怀每一位员工，使员工对医院产生归属感和自豪感。

通过公立医院公司化改革，新加坡过去的政府和私人两类医院的格局变成了国有民营的公立医院、政府医院和私人医院三者并立的格局。新加坡的医院改制中，没有把过去的政府医院和慈善医院私有化，而是将这两类医院的全部所有权都收归政府，同时把医院组建成相对独立的公司并统称为公立医院。在公立医院公司化模式下，医院的管理自主性比传统管理模式下要大得多。事实上，在法人化的公立医院中，管理者拥有完全的控制权。法人化医院拥有真正意义上的剩余索取权，它可以获取全部剩余，但也必须承担相应的损失。在硬约束下，法人化医院必须面对市场的压力，与同类医院以及私立医院展开竞争。公司化改制后的所谓“公立医院”完全像民营医院一样自行制定各种医疗服务的价格，而政府为了确保医疗服务可及性的公平，采取了如下措施：①设立为贫穷人士的医疗开支提供救助的专项基金，称为“健保基金”；②为公司化公立医院中低档次的病床提供价格补贴；③强制所有法人化的“公立医院”定期公开其医疗服务的价格。从新加坡公立医院改革的实践来看，政府力图在国有化和私有化之间找到一条折中的路径，公司化正是基于这样一种考虑，既要保持政府对于公立医院的控制，又希望利用市场机制改善医疗服务的供给质量。公司化通常属于资产出售或民营化过程中的一个过渡性阶段，但对于那些不适合推行民营化的机构而言，法人化不失为一种较好的制度安排，可以在增加组织运营的灵活性的同时保持一定程度的政治问责与控制。如此看来，新加坡公立医院公司化改革模式显然“超越了传统的官僚制和公共企业制度，在国家治理中引入了市场机制”，是医疗卫生供给中一种非常富有创新精神的举措。通过公司化改革后，新加坡公立医疗机构在提高管理效率和增加回应性方面有了显著的改善，同时还有效地控制和降低了日益上涨的医疗费用。

（四）英国

1948 年英国将全国医院收归国有后，由政府对公立医院实行计划管理。医院按人头、床位拨款，医务人员领取政府支付的固定工资。在政府高度垄断的单一医疗体制下，医院靠政府下拨的财政预算运作，职工的报酬与所付出的劳动量无关，因而缺乏应有的激励机制，在医疗系统中普遍滋生了惰性，各级医院都不同程度地存在排长队的问题。据统计，患者从确诊需要住院到住进医院的平均等待时间是三个半月，40%的患者需要等待半年以上。为此，英国采纳了“调控式市场”的改革思路，强调在计划管理下的卫生服务体系中引入市场化的运作方式，在公平的基础上提高效率。公立医院管理体制改革按照由计划到市场推进程度的不同，可分为预算管理方式、自主化管理方式、公司化管理方式和私有化四种基本模式。英国对公立医院采取了介于自主化管理和公司化管理方式之间的改革模式。

1. 医院托拉斯的建立

为了在提高效率的同时确保国家对卫生服务体系的控制，英国公立医院改革的具体措施是把原有的公立医院组建成具有独立法人地位的医院托拉斯。从 1991 年到 1998 年，英国共建立了 450 家医院托拉斯。与改革前的公立医院相比，新组建的医院托拉斯在财务、人事和日常管理方面拥有更多的自主权，成为具有自我管理和发展能力的法人实体。

2. 医院托拉斯的治理结构

根据英国 1990 年的社区保健法案，英国医院托拉斯的最高管理机构是董事会。董事会的主要职责是制定医院的总体经营战略，监督所有政策的执行，保证医院托拉斯的财务安全。其中董事会主席由卫生大臣直接任命，董事会中至少有两名非执行董事来自地方社区，他们由地区卫生局任命，以体现政府和社区利益的导向作用。其他非执行董事由卫生大臣与董事会主席商议后任命，非执行董事的职责是提出建议，改善医院的工作效率。董事会主席和非执行董事每四年重新任命一次，其报酬水平由卫生大臣依据财政部的预算水平来决定。执行董事包括医院的总经理、医疗主管、高级护理主管和财务主管等。医院的总经理由董事会主席和非执行董事通过公开招聘的方式选拔任命，然后由总经理、董事会主席、非执行董事一同任命其他执行董事。董事会对医院总经理通常采取短期聘用合同（可续约），支付与绩效相关联的工资，医院的高层管理者则按合同绩效目标考评后，支付报酬或终止合同。医院托拉斯的治理结构设计充分体现了市场激励的原则。

3. 医院托拉斯的财务管理制度

作为国有资产的法定代表，英国财政部是医院托拉斯成立时的名义“股东”。

改革后，公立医院的原始固定资产归医院托拉斯所有，医院托拉斯欠财政部相当于医院原始固定资产总额的债务。对财政部的债务由本金和利息组成，医院托拉斯每年对所欠债务的还款都进入地区卫生局，以确保地区卫生局有足够的资金来为当地居民购买医疗服务。通过这种方式，医院托拉斯获得了医院的法人财产权，可以独立决定医院财产的处置。除此之外，托拉斯医院有权支配各项收入所得，并且有权预留一部分盈余作为应付未来突发事件的储备。医院托拉斯是按照成本加成法自行确定其服务价格，在经过严格成本核算的基础上，按6%的资产收益率确定其服务价格。由于各个医院托拉斯的医疗服务成本是不同的，因此实际确定的价格在不同医院之间并不一致。地区卫生局和持有基金的通科医生会选择与提供质优价廉服务的医院托拉斯签订购买合同，促使同一地区不同医院托拉斯之间的竞争，限制了服务价格的上涨。同时，由卫生管理部门对恶意降低价格进行竞争的方式进行限制。

4. 医院托拉斯的人事管理制度

在人事管理方面，托拉斯有较大的自主权，可不受国家工资标准和人事管理制度的限制。一些医院托拉斯利用人事方面的自主权引入新的人员聘用制，但一般是缓慢地改变现有的人事制度，原因是改革前公立医院的员工在加入医院托拉斯时仍然保留着原有的人事合同，合同在有效期内仍有法律效力。医院托拉斯新的人事制度主要通过与员工的谈判达成。大多数医院托拉斯采取渐进式的改革，如老人老办法新人新办法，以保证人事制度改革的平稳过渡。

5. 医院托拉斯的约束机制

改革后的医院托拉斯与改革前相比，被赋予了更多的自治权。为了不使“效率”方面的激励措施过多地破坏卫生服务的公平性，在赋予公立医院自治权利的同时，也建立起针对医院托拉斯行为规范和运行方面的约束机制，并通过政策设计、行政管理、财务规范和医院外部公众监督等方式保持激励和约束在一定程度上的平衡，同时不放弃政府对公立医院的宏观调控能力。首先，政府卫生管理部门，尤其是卫生部和地区卫生局从体制和机制上转变了政府职能，从改革前与公立医院的上下级行政隶属关系转变为改革后的监督与被监督关系，使政府主管部门作为卫生服务市场上的管理者和仲裁者，超脱执法，强化了对医院托拉斯的管理职能和执法监督力度。其次，发挥地区卫生局，尤其是通科医生代表患者对医院医疗服务进行选择的代理人和守门人作用，有助于消除医疗服务供需双方的信息不对称。卫生部把资金分配给地区卫生局和通科医生，使卫生服务的消费者不仅具有购买能力，同时具有对医院服务质量和效率的监督和评价能力，促使医院托拉斯更加关心患者的利益。第三，政府卫生大臣拥有医院托拉斯董事会主席的任命权，董事会中至少有两名非执行董事来自社区，并由地区卫生局任命，这种医院治理结构从组织上保证了医院托拉斯的高层决策能自觉地协调医院利益和公众利益，并体现了政府和社区目标在医院管理决策当中的导向作用。第四，在投资、贷款、节余资金使用等方面，医院托拉斯受到财政部颁布的有关医院财务制度的约束，人事管理方面受到保留原公立医院人事合同、新人新办法，老人老办法等规定的约束。此外，每年医院托拉斯都要举办一次面向公众的新闻发布会，公布过去一年的工作成绩、财务状况及下年度发展计划等方面的信息，接受公众的监督。

第二节　海外公立医院改革中的关键问题

一、海外公立医院改革的背景

西方各国的公立医院在卫生服务体系的建立和发展以及维护健康的过程中曾经发挥了巨大的作用，提高了基本卫生服务的可及性和公平性，同时也切实维护了广大民众的健康权益。但是进入 20 世纪 80 年代，各国公立医院的运行都出现了一系列重大问题，许多国家把公立医院改革作为国家医疗卫生体制改革的核心环节。总结来看，海外公立医院改革的背景主要有下面几种情况：

1. 效率低下，质量下降

技术效率低下，缺乏成本意识，忽视服务效果；同时配置效率低下，表现在资源集中在城市大医院，消耗了大量稀缺资源；对患者反应性差，表现为就医手续繁琐，态度粗鲁或不耐烦，信息封锁等。

由于公立医院的垄断所带来的短缺经济，使病人完全没有自主权，而且家长制的保障和平等获得医疗服务被腐败和特权严重扭曲了，极大损害了公平性和一致性原则。

2. 卫生总经费控制不力，制约了社会经济发展

卫生总费用是指一个国家或地区在一定时期内（通常是一年）全社会用于医疗卫生服务所消耗的资金总额，是以货币作为综合计量手段，从全社会角度反映卫生资金的全部运动过程，分析与评价卫生资金的筹集、分配和使用效果。

卫生总费用是由政府卫生支出、社会卫生支出和个人卫生支出三部分构成，从全社会角度反映卫生资金的运动过程，分析与评价卫生资金的筹集、分配和使用效果。

近年来，各国卫生总经费在不断上涨，尤其是发达国家的上涨，已经影响到国家社会经济发展。因此，控制卫生总经费的支出，也是对社会经济发展的

贡献。

3. 新右派政治家的群体性崛起，为改革带来政治力量

进入21世纪，新右派政治家的群体性崛起，他们的政治主张基本可以概括为希望政府干预的萎缩或淡化以及民间部门的回归或复苏。美国和英国先后进行了诸多公共领域的改革，如城市公交、电力、电信、铁路等公共服务行业的市场化改革，这也为公立医院的改革提供了参考。

二、海外公立医院改革面临的关键问题

海外公立医院改革的关键在保障制度的构建和改革。根据医疗费用的筹资模式和医疗服务递送的组织模式，全球医疗卫生体制归纳为五种类型，英国国家保健服务模式、德国社会保险模式、美国多元化社会保险模式、新加坡医疗储蓄账户加社会统筹模式、苏联医疗服务的公共提供模式。这五种模式有各自的优势，也有各自的不足。在建立五种类型的基础上，这主要表现为：

1. 公立医院的公益性和市场化选择

公立医院的市场化改革在一定程度上导致公立医院的公益性淡化甚至丧失。市场化导向的改革模式增强了公立医院的逐利动机，淡化了公益色彩，致使很多公立医院出于竞争的需要而采取选择性的服务策略，仅仅提供收费高、获利大的医疗服务项目，把很多没有足够支付能力的穷人拒之门外。因此，公立医院的公益性和市场化选择就是第一个要注意的问题。

2. 公立医院改革与国家监管

公立医院改革增加了国家对公立医院的监管难度，这是由于政府和医院之间存在严重的信息不对称。因此，一个严峻的挑战就是，要有效确保公立医院对其运行绩效负责，确保公立医院的运行不偏离公益方向。国外公立医院改革的实践证明，如果政府监管不到位，就无法为公立医院的发展营造一个良好的制度环境和运营环境，也就无法有效引导公立医院承担社会责任和履行社会功能，也就无法保证公立医院的公益性色彩。

3. 公益性和产权制度改革

很多国家对公立医院实施了产权改革，而公立医院的这种民营化改造必然带来很多转制风险：（1）广大民众基于意识形态的传统而排斥私有化改造；（2）转制过程中可能会导致国有医疗卫生资源的流失；（3）私有化运行可能唯利是图，完全放弃社会责任和公益色彩，造成政府与民间经营者之间的契约费用显著上升。

4. 效率低下问题

在最近几十年，英国的“低效”变得跟它的“公平免费”一样出名。无休止

的等候几乎成了英国医疗体系的代名词。据英国卫生部门统计，病人从进社区诊所到最终上医院看病，最长要等待 9 个月，效率高的也要等上半个月。此外，机构臃肿、体系庞杂、人员冗余严重、赤字巨大也是今日 NHS 的主要弊病。以 2012—2013 财年为例，英国的年预算为 1080 亿英镑（约合 1.07 万亿元人民币），约占国内生产总值的 9.4%。

三、国外公立医院改革路径

到目前为止，以市场化为基本特征的公立医院组织变革路径有三种：自主化（Autonomization）、法人化（Corporatization）和私有化（Privatization）。三种变革都主张降低政府对公立医院的直接控制，而使其更多地进入市场或引入更多的市场激励方式。

自主化是指公立医院仍保持国家所有，政府对公立医院不同程度地下放经营权和管理权，医院拥有部分剩余索取权。医院在自主化态势下比预算制公立医院要离政府远一些，但仍属于核心公共部门。自主化改革基本限于扩大公立医院的管理自主权。法人化是指最终所有权仍保留在公共部门，医院成为具有法人组织结构的独立法人实体，并拥有更大的剩余索取权。医院在法人化条件下需要独立承担财务风险，比自主化公立医院离政府又远一些，决策自主权更大一些，属于外围公共部门。法人化改革则是把公立医院转变为直接面对市场压力的半法人机构，即这些医院不同于一般企业法人，是公法人。私有化则是把公立医院的所有权通过产权转让转化为私人所有，将公立医院完全推向市场。

目前，世界各国公立医院改革主要采用自主化和法人化的方式，一般不采取私有化的方式，其主要原因是：（1）私有化违背政府的责任，缺乏政治可行性；（2）医院的公有制更能满足政府制定的目标；（3）一些中低收入国家和低收入国家的公立医院收入很低或不稳定，很难吸引私人投资。

要注意的是，公立医院组织变革的目标和路径是提高效率和增强对患者需求的回应性，对改善公平和改善筹资的作用甚微（这个问题主要靠社会医疗保险等筹资制度解决），因此应注意确保组织变革不要损害公平性。

第三节　国外公立医院改革对我国公立医院的启示

一、中国公立医院改革发展进程

2009 年 4 月 6 日是一个标志性的时刻，孕育近 3 年的新医改转入施行阶段。

“推进公立医院改革”是新医改方案确定的五项重点改革内容之一，公立医院是我国医疗服务体系的主体，属于医改的“大头”，公立医院改革得好不好，直接关乎医改成败。作为医疗卫生服务终端的公立医院，集各种矛盾和问题于一身，成为医改绕不开的“堡垒”。

2015 年 5 月 18 日，国务院办公厅印发《关于城市公立医院综合改革试点的指导意见》，提出 2015 年进一步扩大城市公立医院综合改革试点。到 2017 年，城市公立医院综合改革试点全面推开。

1. 公立医院改革的路径

公立医院综合改革的基本目标是：破除公立医院逐利机制，落实政府的领导责任、保障责任、管理责任、监督责任，构建起布局合理、分工协作的医疗服务体系和分级诊疗就医格局，有效缓解群众看病难、看病贵问题。

公立医院综合改革的预期目标是：到 2017 年，城市公立医院综合改革试点全面推开，医药费用不合理增长得到有效控制，卫生总费用增幅与本地区生产总值的增幅相协调；群众满意度明显提升，就医费用负担明显减轻，总体上个人卫生支出占卫生总费用的比例降低到 30%以下。

2. 公立医院改革的内容[①]

（1）实施顶层设计，全方面进行公立医院改革

公立医院改革不仅仅是公立医院本身的改革，还是医改的重要内容之一。在顶层设计方面，要进行“三医联动”综合改革。在公立医院内部，要积极推进公立医院的法人化改革，实现政事分开、管办分开，使公立医院完全脱离行政官僚体制，从而具备独立自主的法人地位，进而实现公立医院的自主经营、自我管理、自我约束和自我发展。

（2）公立和市场不是对立，而是协同和创新

随着国家转型和政府职能的调整，必须重新审视政府与市场的关系。政府与市场不是绝对的非此即彼的二元对立关系，市场化改革也绝对不是简单的“国退民进”的 1 和 0 的关系。我们的目的是，在赋予公立医院越来越多经营自主权和实现公立医院法人化的同时，要强化对公立医院的监管，走向有管理的市场化。

（3）立足国情，结合国际经验和社会经济发展实施本土化改革

---

① 常修泽：《新加坡医疗卫生体制的四点启示》，《学习月刊》2007 年第 4 期；王云鹏、时建伟：《印度医疗体系的主要特色及其对我国的借鉴意义》，《长春教育学院学报》2009 年第 1 期；饶克勤、刘新明：《国际医疗卫生体制改革与中国》，中国协和医科大学出版社 2007 年版，第 120—121 页；鲍勇、许速、杜学礼：《基于国际区域医疗联合体发展趋势的中国医改走向探讨》（待续），《中华全科医学》2013 年第 11 期；鲍勇、许速、杜学礼：《基于国际区域医疗联合体发展趋势的中国医改走向探讨》（续完），《中华全科医学》2013 年第 12 期；鲍勇、徐卫国：《新医改视角下的医院社区联动体制与机制探索》，《中华健康管理学杂志》2012 年第 5 期。

本国社会经济发展现况是公立医院改革的前提，公立医院的改革必然受到本国社会经济状态的约束。因此，公立医院改革方案的制定和路径选择必须结合本国的国情特别是医疗卫生体制的现实状态，公立医院的改革绝不能孤立进行，应该与医疗保障体制改革、药品流通监管体制改革同步推进，否则，公立医院改革必将功亏一篑。

（4）加强激励管理，整体提升医院管理水平

公立医院内部治理机制特别是激励机制的设计与完善是公立医院改革的核心环节。有效的激励机制应该能最大限度的降低代理人基于信息优势而采取的机会主义行为，从而激励其选择最有利于委托人的行动方式。公立医院的治理机制最好是建立理事会或董事会的方式，采取绩效管理和内部监督提高公立医院的运行效率。

二、国外公立医院改革对我国的启示

1. 改革卫生服务体系的管理方式，更好地实现政府职能

要在公共部门与民营部门之间、政府与医院之间寻求一种新的适度平衡，为了实现这种平衡，最重要的一点就是改革政事不分、管办不分的医疗卫生体制。伴随国家转型和政府职能的调整，必然需要重新审视政府与市场的关系。政府与市场不是绝对的非此即彼的二元对立关系，市场化改革也绝对不是简单的“国退民进”的零和博弈，在赋予公立医院越来越多经营自主权和实现公立医院法人化的同时必须要强化对公立医院的监管，走向有管理的市场化。

在使公立医院仍维持公有制的前提下，把公立医院逐渐从政府核心部门中分离出来，转化为更加独立的经营实体，获得更加独立的社会地位，在兼顾社会利益的同时追求自身生存和发展的目标，并对自己的运行绩效负责。公立医院改革意味着政府在公立卫生组织中引进私立部门的组织结构、经营理念和管理方式，强化竞争、激励、监督和制约机制，提升公立医院的管理水平和运行效率。“内部市场”的建立和公立医院改革使政府由“办医院”转变为“管医院”，由提供服务转变为购买服务，使政府部门能够有更多的财力和精力追求医疗服务的社会公平性和可及性，并有利于政府部门对所有类型医院的公平监督和严格执法。

2. 以集团化为导向促进医疗机构资源的优化配置

集团化改革在全国范围内实现了医疗卫生资源的合理配置，提高了医疗卫生资源的利用效率。特别是新加坡公立医院集团化改革促进了规模经济，有效协调和规划了卫生资源。医院集团的规模经济和布局经济有效降低了医疗服务供给的交易成本，包括收集供给方面的信息资料，同各个供方进行谈判和签订合同，以

及监督合同的执行情况等。新加坡的公立医院公司化改革为医院经营管理带来了活力，使其能够采纳各种私营部门中行之有效的管理理念、方法和技术以提高管理绩效，但同时也带来了医疗资源的重叠浪费和医疗服务分散割裂的可能。

建议我国由政府主导推进城市大医院与县（市、区）中心医院的合作与合并，以资产为纽带组建医疗服务集团，实现集团内医护人才的流动以及医疗技术、设备、信息的共享，从根本上扭转大医院人才“拥挤”、中小医院人才短缺的局面。同时，建立区域社区卫生服务集团，通过集团化管理，加强社区医疗机构与医保机构之间的沟通，规范社区医疗服务的行为与服务价格，促进社区医务人员的专业培训与合理流动，切实提高基层社区医务人员的医疗技术水平。

3. 改革公立医院管理模式，提高公立医院自主地位

卫生服务体制“内部市场”的建立和政府职能的转变，使公立医院的外部环境发生了很大的变化，而自主权是使公立医院生存于市场环境的主要手段。缺乏自主权，即使医院的外部环境允许医院取得更好的绩效，但医院自身也缺乏提高绩效的手段。公立医院成为独立的经营实体的标志是医院自主权的确立，医院拥有自主权的程度是公立医院改革的第一要素，也是卫生服务体制改革是否成功的关键。

4.“放权”与“监管”结合，落实公立医院的责任

国际上监管机制改革有两个主要方向：一是加强与公立医院监管有关的政府不同部门之间的整合和协调；二是加强政府对其他非政府监管主体的干预、指导和管理，形成监管合力和有机整体，共同构成公立医院监管体系。我国公立医院监管存在着监管体制不健全，基本医疗保障管理约束能力不足，医院运行和发展缺乏有力的外部制约等问题。应有效整合分散在政府不同部门和不同司局的监管职能，履行全行业管理职能。同时重点加强医院经济运行监管，严格控制公立医院建设规模、标准和贷款行为，控制特需服务规模，开展公立医院财务监管和审计监督。建立社会多方参与的监管制度，充分发挥行业协会、专业机构的作用。

5. 公立医院的内部治理机制

公立医院改革的核心环节应该是公立医院内部治理机制特别是激励机制的设计与完善。公立医院的经济学实质是一系列委托代理关系的集合，一种有效的激励机制应该能最大限度地降低代理人基于信息优势而采取的机会主义行为，从而激励其选择最有利于委托人的行动方式。公立医院的治理机制最好是建立理事会或董事会的方式，采取绩效管理和内部监督提高公立医院的运行效率。

所谓公司化模式一般是指公立医院独立于政府部门，成为一个独立法人实体，并且在其内部建立法人治理结构。政府作为大股东通过董事会发挥重要作用。医院管理者拥有完全的剩余控制权和剩余索取权。医院完全以实体方式参与

医疗服务的市场竞争，自主经营、自负盈亏、自我约束、自我发展。它没有改变公立医院的产权制度，但能提高公立医院运行效率，在一定程度上兼顾了效率与公平的原则。

6. 公立医院改革应与医保、医药改革结合起来

由于受到本国初始状态的约束，甚至可能会产生路径依赖或锁入效应，因此各国公立医院改革方案的制定和选择必须结合本国的国情特别是医疗卫生体制的现实状态。公立医院的改革绝不能孤立进行，应该与医疗保障体制改革、药品流通监管体制改革同步推进，否则，公立医院改革必将功亏一篑。

（1）探索将医疗保险和医疗服务实行一体化的管理体制

实行医疗保险和医疗服务统一管理，有利于提高卫生资源的利用效率，更好地控制医疗费用，是国际发展趋势。目前，我国三项基本医疗保险制度分属于不同部门管理，造成重复建设和资源浪费，而且不能满足统筹城乡及经济社会协调发展的要求。

（2）探索建立医疗资源纵向合作机制

在一定区域内，二、三级医院与基层医疗卫生机构通过多种形式进行合作，建立长效的合作机制。通过付费方式改革，实施总额预付制度，加强不同层级医疗机构之间的分工协作，实现合理利用医疗资源、节约医疗费用的目标。

（3）强化防治结合的服务理念

医疗卫生服务要以健康为中心，而不是以疾病为中心，要继续坚持和强化预防为主、防治结合的服务理念。加强对居民的健康教育，提高居民健康意识和自我处理简单医疗问题的能力。

（4）建立有竞争有合作的医疗卫生系统

通过加强卫生信息化建设等手段，使公立医院与私立医院、综合医院与专科医院以及其他不同层级医疗机构之间，在平等竞争的基础上，实现分工合作、资源共享，提高医疗卫生系统的服务绩效。

（鲍勇）

CHAPTER 18 第十八章 中国临床工程实践与发展

一、临床工程基本内涵

（一）临床工程及其相关概念

临床工程是生物医学工程学科的二级学科，可以简单地理解为临床工程是一种职业化的生物医学工程专业，或工程技术在临床医学上的应用，或将工程技术应用于解决临床医学问题，或在临床工作环境（如医疗机构）从事的工程事务。

本文中将临床工程（Clinical Engineering）定义为应用工程理论和技术，用医学工程结合的方法研究解决医院中有关医疗设备、医用耗材、医用器具、应用软件和体外试剂等的技术管理与工程技术支持的问题，是与临床共同开展应用研究的交叉学科，又称为临床医学工程或医学工程。

生物医学工程（Biomedical Engineering）是结合基础科学、工程技术与临床医学开展疾病诊断或治疗、伤害防治、医疗器材及软件、人工脏器与组织材料研究的专业学科。

生物医学工程学科的目标是解决医学中的有关问题，将工程学的理论和技术与医学和生物学相结合推进卫生保健治疗，包括诊断、监测和治疗。临床工程的目标是保障医疗质量、安全、效率和效益，它以临床中使用的医疗器械产品为研究对象，以患者安全为核心，强调临床认识视角，通过医疗过程中各阶段的同步技术保障，推动卫生事业的进步。简言之，生物医学工程的核心目标是医疗器械的研发，临床工程的核心目标是对应用过程中医疗器械的技术管理。

临床工程师（Clinical Engineer）是在医疗机构中从事临床工程工作的技术人员。美国临床工程协会（American College of Clinical Engineering，ACCE）1992 年将临床工程师定义为：将工程和管理技能应用于医疗技术领域以支持和促进患者医疗的专业人员。更详细地说，临床工程师是指毕业于生物医学工程专业的合格的工程师，或者是受过工程方面教育得到许可的专业工程师或培训工程师，在随后从事的医疗卫生环境中支持临床工作，并从中获得专业实践经验。

（二）临床工程的作用和价值

随着时代的发展和科学技术的进步，大量先进的医疗器械应用于临床，极大地促进了临床工程部门的建设和发展，在医疗、教学、科研等方面起到了不可估量的积极作用。如今，临床工程部门与学科已成为现代医院不可或缺的医疗技术管理部门和学科分支。

医疗器械及其技术发展拓展了疾病诊治的深度与广度，不仅是获取临床诊治信息的重要依据，也是促进临床医学创新与发展的重要源泉。

现代化医院中的临床工程工作，是医院医疗工作的重要组成部分，是医院现代化水平的重要标志，是医院医疗质量保证的重要前提，是医院医疗技术手段的重要内容。

（三）临床工程的核心功能

医疗机构中的临床工程部门核心功能分为六大类：

- 技术管理（technology management）
- 质量保证（quality assurance）
- 风险管理（risk management）
- 技术评估（technology assessment）
- 教育训练与研究发展（training and R&D）
- 法规与标准的遵循（compliance with regulations and standards）

技术管理活动主要是基于维持医院例行医疗活动中所需医疗器械的可用性（availability）为目的，所以临床工程部门的主要工作内容包括医疗设备的购置、验收维修与保养等设备维持功能与效能的例行工程活动。

质量保证活动主要是通过一系列质量管理工作的落实，以确保临床工程部门的服务及（或）产品质量的一致性，并延伸医疗器械产品从厂商设计制造到销售的质量保证，衔接到医疗器械产品在院内的使用或维修也具有相同或相当的质量水准。

风险管理注重于适当的风险分析、评估与控制等管理技术与方法，落实在医院内与医疗器械使用有关的安全议题的主动性管理与特殊安全事件的处理。

技术评估主要设定在医院管理层级以及中长期技术规划的层次，对于医疗所需的技术与产品部署的评估与规划的层次，超越了单一设备或单一部门对于当下采购医疗设备产品的价格或当下技术水平的评价工作，进行全院超越各部门广度及时间纵深的技术布局考量。

教育培训与研究发展的工作在临床工程部门的业务范围内是属于较为特殊的部分，常见于大型医院、医学中心或教学医院中，对于探索临床工程教育的基础理论和基础方法，以及新医疗技术与新医疗器械临床试验的推动与发展，临床工程部门可以开展更多的研究与实践。

法规遵循的工作指临床工程事务除了必须满足医院管理层面对于经济效益与医疗质量的要求外，对于国家卫生法规的规范以及专业领域组织的标准规范与准则的要求也有推动和遵守的必要性。

本报告中阐述的临床工程典型工作包括医疗器械的应用质量和风险管理、医疗器械的技术评估、医疗器械的合理使用、医疗设备的维护管理、医疗器械的购置和供应管理、临床工程信息技术等内容。

（四）临床工程的研究方向

临床工程研究的对象为临床应用中的医疗器械，或服务于临床过程的医疗器械，其既是临床医疗过程的物质基础，又是医疗技术的一部分。研究的范畴从医疗器械产品本身扩展到多种产品组合而成的系统，再到人、机、环境相结合的体系。研究方向基于医疗器械临床使用所涉及的领域，以及影响医疗安全和质量的主要因素，近年来的主要研究方向有医疗工效学、可靠性工程学、医院物流学、生物医学测量学、标准化与临床工程、卫生经济学与临床工程、合理使用以及技术评估等。

（五）临床工程的支撑环境

临床工程是医院的重要组成部分，其产业为庞大的医疗器械市场，包括医疗设备、医用耗材、医用器具、体外试剂及医用软件等。其监管部门包括卫生与计划生育委员会、食品药品监督管理局、技术监督管理局、环保部门等。

1978 年，我国医学院校建立生物医学工程系并进行本科教学。经历 30 多年，目前在全国 200 多所医学院校中，已有 140 多所建立生物医学工程学院、学系或专业，如首都医科大学、浙江医科大学、天津医科大学等。

1980 年成立中国生物医学工程学会，并于 1991 年建立了临床医学工程分会。1990 年成立中国医学装备协会。1993 年 10 月经中华医学会批准成立中华医学会医学工程学分会，陆续建立起 20 多个省市级的医学会医学工程学分会。2014 年成立中国医师协会临床工程师分会，从事临床工程师培训及资质考核与认证，以本专业基本理论、知识与技能为核心的毕业后教育。

2006 年建立原卫生部医院管理研究所临床工程研究部，从事临床使用中的医疗器械技术管理方面的研究，国内建立了北京、武汉、内蒙古、上海等12个临床工程研究基地，可靠性、可用性等6个临床工程研究方向的研究室。

近年来全国各省相继成立了医疗器械管理质量控制中心，它是有别于学术团体的一种半学术、半行政化的组织。由临床工程专业技术人员组成，挂靠在医院，隶属于各级卫生行政主管部门，有一定的行政能力。其主要任务是制定质控标准，开展质控培训，实施质控检查，开展专项质控调研。目前，全国已有九个省市先后成立医疗器械质控中心，包括浙江、上海、湖北、内蒙古等。

临床工程学术期刊有《中国医疗设备》《中国医疗器械杂志》《生物医学工程与临床》《世界医疗器械》《中国数字医学》《中国医学装备》《中华生物医学工程杂志》《中国医学工程》等，其中《中国医疗设备》为中华医学会医学工程学分会会刊。临床工程的学术著作有《临床医学工程技术》《临床工程科研方法概论》《临床医学工程教程》《医疗技术管理指南》丛书、《医疗器械可用性测试》等。

二、临床工程发展历程

（一）维修和采供阶段

20世纪70年代，随着大量先进的医疗技术和现代医疗设备引进国内医院，如何正确使用以确保仪器的安全性和可靠性、提高仪器设备的完好率和利用率、充分发挥出其应有的效能等，已成为医院发展中一个重要问题。自70年代中期开始，各医院都根据工作需要自发相继成立了临床工程部门。

将近二十年的过程中，临床工程部门的主要工作职责是维修和采供。由于没有国外经验可借鉴，职能多是从医院需求最迫切的工作做起，管理内容多为事务性。20世纪七八十年代，第一批医院的工程技术人员受到了制造商良好的技术培训，也因当时医疗设备精密性、复杂性程度不高，维修工作在医院的技术保障中发挥了非常重要的作用。由于当时的医疗设备和医用耗材品种相对单一，政府招标采购还未实施，采购供应工作也比较简单，一般都是院内自行采购，医疗器械的管理模式主要为资产管理。

（二）应用质量和风险管理阶段

20世纪九十年代后期，随着国内外交流的加强，国外临床工程部门的质量检测技术开始被引入国内，从影像设备到急救与生命支持设备，医疗设备质量检测与质量控制成为临床工程部门新的工作方向。预防性维护也开始引入国内，国内临床工程发达地区开始尝试以预防性维护为主的医疗设备质控方案。医疗器械采购也并入政府采购范畴，医疗器械管理模式扩展为全生命周期的设备管理。

全球协调组织（GHTF）的成立以及国际社会对于医疗器械不良事件的关注，将安全风险管理也带入国内临床工程界。与此同时，我国医疗器械总体监管水平得到很大提高，相应的法规体系开始建立。政府监管体制对医疗器械使用安全的管理规范和管理办法相继出台，临床工程部门的职能也逐步扩展为医疗风险管理、提高医疗质量、保障病人安全。

2008 年开始，我国开始正式实施医疗器械不良事件上报与召回，对上市后医疗器械风险监测程序、再评价方法和制度控制做了具体的规定，为贯彻执行医疗器械全寿命周期的风险管理、保障医疗器械的安全有效提供了法律依据。国内多数大中型医院都已经开展了相关工作。

（三）多元化融合发展阶段

随着 IT 和通信技术的高速发展，医疗技术发展变革的趋势是从独立向综合、从经验向精准、从模拟向数字、从离散向集成发展。

一是数字化技术与相关医疗设备的应用，特别是医疗技术、临床工程、信息技术共同应用的成果，出现了电生理信号的可视可存，二维医学影像的数字化，四维影像信息的动态虚拟，加速临床工程与信息技术的融合。

二是医疗设备网络化和智能化，数字化医疗设备普及、标准网络接口成为设备标配，海量信息、数据的产生与存储，医疗物联网技术广泛应用实现设备联网与在线运行、监控，数据挖掘应用于设备评价，发现各因素间潜在的相关性。

三是移动式设备在医疗中大量应用，多元异构的移动便携生理参数采集设备实现信息汇集，数据交互，联网监控，为临床诊疗提供及时、长期、综合、准确的决策依据。

四是医疗技术与医学服务模式创新，实现远程健康监护、远程急救监护、远程诊疗指导、疾病监测预警、健康状态传输。

以上各种新技术、新模式和新特点，推动了临床工程和信息技术的技术整合、管理整合和学科整合的多元化发展。

（四）医疗技术管理与服务阶段

近年来，国际医学界对临床工程的认识也有了新的进步和发展。世界卫生组织提出，卫生技术对于运转良好的卫生系统是必不可少的，医疗器械在疾病的预防、诊断、治疗以及患者康复中是尤其重要的。医疗器械在医院中不仅仅作为一种物质基础，同样作为医疗技术的重要组成部分。临床工程部门也不仅仅做物资的管理，而是作为医疗技术管理与服务的一个重要部门，其职能也在逐步向技术管理和技术服务转型。一些新型职能，尤其是与临床结合紧密、共同的完成的职能逐渐开始尝试，如技术评估、采购论证、合理使用、技术培训、医院物流管理、效能分析、性能监测等。

三、临床工程发展现状

（一）临床工程蓬勃发展

1. 国家行业主管部门政策推动

新医改形势下，卫生行政主管部门更加重视医疗质量和安全，在临床工程领域出台了一系列医疗器械管理规定（表 18-1），尤其是随着等级医院评审工作在全国范围内的开展，临床工程在医院中的重要性日益突出，为临床工程的转型发展迎来了新的契机。

表 18-1 医疗器械相关法规或规范

阶段	法规或规范名称	发布时间
通用	《医疗器械监督管理条例》	2014 年 3 月
	《医疗器械标准管理办法》（征求意见稿）	2014 年 10 月
上市前	《医疗器械分类规则》	2015 年 7 月
	《医疗器械注册管理办法》	2014 年 7 月
	《医疗器械生产监督管理办法》	2014 年 7 月
	《医疗器械经营监督管理办法》	2014 年 7 月
	《医疗器械临床试验机构资质认定管理办法》（征求意见稿）	2015 年 7 月
	《医疗器械生产质量管理规范》	2014 年 12 月
上市后	《医疗器械使用质量监督管理办法》	2015 年 10 月
	《医疗器械临床使用安全管理规范（试行）》	2010 年 1 月
	《医疗机构医学装备管理办法》	2011 年 3 月
	《医疗器械召回管理办法（试行）》	2011 年 5 月
	《医疗器械不良事件检测和再评价管理办法（试行）》	2008 年 12 月
	《医疗器械不良事件监测工作指南（试行）》	2011 年 9 月

2. 产业化创新推动

《医学科技发展十二五规划》将工程技术、数字化医疗技术和医疗器械的研发作为十二五医学科技发展的重点任务。《中国制造 2025》也将发展高端医疗器械作为创新项目，集合各种资源，提升国产高端医疗器械的质量和可靠性。尤其是数字诊疗装备的研发及产业化受到了党中央、国务院的高度重视。2009 年“新医改”的实施将医疗器械国产化列为重要支撑。2010 年，先进医疗设备的研发和产业化列入我国战略性新兴产业的发展重点。2014 年国务院发布的健康服务业、养老服务业发展规划也将推进医疗器械产业列为发展重点。习近平总书记 2014 年明确指出“要加快高端医疗设备国产化进程，降低成本，推动民族品牌企业不断发展”。2015 年 2 月，科技部下发了《数字诊疗装备重点专项实施方案（征求意见稿)》，2015 年 8 月 31 日，工业和信息化部、国家卫生计生委在京联合召开推进国产医疗设备发展应用座谈会，并签署合作协议。这些序列科技政策的出台，体现了国家对医疗器械的自主创新和制造前所未有的重视，为医疗器械行业的发展带来重大利好和机遇。为加强示范推广，科技部还会同卫生计生委、有关地方政府共同组织实施了“创新医疗器械产品应用示范工程”（以下简称“十百千万工程”），已在全国 7 个省市的近千家基层医疗机构示范应用了上万余台（套）价值近 5 亿元的数字化、智能化、网络化的创新医疗器械产品，在促进国产医疗器械的应用普及和推进医疗器械创新企业发展方面也发挥了积极作用。2015 年 10 月，科技部下发了《关于发布国家重点研发计划试点专项 2016 年度第一批项目申报指南的通知》，该指南将对 PET-CT、MRI、立体定向放疗及医用电子仪器的临床效果、临床功能及适用性、可靠性、技术性能和服务体系等评价研究进行资助。

这些都表明国家对我国医疗器械产业创新的支持力度在加强，这将提升我国生物医学工程产品的性能、质量和竞争力，而处于产业链末端的临床工程学科将在需求形成、设备改进、应用评估等方面发挥主导作用，获得更多的机遇。

3. 新医疗技术应用推动

医疗器械产业的发展带动新医疗技术的发展，其技术应用也推动了临床工程的发展。

先进医疗设备与技术，如基因工程、分子工程、手术机器人和植入式微机电系统等的临床应用，高分子材料等植入类医疗器械的发展，以及医院和医疗设施的智能化、现代化、数字化的发展趋势，必将导致临床工程的专业延伸和保障内涵丰富。

4. 基层临床工程发展加快

近年来国家医疗资源下沉，对基层医疗机构医疗器械投入加大，设备设施配置提升，需求增强。基本医疗服务的公共产品化必将极大地释放就业潜力，由此带来的大城市以及各级医院的就医压力增大，新建医院也不断增多，相应的临床工程人力资源将出现短缺，基层医院的临床工程技术人员队伍将进一步壮大。

2014 年 7 月中华医学会医学工程学分会在国家卫生计生委规划和信息司发布的“关于开展医疗机构医学装备管理现状调查的通知”（国卫规划基装便函［2014］97 号）的指导帮助下，对全国 282 家三级医院（见表 18-2）临床工程部门的组织机构、人员、职能、维修、质量风险管理、信息化管理、技术评估、标准化建设等方面进行调查分析（以下简称本次调查）。

表 18-2　282 家医疗机构分布

区域	省市	数量	比例
东北（39）	黑龙江省	9	3. 19%
	吉林省	12	4. 26%
	辽宁省	18	6. 38%
华北（59）	北京市	17	6. 03%
	内蒙古自治区	19	6. 74%
	天津市	23	8. 16%
华东（79）	安徽省	13	4. 61%
	江苏省	10	3. 55%
	江西省	9	3. 19%
	山东省	19	6. 74%
	上海市	6	2. 13%
	浙江省	22	7. 80%
西北（33）	甘肃省	12	4. 26%
	青海省	13	4. 61%
	新疆维吾尔自治区	8	2. 84%
西南（38）	贵州省	12	4. 26%
	四川省	1	0. 35%
	云南省	17	6. 03%
	重庆市	8	2. 84%
中南（34）	广东省	10	3. 55%
	河南省	8	2. 84%
	湖北省	12	4. 26%
	湖南省	4	1. 42%
总计	23	282	100. 00%

表 18-3 临床工程部门工作职能情况

工作类别	工作内容	数量	比例
技术管理(68.18%)	安装验收	278	98.58%
	设备故障维修	273	96.81%
	设备处置管理	261	92.55%
	保障生命支持和急救设备的完好率	254	90.07%
	医疗器械档案管理	251	89.01%
	计量检定	244	86.52%
	生命支持和急救设备应急调配	242	85.82%
	招标采购	237	84.04%
	预防性维护(以下简称 PM)	226	80.14%
	质量安全巡检计划和执行并持续改进	223	79.08%
	设备应急演练及改进措施	210	74.47%
	临床使用质量安全检测和校准	200	70.92%
	技术培训与继续教育	196	69.50%
	植入和介入类医疗器械追溯	193	68.44%
	医疗器械不良事件分析改进落实措施	191	67.73%
	设备与物资信息化管理与分析	166	58.87%
	消毒供应室管理	151	53.55%
	医用气体供应管理	143	50.71%
	医用制冷、净化系统管理	139	49.29%
	医院信息系统管理	86	30.50%
	总务设备管理	56	19.86%
	放射治疗(物理师)	49	17.38%
技术评估(66.57%)	设备采购论证	249	88.30%
	设备年度规划	242	85.82%
	设备预期效益分析	214	75.89%
	设备效能、效用和成本效益分析	180	63.83%
	质量安全控制评价及持续改进措施	162	57.45%
	医疗器械风险分析与评估并持续改进	143	50.71%
	供应商综合评价	124	43.97%
监督管理(78.51%)	遵循法规与标准	259	91.84%
	医疗器械不良事件分级、监测与上报	229	81.21%
	特种设备安全监测与改进措施	218	77.30%
	医用耗材监管与改进措施	205	72.70%
	机房环境安全自查和监测	196	69.50%

续表

工作类别	工作内容	数量	比例
科研创新（21.06%）	设备改进与功能再开发	91	32.27%
	医疗器械临床试验	59	20.92%
	技术创新与理论研究	52	18.44%
	高等院校专业教学	51	18.09%
	开展临床医学工程科研项目研究	44	15.60%

从工作类别看，技术管理工作有22项，平均开展比例是68.18%，开展比例较高的都是和工程技术相关如维修、验收工作，开展较少（低于50%）的是制冷净化系统管理、医院信息系统管理、总务设备管理、放射治疗工作；技术评估有7项，平均开展比例是66.57%；监督管理有5项，平均开展比例为78.51%，高于技术管理和技术评估，可能和我国相关政府部门对加强监督管理的要求有关；科研创新平均仅占21.06%，比例偏低，与临床医技差距比较明显。

（二）临床工程人才队伍现状

国家卫生计生委〔2011〕15号发布的《医药卫生中长期人才发展规划（2011—2020年）》对未来10年中国医药卫生人才发展战略做出了全面规划和部署，明确提出了临床工程队伍人才的培养、专业技术水平的提升、管理队伍的职业化、医疗器械监管的专业技术队伍以及人才的合理配置等要求，作为人才强卫战略的重要组成部分，临床工程人才问题得到了进一步重视。

1. 人员规模

本次调查反映的人员规模主要集中在4—30人之间，部门人员总体平均数为8.9人，平均每百张床位配备1.2名临床工程人员，多数被调查医院的临床工程部门人员占医院员工总数的比例为1%及以下。

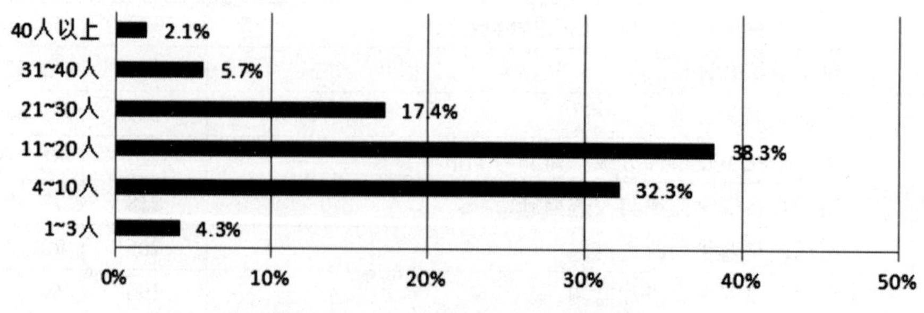

图18-1 临床工程部门员工数量统计

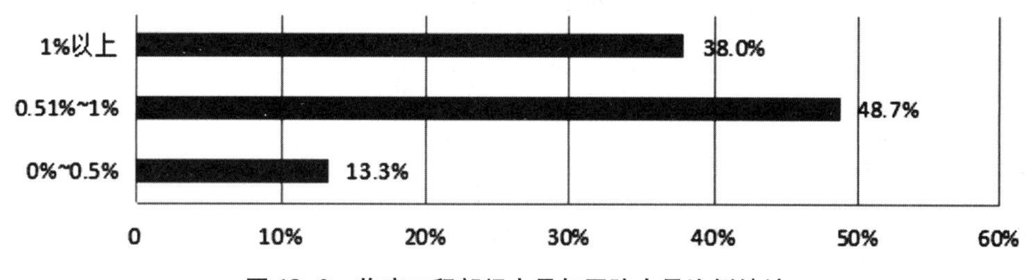

图 18-2　临床工程部门人员与医院人员比例统计

2. 学历结构

只有少数临床工程部门专业人员具有研究生以上学历，而大专及大专以下的低学历人数比重较大，学历结构呈“宝塔形”。

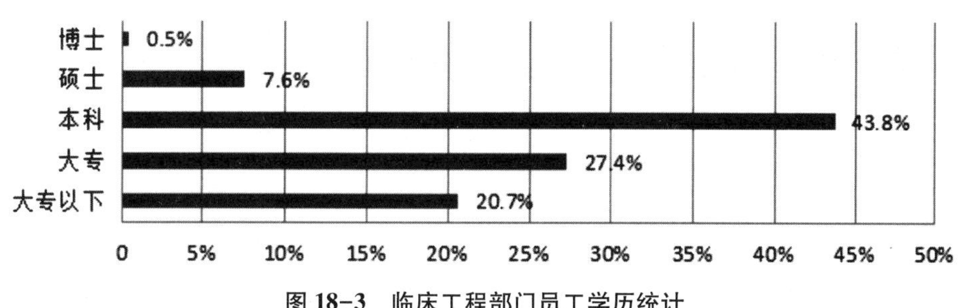

图 18-3　临床工程部门员工学历统计

3. 专业结构

调查显示，临床工程部门专业人员专业结构组成庞杂，具有生物医学工程专业知识背景的人数较少，其他各种不同专业人员占多数。

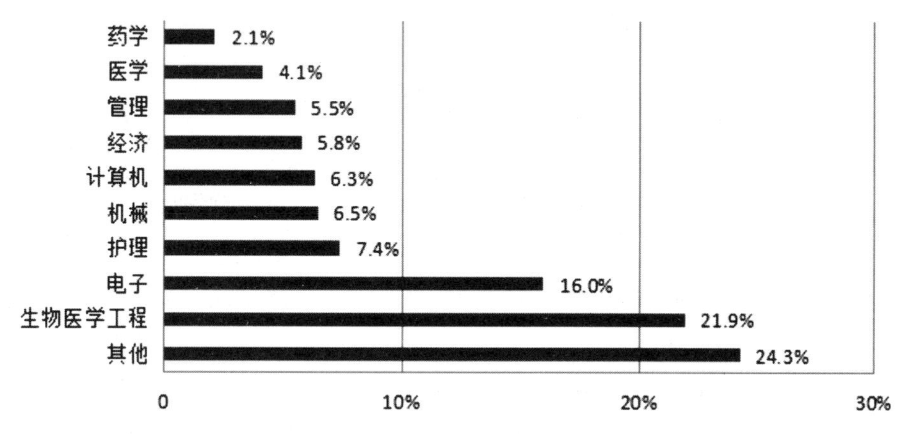

图 18-4　临床工程部门员工知识背景统计

4. 职称结构

职称结构中，高级职称占 11.3%，中级职称占 30%，初级及以下职称占

58.7%；高级职称人数比重最少，初级及以下职称人数最多，故此职称结构从高到低呈“三角形”。

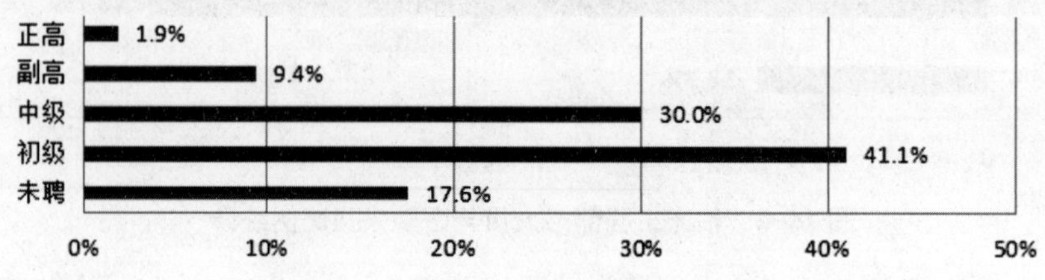

图 18-5　临床工程部门人员职称统计

5. 岗位结构

承担主要临床工程安全与质量保障工作的工程技术岗位占比不足 50%。

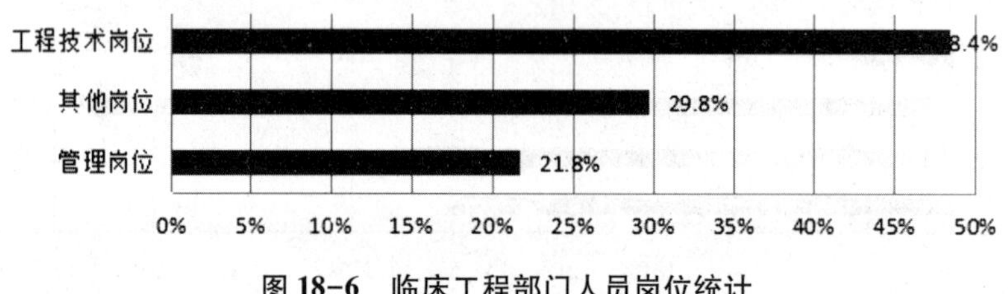

图 18-6　临床工程部门人员岗位统计

此前，国内部分区域性调查统计表明，医疗机构临床工程部门人员数量相对不足，素质明显偏低，专业结构比例失衡等问题相当突出。多数医疗机构临床工程部门由于专业技术人员缺失，导致医疗机构医疗器械相关保障工作不能有效开展。在本次调查设置的“临床工程学科发展主要障碍因素”项目中，“人员数量不足和整体素质有待提高”分别列居第一和第三，证明了上述情况存在的普遍性。

在人员数量方面，根据 2009 年 CRI 研究院对美国和加拿大若干家医院进行的床位数与临床工程人员配置调查结果显示，这些医院平均每百张床位配备 2—3 名临床工程人员，2008 年，Binseng Wang 等对美国 253 家医院调查结果显示，每百张床位平均配备 2.5 名临床工程人员，我国为 1.2 人。此外，34.6%的被调查医院临床工程部门由于薪酬福利待遇偏低、缺乏个人发展空间等因素导致不同程度的人才流失。

在人员质量方面，根据 2007 年 International Federation for Medicine and Biological Engineering 调查结果显示，美国医院临床工程部门人员分为临床工程师和生物医学设备技师两类，其中临床工程师 70%为研究生学历，26%为大学本科学历；我国医院临床工程人员中获得博士、硕士研究生学历者只有 8%，高学历人才明显不足，在创新、科研方面都将受到制约，48%为本科以下学历，低学历人员比

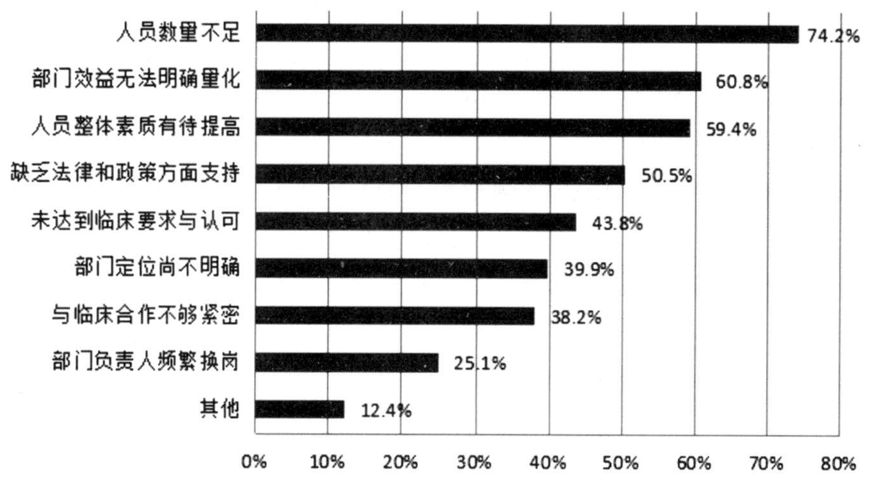

图 18-7　临床工程学科建设主要障碍因素分析

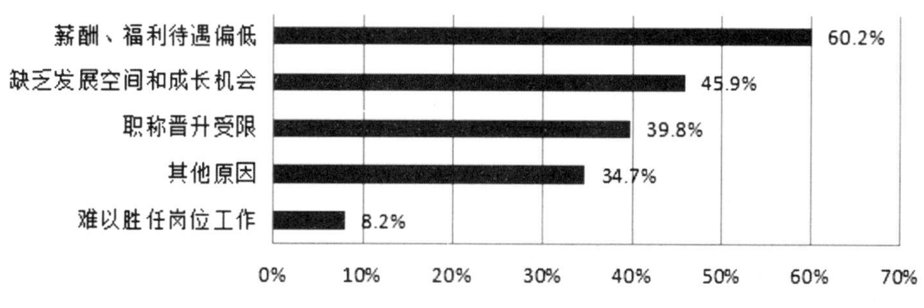

图 18-8　临床工程部门人员流失因素分析

例太高。

表 18-4　中美医院临床工程人员编制比较

国别	床位编制比例
美国	100：2.5
中国	100：1.2（含医疗器械物流管理技术人员）

表 18-5　中美医院临床工程人员学历比较

国别	研究生	本科	其他
美国	70%	26%	4%
中国	8%	44%	48%

（三）临床工程职能面临发展转型

1. 新医改背景下面临的机遇与挑战

新时期中国经济呈现出新常态，特点一是从高速增长转为中高速增长，二是经历结构不断优化升级，三是从要素驱动、投资驱动转向创新驱动。

医改的方向随之发生变化，加快健全基本医疗卫生制度，深化基层医疗卫生机构综合改革，完善分级诊疗体系，发展社会办医。对医疗机构而言，医改将进一步推动医疗资源均衡配置，重点扶持中小医院建设；解决发展结构性矛盾，医疗行业规模扩张转入到内涵发展阶段；营造公平的竞争环境，医疗市场竞争性扩大。

2. 由规模扩张粗犷型发展向质量建设内涵式发展转变

综合性医院临床工程面临发展转型，由规模扩张粗犷型发展向质量建设内涵式发展转变。从发展模式看，内涵发展以医疗技术管理（Health Technology Management，HTM）为核心，完善设备全生命周期管理体系，技术保障、管理、科研、教学同步提升。外延拓展将理、工、医、管等多学科融合，发挥聚式效应。

临床工程的职能发生变迁，从设备维修维护、资产管理到多元化综合性的医疗技术与质量管理支持。创新职能包括医疗技术管理（HTM）、卫生技术评估（Healthcare Technology Assessment，HTA）、质量控制、采购合理性评估、卫生经济研究等。

以医疗（卫生）技术评估为例：

（1）医疗设备购置前评估

医疗设备购置前评估或论证主要针对设备的必要性和可行性等进行论证。国内大多数医院是通过年度设备会的形式确定年度采购计划，设备会项目的确立很大程度上依赖于所在临床科室的经费预算。世界卫生组织出版的《医疗器械需求评估》建立了在购置医疗器械之前，要考虑机构的总体目标、现有设备和设施、使用的长期计划、人员配套情况，并应用基线调查、服务的可用性和可达性对比、流行病学等科学方法，确定和解决当前的条件与期望的差距，明确医疗机构的优先需求，这样才能形成战略性的购置计划。

我国三甲等级医院评审条款要求医院对大型医疗设备要有可行性论证方案，并应用到设备的采购决策当中；从已发表文献来看，国内医疗机构临床工程部门大多关注于医疗设备的经济预测，考虑引入设备的可能的盈利情况，可行性论证所应涵盖的项目因缺少相关标准指导，各个医院存在一定差异，也有些只是流于形式。

近年来，随着临床工程内涵的扩张，也有学者开始借鉴和引用可用性测试理论来评估医疗器械的可用性问题，如评估待引入的输液泵的人机交互界面，但目前仍处于方法探索阶段。

（2）医疗设备使用评价

医疗设备使用期间的主要目标是保障在用设备的可靠性，提高设备的使用率；保证设备医疗工作的安全性和有效性；降低运行费用，让医疗设备创造效益最大化。国内学者对设备的经济效益指标如开机率、使用率、投资回收期、利润率，技术效益如诊断和治疗设备的有效利用率、故障率、自修率，社会效益指标如诊断治疗的人数或病种数、功能利用率、产出的科研成果等方面有较多报道，但较缺乏与设备的临床应用效果评价的报道，每种设备所附带的功能产生的成本—效果也比较模糊，未引起临床或医工群体关注，而这可能是影响采购成本的一项主要因素。

近年医疗设备的可靠性也引起了国内政府部门和学者的关注，由机械工业仪器仪表综合技术经济研究所主持编写的《国产医疗设备核心竞争力提升及推广应用工程建议书》提到要加强医疗设备的可靠性测试技术研究、可靠性评价和可靠性管理技术研究。未来，提高使用阶段医疗设备可靠性将会日益获得重视和关注。

本小节将引用复旦大学医学技术评估研究中心开展的上海市 MRI 社会经济学评价作为案例加以阐述。

研究设计

确定所要评估的问题包含：MRI 拥有量分析、利用评价、投资效益分析、替代技术的影响分析、需求弹性分析以及需求预测。

数据收集

①利用评价指标：年均时间利用率、日均服务量、不同部位的检查概率、年均阳性率及外地患者承担指数；②投资效益分析指标：次均扫描成本、投资回收期；③投资效益分析指标：次均扫描成本、投资回收期；④替代技术的影响分析：可替代其他技术的百分比；⑤需求预测：专家咨询法、灰色系统预测、人口比值目标需求法。

数据解释

数据分析发现：MRI 服务量呈快速增长趋势而阳性率呈下降趋势，服务收费是成本的 2. 6—3. 8 倍，引进 MRI 后，椎管造影可替代率为 86. 5%，而 X 线透视可替代率为 33. 6%，不同方法下需求预测结果为 14—16 台。

结果与建议

研究政策建议：①建立区域配置标准，实行宏观管理；②MRI 应适宜推广，实施医疗机构准入；③合理的价格政策导向，适当降低收费标准和提高检查费自付比例；④加强利用评价和成本管理，提高阳性率。

（3）技术更新评价

采购新医疗器械的理由之一是因业务量增加的需求，另外一个是淘汰更新的需求。淘汰卫生技术是指任何用于一种或一种适应症的技术及其临床效果、安全性或成本—效果已经明确被其他替代技术所超越。复旦大学陈洁教授主编的《卫生技术评估》一书列出了淘汰医疗器械的评价框架和思路：

●发现需要淘汰的医疗器械：通过临床专家的反馈来确定需要淘汰的医疗器械，并从涉及疾病情况、有效性、安全性及经济性等内容进行优先权选择（表18-6）；

●文献追溯及系统性综述：查阅国内外公开发表的有关待评价医疗器械的安全性和有效性文献，通过系统性综述来评估此医疗器械的安全性和有效性；

●临床专家的意见：在系统性综述的基础上征求临床专家在使用过程中的意见。

表 18-6　淘汰医疗器械优先选择的指标体系

指标	指标解释
疾病的发病率	淘汰的卫生技术所涉及的适应症的发病率或患病率
疾病负担	淘汰的卫生技术所涉及的适应症的死亡率、病死率和残疾率较高
技术的使用率	淘汰的卫生技术现状的使用率
效力/效果	现有文献证据表明这个是缺乏效力和效果的
副作用	文献证明这个技术有更多的副作用
风险	相对其他技术而言，更可能让医务人员出现工作的风险或环境危害
成本—效果	与其他技术相比更缺乏成本—效果
维护成本	因为维护这一技术需要更多的维护成本
其他因素	其他需要考虑的因素

（4）医用耗材循证评价

我国有学者将 HTA 理论的方法应用到医疗耗材的准入和使用管理实践中，形成以循证为主轴，结合制度建设、信息化及人才培养三要素的医用耗材系统管理理念，形成证据的组成、来源、产生、评价以及运用体系，尝试基于循证医学证据的医用耗材分类并运用在医院招标、新耗材审核以及耗材分类中，并尝试开展经济评价，纳入循证管理体系，不断完善循证管理方法学体系，全面运用于新耗材审核、产品定价以及供应商管理等方面。

（5）医疗设备的技术成熟度评价

开展医疗设备技术成熟度评估可以为早期的使用者和决策者提供一个较为全面的技术背景资料和发展趋势，解决实际采购中的决策判断问题，可以全面了解各类医疗设备当前各技术所处的状态，并结合自身情况，选择合适的时机和策略进行引进。对国产医疗器械设备进行成熟度评估，可以帮助医院选择适宜的国产设备。成熟度评价在医疗器械领域的应用还属于探索阶段，具体应用案例有：2014 年度数字化 X 线摄影技术（核心技术）成熟度评估。

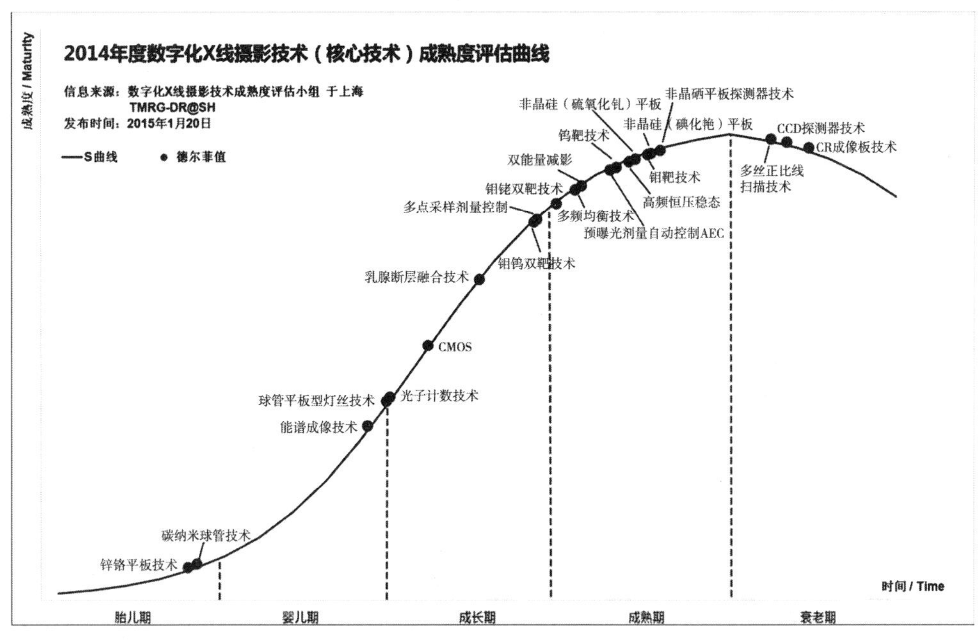

图 18–9 数字化 X 线设计技术（核心技术）成熟度评估曲线

该评价结果包括了两个方面的重要信息：①该类设备的主要技术组成，包括该类设备的核心技术、辅助技术和附加功能的共识；②各类技术的成熟度，并形成各类技术成熟度在进化 S 曲线上的位置，通过对本地区的职业采购者和专家的咨询，形成了对该 X 线摄影技术成熟度的共识。

3. 多元化需求促进临床工程技术与管理并进

发展定位转变，从以设备保障为中心转向以质量管理与技术服务为中心。临床工程部门建设原则与职能应定位为“一个核心、两个焦点”，即以质量建设为核心，以医疗质量安全和运营成本效益为关注焦点的新模式。

临床工程面临医院中由于成本考虑出现的社会化、边缘化和非专业化的压力，需要转型提供“安全、有效、及时、有力”的技术保障，需要加强保障能力、丰富保障内涵。保障任务细化、保障体系完善、保障质量加强，先进医疗技术应用推广，技术储备与知识更新需求增强，保障与管理并进，临床工程管理职能需求突显。

以医院物流为例：

对医院而言，医用耗材品种繁多带来成百上千的供应商、制造商，第三方物流无疑是降低了医院购置管理中的人力和时间成本，也利用第三方物流的资金空间提高了医院运营效益和效率，解决了医院由于快速发展而导致的资金短缺现象。通过第三方物流，还减少了医院——供应商——生产商之间的采购环节，降低整体采购费用，这一新模式也帮助医院获得利润、价格、供应速度、服务、信息准确性。在本次调查中，采用第三方物流模式的比例见图 18-10。

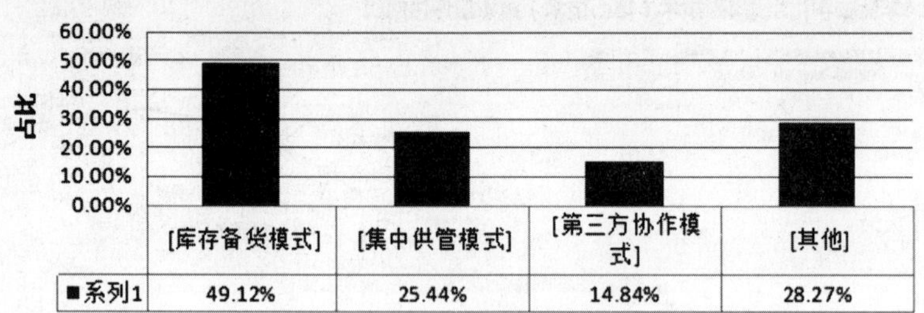

图 18-10　医院物流管理模式分析

另外，医院需清楚地认识到，第三方物流解决了医用耗材的采购和供应问题，而不能包揽其购置管理。如何选择和判定医用耗材的种类和品目，如何保障医用耗材的质量与安全，如何对医务人员的合理使用进行监督和规范，这些涉及医疗质量和安全的问题，仍是医院临床工程部门的主要任务。

（四）研究机构为临床工程基础性研究指明方向

1. 研究方向和规律

临床工程的研究基于医疗器械临床使用所涉及的领域，以及影响医疗安全和质量的主要因素，确立了其研究方向和主要内容，如图 18-11 所示，探索医疗器械在临床准入、临床使用和临床研究中的规律。

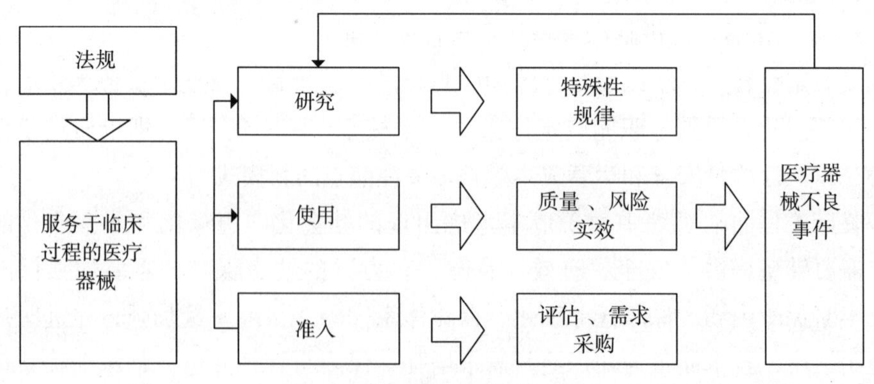

图 18-11　临床工程研究领域

（1）医疗器械临床准入中的医疗器械物流规律

世界卫组织技术序列手册提出，医院应引入医疗器械卫生技术与需求评估，研究医疗器械在采购流程、供应链、仓储、物流成本、逆向物流（退役，报废）的规律。

（2）医疗器械临床使用中其质量衰减与质量保障的规律

本质量是指产品是否符合技术标准（安全性与有效性），以及产品在安装、调试、校准、维修、维护以及系统集成时的工程质量。相关研究包括工程技术与方法学的研究，即基于数字技术与智能化在安装与集成、调试与校准、检查与维护、临床验收等工程技术支持领域的实际需求，提高工程技术能力，还包括工程管理，即技术安全性监管研究，如质量管理体系、工程技术支持模式创新与系统建设。

（3）医疗器械临床使用风险及其防范的规律

研究包括针对产品或系统可靠性，即发生故障的概率和原因分析，预测以及预防措施；包括临床使用时在人、机、环境中医疗器械可用性评价，认知与探索医疗风险可能产生的因素与预防措施；包括工程管理，如针对产品，系统，人—机—环境三个维度的风险管理体系。

（4）保障与提高医疗器械临床应用实效（Outcomes）的规律

开展医疗器械卫生技术评估方面的研究，包括临床应用效果和经济效益。借鉴相关理论、方法与研究成果，认知与探讨评估方法。

（5）医疗器械临床研究

开展医疗器械临床试验（产品市场准入前）与临床验证（产品入市后）临床试用阶段的评价。研究技术标准，如基础和方法标准。进行科学研究管理，如基于医疗器械在临床使用的有效性以及经济性研究，建立医疗器械临床使用的管理规则、合理使用路径以及配套绩效考核指标。

2. 组建研究基地和研究室，开展重点和专项研究

2006 年建立原卫生部医院管理研究所临床工程研究部，从事临床使用中的医疗器械技术管理方面研究，国内建立了北京、湖北、内蒙古、上海等 12 个临床工程研究基地与可靠性、可用性等 6 个研究室。湖北武汉医疗工效研究室主要围绕医疗器械可用性开展相关的研究，上海卫生经济学研究室开展了医疗器械卫生技术评估研究，山西医院物流研究室对院内医疗器械物流进行了相关研究，内蒙古可靠性研究室主要研究了医疗设备的可靠性分析、临床工程师的能力建设的研究，浙江研究基地开展标准化与临床工程研究，北京研究基地开展了使用中医疗器械的风险级别与分类研究等。

3. 与其他学术团体协作的联合纽带作用

临床工程行业与相关学术团体和机构建立了广泛的联系。与中国计量测试院合作编写了 MRI、CT、DSA、血透等多项医疗设备的计量检定规程，参加国家食品药品监督管理局医疗器械审评工作，与中国生物医学工程学会、中国医学装备

协会、中国医师协会等合作举办学术会议。

（五）行业学会面临的新任务

1. 探索临床工程教育体系改革

生物医学工程作为临床工程的母学科，由于领域宽范围广，在学历教育方面，不同学校的办学特点和培养目标差异较大。由医学院校创办的生物医学工程专业侧重培养具有医学背景、理工基础扎实、医学工程结合的技术人才，是临床工程教育改革的方向。

中华医学会医学工程学分会专门设立“生物医学工程教育学组”，积极组织全国生物医学工程教育研讨会，探讨临床工程办学方向，交流教学经验。目前正在培养临床工程方向教学实验基地，研究和构建临床工程学科的基础理论体系，开发三基（基础理论、基本知识、基本技能）教材，在基础理论体系的引领下，探索临床工程教学模式改革。

2. 普及对基层医院临床工程的共识

对医院，尤其是基层医院的临床工程部门进行规范化教育和培训，提高临床工程队伍整体素质。在条件成熟的基础上逐步建立临床工程学科示范医院并加以推广，积极争取政府部门对规范化培训和示范工作的认识和支持。

3. 开展面向初级从业者的专业化培训

进一步完善毕业后教育和继续教育体系，开展面向初级从业者的专业化培训。挖掘和拓展国内外继续教育资源，共同开发、实施多形式、多层次的临床工程继续教育项目，强化临床工程技术人员的专业技能训练，拓展培训的渠道和模式，提升临床工程师的实践能力。

4. 引入成体系的技术管理理论与实践

临床工程专业的发展应当基于学科建设，形成学科特有的研究对象及领域，理论体系及方法论，形成体系化的技术管理理论与实践。行业学会应以科学发展为主题，加强临床工程学科基础研究，大力开展临床工程科研，积极探索各研究方向，总结研究成果，将临床工程在医院中的特殊作用发挥出来，将医疗器械技术管理的理论和实践做体系化建设。

四、存在的主要问题

（一）在医疗卫生体系中力量薄弱

随着时代的变迁和发展，部分医院临床工程部门的职能没有及时转变，仍停留在设备购置和维修上，面临艰难和萎缩的局面。还有部分医院改革受后勤社会化的冲击，那些只能管医疗设备购置、维修工作的临床工程部门，被医院列为后勤社会化统筹的对象：有的将人员与电工、水暖工等后勤维修工种合并；有的与采购中心、物流中心合并；有的采取维修社会化、买保修，尚未认识到临床工程部门在医院的重要性。取消他将会给医院带来严重的损失，直接影响到医院医疗质量和安全。

（二）从业人员职业资格证书制度落实不到位

目前，国家对临床工程专业技术资格和职业准入在政策层面上已经确定，部分省份已经实施，但其他省份落实不到位。

正如欧美、日本等发达国家的发展一样，临床工程师将通过立法确定其职业，同时完善继续教育与职业资格制度。现在国内临床工程的从业人员资质主要依据职称评定，职称体系在大多省份也没有临床工程师系列，多数从业人员职称为技师系列。国际通行的是建立职业资格制度。我国已实施职业医师、职业药师的资格考试制度和注册管理，只有落实临床工程师职业资格制度，才能真正将临床工程与国际接轨。

很多临床工程学专家和学者积极呼吁，为了稳定医院临床工程技术队伍，发展我国临床工程学科，促进医学现代化发展，我国应当颁布“临床工程师法”，将医院的临床工程科定位为医技科室，制定临床工程师的知识结构和技能规范要求，完善人员培训、继续教育、考核制度。

（三）在医院环境中职能定位不清晰

随着时代的发展和变迁，临床工程的职能范围也应随之改变与发展，但目前不同医院的临床工程部门技术力量和发挥的作用差别很大，所处地位也有所不同。国内多数医院，甚至一些大型医院临床工程部门的职能还仍处于初级阶段，围绕医疗器械购置供应进行基本的资产管理和服务。一些医院管理者对临床工程部门职能认识严重不足，将部门定位为后勤服务或行政职能部门（图 18-12），部门负责人频繁轮岗或更迭，影响了临床工程部门的发展。

（四）法规与标准体系不健全

医疗器械的安全与性能取决于产品与使用两个关键要素。然而，目前医疗器械相关标准多为针对上市前产品的生产制造阶段，以确保所生产医疗器械的质量、安全和可靠性。事实上，再多的上市前预防手段和再可靠的产品也无法预见因不规范、无标准的使用和技术管理活动而引起的不良事件。上级管理部门对于上市后医疗器械使用管理的重视程度还不足，对应的医疗器械使用标准和技术管

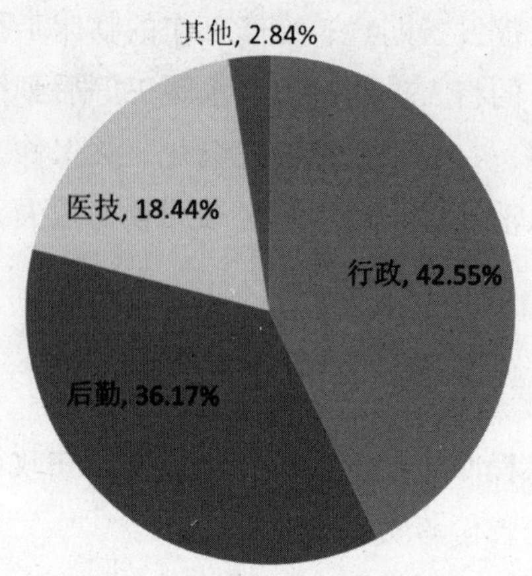

图 18-12 临床工程部门在医院中的定位

理标准严重缺乏。上级管理部门对临床工程学科和专业重要性的认知极大地影响了临床工程标准化建设的进程。

多头、分散管理造成各部门之间的协调问题。医疗器械使用管理过程同时涉及产品质量、计量和使用行为，多头交叠导致各主管部门之间的协调混乱，一些标准不统一协调，或在模糊地带出现监管空白，增加了使用人员和管理人员的负担。目前，尚未有上层组织或机构牵头，建立临床工程标准化建设的技术团队机构。导致无法凝聚临床工程队伍中的精英人才，统筹规划、合理分类、深入研究、系统立项、共同开展临床工程标准化建设。

截止 2015 年 6 月 9 日，从国家卫生计生委卫生和计划生育监督中心卫生标准网检索发现现有卫生标准 1842 项和卫生标准规划项目 1539 项，其中与临床工程和医疗器械相关的标准如下：

表 18-12 与临床工程和医疗器械相关的标准

专业委员会	现有卫生标准			卫生标准规划项目		
	总数	CE 相关	说明	总数	CE 相关	说明
医疗机构管理	11	1	WS/T 118-1999 全国卫生行业医疗器械、仪器设备（商品、物资）分类与代码	24	12	MR \ CT \ 婴儿培养箱、心脏除颤器、麻醉机、呼吸机、心电图机、高频电刀、医用输液泵和注射泵、血液透析、医用电子直线加速器等设备使用质量控制
放射卫生	237	16	卫生防护，X 射线类装备质量控制检测规范	108	19	卫生防护
信息	101	2	数据元	124	1	医用材料分类与代码标准

此外，原卫生部医管局于2011年发布了“三级综合医院评审标准”（卫医管发〔2011〕33号），其中涵盖了医疗器械管理部门（临床工程部门）及其职责、制度、人员、质量和安全管理的诸多条款，已被应用于我国三甲医院的评审或复审。但是该“标准”主要从管理流程和结果衡量医院的管理水平，没有涉及有关医疗器械管理的技术规范。

（五）从业人员技术水平良莠不齐

长期以来，临床工程技术人员未得到相应的关注与重视，致使一批优秀人才流失。国内高等院校的生物医学工程专业毕业生逐年增多，但对进入医院从事临床工程工作存在顾虑。临床工程技术人员缺乏毕业后再教育、继续教育、专业培训、考核评价等相关环节，导致虽然有工程技术背景，但部分技术人员对于专业特性强的CT、MRI等高精尖设备仍无法有效管理和应用。很多医院的临床工程部门人员水平良莠不齐，整体水平较低。

本次调查发现，临床工程部门负责人的学历学位水平普遍偏低，本科和本科以下的占到约80%，硕士学位17.73%，博士学位仅为2.84%（图18-13）；部分负责人的中级职称占到42.9%，副高41.13%，正高仅为15.96%（图18-14）。

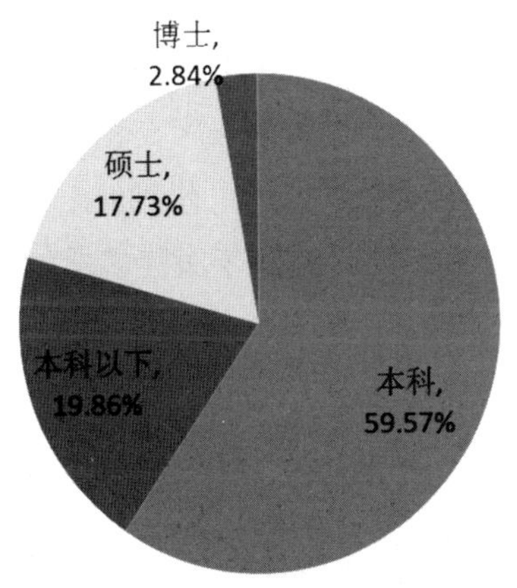

图18-13　临床工程部门负责人学位

五、发展方向

（一）从职能工作向学科建设转型

以学科建设为核心建设“大医工”。管理方面推行全面质量与综合效益管理，质控指标纳入医院核心医疗指标体系。学科建设方面医、教、研全面发展，促进

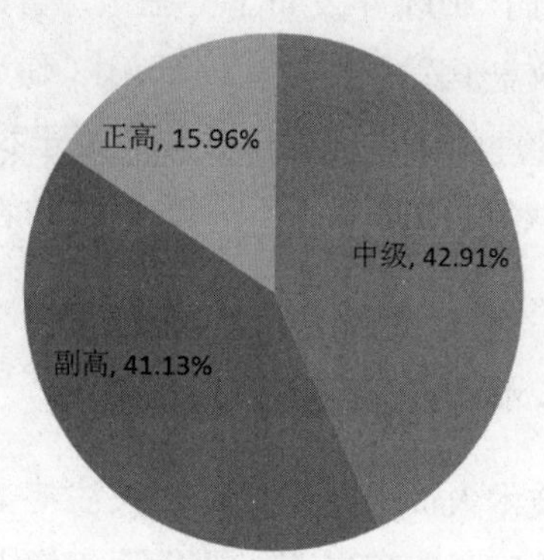

图 18-14　临床工程部分负责人职称

多学科融合，使临床工程与临床有效结合。人才方面注重培养复合型人才，推荐临床工程人才向医院其他管理职能部门融合发展。

根据临床医学亚专科发展的需要，逐步建立健全相应的临床工程亚专科群，形成强有力的临床工程保障能力和丰富的保障内涵，如医疗气体工程、手术室设备工程、数据挖掘与利用、远程医学工程等亚学科。

（二）完善职业资格认证体系

逐步完善健全国家注册工程师和临床工程师的认证制度，同时实现临床工程师认证与国际临床工程师认证接轨。实现临床工程师职业化，不但可以提高临床工程技术人员的职业素质和职业道德水平，有利于工程师职业资格制度的国际互认，有利于临床工作的保障和指导，有利于医疗质量的提高。

（三）完善学历教育、继续教育和培训体系

建立临床工程师的实习、专科培训、轮转和继续教育等培养体系，并逐步融入临床医学学科的体系中，为临床工程师建立一个完整的职业发展规划。

人才是学科发展的基础和后劲。建立临床工程人才培养体系，开展规范化教育和培训工作。建立发现和培养优秀临床工程师人才的评价与激励机制，重视青年临床工程人才的培养，切实加强科学道德和学风建设，营造人才健康成长的良好环境，为临床工程人员发挥聪明才智创造条件。

（四）推动临床工程法规与标准体系建设

建立临床工程法规体系，建立健全以政府为主导、以学会为支撑、面向全国的统一的法规体系，如“医疗器械应用质量管理办法”“注册临床工程师法”等，在法规层面上确认临床工程学科和部门的地位和作用。

行业学会应牵头进行医疗器械质量管理实施细则的研究与统一，建立各级质量管理工作的质量目标、指标体系、检测方法等内容，使医疗器械应用质量管理可测量、有标准、统一规范地运行。医院工程技术管理部门应加强对临床医疗器械应用质量与安全管理的宣教，使医务工作者切实了解医疗器械质量安全问题对医疗质量和安全的影响与危害，将医疗器械质量管理体系纳入到医疗质量管理体系中。

（五）积极参与国家医疗器械创新

临床人员（包括临床医务人员和临床工程人员）参与医疗器械研发，不仅可以增强在产品开发上的创新力，还有助于加快产品的更新换代。医疗器械产业的重要特点是工程与医学两大领域中技术、人才、资源的有机融合。医疗器械产品创新和更新换代与工程科学和医学的结合是紧密依存的。新型医疗器械的研发离不开临床医务人员的参与，很多医疗器械产品是由临床人员直接发明创造的。临床人员在医疗器械开发以及后期改进阶段均可起到非常重要的作用。临床人员直接参与研发，有助于开发临床急需的、有针对性的新型医疗器械。而在临床调查研究中，临床人员则可以对医疗器械的设计思路、结构原理、加工工艺、质量管理等进行评价，确定器械的应用范围、使用方法、禁忌、安全事项等。因此，临床人员不仅是最终临床试验的担当者，也应该成为新医疗器械的知识产权拥有者。

（六）与国际接轨

加强国际、地区学术交流。以学术交流为纽带，加强与国际、港澳台地区临床工程学术机构的对接与互动，鼓励相互参与学术交流会议，积极承担国际性学术会议，提升学术交流的层次和水平，引进与传播发达地区临床工程的先进经验。借鉴世界卫生组织关于医疗器械技术序列的各种策略，推进国内临床工程发展与国际并轨。

（张强、刘胜林）

参考文献

Alexander, J. A., Morlock, L. L., & Gifford, B. D., *The effects of corporate restructuring on hospital policymaking*, *Health Services Research*, Vol. 23, No. 2 (June 1988), pp. 311.

Brandeis, L. D., & Poole, E., *Business——a Profession*, Boston: Small, Maynard.

Bhagat, S., and B. S. Black, *The non-correlation between board independence and long-term firm performance*, *Journal of Corporation Law*, Vol. 27, (2002), pp. 231-274.

Bob Tricker, *Corporate Governance*, UK: Blackwell Publishing Limited, 1984.

Grossman, Hart, *The Costs and Benefits of Ownership: A Theory of Vertical and Lateral Intergration*, *Journal of Political Economy*, Vol. 94, (1988).

Brandeis, L. D., *Business——a Profession*, Boston: Hole, Cushman and Flint.

Cruess, Sylvia R et al., *Professionalism for Medicine: Opportunities and Obligations*, *The Lowa Orthopaedic Journal*, Vol. 24, No., 2004, pp. 9-15.

Classen D. C., Resar R, Griffin F, et al, *"Global trigger tool" shows that adverse events in hospitals may be ten times greater than previously measured*, Health Affairs (Millwood), 2011, 30 (4).

Dalton G. D., Samaropoulos X F, Dalton A C, *Improvements in the safety of patient care can help end the medical malpractice crisis in the United States*, *Health Policy*, 2008, 86 (2-3).

ET Kelley et. al., *Beyond the initial indicators: lessons from the OECD Health Care Quality Indicators Project and the US National Healthcare Quality Report*, *Int J Qual Health Care*, 18 (2006), pp. 45-51.

Evans R. G. et al., *Controlling Health Expendures——The Canadian Reality*, *The*

New England Journal of Medicine. 1989: 320: 571—7.

Eeckloo, K., Van Herck, G., Van Hulle, C., & Vleugels, A., *From Corporate Governance To Hospital Governance.: Authority, transparency and accountability of Belgian non-profit hospitals' board and management*, *Health Policy*, Vol. 68, No. 1, (April 2004), pp. 1-15.

Grossman, S. J., & Hart, O. D., *An Analysis of the Principal-Agent Problem*, *Econometrica: Journal of the Econometric Society*, Vol. 51, No. 1, (January 1983), pp. 7-45.

Jensen, M., Meckling, W., *Theory of the Firm: Managerial Behavior, Agency Costs and Ownership Structure*, *Journal of Financial Economics*, Vol. 3, (1995), pp. 305-360.

JUDITH F, HARRIET L, MARLENE N., *Long-term Care in the United States: An Overview* [J]., *Health Affairs*, 2000, (3): 40-56.

John D Stoeckle, & Stanley J Reiser, *The Corporate Organization of Hospital Work: Balancing Professional and Administrative Responsibilities*, *Annals of internal medicine*, Vol. 116, No. 5, (March 1992), pp. 407-413.

Kristof Eeckloo, *From Corporate Governance To Hospital Governance*, *Authority, transparency and accountability of Belgian non-profit hospitals' board and management*, *Health Policy*, Vol. 68, (2004), pp. 1-15.

Kvl Manasa, & Nivedita Reddy, *Role of Training in Improving Performance*, *The IUP Journal of Soft Skills*, Vol. 3, No. 3, (2009), pp. 72-80.

Kane Nancy M et al, *The Internal Processes and Behavioral Dynamics of Hospital Boards: An Exploration of Differences between High-and Low-Performing Hospitals*, *Health care management review*, Vol. 34, No. 1, (March 2009), pp. 80-91.

LEIY U, DOUGLAS A. Singh, *Essentials of the US Health Care System* [M]., Boston: Jones and Bartlett Publishers, 2010: 191.

Linda T. Kohn, Janet M. Corrigan, and Molla S. Donaldson, *To Err Is Human: Building a Safer Health System*, Washington, D. C.: National Academy Press, 2000, pp. 26-36.

Leslie Eldenburg, *Governance, performance objectives and organizational form: evidence from hospitals*, *Journal of Corporate Finance*, Vol. 10, (2004), pp. 527-548.

Medicare Payment Advisory Commission, *Report to the Congress: New Approaches to Medicare* [R]., Washington: Medicare Payment Advisory Commission, 2004: 5.

M. Bertrand, P. Mehta, *Ferreting out tunneling: an application to Indian business* groups, *Quarterly Journal of Economics*, Vol. 2, (2002).

MC Jensen, WH Meckling, *Theory of the Firm: Managerial Behaviour, Agency Costs and Ownership Structure*, *Journal of Financial Economics*, Vol. 11, No. 3, (1976), pp. 305-360.

Michael W Peregrine, *The Emphasis on Corporate Governance: IRS Form* 1990, *Trustee*, Vol. 61, No. 6, (2008), p. 36.

Mcclelland David C., *Testing for Competence Rather Than for "Intelligence"*, *American psychologist*, Vol. 28, No. 1, (1973), pp. 1-14.

Oliver Hart, *The wrong way to avoid a corporate scandal*, *Financial Times*, Vol. 11, No. 9, (2004), p. 17.

Oxford English Dictionary. 2nd. Oxford: Clarendon Press; 1989.

Pollitt, Christopher D, *Managerlialism and the Public Services: Cuts or Cutural Change in the* 1990*s*, Oxford: Blavkwell, 1993.

Rod Sheaff, *What king of healthcare internal market. a cross Europe view of the options*, *International journal of heath lanning and management*. 1994 (19): 5-24.

STEVEN J, RAYMOND L, KAREN G., *An Introduction to the US Health Care System* [M]., New York: Springer Publishing Company, 2007: 10.

Shleifer, RW Vishny, *A survey of corporate governance*, *The Journal of Finance*, vol, 2, No. 7, (1997).

Tiantian Hou, Yanqing Wang, Rui Tian, Guangpeng Zhang, *Study on salary level of medical doctors in county-level public hospitals and related influencing factors.*

Van Den Bos Jill, Rustagi Karan, Gray Travis, et al, *The $17.1 Billion Problem: The Annual Cost Of Measurable Errors*, *Health Affairs*, 2011, 30 (4).

VA Kazandjian et. al, *Are performance indicators generic? The international experience of the Quality Indicator Project*, *J Eval Clin Prac*, 9.2 (2003), pp. 265-276.

鲍勇、徐卫国:《新医改视角下的医院社区联动体制与机制探索》,《中华健康管理学杂志》2012 年第 5 期。

鲍勇、许速、杜学礼:《基于国际区域医疗联合体发展趋势的中国医改走向探讨》,《中华全科医学》2013 年第 11 期。

鲍勇、许速、杜学礼:《基于国际区域医疗联合体发展趋势的中国医改走向探讨》,《中华全科医学》2013 年第 12 期。

贲慧、唐晓东:《论公立医院补偿机制存在问题与对策》,《卫生经济研究》2011 年第 5 期。

白雪、方鹏骞:《武汉市国有企业医院改制模式探索与思考》,《医学与社会》

2014 年第 5 期。

蔡志明、王光明、卢祖洵：《建立现代产权制度与现代医院制度的思考》，《中华医院管理杂志》2004 年第 5 期。

陈绍福、徐捷、曾凡金：《医院治理结构与机制》，哈尔滨出版社 2003 年版。

曹瑞、付敬、王华明、邹俐爱：《基于委托代理理论的公立医院公益性回归补偿机制研究》，《中国卫生经济》2014 年第 6 期。

柴丹、陈天明：《公立医院补偿机制改革的思考》，《江苏卫生事业管理》2011 年第 2 期。

陈贵东：《取消药品加成后公立医院补偿机制研究》，山东大学 2010 年硕士学位论文，第 11—12 页。

程艳敏、刘岩、刘亚民：《我国医疗不良事件报告系统研究与应用现状述评》，《中国医院管理》2012 年第 10 期。

曹艳林、魏占英、王将军：《公立医院独立法人地位探讨》，《中国医院》2010 第 12 期。

蔡江南：《我国公立医院治理结构改革的实现路径》，《中国卫生政策研究》2011 年第 10 期。

陈绍福、徐捷：《如何做一名真正的职业院长（上）》，《当代医学》2002 年第 11 期。

陈迎春：《对我国医院管理与院长职业化相关问题的探讨》，《江苏卫生事业管理》2015 年第 1 期。

崔德行：《公立医院院长职业化发展策略研究》，华中科技大学社会医学与卫生事业管理系学位论文，2012 年，第 13、20 页。

陈婷：《我国公立医院临床重点专科能力发展研究》，华中科技大学社会医学与卫生事业管理专业 2013 年博士学位论文，第 19—26 页。

曹琦等：《国内外医院绩效评价及评价体系述评》，《中华医院管理杂志》2015 年第 7 期。

曹巍：《公司法人治理结构研究》，知识产权出版社 2010 年版，第 108—120 页。

常修泽：《新加坡医疗卫生体制的四点启示》，《学习月刊》2007 年第 4 期。

代涛、尤川美、陈瑶：《部分国家政府举办公立医院的经验与启示》，《中国卫生政策研究》2009 年第 8 期。

邓璐：《上海公立医院的补偿机制研究》，华东理工大学 2015 年硕士学位论文，第 10 页。

董晖：《新医改背景下公立医院补偿机制改革研究》，华东师范大学 2011 年硕士学位论文，第 15—16 页。

董莹、靖猛、尹爱宁、张相勇：《国外及我国港台地区公立医院补偿机制现状研究》，《中医药管理杂志》2010 年第 4 期。

董四平、方鹏骞、张明吉：《我国公立医院法人治理实务规则研究》，《医学与社会》2008 年第 10 期。

董四平、方鹏骞：《两分改革的几个问题》，《健康报》2008 年 12 月 14 日，第 3 版。

董四平、何柳、刘智英：《构建以公益性为导向的县级公立医院第三方管办分开模式》，《中国卫生质量管理》2013 年第 2 期。

董四平、李冰、杨婷婷等：《公立医院规模扩张的公共经济学解释与对策》，《中国卫生政策研究》2013 年第 9 期。

董四平、左玉玲：《积极稳妥发展混合制医院》，《健康报》2014 年 7 月 21 日，第 6 版。

董恒进：《医院管理学》，上海医科大学出版社 2000 年版，第 43—48 页。

杜乐勋：《关于国有医院产权制度转化与治理结构问题》，《中国医院管理》2003 年第 7 期。

段丁强：《药品零差率改革、管制俘获与县级公立医院补偿机制设计》，《中国农村卫生事业管理》2013 年第 3 期。

段金宁等：《我国医院院长职业化的思考》，《中国医药导报》2014 年第 13 期。

方鹏骞：《中国公立医院法人治理及其路径研究》，科学出版社 2010 年版。

方鹏骞：《中国医疗卫生事业发展报告 2014》，人民出版社 2014 年版。

冯博：《公立医院补偿机制研究》，华中科技大学 2012 年博士学位论文，第 21—22 页。

方鹏骞、白雪：《我国公立医院改制的内涵及其类型解析》，《医学与社会》2014 年第 5 期。

冯显威、黄严：《公立医院产权制度改革理论与模式分析》，《医学与哲学》2005 年第 26 期。

方鹏骞：《中国医疗卫生事业卫生发展报告 2014》，人民出版社 2015 年版，第 61 页。

方鹏骞、贾红英：《中国公立医院内部治理机制研究》，华中科技大学出版社 2014 年版。

高洁：《安徽省县级公立医院补偿机制现状及对策》，《行政事业资产与财务》2014 年第 12 期。

高倩倩、卞卫英、于风华、李士雪、曹艳民：《1998—2010 年山东省卫生总费用筹资状况分析》，《中国卫生经济》2010 年第 2 期。

顾敏菲、文秋香：《我国公立医院补偿机制改革探究》，《上海医药》2013 年第 1 期。

管勇：《试论完善公立医院的补偿机制》，《中国卫生资源》2008 年第 2 期。

古晓意：《我国公立医院院长职业化建设现状分析》，北京中医药大学社会医学与卫生事业管理，2012 年，第 23 页。

高春亮等：《激励机制，财政负担与中国医疗保障制度演变——基于建国后医疗制度相关文件的解读》，《管理世界》2009 年第 4 期。

郭永瑾等：《上海市级公立医院内部绩效考核与分配制度改革实践》，《中华医院管理杂志》2015 年第 8 期。

顾国青：《医院集团化管理的实践与思考》，《卫生经济研究》2001 年第 3 期。

何明彬、望运灿：《公立医院补偿机制改革的政策取向与对策分析》，《中国农村卫生事业管理》2014 年第 8 期。

侯婷：《完善公立医院补偿机制的思考》，《经济与管理》2010 年第 9 期。

胡袁远、贲慧：《“新医改”政策下公立医院补偿机制改革之浅见》，《中国医药指南》2013 年第 3 期。

黄蕾蕾、王昕：《基于四种改革模式分析的公立医院补偿机制建议》，《中国卫生经济》2014 年第 6 期。

黄圳林：《浅析公立医院成本补偿机制存在的问题及对策》，《黑龙江医学》2012 年第 11 期。

黄宇虹、罗洋、张伯礼：《发达国家药物不良反应监测概况》，《中国新药与临床杂志》2008 年第 8 期。

何有琴、刘岩、刘亚民等：《国外医院评审的历史与经验及其对我国医院评审的启示》，《卫生软科学》2007 年第 6 期。

韩仕龙：《公立三级综合医院医生激励机制研究》，华中科技大学社会医学与卫生事业管理专业 2013 年博士学位论文，第 131—132 页。

胡祖斌：《妇幼保健院集团化建设的思考》，《中国妇幼保健》2012 年第 1 期。

吉琳、欧景才、尹春艳、田军章、王理国：《实行“双补一控”机制确保公立医院效率和公益性》，《中国医院管理》2009 年第 1 期。

蒋晓斌：《浅析新医改背景下公立医院政府补偿机制》，《会计师》2015 年第 7 期。

井淇、马安宁、冀春亮等：《医院评审的国际经验及启示》，《中国卫生政策研究》2012 年第 12 期。

刘正印（译）：《英国每年有 5000 病人死于院内感染》，《英国医学杂志（中文版）》2001 年第 2 期。

李芬、金春林、王常颖：《关于公立医院补偿机制改革的思考》，《中国医院管理》2013 年第 9 期。

李文敏：《我国公立医院法人治理及其路径研究》，华中科技大学 2009 年博士学位论文，第 22 页。

李丽勤、虞兰香、罗阳峰、柯昌玲、张文斌：《我国公立医院财政补偿机制研究综述》，《现代医院管理》2012 年第 3 期。

李清明、贾春岩、何瑞灵、方勇：《关于构建我国公立医院新的财政补偿机制的思考》，《中国卫生经济》2007 年第 5 期。

李雯：《金春林谈如何完善公立医院补偿机制》，《中国卫生人才》2015 年第 6 期。

李亚青、万燕、李迪：《公立医院补偿机制的相关国际经验与启示》，《卫生经济研究》2014 年第 5 期。

刘飞跃：《政府办公立医院规模及财政补偿研究》，中南大学 2013 年博士学位论文，第 8—10 页。

刘军民、张维：《健全我国公立医院财政补偿机制的基本思路——兼议公立医院实行“收支两条线”管理的可行性》，《卫生经济研究》2007 年第 2 期。

刘莉莉、马锐华：《公立医院补偿机制分析与选择》，《中外企业家》2014 年第 7 期。

柳萍：《实施药品“零差率”销售　建立新型公立医院补偿机制——浙江省积极推进县级公立医院医药价格改革》，《价格理论与实践》2012 年第 10 期。

骆泽深：《公立医院补偿机制及效率研究》，广州中医药大学 2014 年硕士学位论文，第 14—15 页。

梁铭会、舒婷、焦亚辉等：《美国的国际医疗质量指标体系》，《中国医院》2009 年第 4 期。

梁铭会、马丽平：《关于我国医疗质量监管体系的探讨》，《中国医院管理》2010 年第 10 期。

李艳丽、高建民、闫菊娥等：《医疗卫生服务质量改进中的政府责任》，《卫生经济研究》2015 年第 5 期。

李军、于亚滨、谢苗荣等：《现行医疗质量评价指标体系的缺陷问题刍议》，《中国医院管理杂志》2011 年第 4 期。

刘丹红、徐勇勇、甄家欢等：《医疗质量及其评价指标概述》，《中国卫生质量管理》2009年第2期。

刘亚民、何有琴、刘岩等：《我国医院等级评审的历史、问题及对策思考》，《卫生软科学》2008年第3期。

李文婧：《医院医疗质量评价指标体系研究》，华中科技大学2008年博士论文。

李超：《“洛阳样本”打造公立医院改革多元办医格局》，《21世纪经济报道》2011年8月4日第3版。

李滔、付晓、方鹏骞：《武汉市国有企业医院改制的SWOT分析及战略决策方案研究》，《医学与社会》2014年第5期。

李卫平：《公立医院的体制改革与治理》，《江苏社会科学》2006年第5期。

雷海潮：《公立医院公益性的概念与加强策略研究》，《中国卫生经济》2012年第1期。

李玲、江宇：《关于公立医院改革的几个问题》，《国家行政学院学报》2010年第4期。

梁铭会等：《我国部分公立医院治理结构改革实例》，《中国医院》2007年第5期。

林国红等：《我国医院管理人员职业化必要性及可行性研究》，《中国卫生经济》2002年第8期。

刘文生：《院长职业化之变——院长，你培训了吗?》，《中国医院院长》2015年第1期。

马静：《对实现欠发达县级公立医院公益性补偿机制的探讨》，《经济师》2009年第10期。

苗硕：《关于完善我国公立医院补偿机制的理论与实证研》，财政部财政科学研究所2013年硕士学位论文，第10—11页。

闵泽：《公立医院财政补偿机制完善研究》，华中师范大学2013年硕士学位论文，第15页。

马雯、赵乐平、马谢民等：《国际主要医疗质量评价体系选择的临床指标及其共性》，《中国医院管理》2014年第8期。

马谢民：《国际医疗质量指标体系及其特点》，《中国医院管理》2007年第11期。

钱金淼：《基于360度绩效评价的政府绩效评估研究》，哈尔滨商业大学行政管理专业2015年硕士学位论文，第11—13页。

钱德勒：《看得见的手——美国企业的管理革命》，商务印书馆1977年版。

饶克勤、刘新明：《国际医疗卫生体制改革与中国》，中国协和医科大学出版社 2007 年版，第 120—121 页.

宋杨、吴华章：《实行药品零差率后公立医院的补偿机制研究》，《中国医院管理》2013 年第 1 期。

沙迪：《潍坊：管与办从一体走向分离》，《中国医院院长》2011 年第 3 期。

唐宝国：《基于公共物品视角的公立医院补偿机制探讨》，《中国经贸导刊》2012 年第 1 期。

唐焱：《关于公立医院医疗服务价格补偿机制存在问题及对策的若干思考》，《财经界（学术版）》2014 年第 1 期。

万鸿君、彭芳：《完善公立医院补偿机制改革的难点与思考》，《中国医院管理》2010 年第 2 期。

王恒芬：《新医改背景下公立医院补偿机制改革研究》，西南财经大学 2013 年硕士学位论文，第 18—20 页。

王岚：《完善我国公立医院补偿机制的思考》，《中国经贸导刊》2013 年第 1 期。

王湘生、宁德斌、杜颖、邹健、刘龄予、吴琼：《基于多机制框架的县级公立医院补偿机制设计》，《中国医院管理》2014 年第 5 期。

王晓曼：《公立医院补偿机制探讨》，《现代医院管理》2013 年第 4 期。

王昕、徐程：《新医改中的公立医院取消"以药养医"后的补偿机制分析》，《中国卫生事业管理》2011 年第 12 期。

王雁飞、韩玉珍、刘宇宁、刘朗、兰利莹、常晶宇：《我国公立医院财政长效补偿机制实现方式探讨》，《中国医院管理》2013 年第 12 期。

王玉洁、许静静：《浅析公立医院补偿机制的现状及发展对策》，《江苏卫生事业管理》2014 年第 3 期。

吴锦、叶美婷：《县级公立医院补偿机制改革分析》，《现代商贸工业》2013 年第 2 期。

吴丽青：《我国公立医院财政补偿机制与方法研究》，《中国医院管理》2013 年第 9 期。

文细毛、任南、吴安华：《2010 年全国医院感染横断面调查感染病例病原分布及其耐药性》，《中国感染控制杂志》2012 年第 1 期。

吴安华、文细毛、李春辉等：《2012 年全国医院感染现患率与横断面抗菌药物使用率调查报告》，《中国感染控制杂志》2014 年第 1 期。

王长青：《试论公立医院产权改革过程中公益性的实现——以江苏省宿迁市为例》，《中国医院管理》2008 年第 3 期。

吴敬琏：《现代公司与企业改革》，天津出版社 1994 年版，第 269—276 页。

吴其强、张玉初、陈瑞新：《医院集团化管理的发展现状》，《中外健康文摘》2008 年第 6 期。

王云鹏、时建伟：《印度医疗体系的主要特色及其对我国的借鉴意义》，《长春教育学院学报》2009 年第 1 期。

夏文明、田文华、张志敏、张鑫、于军：《对我国公立医院补偿机制的思考》，《中国卫生经济》2011 年第 10 期。

邢晓辉、李从东：《国家医改对公立医院补偿机制的影响及对策》，《解放军医院管理杂志》2009 年第 11 期。

徐敢：《公立医院医药分开路径和补偿机制系统建模研究》，天津大学 2010 年硕士学位论文，第 13 页。

徐明江：《1978—2011 年我国个人卫生支出的影响因素研究》，广西医科大学 2014 年硕士学位论文，第 7—10 页。

徐容：《财政对公立医院的补助投入的现状和补偿机制完善》，《现代经济信息》2013 年第 1 期。

许秀菊：《公立医院补偿机制演变的研究》，《中国医院》2009 年第 6 期。

辛有清、聂广孟、潘习龙等：《我国综合医院医疗质量评价体系中的弊端》，《中国医院管理》2011 年第 10 期。

肖永红、侯芳、王进等：《抗菌药物不良反应的社会与经济后果调查》，《中国卫生经济》2010 年第 5 期。

徐新灏、方鹏骞、梅文华等：《基于政事分开机制的我国公立医院法人治理路径分析》，《医学与社会》2008 年第 5 期。

阎肖凯：《公立医院的补偿机制、运行机制及监管机制的探讨》，《中小企业管理与科技（上旬刊）》2010 年第 10 期。

杨彩玲：《公立医院补偿机制的历史化分析及思考》，《河南师范大学学报（哲学社会科学版）》2013 年第 2 期。

杨敬宇：《医保支付制度改革是公立医院补偿机制改革的核心》，《中国医疗保险》2012 年第 10 期。

杨练、赵薇、谭玲、李见、熊新文、孙群、王滢：《县级公立医院药品零加成后补偿机制研究——基于系统动力学建模原理》，《中国医院管理》2015 年第 1 期。

杨茜：《新医改形势下公立医院补偿机制改革问题研究》，天津师范大学 2012 年硕士学位论文，第 21—24 页。

杨庆松：《对公立医院补偿机制改革的几点认识》，《卫生经济研究》2009 年第 9 期。

姚木根:《关于完善公立医院补偿机制的思考》,《价格月刊》2011 年第 2 期。

叶锋、刘来生、张鹭鹭:《公立医院补偿机制改革国际比较研究》,《中国医院》2014 年第 4 期。

喻钟珂:《基于补偿机制改革的公立医院财务管理工作创新》,《经济师》2014 年第 1 期。

岳瑞娟:《适应新医改要求,进一步完善公立医院补偿机制》,《财经界(学术版)》2009 年第 9 期。

尹爱田、李曙光、张兴旭:《对医疗质量评价指标体系的评析》,《中国医院管理杂志》2005 年第 3 期。

易永红、易静、朱振云等:《德国医院评审与我国新一轮等级医院评审比较》,《护理管理杂志》2014 年第 2 期。

杨帆、秦银河、董军:《国外医疗质量评价的实施与思考》,《中国医院》2005 年第 1 期。

姚洪武:《中国公立医院院长职业化模式及其评价体系研究》,华中科技大学社会医学与卫生事业管理系 2014 年博士学位论文,第 43—44 页。

衣晓峰、朱彤:《我省医院院长将“持证上岗”》,《黑龙江日报》2009 年 11 月 7 日。

尹爱田等:《30 所医院院长胜任力研究》,《中华医院管理杂志》2006 年第 10 期。

袁凌等:《职业经理人薪酬激励问题及对策研究》,《当代财经》2006 年第 4 期。

应向华等:《医学学科竞争力评价指标体系研究》,《中国医院》2012 年第 8 期。

杨凯等:《平衡计分卡在公立医院绩效管理中的应用》,《医院管理论坛》2015 年第 2 期。

闫勇等:《目标考核与重点评价结合的公立医院绩效评估体系重构》,《中华医院管理杂志》2015 年第 7 期。

张磊、冯泽永:《从过度医疗看公立医院补偿机制的改革》,《中国卫生经济》2013 年第 8 期。

张黎、乐虹、李玉丹、马雷、赖昕、龚勋、张文斌:《湖北省公立医院成本补偿机制研究》,《中国医院管理》2011 年第 7 期。

张瑜、朱惠清、闵国强:《公立医院的补偿机制与政府投入》,《价值工程》

2010 年第 2 期。

张仲芳：《实现公立医院公益性的补偿机制研究》，《学习与实践》2013 年第 11 期。

赵云、叶靖：《公立医院补偿机制改革模式比较》，《中国卫生事业管理》2015 年第 5 期。

郑大喜、张文斌：《基于新公共服务理论的公立医院补偿机制设计》，《医学与社会》2012 年第 1 期。

郑海萍、蔡滨、王俊华、何小舟：《制度变迁视角下公立医院补偿机制的思考》，《江苏卫生事业管理》2013 年第 1 期。

郑万会、张培林、朱小玲、颜维华、刘宪：《公立医院成本支撑运行与补偿机制改革的探讨》，《中国医院》2012 年第 6 期。

邹树荣、王亦农、王勇：《贫困县公立医院实现公益性与建立补偿机制的探讨》，《中医药管理杂志》2013 年第 6 期。

左海燕、苏维：《政府在公立医院补偿机制中的作用》，《现代预防医学》2013 年第 3 期。

赵棣：《公立医院产权形式多元化是中国医疗体制改革的突破点》，《中国卫生经济》2006 年第 7 期。

张贵民等：《非职业化院长的职业化诉求》，《中国医院院长》2014 年第 3 期。

张峻芳：《医改背景下公立医院院长职业化发展研究》，《中医药管理杂志》2015 年第 15 期。

张瑞：《院长职业化迷途》，《中国医院院长》2013 年第 21 期。

张维迎：《企业家与职业经理人：如何建立信任》，《北京大学学报（哲学社会科学版）》2003 年第 40 期。

赵杰：《我国国有医院产权制度相关问题研究》，武汉理工大学管理科学与工程系，2008 年，第 14 页。

郑大喜：《新医改形势下推进公立医院院长职业化建设的思路探讨》，《中国医院》2011 年第 2 期。

庄俊汉等：《公立医院院长实行年薪制的探讨》，《中国卫生经济》2006 年第 11 期。

曾建国：《公立医院院长职业化研究》，南华大学社会医学与卫生事业管理系 2011 年硕士学位论文，第 13 页。

钟东波：《我国医疗行业政府管制的制度框架》，《中国卫生经济》2003 年第 1 期。

张鹭鹭等:《医院管理学》，人民卫生出版社 2014 年版，第 412—414 页。

曾耀莹:《江滨医疗集团：突破松散协作共赢》，《中国医院院长》2013 第 8 期。

赵立波、李淑虹:《公立医院管办分开改革探索与模式选择》，《学习论坛》2010 年第 7 期。

责任编辑:辛艳红
责任校对:白　玥

图书在版编目(CIP)数据

中国医疗卫生事业发展报告 2015:中国公立医院改革与发展专题/方鹏骞 主编.
-北京:人民出版社,2016.4
ISBN 978-7-01-015827-3

Ⅰ.①中… Ⅱ.①方… Ⅲ.①医疗保健事业-研究报告-中国-2015②医疗-体制改革-研究报告-中国-2015 Ⅳ.①R199.2

中国版本图书馆 CIP 数据核字(2016)第 037065 号

中国医疗卫生事业发展报告 2015
ZHONGGUO YILIAO WEISHENG SHIYE FAZHAN BAOGAO 2015
——中国公立医院改革与发展专题

方鹏骞　主编　鲍 勇　李士雪　副主编

人民出版社 出版发行
(100706　北京市东城区隆福寺街 99 号)

北京盛通印刷股份有限公司印刷　新华书店经销

2016 年 4 月第 1 版　2016 年 4 月北京第 1 次印刷
开本:787 毫米×1092 毫米 1/16　印张:33
字数:620 千字

ISBN 978-7-01-015827-3　定价:80.00 元

邮购地址 100706　北京市东城区隆福寺街 99 号
人民东方图书销售中心　电话 (010)65250042　65289539